Schwangerschaft für Dummies - Schummelseite

Wichtige Telefonnummern und Adressen

Ihr Schwangerschaftsbetreuer:

Name: _____

Tel.: _____

Anschrift: _____

Ihr Kinderarzt:

Name: _____

Tel.: _____

Anschrift: _____

Krankenhaus/Geburtshaus:

Name: _____

Tel.: _____

Anschrift: _____

Berater/Ärzte (Ultraschall, Internist, Fetalmediziner usw.):

Name: _____

Tel.: _____

Anschrift: _____

Dinge, die Sie ins Krankenhaus mitnehmen sollten

- ✔ Partner/Geburtsbegleitung
- ✔ Bademantel und Nachthemd
- ✔ Bequemes T-Shirt oder Hemd und warme Socken für die Entbindung
- ✔ Pflegeartikel
- ✔ Robuste Unterwäsche, die ruhig durch Blut verschmutzt werden kann
- ✔ Kleidung, die Sie auf dem Heimweg tragen können, einschließlich bequemer Schuhe
- ✔ Kleidung für das Baby
- ✔ Babyautositz (Ihr Partner kann ihn am Entlassungstag mitbringen)
- ✔ Binden (wenn Sie nicht die altertümlichen benutzen wollen, die in den meisten Krankenhäusern bereitgestellt werden)
- ✔ Eine Kamera (vergessen Sie den Film nicht!)
- ✔ Telefonnummern von Freunden und Verwandten, die Sie anrufen möchten
- ✔ Versicherungskarte
- ✔ Radio, Kassettenrekorder oder CD-Player, wenn Sie möchten
- ✔ Kleingeld für Telefon, Parkuhr oder Getränkeautomaten

Schwangerschaft für Dummies - Schummelseite

Eine typische Planung für Vorsorgeuntersuchungen und Tests in der Schwangerschaft

Wochen	Mögliche Tests
6 bis 8	Blutgruppe, Rötelntiter, Blutbild, Antikörper-Suchtest, Ultraschall
10 bis 12	Ultraschalluntersuchung, Chlamydien-Abstrich
15 bis 18	Triple-Test (Alpha-Fetoprotein), Amniozentese (falls geplant)
18 bis 22	Ultraschall zur Überprüfung der fetalen Anatomie
24 bis 28	Glukose-Screening zur Feststellung eines eventuellen Schwangerschaftsdiabetes
28 bis 36	Zweiwöchige Besuche zur Überprüfung von Blutdruck, Gewicht, Urin und fetalem Wachstum
36 bis 40	Wöchentliche Besuche zur Überprüfung der oben aufgeführten Aspekte und Bewerten der fetalen Lage. Einige Ärzte führen vaginale Untersuchungen durch, um den Muttermund zu überprüfen, einige legen eine vaginale Kultur für B-Streptokokken an.
40 bis ?	Alle zwei Tage, um die Gesundheit des Fetus sicherzustellen.

Oft verwendete medizinische Abkürzungen

Abkürzung	Wofür sie steht
AFP	Alpha-Fetoprotein
BEL	Beckenendlage
CTG	Cardiotokograph/Herzton-Wehenschreiber
CVS	Chorionzottenbiopsie
ET	Errechneter Geburtstermin
FB	Fruchtblase
FHF	Fetale Herzfrequenz
LMP	Letzte Menstruationsperiode
LSR	Lues-Suchreaktion
MM	Muttermund
QL	Querlage
SSL	Scheitel-Steiß-Länge
SSW	Schwangerschaftswoche

So wächst Ihr Baby

Schwangerschaftswoche (gerechnet von letzter LMP)	Durchschnittliches Gewicht	Durchschnittliche Länge	Schwangerschaftswoche (gerechnet von letzter LMP)	Durchschnittliches Gewicht	Durchschnittliche Länge
8	10 g	3 cm (SSL)	26	910 g	31,8 cm
10	20 g	6 cm (SSL)	28	1.250 g	34,8 cm
12	40 g	8 cm (SSL)	30	1.500 g	37,6 cm
14	100 g	12 cm (SSL)	32	2.000 g	39,6 cm
16	180 g	16,8 cm	34	2.400 g	41,7 cm
18	260 g	19,8 cm	36	2.800 g	44,5 cm
20	350 g	24,8 cm	38	3.200 g	47,5 cm
22	500 g	27,9 cm	40	3.500 g	49,5 cm
24	750 g	29,7 cm			

g = Gramm; cm = Zentimeter; SSL = Scheitel-Steiß-Länge
(das Kindsgewicht variiert zunehmend mit fortschreitendem Schwangerschaftsalter, die Gewichtsangaben können hier nur als Mittelwert angegeben werden)

Schwangerschaft
für Dummies

Joanne Stone, Keith Eddleman
& Mary Duenwald

Schwangerschaft für Dummies

Übersetzung aus dem
Amerikanischen von Marion Thomas

Fachkorrektur von Dr. med. Verena Wagner,
Fachärztin für Frauenheilkunde und
Geburtshilfe, Pränatal-Medizin München

Bibliografische Information Der Deutschen Bibliothek
Die Deutsche Bibliothek verzeichnet diese Publikation
in der Deutschen Nationalbibliografie;
detaillierte bibliografische Daten sind im Internet über
<http://dnb.ddb.de> abrufbar.

ISBN 3-8266-3118-8
1. Auflage 2004

Alle Rechte, auch die der Übersetzung, vorbehalten. Kein Teil des Werkes darf in irgendeiner Form
(Druck, Fotokopie, Mikrofilm oder einem anderen Verfahren) ohne schriftliche Genehmigung des
Verlages reproduziert oder unter Verwendung elektronischer Systeme verarbeitet, vervielfältigt
oder verbreitet werden. Der Verlag übernimmt keine Gewähr für die Funktion einzelner Programme
oder von Teilen derselben. Insbesondere übernimmt er keinerlei Haftung für eventuelle aus dem
Gebrauch resultierende Folgeschäden.

Die Wiedergabe von Gebrauchsnamen, Handelsnamen, Warenbezeichnungen usw. in diesem Werk
berechtigt auch ohne besondere Kennzeichnung nicht zu der Annahme, dass solche Namen im Sinne
der Warenzeichen- und Markenschutz-Gesetzgebung als frei zu betrachten wären und daher von
jedermann benutzt werden dürften.

Übersetzung der amerikanischen Originalausgabe:
Joanne Stone, Keith Eddleman & Mary Duenwald: Pregnancy For Dummies®, 2nd Edition

Original English language edition Copyright © 2004 by Wiley Publishing, Inc., Indianapolis, Indiana
All rights reserved including the right of reproduction in whole or in part in any form.
This translation published by arrangement with Wiley Publishing, Inc.

Für Dummies, the Dummies Man logo and related trade dress are trademarks or registered trademarks
of Wiley Publishing, Inc. in the United States and other countries.

© Copyright 2004 by mitp-Verlag/Bonn,
ein Geschäftsbereich der verlag moderne industrie Buch AG & Co.KG/Landsberg

Printed in Germany

Cartoons im Überblick
von Rich Tennant

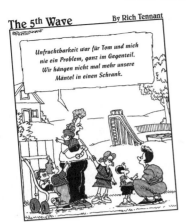

Seite 29

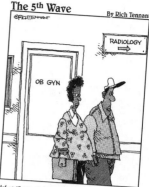

Seite 279

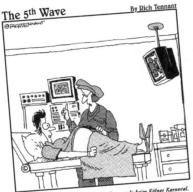

Seite 93

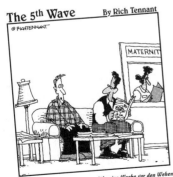

Seite 173

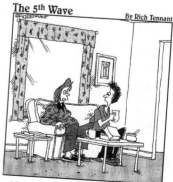

Seite 349

Fax: 001-978-546-7747
Internet: www.the5thwave.com
E-Mail: richtennant@the5thwave.com

Inhaltsverzeichnis

Einführung   23

Über dieses Buch   23
Konventionen in diesem Buch   25
Was Sie nicht lesen müssen   25
Annahmen zum Leserkreis   25
Wie dieses Buch aufgebaut ist   26
    Teil I: Die Planungsphase   26
    Teil II: Schwangerschaft: Ein Drama in drei Akten   26
    Teil III: Das große Ereignis: Wehen, Geburt und Wochenbett   26
    Teil IV: Besondere Situationen   27
    Teil V: Der Top-Ten-Teil   27
    Anhang   27
Symbole, die in diesem Buch verwendet werden   27
Wie es weitergeht   28

Teil I
Die Planungsphase   29

Kapitel 1
Auf dem Weg in die Mutterschaft   31

Vorbereitung auf die Schwangerschaft:
Der vorkonzeptionelle Beratungstermin   31
    Ein Blick auf Ihre Krankengeschichte   32
    Ihr aktueller Gesundheitszustand   33
Antworten auf gängige Fragen   34
    Das ideale Körpergewicht   34
    Ein Blick auf Ihre Medikamente   35
    Ein Blick auf Naturheilmittel   37
    Impfungen und Immunität   37
    Absetzen des Verhütungsmittels   39
Sperma trifft Ei: Timing ist alles   40
    Den Eisprung genau festlegen   41
    Erfolgreiche (und vergnügliche) Versuche   42

Schwangerschaft für Dummies

Kapitel 2
Ich glaube, ich bin schwanger! — 45

Die Zeichen einer Schwangerschaft erkennen	45
Test, Test, 1, 2, 3	46
Tests für zu Hause	46
Bestätigung durch den Arzt	46
Die perfekte Schwangerschaftsbetreuung für Sie	47
Ein Blick auf Ihre Optionen	47
Fragen, die Ihre Wahl beeinflussen können	49
Den Geburtstermin berechnen	50

Kapitel 3
Vorbereitungen auf Ihr Leben in der Schwangerschaft — 53

Die Vorsorgeuntersuchungen	53
Vorbereiten auf körperliche Veränderungen	56
Mit Stimmungsschwankungen zurechtkommen	56
Mit Beinkrämpfen leben	57
Vermehrter vaginaler Ausfluss	57
Rückenschmerzen ertragen	58
Mit Stress umgehen	58
Auswirkungen von Medikamenten, Alkohol und Drogen auf Ihr Baby	59
Medikamente	59
Rauchen	60
Alkohol	61
Drogenmissbrauch – Partydrogen und illegale Drogen	62
Ein Blick auf Ihren Lebensstil	64
Verwöhnen Sie sich mit Schönheitsbehandlungen	64
Entspannen im heißen Bad oder Whirlpool, in Sauna oder Dampfbad	66
Reisen	66
Zahnarztbesuche	67
Sex	68
Schwangerschaft und Beruf	69
Berufsrisiken bedenken	70
Schwangerschaft und das Gesetz	71

Kapitel 4
Ernährung und Sport in der Schwangerschaft — 73

Ein Blick auf eine gesunde Gewichtszunahme	73
Wie viel ist eigentlich genug?	74
Keine neurotische Gewichtskontrolle	75
Die Gewichtszunahme bei Ihrem Baby	75

Ein Blick auf das, was Sie zu sich nehmen	76
Die Ernährungspyramide	78
Nahrungsergänzungsmittel	80
Welche Nahrungsmittel sind sicher?	83
Enthüllung beliebter Essensmythen	83
Potenziell schädliche Nahrungsmittel	84
Ein Blick auf besondere Ernährungsanforderungen	85
Ernährung für die Vegetarierin	85
Verstopfung bekämpfen	85
Diabetes	86
Sport für zwei	86
Anpassen an die Veränderungen in Ihrem Körper	87
Sport treiben ohne zu übertreiben	88
Ein Vergleich der verschiedenen Übungsformen	89

Teil II
Schwangerschaft: Ein Drama in drei Akten — *93*

Kapitel 5
Das erste Schwangerschaftsdrittel — *95*

Ein neues Leben nimmt Form an	95
Anpassung an die Schwangerschaft: Körperliche Veränderungen im ersten Schwangerschaftsdrittel	99
Veränderungen der Brust	99
Müdigkeit	99
Übelkeit zu jeder Tageszeit	100
Aufgeblähter Bauch	103
Häufiger Harndrang	103
Kopfschmerzen	104
Verstopfung	105
Krämpfe	106
Ihre erste Vorsorgeuntersuchung	106
Der Mutterpass	107
Serologische Untersuchungen	107
Vorangegangene Schwangerschaften	108
Anamnese und allgemeine Befunde/Erste Vorsorgeuntersuchung	108
Terminbestimmung	109
Besondere Befunde im Schwangerschaftsverlauf	109
Das Gravidogramm	109
Ultraschalldiagnostik	109
Cardiotokographische Befunde	110

Normkurven für den Wachstumsverlauf	110
Abschlussuntersuchung/Epikrise	110
Ihre erste Ultraschalluntersuchung	110
Mögliche Gefahren erkennen	112
Blutungen	112
Fehlgeburten	113
Extrauterine Schwangerschaft	114

Kapitel 6
Das zweite Schwangerschaftsdrittel — 115

So entwickelt sich Ihr Baby	115
Die Veränderungen in Ihrem Körper verstehen	117
Vergesslichkeit und Ungeschicklichkeit	117
Blähungen	118
Haare und Nägel	119
Sodbrennen	119
Unterbauch-/Leistenschmerzen	120
Verstopfte Nase	121
Nasen- und Zahnfleischbluten	121
Veränderungen der Haut	121
Vorsorgeuntersuchungen	123
Mögliche Gefahren erkennen	123
Blutungen	123
Fetale Anomalien	124
Zervixinsuffizienz	124
Andere potenzielle Probleme erkennen	125

Kapitel 7
Das letzte Schwangerschaftsdrittel — 127

Ihr Baby bereitet sich auf die Geburt vor	127
Es rüttelt sich und schüttelt sich – Kindsbewegungen	128
Training der Atemmuskulatur	129
Schluckauf in der Gebärmutter	129
Ihr Körper verändert sich weiter	130
Unfälle und Stürze	131
Braxton-Hicks-Kontraktionen	131
Karpaltunnelsyndrom	131
Müdigkeit	133
Hämorrhoiden	133
Schlaflosigkeit	134
Das Baby senkt sich	134

Schwangerschaftsausschlag und Juckreiz	136
Vorbereitung auf das Stillen	137
Ischias	137
Kurzatmigkeit	138
Schwangerschaftsstreifen	138
Schwellungen (Ödeme)	139
Harninkontinenz	139
Krampfadern	140
Gedanken an die Geburt	140
Wann geht es los?	141
Dammmassage	142
Endspurt: Vorsorgeuntersuchungen im letzten Schwangerschaftsdrittel	142
Geburtsvorbereitung	143
Gefahren rechtzeitig erkennen	144
Blutungen	144
Beckenendlage	145
Abnahme der Fruchtwassermenge	145
Nachlassende Kindsbewegungen	146
Fetale Wachstumsstörungen	146
Abgang von Fruchtwasser	147
Präeklampsie	147
Vorzeitige Wehen	148
Das Baby verspätet sich	148
Vorbereitungen für das Krankenhaus	149
Koffer packen	149
Einen Baby-Autositz auswählen – und benutzen	150

Kapitel 8
Vorgeburtliche Tests (Pränataldiagnostik)   *153*

Pränatale Diagnostik im ersten Schwangerschaftsdrittel	153
Chorionzottenbiopsie (CVS)	156
Amniozentese (AC)	158
Untersuchungen im zweiten Schwangerschaftsdrittel	158
Blutuntersuchungen im zweiten Schwangerschaftsdrittel	158
Schallwellen »anschauen«: Der Ultraschall	162
Die Amniozentese	165
Andere vorgeburtliche Tests und Verfahren	168
Untersuchungen im letzten Schwangerschaftsdrittel	169
B-Streptokokken-Kulturen	169
Die Gesundheit Ihres Babys sichern	169

Teil III
Das große Ereignis: Wehen, Geburt und Wochenbett 173

Kapitel 9
Liebling, ich glaube, es geht los 175

Erkennen, wann Wehen echt sind – und wann nicht	175
Veränderungen vor der Geburt	176
Falsche Wehen von echten Wehen unterscheiden	176
Wann ist es Zeit für das Krankenhaus?	178
Geburtsbeginn durch eine vaginale Untersuchung erkennen	178
Die Ankunft im Krankenhaus	179
Im Kreißsaal (Auf der Entbindungsstation)	180
Ein Blick auf die Geräte	180
Überwachung des Babys	181
Beobachtung der kindlichen Herztöne	182
Weitere Tests zur Überprüfung der fetalen Gesundheit	183
Den Dingen etwas nachhelfen – Einleiten der Geburt	184
Die geplante Einleitung	184
Die indikative Einleitung	185
Einleiten der Wehen	186
Wehen verstärken	186
Das Gesamtbild: Phasen und Eigenheiten der Geburt	187
Die Eröffnungsphase	188
Die Austreibungsphase	191
Die Nachgeburtsphase	191
Mit Geburtsschmerzen umgehen	191
Systemische Schmerzbehandlung	192
Regionale Schmerzbehandlung	192
Vollnarkose	194
Alternative Formen der Schmerzbehandlung	195
Alternative Geburtsmethoden	195
Geburt ohne Anästhesie	195
Die ambulante Geburt	196
Die Hausgeburt	196
Wassergeburt	196

Kapitel 10
Die Geburt: Ihr Baby erblickt das Licht der Welt 197

Die vaginale Entbindung	197
Das Baby herauspressen	199
Der Dammschnitt	201

Verzögerungen in der zweiten Geburtsphase	203
Der große Moment: Die Geburt Ihres Kindes	203
Geburt der Plazenta	204
Nähen des Damms	205
Der Natur nachhelfen: Die operative vaginale Entbindung	205
Die Kaiserschnittgeburt	206
Anästhesie verstehen	208
Gründe für einen Kaiserschnitt	208
Erholung nach einer Kaiserschnittgeburt	211
Herzlichen Glückwunsch! Sie haben es geschafft!	211
Zittern nach der Entbindung	211
Blutungen nach der Geburt	211
Der erste Schrei	212
Den Zustand des Neugeborenen prüfen	212
Trennen der Nabelschnur	213

Kapitel 11
Hallo Welt! Ihr Neugeborenes — 215

Ihr Wonneproppen ist da – mit Schmiere, Flecken und allem	215
Die Käseschmiere	216
Geburtsgeschwulst und andere Besonderheiten des Kopfes	216
Blaue Flecken	218
Pickel, Flecken und mehr	218
Babyhaar	219
Die Gliedmaßen	219
Augen und Ohren	220
Geschlechtsorgane und Brust	220
Die Nabelschnur	220
Neugeborenenmaße	221
Das Baby beginnt zu atmen	221
Was Sie im Krankenhaus erwartet	222
Vorbereitungen auf das Leben außerhalb des Mutterleibs	222
Das Verdauungssystem des Neugeborenen entwickelt sich	223
Aufenthalt in einer Neugeborenenintensivstation	223
Die ersten Arztbesuche – U1 und U2	224
Veränderungen der Herztätigkeit und des Blutkreislaufs	225
Beobachten der Gewichtszunahme	226
Das Baby kommt nach Hause	226
Baden	227
Aufstoßen	228
Schlafen	228
Schreien	229

Schwangerschaft für Dummies

K wie Kolik	230
Schluckauf	231
Neugeborenengelbsucht	231
Schnuller	232
Schutzmaßnahmen gegen Verletzungen beim Neugeborenen	232
Einkaufen für das Baby	233
Mögliche Probleme erkennen	234

Kapitel 12
Richtig erholen im Wochenbett 235

Erholung nach der Geburt	235
Aussehen und Fühlen wie eine frisch gebackene Mutter	236
Der Wochenfluss	236
Umgang mit den Schmerzen am Damm	237
Schwellungen überstehen	239
Die Blase in den Griff bekommen	240
Den Hämorrhoiden-Blues bekämpfen	240
Stuhlgang nach der Geburt	241
Fortsetzung des Wochenbetts zu Hause	242
Von einem Kaiserschnitt erholen	242
Im Aufwachraum	242
Ein Schritt nach dem anderen	243
Schmerzen nach dem Kaiserschnitt	244
Umgang mit Schmerzen nach der Operation	245
Vorbereitungen für die Heimreise	245
Weitere Erholung zu Hause	246
Die Party ist noch nicht vorbei: Weitere Veränderungen nach der Geburt	248
Schwitzen wie eine ... frisch gebackene Mama	248
Der Milcheinschuss	248
Haarverlust	249
Wie man den Baby-Blues verjagt	249
Eine Wochenbettdepression erkennen	250
Ein Blick auf Ihren Fortschritt: Die Nachsorgeuntersuchung	252
Zurück zum »normalen« Leben	252
Wieder fit werden	252
Abnehmen	253
Ein Blick auf Ihre Ernährung nach der Geburt	254
Vitamine	254
Kegel-Übungen	255
Der erste Sex nach der Geburt	256
Verhütungsmittel	256

Kapitel 13
Ihr Baby füttern — 257

Die Entscheidung zwischen Muttermilch und Flaschennahrung	257
Die Vorteile des Stillens	258
Die Vorteile der Flaschenernährung	259
Entscheidung für das Stillen	260
Ein Blick auf die Mechanismen der Milchbildung	261
Verschiedene Stillpositionen	263
»Andocken« des Babys	264
Mahlzeiten organisieren	265
Ein Blick auf Ihre Ernährung	266
Ein Blick auf mögliche Verhütungsmethoden	267
Herausfinden, welche Medikamente sicher sind	268
Mit typischen Problemen klarkommen	269
Zwillinge stillen	273
Flaschenernährung für Anfänger	273
Beenden der Milchproduktion	273
Die besten Flaschen und Sauger auswählen	274
Das Baby mit der Flasche füttern	275
Tipps für den Umgang mit dem Verdauungssystem des Babys	276

Teil IV
Besondere Situationen — 279

Kapitel 14
Schwangerschaften unter besonderen Voraussetzungen — 281

Welche Rolle spielt das Alter?	281
Mütter über 30 und älter	281
Nicht mehr ganz junge Väter	282
Sehr junge Mütter	284
Zwillings- oder Mehrlingsschwangerschaften	284
Verschiedene Arten von Mehrlingen	285
Erkennen, ob es eineiige oder zweieiige Mehrlinge sind	285
Screening für das Down-Syndrom bei Zwillings- und Mehrlingsschwangerschaften	288
Genetische Tests in Zwillings- und Mehrlingsschwangerschaften	288
Die Entwicklung jedes Zwillings im Auge behalten	289
Das tägliche Leben in einer Mehrlingsschwangerschaft	289
Wehen und Geburt von Zwillingen	291
Besondere Maßnahmen für Mehrlingsschwangere	291
Erneut schwanger werden	295

Jede Schwangerschaft ist anders	295
Geburt nach einem früheren Kaiserschnitt	296
Ein Blick auf allein erziehende Mütter	298
So bereiten Sie Ihr älteres Kind (oder Kinder) auf den Neuankömmling vor	299
Erklären Sie die Schwangerschaft	299
Organisieren Sie einen Babysitter für die Geburt	300
Nach Hause kommen	300

Kapitel 15
Wenn die Dinge kompliziert werden
303

Vorzeitige Wehen	304
Auf Anzeichen von vorzeitigen Wehen achten	305
Vorzeitige Wehen hemmen	305
Vorbeugende Maßnahmen gegen vorzeitige Wehen	306
Wenn das Baby früh zur Welt kommt	306
Präeklampsie	306
Probleme mit der Plazenta	308
Plazenta praevia	308
Plazentaablösung	309
Probleme rund um Fruchtwasser und Fruchthöhle	310
Zu viel Fruchtwasser	311
Zu wenig Fruchtwasser	311
Blasensprung	312
Fetale Wachstumsprobleme	313
Unterdurchschnittlich kleine Babys	313
Überdurchschnittlich große Babys	315
Blutgruppenunverträglichkeiten	315
Der Rhesusfaktor	315
Sonstige Blutgruppenunverträglichkeiten	317
Was geschieht bei einer Steißlage?	317
Wenn das Kind schon über den Termin ist	319

Kapitel 16
Schwangerschaft in guten und in schlechten Zeiten
321

Infektionen in der Schwangerschaft	321
Blasen- und Nierenentzündungen	321
Windpocken	323
Erkältung und Grippe	325
Saisonbedingte Allergien und Heuschnupfen	326
Zytomegalievirus-Infektionen (CMV)	327
Röteln (Rubellavirus)	328
Hepatitis	329

Herpesinfektionen	329
AIDS (HIV)	330
Lyme-Borreliose	330
Parvovirus-Infektion (Ringelröteln, 5. Krankheit)	331
Magen-Darm-Viren (Gastroenteritis)	331
Toxoplasmose	332
Vaginale Infektionen	333
Bereits bestehende Krankheiten in der Schwangerschaft weiterbehandeln	334
Asthma	334
Chronischer Bluthochdruck	335
Tiefe Venenthrombose und Lungenembolie	336
Diabetes	336
Myome	338
Immunologische Krankheiten	338
Chronisch entzündliche Darmerkrankungen	340
Störungen der Gehirntätigkeit (Epilepsie)	340
Störungen der Schilddrüsenfunktion	341

Kapitel 17
Wenn Unerwartetes passiert — 343

Wiederholte Fehlgeburten	343
Verluste in der Spätschwangerschaft	345
Mit fetalen Anomalien umgehen	346
Wo Sie Hilfe finden können	347
Beginnende Heilung	347

Teil V
Der Top-Ten-Teil — 349

Kapitel 18
Zehn Dinge, die Ihnen niemand sagt — 351

Eine Schwangerschaft dauert länger als neun Monate	351
Andere Leute können Sie wahnsinnig machen	351
Im ersten Schwangerschaftsdrittel werden Sie hundemüde sein	352
Mutterbandschmerzen tun richtig weh	352
Ihr Bauch wirkt wie ein Magnet	352
Hämorrhoiden können wirklich unangenehm sein	353
Manchmal müssen Frauen, während sie pressen	353
Das Gewicht bleibt Ihnen auch nach der Geburt noch eine Weile erhalten	353
Krankenhausbinden stammen noch aus der Ära Ihrer Mutter	354
Brustschwellungen sind wirklich furchtbar	354

Kapitel 19
Zehn (oder so) Ammenmärchen

Sodbrennen und Haarwuchs	355
Die mysteriöse wandernde Nabelschnur	355
Der böse Fluch	355
Schnelles Herz, langsames Herz	356
Hässliches bleibt kleben	356
Kaffee, olé oder so	356
Internationale Küche löst Wehen aus	356
Und Sex ebenso	356
Das runde Gesicht	356
Das Vollmond-Ammenmärchen	357
Runder Bauch, spitzer Bauch	357
Ultraschall weiß alles	357

Kapitel 20
Zehn Meilensteine in der fetalen Entwicklung — 359

Das Baby wird empfangen	359
Der Embryo nistet sich ein	359
Das Herz beginnt zu schlagen	359
Das Neuralrohr schließt sich	360
Das Gesicht entwickelt sich	360
Die embryonale Phase geht zu Ende	360
Die Sexualorgane entwickeln sich	360
Erste Kindsbewegungen	360
Die Lungen reifen	361
Ein Kind wird geboren	361

Kapitel 21
Zehn wichtige Dinge, die Sie bei einer Ultraschalluntersuchung sehen können — 363

Messen der Scheitel-Steiß-Länge	363
Das Gesicht	363
Die Wirbelsäule	365
Das Herz	366
Die Hände	367
Der Fuß	368
Das Profil des Fetus	369
Der Magen	370
Es ist ein Junge!	371
Es ist ein Mädchen!	372

Anhang
Der schwangere Mann: Wenn Männer Vater werden   **373**

Ihre Reaktion auf die guten Neuigkeiten   373
Was Sie im ersten Schwangerschaftsdrittel erwartet   374
Die werdende Mama wird runder – das zweite Schwangerschaftsdrittel   375
Endspurt – das letzte Schwangerschaftsdrittel   376
Der Vater bei der Geburt   376
Endlich zu Hause – mit der neuen Familie   378

Stichwortverzeichnis   **381**

Einführung

Eigentlich ist es paradox, dass dieses Buch *Schwangerschaft für Dummies* heißt. Denn heutzutage sind Paare mit Kinderwunsch sicher *keine* Dummies (im eigentlichen Sinn des Wortes), sondern verstehen selbst komplexe medizinische Informationen, wenn diese klar präsentiert werden. Wir haben uns für dieses Buch das Ziel gesetzt, einen wissenschaftlich fundierten und umfassenden Ratgeber zu einer der wichtigsten Erfahrungen im Leben – der Schwangerschaft – zu schreiben. Die Bücher der *Dummies*-Reihe sind für ihre Genauigkeit und Informationsfülle bekannt, aber auch für ihren Unterhaltungswert. Und wir meinen, dass dieses Format perfekt geeignet ist, um zum einen die medizinischen Fakten rund um das Thema Schwangerschaft darzustellen, andererseits aber auch die vielen heiteren und spaßigen Seiten dieses wunderbaren Ereignisses nicht zu vergessen.

Über dieses Buch

Wir wissen aus den Erfahrungen im Rahmen unserer Arbeit mit unzähligen Frauen am Mount Sinai Medical Center in New York City, dass werdende Eltern sehr neugierig sind und alles wissen wollen, was es zum Thema Schwangerschaft zu wissen gibt, zum Beispiel wann das Herz des Babys zu schlagen beginnt und ob man in der Schwangerschaft Sushi essen oder die Haare färben darf. Sie finden in diesem Buch viele Antworten auf übliche Fragen. Bei eher umstrittenen Fragen basieren wir unsere Antworten auf *reale*, medizinisch fundierte Daten. Wir geben Ihnen nicht nur die politisch korrekte oder sichere Antwort, sondern die Fakten, die in der medizinischen Literatur nachzulesen sind. Und wenn es keine allgemein gültigen Daten zu der Frage gibt, ob etwas in der Schwangerschaft sicher ist oder nicht, dann sagen wir es Ihnen.

Allzu oft kommen Patientinnen zu uns, die sich unglaubliche Sorgen über Informationen machen, die sie in einem anderen Buch gelesen haben, das entweder veraltet ist, keinerlei medizinische Grundlage hat oder die Dinge schlichtweg übertrieben darstellt. (Wissen Sie was? Sie können frischen Thunfisch essen, wenn Sie schwanger sind. Und Sie können Obst und Gemüse im Supermarkt kaufen, ohne sich Tag und Nacht den Kopf zu zerbrechen, dass diese zu viele Giftstoffe enthalten könnten.) In vielen Schwangerschaftsratgebern werden Informationen verzerrt präsentiert und lösen Panik aus. Das Problem ist, dass Schwangere sich naturgemäß bereits sorgen, etwas zu tun oder zu essen, was dem Baby schaden kann. Uns war es deshalb wichtig, alle Fakten in die richtige Perspektive zu rücken und keine grundlose Angst oder Sorge hervorzurufen. Schließlich sollte Ihre Schwangerschaft eine Freude und keine Last sein. Wir folgen mit diesem Buch unserer Philosophie, Schwangeren – wann immer das medizinisch möglich ist – ein Gefühl der Sicherheit zu geben, anstatt die sowieso vorhandenen Ängste noch zu vergrößern.

Unsere Erfahrung hat gezeigt, dass werdende Eltern auch über die rein medizinischen Aspekte der Schwangerschaft informiert werden möchten. Wann bildet sich das Herz des Babys? Wann entwickeln sich die Finger? Welche Bluttests sollten durchgeführt werden und warum? Welche Möglichkeiten zur Erkennung von Störungen gibt es? Wir gehen in diesem Buch auf all diese Themen ein, deshalb lässt es sich als eine Art medizinische Abhandlung für Laien bezeichnen. Wir schätzen und respektieren den Wunsch jedes Elternteils, so viel wie möglich über das Thema Schwangerschaft in Erfahrung zu bringen, und glauben, dass dieses Buch eine großartige Quelle für medizinische Informationen ist – in verständlicher, unterhaltsamer und manchmal humorvoller Form.

Wir sind praktizierende Gynäkologen mit Spezialisierung auf Geburtshilfe und Pränatalmedizin (Risikoschwangerschaften) und schulen außerdem Fachärzte, Medizinstudenten und andere Ärzte in den Bereichen Schwangerschaft und pränatale Diagnostik. Das heißt, wir bringen für dieses Projekt jede Menge Erfahrung mit. Außerdem haben wir viele Kollegen in anderen Gebieten konsultiert – beispielsweise Kinderärzte, Internisten und Anästhesisten. Für viele Themen haben wir die medizinische Literatur gründlich studiert, um zu gewährleisten, dass unsere Informationen auf aktuellsten Untersuchungen basieren. Die Zusammenarbeit mit der Textspezialistin Mary Murrey war unglaublich hilfreich und hat sichergestellt, dass die von uns gelieferten Fakten auch für den medizinischen Laien verständlich sind. Als Mutter von Zwillingen trug Mary außerdem ihre ganz eigene Sicht der Dinge zu unserem Projekt bei.

Schwangerschaft für Dummies ist so aufgebaut, dass Sie das Buch zur Hand nehmen können, wenn Sie die jeweiligen Phasen der Schwangerschaft durchleben. Wenn Sie sehr neugierig sind und wie viele Frauen wissen wollen, was auf Sie zukommt, lesen Sie das ganze Buch in einem Rutsch. Später können Sie es dann immer wieder aufschlagen und die Informationen noch einmal nachlesen, die in dem Moment für Sie interessant sind. Auch wenn Sie Antworten auf bestimmte Fragen oder Tipps zu eventuell auftretenden Problemen benötigen, können Sie jederzeit auf das Buch zurückgreifen.

Wir gehen davon aus, dass dieses Buch Sie bei Ihren regelmäßigen Vorsorgeuntersuchungen begleitet. Vielleicht werden Sie Ihrem Schwangerschaftsbetreuer aufgrund der Informationen in diesem Buch einige Fragen stellen, an die Sie sonst nicht gedacht hätten. Auf viele Fragen gibt es nicht immer eine allgemein gültige Antwort und möglicherweise werden Sie feststellen, dass Ihr Gynäkologe in einigen Dingen anderer Meinung ist als wir. Diese Meinungsverschiedenheiten sind ganz natürlich und ob Sie es glauben oder nicht, auch wir sind nicht immer einer Meinung. Das Fazit dieser Ausführungen ist, dass dieses Buch eine Menge informativer Fakten bietet, aber nicht als »Evangelium« angesehen werden sollte. Bedenken Sie außerdem, dass viele unserer Darstellungen die Schwangerschaft im Allgemeinen betrifft, Sie persönlich aber vielleicht ganz individuelle Probleme haben, die eine andere oder besondere Behandlung erfordern.

Die Arbeit an diesem Buch war in gewissem Sinne einer Geburt nicht ganz unähnlich. Wir haben jede Menge Planung, Erkenntnis, Arbeit und Liebe in das Projekt gesteckt und es hat uns beiden viel Stolz und Freude gebracht.

Wir wollen in diesem Buch wissenschaftlich fundierte Daten und nicht unsere eigene Meinungen oder andere Ansichten vermitteln. Die moderne medizinische Forschung hat viele Fragen

Einführung

beantwortet und trägt dazu bei, dass wir unseren schwangeren Patientinnen eine bessere Vorsorge bieten können.

Konventionen in diesem Buch

Beim Schreiben dieses Buches haben wir uns an ein paar Konventionen gehalten, von denen Sie wissen sollten, um Ihre Lektüre voll und ganz genießen zu können.

Wir versuchen die Tatsache zu respektieren, dass Babys in unterschiedliche Situationen hineingeboren werden, auch wenn die meisten werdenden Eltern immer noch traditionell verheiratete Paare sind. Mit diesen unterschiedlichen Situationen meinen wir beispielsweise allein erziehende Eltern, nicht verheiratete Paare oder Adoptiveltern. Die Informationen in diesem Buch sind für Schwangere in verschiedensten Situationen nützlich und relevant.

Frauen werden während ihrer Schwangerschaft nicht nur von Gynäkologen betreut. (In Kapitel 2 finden Sie einen Überblick über die verschiedenen Berufsstände, die während Schwangerschaft und Geburt eine wichtige Rolle spielen können.) Darum bezeichnen wir in vielen Fällen die Person, die Sie professionell durch Ihre Schwangerschaft begleitet, einfach als Ihren »Schwangerschaftsbetreuer« und der Einfachheit halber meist in der männlichen Form. Wenn wir eine Situation beschreiben, die eindeutig die Hilfe eines Arztes erfordert, reden wir von Ihrem »Arzt« oder »Gynäkologen«.

Was Sie nicht lesen müssen

Abschnitte mit einem vorangestellten Techniksymbol bieten Informationen für die ganz Neugierigen. Hier werden verschiedene Themen eingehender und gründlicher wissenschaftlich oder (natürlich) technisch erklärt. Ob diese Informationen nun für Sie interessant sind oder nicht, entscheiden Sie selbst – Sie werden keinerlei Nachteil haben, wenn Sie sie nicht lesen. Sie werden in diesem Buch trotzdem alles erfahren, was Sie zum Thema Schwangerschaft wissen müssen.

Annahmen zum Leserkreis

Als wir dieses Buch schrieben, haben wir einige Vermutungen über Ihre Person und Ihre möglichen Intentionen angestellt:

✔ Sie sind eine Frau, die gerne ein Kind haben möchte, eine Schwangerschaft konkret plant oder schon schwanger ist.

✔ Sie sind der Partner der werdenden Mutter.

✔ Sie kennen und mögen jemanden, der schwanger ist oder eine Schwangerschaft plant.

✔ Sie möchten mehr über das Thema Schwangerschaft wissen, ohne gleich Experte zu werden.

Wenn einer der obigen Punkte auf Sie zutrifft, werden Sie in *Schwangerschaft für Dummies* genau die Informationen finden, nach denen Sie suchen!

Wie dieses Buch aufgebaut ist

Die Teile und Kapitel in diesem Buch folgen einem logischen Informationsfluss zu den Vorgängen in einer Schwangerschaft. Sie müssen unsere Darstellungen allerdings nicht in der vorgegebenen Reihenfolge lesen. Sie können das Buch zur Hand nehmen, es durchblättern und das lesen, was Ihnen ins Auge sticht. Sie können bestimmte Themen im Inhaltsverzeichnis oder Index heraussuchen oder Sie können das Buch von der ersten bis zur letzten Seite lesen. Einen kleinen Überblick über die Inhalte finden Sie in den nächsten Abschnitten.

Teil I: Die Planungsphase

Natürlich gibt es immer noch Frauen, die »unbeabsichtigt« schwanger werden. Aber für viele Frauen ist Schwangerschaft heutzutage eine bewusste Entscheidung. Es ist durchaus sinnvoll, im Voraus zu planen – Sie können sogar vor der Empfängnis einen Termin mit Ihrem Gynäkologen ausmachen, um sicherzustellen, dass einer Schwangerschaft keine körperlichen Probleme im Wege stehen. Und wenn es schon zu spät ist, um noch groß vorauszuplanen, erfahren Sie in diesem Teil, was in den ersten Tagen und Wochen Ihrer Schwangerschaft in Ihrem Körper geschieht. Außerdem erklären wir Ihnen, was während einer Vorsorgeuntersuchung passiert und wie Ihr Leben in den nächsten 40 Wochen aussehen wird.

Teil II: Schwangerschaft: Ein Drama in drei Akten

Wie alle guten Erzählungen hat eine Schwangerschaft einen Anfang, eine Mitte und einen Schluss. Diese Abschnitte werden als *Schwangerschaftsdrittel* bezeichnet. In jedem Schwangerschaftsdrittel werden Sie sich anders fühlen und unterschiedliche Behandlungsmaßnahmen erfahren. In diesem Teil erfahren Sie, was die einzelnen Schwangerschaftsdrittel für Sie bereithalten.

Teil III: Das große Ereignis: Wehen, Geburt und Wochenbett

Wenn Ihre neun Monate gezählt sind, ist es Zeit für die hektischen und aufregenden Aktivitäten, die zur Geburt Ihres Babys führen. An diesem Punkt passiert sehr viel in sehr kurzer Zeit. Ihre Erfahrung hängt im Wesentlichen davon ab, wie Ihre Geburt verläuft und wie lange sie dauert. Dieser Teil deckt die Grundlagen rund um Wehen, Geburt und Wochenbett ab – und viele mögliche Variationen des Themas.

Teil IV: Besondere Situationen

In diesem Teil finden Sie Informationen über all die besonderen Situationen, denen werdende Eltern möglicherweise ins Auge blicken müssen – von praktischen Herausforderungen wie dem Umgang mit älteren Geschwistern bis hin zu gesundheitlichen Problemen, die während einer Schwangerschaft auftreten können.

Es wäre schön, wenn ein Teil über Probleme in einer Schwangerschaft unnötig wäre. Idealerweise sollte eine Schwangerschaft für jede Frau vollkommen sorgenfrei sein. Andererseits müssen sich eventuelle Schwierigkeiten nicht zu wirklichen Problemen auswachsen, wenn sie richtig behandelt werden. Aus diesem Grund bieten wir Informationen zu Behandlungsmöglichkeiten in besonderen Situationen. Lesen Sie diesen Teil insbesondere dann, wenn Sie das Gefühl haben, dass Sie Probleme mit Ihrer Schwangerschaft haben, egal, ob diese schwerwiegend oder alltäglich sind.

Teil V: Der Top-Ten-Teil

Der »Top-Ten-Teil« ist Standard in allen *Dummies*-Büchern. Bevor wir mit der Arbeit an diesem Buch begannen, waren wir nicht sicher, wie wir diesen Teil des Buches füllen würden. Aber am Ende waren wir froh, eine Möglichkeit zu haben, einige Aspekte der Schwangerschaft kurz und bündig zusammenfassen zu können. Hier finden Sie weitere Informationen zum Wachstum des Babys und zu den Ultraschallbildern, die Sie in Ihrer Schwangerschaft sehen werden. Wir erzählen Ihnen außerdem die ganze Wahrheit über einige typische Ammenmärchen und liefern Ihnen ein paar gute Gründe, um sich zu entspannen und Ihre Schwangerschaft zu genießen.

Anhang

In den meisten Schwangerschaftsbüchern wird der Vater des Babys vollkommen außer Acht gelassen und das finden wir sehr bedauerlich. Väter sind natürlich herzlich willkommen, jeden Teil des Buches zu lesen, der sie interessiert (oder auf den die werdende Mutter verweist). Speziell für den werdenden Vater haben wir aber im Anhang einen einsichtsvollen Überblick über die Zeit der Schwangerschaft bereitgestellt. Viel Spaß!

Symbole, die in diesem Buch verwendet werden

Wie die anderen *Dummies*-Bücher hat auch dieses Buch kleine Symbole am Seitenrand, die auf bestimmte Arten von Informationen verweisen. Die folgenden Abschnitte beschreiben diese Symbole und ihre Bedeutung.

Dieses Symbol ist ein Zeichen, dass wir eine tiefer gehende medizinische Erklärung für einen Aspekt bereitstellen. Das soll nicht heißen, dass die Informationen zu schwierig zu verstehen sind – sie sind nur etwas detaillierter.

 Dieses Symbol ist allen Informationen vorangestellt, die es sich zu merken lohnt.

 Hinter diesem Symbol verbergen sich Tipps zur Behandlung der kleineren Unbequemlichkeiten und anderer Herausforderungen, denen Sie im Laufe Ihrer Schwangerschaft begegnen werden.

 Wir haben im gesamten Buch viel Wert darauf gelegt, keine Panik zu verursachen, aber dennoch gibt es einige Situationen und Aktivitäten, die eine Schwangere vermeiden sollte. Wenn das der Fall ist, sehen Sie dieses Symbol.

 Bei vielen Dingen, die Sie während Ihrer Schwangerschaft spüren oder bemerken, werden Sie sich fragen: »Ist das jetzt so wichtig, dass ich mich an einen Arzt wenden muss?« Sie sehen dieses Symbol, wenn das der Fall ist.

 Wir wissen aus Erfahrung, dass eine Schwangerschaft Frauen instinktiv dazu bringt, sich mehr als sonst zu sorgen. Es ist vollkommen normal, wenn Sie sich von Zeit zu Zeit etwas ängstlich fühlen, aber einige Frauen übertreiben und steigern sich in Dinge hinein, die eigentlich kein Problem sind. Wir verwenden dieses Symbol – übrigens häufiger als jedes andere –, um auf die unzähligen Dinge hinzuweisen, über die Sie sich nicht den Kopf zerbrechen müssen.

Wie es weitergeht

Wenn Sie ein besonders gründlicher Typ sind, beginnen Sie mit Kapitel 1 und hören mit dem Anhang auf. Wenn Sie nur bestimmte Informationen suchen, werfen Sie einen Blick in das Inhaltsverzeichnis oder den Index. Machen Sie Eselsohren an die Stellen, die für Sie besonders interessant oder bedeutend sind. Schreiben Sie kleine Notizen an den Rand. Wir wünschen Ihnen viel Spaß! Und genießen Sie Ihre Schwangerschaft!

Teil I

Die Planungsphase

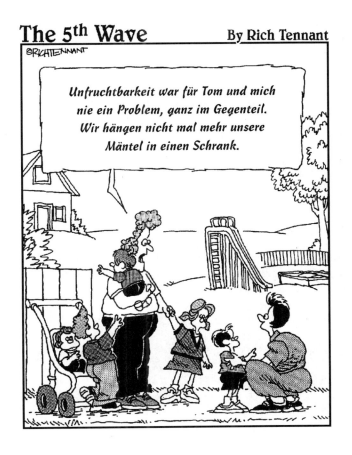

In diesem Teil ...

»Ich bin nicht sicher, ob ich schon bereit dafür bin« – das ist eine durchaus übliche Reaktion, wenn Sie herausfinden, dass Sie schwanger sind, auch wenn Sie sich schon lange ein Kind wünschen und egal wie lange Sie bereits versucht haben, schwanger zu werden. Plötzlich ist es Realität: Ihr Körper wird enorme Veränderungen durchmachen und in Ihnen wird ein Mensch heranwachsen. Nun, Sie mögen sich zwar nicht bereit *fühlen*, aber die praktischen Vorbereitungen sind ziemlich einfach. Idealerweise beginnt Ihre Planung etwa zwei Monate vor der Empfängnis mit einem Besuch bei Ihrem Gynäkologen. Aber auch wenn Sie nicht so weit im Voraus planen können, erfahren Sie in diesem Teil einiges über die vielen Möglichkeiten, wie Sie sich auf die vor Ihnen liegenden wichtigen und äußerst interessanten neun Monate (und etwas mehr) vorbereiten können.

Auf dem Weg in die Mutterschaft

In diesem Kapitel

▶ Gesundheitscheck und Familiengeschichte

▶ So bereiten Sie Ihren Körper auf die Schwangerschaft vor

▶ Damit es klappt: Empfängnis leicht gemacht

*H*erzlichen Glückwunsch! Wenn Sie bereits schwanger sind, beginnt für Sie gerade eines der aufregendsten Abenteuer Ihres Lebens. Das nächste Jahr wird voller gewaltiger Veränderungen und – so hoffen wir – unglaublicher Glücksmomente sein. Und wenn Sie erst darüber nachdenken, schwanger zu werden, sind Sie wahrscheinlich gleichzeitig voller Vorfreude, aber auch ein bisschen nervös.

Falls Ihre Schwangerschaft noch in der Planungsphase ist, werden Sie in diesem Kapitel herausfinden, was Sie tun können, um sich auf die Schwangerschaft vorzubereiten – der erste Schritt ist ein Besuch bei Ihrem Gynäkologen, mit dem Sie Ihre eigene Gesundheitsvorgeschichte und die Ihrer Familie besprechen können. Dabei erfahren Sie, ob Sie in optimaler Form für eine Schwangerschaft sind oder ob Sie sich noch ein wenig Zeit lassen sollten, beispielsweise um Ihr Körpergewicht zu ändern, Ihre Ernährungsgewohnheiten umzustellen, das Rauchen aufzugeben oder Medikamente abzusetzen, die Ihrer Schwangerschaft schaden könnten. Wir geben Ihnen außerdem ein paar grundlegende Ratschläge für eine möglichst erfolgreiche Empfängnis und schneiden kurz das Thema Unfruchtbarkeit an.

Vorbereitung auf die Schwangerschaft: Der vorkonzeptionelle Beratungstermin

Zu dem Zeitpunkt, an dem Ihre Periode ausbleibt und Sie entdecken, dass Sie schwanger sind, macht der etwa zwei Wochen alte Embryo drastische Veränderungen durch. Es kommt uns immer wieder geradezu unglaublich vor, dass sich bei einem erst zwei oder drei Wochen alten Embryo bereits die Anfänge von Herz und Gehirn entwickelt haben. Da sich Ihr allgemeiner Gesundheitszustand und Ihre Ernährungsgewohnheiten auf das Wachstum dieser Organe auswirken, lohnt es sich, Ihren Körper auf eine Schwangerschaft vorzubereiten. Wenn Sie eine Schwangerschaft konkret planen, vereinbaren Sie einen vorkonzeptionellen Termin bei Ihrem Gynäkologen, um sicherzustellen, dass Sie gesund sind und den Belastungen einer Schwangerschaft gewachsen sind.

Vielleicht können Sie diesen Termin mit einer Routineuntersuchung bei Ihrem Frauenarzt verbinden, beispielsweise mit Ihrer alljährlichen Krebsvorsorgeuntersuchung (PAP-Test). Erzählen Sie Ihrem Arzt, dass Sie darüber nachdenken, ein Kind zu bekommen, damit er die entsprechenden Untersuchungen durchführen kann. Falls Ihre nächste Krebsvorsorgeuntersuchung noch ein paar Monate Zeit hat und Sie bereits jetzt versuchen möchten, schwanger zu werden, machen Sie einen speziellen Termin für diese Vorschwangerschaftsuntersuchung mit Ihrem Arzt aus. Wenn möglich sollte der werdende Vater Sie zu diesem Termin begleiten, damit Sie beide Ihre Krankengeschichte darstellen können – und erfahren, was Sie bei diesem Abenteuer erwartet.

Falls Sie bereits schwanger sind und keinen vorkonzeptionellen Termin bei Ihrem Arzt hatten, machen Sie sich keine Sorgen. Ihr Schwangerschaftsbetreuer wird alle wichtigen Dinge bei Ihrer ersten Vorsorgeuntersuchung mit Ihnen besprechen, auf die wir in Kapitel 3 und 5 zurückkommen.

Ein Blick auf Ihre Krankengeschichte

Der vorkonzeptionelle Termin ist eine Gelegenheit für Ihren Arzt, eine so genannte *Anamnese* zu erstellen, das heißt frühere Krankheiten oder Erbkrankheiten in Ihrer Familie zu besprechen. Dadurch kann Ihr Arzt eventuelle Problembereiche erkennen und so schon vor der Schwangerschaft sicherstellen, dass Sie und Ihr Baby gesund bleiben. Hier spielen verschiedenste Faktoren eine Rolle und Ihr Arzt wird Sie wahrscheinlich zu folgenden Dingen befragen:

✔ **Frühere Schwangerschaften und gynäkologische Vorgeschichte:** Mithilfe von Informationen über frühere Schwangerschaften kann Ihr Arzt entscheiden, ob für zukünftige Schwangerschaften besondere Behandlungsmaßnahmen erforderlich sind. Er wird Sie bitten, frühere Schwangerschaften zu beschreiben und ihn über Fehlgeburten, Frühgeburten oder Mehrlingsgeburten zu informieren – Situationen, zu denen es erneut kommen kann. So ist es für den Arzt beispielsweise hilfreich zu wissen, ob Sie Probleme wie Frühgeburten oder Bluthochdruck hatten. Ihre gynäkologische Krankengeschichte ist ebenso wichtig, weil sich Operationen an Gebärmutter oder Zervix oder ein unregelmäßiger Zyklus ebenfalls auf Ihre Schwangerschaft auswirken können.

✔ **Ihre familiäre Vorgeschichte:** Ein Blick auf die Krankheitsgeschichte Ihrer Familie gibt Ihrem Arzt einen Hinweis auf mögliche Erbkrankheiten, die in Ihrer Schwangerschaft zu Komplikationen führen oder sich auf Ihr Baby übertragen könnten. Wenn Ihr Arzt über diese Dinge Bescheid weiß, können Sie vor der Empfängnis die nötigen Schritte unternehmen, um das Risiko zu verringern, dass sich beispielsweise die Veranlagung zur Entwicklung von Neuralrohrdefekten (Spina bifida zum Beispiel) auf Ihre Schwangerschaft auswirkt (siehe auch die Informationen im Kasten »Warum ist Folsäure plötzlich so wichtig?« später in diesem Kapitel). In Kapitel 8 sind verschiedene genetische Fehler und mögliche Tests zu deren Erkennung ausführlicher dargestellt.

Falls Sie eine Schwangerschaft mit Spendersamen in Betracht ziehen, sollten Sie daran denken, dass die genetische Vorgeschichte des Spenders ebenso wichtig ist wie die des biologischen Elternteils. Informationen über den Samenspender sind Ihnen jedoch nicht zugänglich.

1 ➤ Auf dem Weg in die Mutterschaft

Warum ist Folsäure plötzlich so wichtig?

Folsäure ist etwas, über das Ihre Mutter nie nachgedacht hat, als sie mit Ihnen schwanger war. Aber seit rund zehn Jahren wird die Einnahme von Folsäure allen schwangeren Frauen empfohlen. Zu dieser Änderung kam es 1991, als eine britische Studie feststellte, dass Folsäure (ein Nährstoff der Vitamin-B-Familie) ein wiederholtes Auftreten von Geburtsdefekten an Gehirn und Rückenmark (die auch als *Neuralrohrdefekte* bezeichnet werden) verhindern kann. Bei Frauen, die bereits ein Kind mit Neuralrohrdefekten hatten, konnte die Einnahme von Folsäure in 80 Prozent der Fälle verhindern, dass sich der Defekt auch bei einer erneuten Schwangerschaft entwickelte. Folgestudien haben gezeigt, dass eine ausreichende Folsäureversorgung auch bei Frauen, die nie Kinder mit Gehirn- oder Rückenmarksdefekten hatten, das Risiko, Kinder mit *Spina bifida* (ein Rückenmarksdefekt) und *Anenzephalie* (ein Gehirn- und Schädeldefekt) zu bekommen, um 50 bis 70 Prozent geringer ist.

Heute wird allen Frauen mit Kinderwunsch empfohlen, täglich 0,4 Milligramm Folsäure zu sich zu nehmen. Sie sollten möglichst bereits 30 Tage vor der Empfängnis mit der Einnahme beginnen, damit genügend Folsäure in Ihrem System vorhanden ist, wenn sich das Neuralrohr des Babys bildet. Falls Spina bifida, Anenzephalie oder ähnliche Krankheiten in Ihrer Familie vorkommen – insbesondere wenn Sie bereits ein Kind mit diesen Krankheiten haben –, sollten Sie das Zehnfache der empfohlenen Menge (ganze 4 Milligramm) täglich einnehmen.

Natürliche Quellen für Folsäure sind grünes Blattgemüse, Bohnen und Leber. Aber um sicherzustellen, dass Sie die empfohlene Menge aufnehmen, sollten Sie ein Nahrungsergänzungsmittel einnehmen. Jedes gute Schwangerschaftsvitamin enthält mindestens 0,4 Milligramm Folsäure.

Ihr aktueller Gesundheitszustand

Die meisten Frauen, die sich ein Kind wünschen, sind vollkommen gesund und haben keinerlei Probleme, die sich auf ihre Schwangerschaft auswirken könnten. Dennoch ist ein vorkonzeptioneller Beratungstermin sehr sinnvoll. Ihr Arzt wird Sie darüber informieren, was Sie dazu beitragen können, um Ihre Chancen auf eine gesunde und unkomplizierte Schwangerschaft zu erhöhen. Dazu gehören beispielsweise ein optimales Körpergewicht und ein ausgewogenes Fitnessprogramm. Sie können außerdem bereits damit beginnen, Ihre Ernährung durch wichtige Vitamine und Folsäure zu ergänzen.

Manche Frauen leiden allerdings auch unter bestimmten Krankheiten, die sich auf eine Schwangerschaft auswirken können. Ihr Arzt wird die Liste dieser Krankheiten mit Ihnen durchgehen und Sie über mögliche Konsequenzen für Ihre Schwangerschaft aufklären. Wenn Sie beispielsweise unter Diabetes leiden, ist es wichtig, Ihren Blutzuckerspiegel vor der Schwangerschaft zu stabilisieren und während der Schwangerschaft zu beobachten. Wenn Sie zu hohem Blutdruck (*Hypertonie*) neigen, wird Ihr Arzt diesen vor der Schwangerschaft unter Kontrolle bringen wollen, denn eine Behandlung von Bluthochdruck während der Schwangerschaft kann viel Zeit in Anspruch nehmen und mit mehreren Medikamentenwechseln verbunden sein. Bei anderen Störungen – Epilepsie ist ein Beispiel – ist es wichtig, Ihre Medikamente auf den Prüfstand zu stellen und Ihren Zustand kontinuierlich zu überwachen. Bei einer Erkrankung wie dem *systemischen Lupus erythematodes (SLE)* empfiehlt Ihr Arzt möglicherweise, mit einer Schwangerschaft zu warten, bis die Symptome geringer sind.

Ihr Arzt wird Sie auch fragen, ob Sie rauchen, mehr als ein oder zwei alkoholische Getränke pro Tag trinken oder Drogen nehmen. Das ist kein Verhör und Ihr Arzt wird Sie nicht verurteilen, deshalb sollten Sie ehrlich sein. Nikotin, Alkohol und Drogen schaden einer Schwangerschaft, deshalb sollten Sie unbedingt davon loskommen, bevor Sie schwanger werden. Ihr Arzt wird Sie beraten, wie Sie das schaffen können, oder Sie an Therapie- oder Selbsthilfegruppen verweisen.

Sie sollten Ihren Arzt über alle Medikamente informieren, die Sie regelmäßig einnehmen, egal ob es sich dabei um verschreibungspflichtige oder rezeptfreie handelt. Weitere Gesprächspunkte bei einem vorkonzeptionellen Termin sind Ernährung und Sport. Nehmen Sie Vitamine? Machen Sie oft Diäten? Sind Sie Vegetarierin? Treiben Sie regelmäßig Sport? Besprechen Sie all diese Dinge mit Ihrem Arzt.

Falls Ihre letzte Routine- und Krebsvorsorgeuntersuchung schon länger her ist, wird Ihr Arzt diese wahrscheinlich während des vorkonzeptionellen Termins durchführen.

Antworten auf gängige Fragen

Ihr vorkonzeptioneller Termin ist eine gute Gelegenheit, Ihrem Arzt einige Fragen zu stellen. In diesem Abschnitt geben wir Antworten auf häufig gestellte Fragen – zu Körpergewicht, Impfungen und Absetzen der Pille.

Das ideale Körpergewicht

Die meisten Frauen sind wahrscheinlich nicht gerade begeistert, einen weiteren Grund zu haben, sich über ihr Gewicht Gedanken zu machen. Aber dieser Punkt ist wichtig, denn Frauen, die weder zu dick noch zu dünn sind, haben die besten Chancen für eine reibungslose Schwangerschaft. Übergewichtige Frauen haben ein höheres Risiko, während der Schwangerschaft Diabetes oder Bluthochdruck zu bekommen und ihre Babys per Kaiserschnitt auf die Welt bringen zu müssen. Bei untergewichtigen Frauen besteht ein höheres Risiko, dass ihre Babys zu klein sind, das heißt ein zu geringes Geburtsgewicht haben.

 Versuchen Sie, *vor* der Schwangerschaft ein gesundes Normalgewicht zu erreichen. Nach der Empfängnis ist eine Diät auch bei Übergewicht nicht empfehlenswert. Und wenn Sie bereits zu Beginn der Schwangerschaft untergewichtig sind, kann es schwer sein, Pfunde zuzulegen, während das Baby wächst. (Ausführlichere Informationen zu Idealgewicht und Gewichtszunahme finden Sie in Kapitel 4.)

Ein Blick auf Ihre Medikamente

Viele Medikamente – sowohl rezeptfreie als auch verschreibungspflichtige – können während der Schwangerschaft bedenkenlos weiter eingenommen werden. Aber manche Medikamente wirken sich negativ auf die Entwicklung des Babys aus. Informieren Sie Ihren Gynäkologen über alle Medikamente, die Sie regelmäßig einnehmen. Falls eines davon problematisch ist, können Sie wahrscheinlich zu einem anderen Präparat wechseln, das sicherer für Ihre Schwangerschaft ist. Denken Sie daran, dass es einige Zeit dauern kann, bis Sie die Dosierung angepasst und eventuelle Nebenwirkungen erkannt haben.

Die Einnahme folgender Arzneimittel kann auch in einer Schwangerschaft problemlos fortgesetzt werden:

✔ Acetaminophen (Paracetamol)

✔ Acyclovir (Zovirax), äußerlich angewendet

✔ Antiemetika (zum Beispiel Phenotiazin)

✔ Antihistamine (zum Beispiel Doxylamin)

✔ Aspirin in niedrigen Dosierungen

✔ Antibiotika wie Penicillin, Cephalexin und Erythromycin

✔ Zidovudin (Retrovir) bei HIV-Erkrankung zur Verhütung der fetalen Infektion

Nachfolgend sind einige gängige Medikamente aufgelistet, über deren Sicherheit sich Frauen Gedanken machen, wenn sie schwanger werden:

✔ **Antibabypille:** Manchmal werden Frauen trotz Pilleneinnahme schwanger (weil sie einige Pillen vergessen oder zu spät eingenommen haben) und machen sich dann Sorgen, dass ihr Baby Geburtsdefekte davontragen könnte. Aber orale Kontrazeptiva haben bislang keinerlei negative Auswirkungen auf die Entwicklung eines Babys gezeigt. 2 bis 3 Prozent *aller* Kinder werden mit Geburtsdefekten geboren und Babys von Frauen, die orale Kontrazeptiva eingenommen haben, sind keinem höheren Risiko ausgesetzt.

✔ **Ibuprofen (Dolormin, Dolgit):** Die gelegentliche Einnahme dieser und anderer so genannter *nichtsteroidaler Antiphlogistika* (gegen Schmerzen oder Entzündungen) ist okay und wurde bisher nicht mit Problemen für das Baby in Verbindung gebracht. Aber vermeiden Sie eine chronische oder gewohnheitsmäßige Einnahme dieser Medikamente in der Schwangerschaft (insbesondere im letzten Schwangerschaftsdrittel), weil sie sich möglicherweise auf die Thrombozytenfunktion und bestimmte Blutgefäße des kindlichen Blutkreislaufs auswirken könnten.

✔ **Vitamin A:** Dieses Vitamin und einige seiner Derivate können Fehlgeburten oder ernsthafte Geburtsdefekte auslösen, wenn zu Beginn der Schwangerschaft ein zu hoher Wert in Ihrem Blutkreislauf vorhanden ist. Die Situation wird noch durch die Tatsache erschwert, dass Vitamin A nach der Aufnahme monatelang in Ihrem Körper gespeichert wird. Deshalb ist es wichtig, Medikamente mit Vitamin-A-Derivaten – das bekannteste ist das Anti-

Akne-Mittel Roaccutan – mindestens einen Monat vor einer geplanten Empfängnis abzusetzen. Wissenschaftler haben noch keine Erkenntnisse darüber, ob die in den USA erhältlichen Cremes mit Vitamin-A-Derivaten – Anti-Aging-Cremes wie Retin A oder Renova beispielsweise – ebenso problematisch sind wie orale Medikamente; fragen Sie auf jeden Fall Ihren Arzt, bevor Sie eine dieser Cremes verwenden.

Einige Frauen nehmen Nahrungsergänzungsmittel mit Vitamin A, sei es weil sie als Vegetarierinnen nicht genügend Vitamin A aus ihrer Ernährung aufnehmen können oder weil sie unter einem Vitamin-A-Mangel leiden. Die maximale Dosierung, die als sicher für eine Schwangerschaft gilt, liegt bei 5.000 internationalen Einheiten (IU) pro Tag. (Sie müssen zweimal so viel nehmen, um in die Gefahrenzone zu kommen.) Multivitaminpräparate einschließlich spezieller Schwangerschaftsvitamine enthalten üblicherweise 5.000 IU Vitamin A oder weniger. Werfen Sie einen Blick auf die Inhaltsstoffe Ihres Vitaminpräparats, um sicherzugehen.

 Falls Sie sich Sorgen machen, dass Schwangerschaftsvitamine plus Ernährung Sie in die »Gefahrenzone« von 10.000 IU bringen könnten, können wir Sie beruhigen; es ist extrem schwierig, so viel Vitamin A mit der Ernährung aufzunehmen.

✔ **Blutverdünner:** Frauen, die zu Blutgerinnseln neigen oder künstliche Herzklappen haben, müssen täglich Blutverdünnungsmittel nehmen. Eine Art von Blutverdünner, *Marcumar* und seine Derivate, kann Fehlgeburten auslösen, zu Missbildungen führen, das Wachstum des Babys beeinträchtigen oder dazu führen, dass das Baby Blutprobleme entwickelt. Frauen, die dieses Medikament nehmen und über eine Schwangerschaft nachdenken, sollten auf einen anderen Blutverdünner umsteigen. Fragen Sie Ihren Arzt nach weiteren Informationen.

✔ **Medikamente gegen Bluthochdruck:** Viele dieser Medikamente gelten auch in der Schwangerschaft als sicher. Es gibt einige Ausnahmen; reden Sie also unbedingt mit Ihrem Arzt, wenn Sie ein Medikament gegen Bluthochdruck einnehmen (siehe auch Kapitel 16).

✔ **Antikonvulsive Medikamente:** Einige Medikamente gegen epileptische Anfälle sind sicherer als andere. Falls Sie ein derartiges Medikament nehmen müssen, reden Sie mit Ihrem Arzt darüber. Setzen Sie Ihre Medikamente nicht einfach ab, denn in einigen Fällen können epileptische Anfälle schlimmer für Sie – und das Baby – sein als die Medikamente, die Sie dagegen einnehmen (siehe Kapitel 16).

✔ **Tetracyclin:** Wenn Sie dieses Antibiotikum in den letzten Monaten Ihrer Schwangerschaft einnehmen, können sich später die Zähne Ihres Kindes gelb verfärben.

✔ **Antidepressiva:** Viele Antidepressiva (wie Imipramin) wurden umfassend erforscht und können auch während einer Schwangerschaft sicher weiter eingenommen werden. Wenn Sie Antidepressiva nehmen und sich ein Kind wünschen, fragen Sie Ihren Arzt, ob Sie das Medikament während der Schwangerschaft weiter verwenden können.

Ein Blick auf Naturheilmittel

Viele Frauen behandeln typische leichte Beschwerden lieber mit rezeptfreien Pflanzenextrakten oder anderen Naturheilmitteln. Einige dieser Mittel können während einer Schwangerschaft bedenkenlos eingenommen werden, aber denken Sie daran, dass diese Mittel als Nahrungsergänzungsmittel gelten und deshalb keinerlei Regulierung unterliegen. Trotz der Tatsache, dass viele Schwangere diese Zusätze verwenden, gibt es bisher nur sehr wenige Studien zu deren Auswirkung auf eine Schwangerschaft. Johanniskraut beispielsweise ist eine Heilpflanze, die üblicherweise für die Behandlung von Depressionen, Schlafstörungen und Virusinfektionen eingesetzt wird. Diese Heilpflanze kann die Wirkung anderer Mittel beeinträchtigen, außerdem wurde ihre Auswirkung auf eine Schwangerschaft bisher nicht untersucht, deshalb sollten Sie das Mittel nur unter Vorbehalt verwenden.

Einige Naturheilmittel sollten während einer Schwangerschaft nicht eingesetzt werden, weil sie Wehen oder sogar eine Fehlgeburt auslösen können. Zu diesen Pflanzen zählen Beifuß, Frauenwurzel, Gänsefingerkraut, Wanzenkraut, Besenginster, Goldsiegel, Wacholderbeere, Poleiöl, Raute, Mistel und Keuschlammfrucht.

Impfungen und Immunität

Wir sind gegen alle erdenklichen Infektionen immun, sei es, weil wir die Krankheit durchgemacht haben (die meisten von uns sind beispielsweise gegen Windpocken immun, weil wir die Krankheit als Kind hatten und unser Immunsystem Antikörper gegen das Windpockenvirus gebildet hat) oder weil wir gegen die Krankheit geimpft wurden (das heißt, ein Mittel gespritzt wurde, das den Körper anregt, Antikörper zu bilden).

Röteln sind ein typisches Beispiel. Ihr Arzt prüft Ihre Immunität gegen *Röteln*, indem er Ihnen Blut abnimmt und untersucht, ob es Antikörper gegen den Rötelnvirus enthält. (*Antikörper* sind Immunsystem-Antigene, die Sie vor Infektionen schützen.) Falls Sie nicht immun gegen Röteln sind, wird Ihr Arzt wahrscheinlich empfehlen, dass Sie sich mindestens drei Monate *vor* einer Schwangerschaft gegen Röteln impfen lassen sollten. Sollten Sie vor Ablauf der drei Monate schwanger werden, ist das kein Problem. Es gibt keine bekannten Fälle von Geburtsdefekten, die durch eine Rötelnimpfung kurz vor einer Schwangerschaft hervorgerufen wurden. Viele Impfungen, beispielsweise auch die Grippeimpfung, können bedenkenlos während einer Schwangerschaft durchgeführt werden. Nähere Informationen zu einzelnen Impfungen finden Sie in Tabelle 1.1.

Die meisten Menschen sind immun gegen Masern, Mumps, Polio (Kinderlähmung) und Diphtherie, deshalb wird Ihr Arzt Ihre Immunität gegen all diese Krankheiten wahrscheinlich nicht prüfen. Außerdem haben diese Krankheiten in der Regel keine negativen Auswirkungen auf die Entwicklung eines Babys. Bei Windpocken dagegen gibt es ein geringes Risiko, dass sich das Baby bei der Mutter infiziert. Wenn Sie wissen, dass Sie noch nie Windpocken hatten, reden Sie mit Ihrem Arzt darüber.

Schwangerschaft für Dummies

Falls bei Ihnen die Gefahr einer AIDS-Infektion besteht, lassen Sie sich vor der Schwangerschaft testen. In der Regel wird Ihr Arzt das Thema AIDS auf alle Fälle anschneiden und Ihnen einen HIV-Test anbieten. Wenn Sie sich mit dem HIV-Virus infiziert haben, verringert die Einnahme bestimmter Medikamente während der Schwangerschaft das Risiko, dass sich Ihr Baby ebenfalls ansteckt.

Krankheit	Gefahr für das Baby bei Impfung während der Schwangerschaft	Impfung	Kommentar
Cholera	Nicht bestätigt	Wie bei nicht schwangeren Frauen	
Gelbfieber	Unbekannt	NEIN	Nur wenn Ansteckungsgefahr unvermeidbar
Grippe	Nicht bestätigt	OK	
Hepatitis B	Nicht bestätigt	OK	Mit Immunoglobulinen verwendet bei akuter Ansteckungsgefahr, Neugeborene brauchen Impfung
Masern	Nicht bestätigt	NEIN	Impfen nach der Geburt
Mumps	Nicht bestätigt	NEIN	Impfen nach der Geburt
Pest	Nicht bestätigt	Ausgewählte Impfung bei Ansteckungsgefahr	
Pneumokokken	Nicht bestätigt	OK, wie bei nicht schwangeren Frauen	
Pocken	Mögliche Fehlgeburt	NEIN	Nur im Notfall oder bei fetaler Ansteckung
Polio (Kinderlähmung)	Nicht bestätigt	Nur bei Ansteckungsgefahr	Impfen bei Reisen in Risikogebiete
Röteln	Nicht bestätigt	NEIN	Impfen nach der Geburt
Tetanus	Nicht bestätigt	OK, wenn keine primäre Diphtherie-Serie gegeben wurde oder keine Auffrischung in den letzten zehn Jahren erfolgt ist	
Tollwut	Nicht bekannt	Indikation wie bei nicht schwangeren Frauen	Je nach Einzelfall
Typhus	Nicht bestätigt	Nur bei direkter und andauernder Ansteckungsgefahr oder Reisen in Risikogebiete	

1 ➤ *Auf dem Weg in die Mutterschaft*

Krankheit	Gefahr für das Baby bei Impfung während der Schwangerschaft	Impfung	Kommentar
Windpocken	Nicht bestätigt	Immunoglobuline empfohlen für nicht immunisierte Frauen mit Ansteckungsgefahr, sollten dem Neugeborenen gegeben werden, wenn Ansteckungsgefahr um die Zeit der Geburt bestanden hat. Impfstoff erst seit kurzem erhältlich, aber nur wenige Informationen in Bezug auf Schwangerschaft.	

Tabelle 1.1: Sichere und riskante Impfungen während der Schwangerschaft

Absetzen des Verhütungsmittels

Wie schnell können Sie nach dem Absetzen Ihres Verhütungsmittels schwanger werden? Das hängt davon ab, welche Art von Verhütungsmittel Sie benutzen. Barrieremethoden – wie Kondome, Diaphragma und Spermizide – funktionieren so lange Sie diese benutzen. Sobald Sie sie absetzen, sind Sie fruchtbar. Bei Medikamenten auf Basis von Hormonen – wie die Pille – kann es etwas länger dauern, bis die Wirkstoffe »aus Ihrem System heraus sind«. Sie können nach Absetzen der Pille sehr schnell einen Eisprung haben (Wochen oder selbst Tage danach). Andererseits kann es auch drei Monate bis über ein Jahr dauern, bis Ihr Zyklus beispielsweise nach der 3-Monats-Spritze wieder regelmäßig wird.

Wir kennen keine hieb- und stichfeste Regel, die besagt, wie lange man nach Absetzen der Verhütungsmethode warten sollte, bis man versucht, schwanger zu werden. Tatsache ist, dass Sie eigentlich sofort beginnen können. Wenn Sie sehr fruchtbar sind, werden Sie vielleicht gleich beim ersten Versuch schwanger. Aber denken Sie daran, dass bei einem unregelmäßigen Zyklus nicht jeden Monat ein Eisprung stattfindet und deshalb der richtige Zeitpunkt für den Geschlechtsverkehr schwer festzulegen ist. (Immerhin werden Sie bei Ihren Versuchen viel Spaß haben!) Wenn Sie schwanger werden, solange Ihr Zyklus noch unregelmäßig ist, lässt sich außerdem der Tag der Empfängnis und damit der voraussichtliche Geburtstermin nicht so genau bestimmen.

Wenn Sie mit der Spirale verhüten, können Sie schwanger werden, sobald sie entfernt wurde. Manchmal wird eine Frau auch bei eingesetzter Spirale schwanger. Bei Kinderwunsch und denkbarer Befruchtung wird der Arzt die Spirale vor dem Nachweis einer eingenisteten Schwangerschaft wahrscheinlich entfernen, wenn das möglich ist, weil eine Schwangerschaft mit vorhandener Spirale das Risiko einer Fehlgeburt oder einer Eileiterschwangerschaft (einer Schwangerschaft, die im Eileiter stecken bleibt) erhöht. Bei Nachweis einer in der Gebärmutter eingenisteten Schwangerschaft wird der Arzt die Spirale belassen, um die Schwangerschaft nicht durch Manipulation zu gefährden.

Eine Schwangerschaft bei eingesetzter Spirale bedeutet kein erhöhtes Risiko für Geburtsdefekte beim Baby.

Sperma trifft Ei: Timing ist alles

Trotz des Buchtitels gehen wir davon aus, dass Sie wissen, wie man schwanger wird. Was viele allerdings nicht wissen, ist, wie sie den Vorgang wirkungsvoller machen können, um die Chancen auf eine Schwangerschaft zu erhöhen. Lassen Sie uns dafür eine Weile über den *Eisprung* reden – das heißt die Freigabe einer Eizelle aus dem Eierstock –, zu dem es einmal in jedem Zyklus kommt (normalerweise einmal im Monat).

Nach Verlassen des Eierstocks wandert die Eizelle den Eileiter herunter, bis sie den *Uterus* (oder die *Gebärmutter*) erreicht (siehe Abbildung 1.1). Zu einer Schwangerschaft kommt es am häufigsten dann, wenn die Eizelle innerhalb von 24 Stunden nach Verlassen des Eierstocks während ihrer Reise durch den Eileiter befruchtet wird und sich der keimende Embryo dann in die Gebärmutterschleimhaut einnistet. Um schwanger zu werden, müssen Sie (und der werdende Vater) dafür sorgen, dass die Samenzellen so schnell wie möglich nach dem Eisprung (ideal sind 12 bis 24 Stunden) auf die Eizelle treffen.

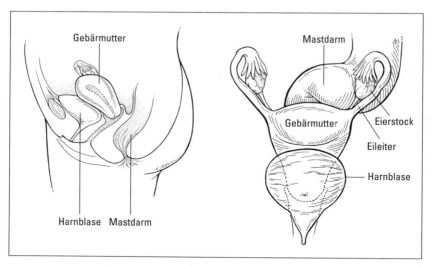

Abbildung 1.1: Ein Überblick über die weiblichen Fortpflanzungsorgane

Die beste Zeit für Sex ist 12 Stunden vor dem Eisprung. Dann sind die Samenzellen vor Ort, sobald die Eizelle freigegeben wird. Es ist bekannt, dass Samenzellen 24 bis 48 Stunden im Körper einer Frau überleben, aber es gab auch Fälle, in denen Samen noch nach sieben Tagen eine Eizelle befruchtet haben. Kein Paar sollte damit rechnen, gleich beim ersten Versuch schwanger zu werden. Durchschnittlich liegt die Chance in jedem Monat bei 15 bis 25 Prozent. Etwa die Hälfte aller Paare, die sich ein Kind wünschen, schafft es innerhalb von vier Monaten. Nach sechs Monaten sind drei Viertel aller Paare schwanger, nach einem Jahr 85 Prozent und nach zwei Jahren liegt die Erfolgsquote bei 93 Prozent. Wenn Sie seit einem Jahr oder länger vergeblich versuchen, schwanger zu werden, ist eine Fruchtbarkeitsuntersuchung sinnvoll.

Den Eisprung genau festlegen

Wann kommt es also zum Eisprung? Normalerweise etwa 14 Tage vor Ihrer Menstruation – das heißt, wenn Ihr Zyklus 28 Tage lang ist, 14 Tage nach dem ersten Tag Ihrer letzten Blutung. Bei einem Zyklus von 32 Tagen erfolgt der Eisprung um den 18. Tag Ihres Zyklus. (Jeder Zyklus beginnt mit dem ersten Tag der Menstruationsblutung.) Um sicherzustellen, dass die Samenzellen zum richtigen Zeitpunkt am richtigen Ort sind, sollten Sie um den Termin des Eisprungs herum mehrmals miteinander schlafen, beginnend etwa fünf Tage vor dem erwarteten Eisprung und bis zwei oder drei Tage danach. Wie oft? Alle ein bis zwei Tage ist wahrscheinlich ausreichend, aber warum sollten Sie nicht jeden Tag Sex haben, wenn Ihr Partner eine normale Spermienanzahl hat?

Früher haben Ärzte geglaubt, dass täglicher Sex zu einer Verringerung der Samenzellen führt und damit die Fruchtbarkeit beeinträchtigt. Aber spätere medizinische Studien haben ergeben, dass diese Annahme nur für Männer gilt, deren Sperma sowieso eine geringere Anzahl von Samenzellen enthält.

Wann sollten Sie sich wegen Unfruchtbarkeit an einen Arzt wenden?

Unfruchtbarkeit ist ein Problem, das immer mehr Paare betrifft, weil sich Paare heutzutage immer später für Kinder entscheiden. Jedes zehnte Paar über 30 hat Schwierigkeiten, schwanger zu werden. Jenseits der 35 liegt die Quote sogar bei einem von fünf Paaren. Natürlich ist das Alter nicht für jeden ein Problem. Einige Frauen werden Berichten zufolge sogar noch in den Fünfzigern schwanger. (Laut Guiness-Buch der Rekorde war die älteste Mutter bei der Empfängnis 57½ Jahre alt.) Tatsache ist aber, dass spontane Schwangerschaften bei Frauen mit Ende 40 oder gar über 50 selten sind.

Überwachen der Basaltemperatur

Einige Frauen können den Zeitpunkt des Eisprungs leichter bestimmen, wenn sie regelmäßig ihre Körpertemperatur messen, die zum Zeitpunkt des Eisprungs leicht ansteigt. Messen Sie dafür jeden Morgen vor dem Aufstehen Ihre Temperatur (oral). Normalerweise wird der niedrigste Punkt direkt vor Freisetzung des *Luteinisierungshormons (LH)* durch Ihre Hirnanhangdrüse erreicht, das den Eisprung auslöst. (Zwei Tage nach dem so genannten *LH-Gipfel* steigt Ihre Temperatur merklich an – etwa ein halbes bis ein Grad über die Normaltemperatur – und bleibt erhöht, bis Sie Ihre Menstruation bekommen. Wenn Sie schwanger sind, bleibt die Temperatur weiter erhöht.) Wenn Sie wollen, leisten Sie sich ein Spezialthermometer zum Messen der Basaltemperatur (wird in vielen Apotheken verkauft), das eine größere Skala hat und dadurch leichter abgelesen werden kann.

Denken Sie daran, dass ein Anstieg Ihrer Basaltemperatur bedeutet, dass der Eisprung bereits stattgefunden hat. Sie können mit dieser Methode nicht vorhersagen, wann es zum Eisprung kommt, sondern nur bestätigen, dass Sie einen Eisprung hatten. Damit erhalten Sie eine ungefähre Vorstellung davon, an welchem Tag Ihres Zyklus der Eisprung erfolgt. Manchmal ist es schwierig, die Signale richtig zu deuten, weil nicht alle Frauen dem gleichen Muster folgen. Es gibt Frauen, bei denen der Anstieg der Temperatur nicht zu erkennen ist.

Ovulationstests für zu Hause

Eine andere Methode zur Überwachung des LH-Anstiegs sind Ovulationstests für zu Hause, mit denen Sie die LH-Menge in Ihrem Urin messen können. Im Gegensatz zur eben besprochenen Temperaturmethode kann sich mithilfe des LH-Anstiegs der Zeitpunkt des Eisprungs vorhersagen lassen. Ein positiver Test in einem Zyklus sagt Ihnen, dass und wann der Eisprung stattfindet. Im Allgemeinen sind diese Tests sehr genau und effektiv. Der Hauptnachteil sind die hohen Kosten. Mit 20 bis 30 Euro pro Test sind sie wesentlich teurer als die Temperaturmethode, besonders wenn Sie mehrmals testen müssen, um Ihren Eisprung festzulegen.

In den USA gibt es bereits eine neue Methode zur Bestimmung des Eisprungs, bei der statt Urin Ihr Speichel getestet wird. Der erhöhte Östrogenspiegel rund um den Eisprung führt dazu, dass Ihr Speichel beim Trocknen ein Kristallmuster formt. Urin- und Speicheltests bieten bei der Vorhersage des Eisprungs in etwa die gleiche Zuverlässigkeit. Der Speicheltest ist teurer als ein herkömmlicher Urintest, kann aber bis zu einem Jahr lang verwendet werden.

Erfolgreiche (und vergnügliche) Versuche

Der beste Ratschlag für Paare mit Kinderwunsch ist wohl, sich einfach zu entspannen und die Versuche, schwanger zu werden, zu genießen. Werden Sie nicht nervös, wenn es nicht gleich beim ersten Mal klappt. Wir raten unseren Patientinnen, schon einige Monate vor einer geplanten Schwangerschaft die Verhütungsmittel abzusetzen. Denn dann können sie einige sorglose Monate mit großartigem Sex genießen, ohne sich jeden Monat den Kopf darüber zu zerbrechen, ob sie schwanger sind oder nicht. Und wenn sie vor dem geplanten Termin schwanger werden, freuen sie sich über eine gelungene Überraschung!

Es gibt einige Dinge, die Sie tun können, um die Chancen auf eine schnelle Schwangerschaft zu erhöhen:

- ✔ Wenn Sie Zigaretten oder Marihuana rauchen, hören Sie auf.
- ✔ Schränken Sie Ihren Koffeingenuss ein. Mehr als drei Tassen Kaffee pro Tag können Ihre Chancen auf eine Schwangerschaft beeinträchtigen.

1 ➤ Auf dem Weg in die Mutterschaft

Wann sollten Sie sich an einen Arzt wenden? Im Allgemeinen wenn Sie sechs Monate bis ein Jahr lang erfolglos versucht haben, schwanger zu werden. Falls Sie mehrere Fehlgeburten oder vergebliche Empfängnisversuche hinter sich haben, über 35 Jahre alt sind oder wissen, dass Ihr Partner wenige Samenzellen hat, können Sie sich schon vor Ablauf der sechs Monate Hilfe holen. Egal wie Ihre persönliche Situation aussieht, sollten Sie keinesfalls verzweifeln. Mit jedem Jahr werden Reproduktionstechniken raffinierter – und erfolgreicher. Heute können Paare verschiedene Techniken mit komplizierten Namen ausprobieren – Ovulationsstimulation mit Medikamenten zur Förderung der Fruchtbarkeit, intrauterine Insemination (mit und ohne Waschen der Spermien), In-vitro-Fertilisation mit und ohne ICSI (intrazytoplasmatische Spermieninjektion) und in Einzelfällen Benutzung von Spendersamenzellen – je nach individueller Ursache der Unfruchtbarkeit. Für ein Paar, das nicht sofort schwanger werden kann, stehen die Chancen für eine Schwangerschaft besser als je zuvor. Falls Sie Schwierigkeiten haben, schwanger zu werden und nicht sicher sind, ob Sie sich an einen Reproduktionsexperten wenden sollten, reden Sie mit Ihrem Arzt darüber.

Ich glaube, ich bin schwanger!

In diesem Kapitel

▸ Die ersten Zeichen einer Schwangerschaft erkennen
▸ Auf Nummer sicher: Der Schwangerschaftstest
▸ Die perfekte Schwangerschaftsbetreuung
▸ Den voraussichtlichen Geburtstermin bestimmen

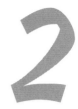

Sie glauben also, Sie sind schwanger! Oder Sie hoffen, bald schwanger zu sein. Wie auch immer, Sie wollen wissen, wonach Sie in den ersten Wochen der Schwangerschaft Ausschau halten müssen, um so bald wie möglich sicher sein zu können. In diesem Kapitel werfen wir einen Blick auf die typischen Signale, die Ihnen Ihr Körper in den ersten Wochen der Schwangerschaft sendet, und geben Ihnen einige Ratschläge, wie Sie Ihre Schwangerschaft bestätigen lassen und von Anfang an auf den richtigen Weg bringen können.

Die Zeichen einer Schwangerschaft erkennen

Gehen wir also davon aus, dass es passiert ist: Ein heranwachsender Embryo hat sich in die weiche Schleimhaut Ihrer Gebärmutterwand eingenistet. Wie und wann können Sie herausfinden, dass Sie schwanger sind? Oft ist das erste Zeichen eine ausbleibende Periode. Aber Ihr Körper sendet viele andere Signale – manchmal sogar vor der ausbleibenden Blutung –, die sich mit jeder Woche stärker bemerkbar machen.

✔ **Liebling, ich bin spät dran.** Sie vermuten, dass Sie schwanger sind, wenn Ihre Periode ausbleibt. Zu dem Zeitpunkt, an dem Sie feststellen, dass sich Ihre Periode verspätet, wird ein Schwangerschaftstest wahrscheinlich schon ein positives Ergebnis liefern (siehe auch den folgenden Abschnitt »Test, Test, 1, 2, 3« mit weiteren Informationen zu Schwangerschaftstests). Manchmal kommt es allerdings auch trotz Schwangerschaft zu leichten Blutungen. Diese werden als *Einnistungsblutung* bezeichnet und durch die Einnistung des Embryos in die Gebärmutterschleimhaut verursacht.

✔ **Sie bemerken völlig neue Gelüste oder Aversionen gegen bestimmte Lebensmittel:** Was Sie über den Appetit schwangerer Frauen gehört haben, ist die absolute Wahrheit. Möglicherweise bekommen Sie Gelüste auf saure Gurken, Nudeln und andere Nahrungsmittel, während Sie plötzlich Dinge, die Sie zuvor gern gegessen haben, nicht mehr sehen können. Keiner weiß genau, warum es zu diesen Änderungen im Appetit kommt, aber Experten vermuten, dass damit die Natur zumindest teilweise sicherstellt, dass Sie die richtigen Nährstoffe erhalten. Vielleicht gelüstet es Sie insbesondere nach Brot, Kartoffeln und anderen stärkehaltigen Lebensmitteln, mit denen Sie Energie für die spätere Schwangerschaft speichern, in der das Baby am meisten wächst. Vielleicht sind Sie zu Beginn der Schwangerschaft auch sehr durstig und sorgen mit der zusätzlichen Flüssigkeitsaufnahme dafür, dass sich Blut und andere Flüssigkeiten in Ihrem Körper problemlos vermehren lassen.

✔ **Ihre Brüste werden empfindlicher und größer:** Wundern Sie sich nicht darüber, wie groß die Zunahme des Brustumfangs gleich zu Beginn der Schwangerschaft ist. Tatsächlich sind empfindliche und größere Brüste oft das erste Zeichen einer Schwangerschaft, weil sich der höhere Östrogen- und Progesteronspiegel schon sehr früh in der Schwangerschaft durch sofortige Veränderungen an der Brust bemerkbar macht.

Test, Test, 1, 2, 3

Nun, sind Sie es oder sind Sie es nicht? Heutzutage müssen Sie nicht auf einen Termin bei Ihrem Arzt warten, um festzustellen, ob Sie wirklich schwanger sind. Stattdessen können Sie zu Hause einen Schwangerschaftstest durchführen. Diese Tests sind Urintests, die ein positives oder negatives Ergebnis liefern. Ihr Arzt kann dagegen ebenfalls einen Urintest oder einen Bluttest zur Feststellung der Schwangerschaft durchführen.

Tests für zu Hause

Nehmen wir an, Sie fühlen sich irgendwie aufgebläht, haben Gelüste auf bestimmte Nahrungsmittel oder Ihre Periode ist seit ein, zwei Tagen überfällig. Sie möchten wissen, ob Sie schwanger sind, sind aber noch nicht bereit, zu einem Arzt zu gehen. Der einfachste und schnellste Weg ist der in eine Apotheke, um sich einen Schwangerschaftstest zu besorgen. Diese Tests sind im Wesentlichen vereinfachte chemikalische Tests, die nach Spuren von *Humanes-Chorion-Gonadotropin* (HCG, dem Hormon, das von der sich entwickelnden Plazenta gebildet wird) in Ihrem Urin suchen. Obwohl diese Tests nicht so präzise sind wie Labortests, können sie bereits früh positive Resultate liefern – ab dem Tag, an dem Ihre Periode ausbleibt, das heißt etwa zwei Wochen nach der Empfängnis.

 Die Ergebnisse von Heimschwangerschaftstest sind nicht hundertprozentig sicher. Falls Ihr Test negativ ist, Sie aber dennoch glauben, dass Sie schwanger sind, wiederholen Sie den Test nach einer Woche oder gehen Sie zu Ihrem Arzt.

Bestätigung durch den Arzt

Auch wenn Ihr Schwangerschaftstest zu Hause positiv war, werden die meisten Ärzte das Ergebnis in der Praxis bestätigen wollen, bevor sie mit Ihrer Schwangerschaftsbetreuung beginnen. Ihr Arzt kann dabei einen Urintest wiederholen oder sich für einen Bluttest entscheiden.

Ein Bluttest sucht nach dem HCG-Hormon in Ihrem Blut. Dieser Test kann entweder qualitativ (ein einfaches positives oder negatives Ergebnis) oder quantitativ (eine Messung der Menge von HCG in Ihrem Blut) erfolgen. Die Wahl des Tests hängt von Ihrer Vorgeschichte und Ihren aktuellen Symptomen sowie den Vorlieben des Arztes ab. Ein Bluttest kann auch dann positiv ausfallen, wenn ein Urintest negativ ist.

Joannes Geschichte

Eines Tages, etwa zwei Jahre nach der Geburt meiner ersten Tochter, griff ich im Supermarkt automatisch zu Gurken und Ketchup in der Absicht, diese zu einem köstlichen, farbenfrohen Mahl zu vermischen. Ich hatte so viel Lust darauf, dass ich mir überhaupt keine Gedanken darüber machte, was für eine seltsame Mahlzeit das ist. Tatsächlich fiel mir erst nach dem Abspülen ein, dass Gurken und Ketchup meine einzigen Gelüste in den Anfangsmonaten meiner ersten Schwangerschaft waren. Es gab keine anderen Anzeichen für eine mögliche Schwangerschaft. Meine Periode war noch nicht einmal fällig. Aber am nächsten Morgen machte ich einen Schwangerschaftstest und tatsächlich, es war Zeit für Nummer zwei.

Die perfekte Schwangerschaftsbetreuung für Sie

Die Entscheidung für einen Schwangerschaftsbetreuer, der sich während der gesamten Schwangerschaft um Sie (und Ihr Baby) kümmert, sollten Sie sich nicht zu leicht machen. Natürlich ist die Vorsorge für Ihre Gesundheit wichtig, aber Ihr neuer und manchmal überwältigender Zustand bedeutet auch, dass Sie sich für einen Betreuer entscheiden sollten, der Ihre Einstellungen zur Schwangerschaft teilt, dem Sie vertrauen und bei dem Sie sich sicher fühlen.

Ein Blick auf Ihre Optionen

Hebammen, Geburtshelfer, Gynäkologen, Pränatal-Mediziner – viele Spezialisten können Sie durch Schwangerschaft und Geburt begleiten. Suchen Sie sich den Betreuer aus, mit dem Sie sich am wohlsten fühlen. Die nachfolgende Liste führt einige grundlegende Optionen auf:

✔ **Geburtshelfer/Gynäkologe:** Dieser Arzt hat eine spezielle Fachausbildung in den Bereichen Schwangerschaft, Geburt und Gynäkologie. Häufig können Sie sich während der Schwangerschaft von dem Gynäkologen betreuen lassen, bei dem Sie sonst in Behandlung sind.

✔ **Pränatal-Mediziner (die auf die Bereiche Perinatologie und Risikoschwangerschaften spezialisiert sind):** Diese Ärzte haben sich auf die Betreuung von Risikoschwangerschaften spezialisiert. Manche Perinatologen sind nur beratend tätig, andere bieten auch praktische Geburtshilfe.

Schwangerschaft für Dummies

✔ **Allgemeinarzt:** Dieser Arzt bietet allgemeine medizinische Betreuung und wird Sie an einen Spezialisten überweisen, falls es zu Schwierigkeiten kommt.

✔ **Hebammen:** Hebammen können sowohl die Vorsorgeuntersuchungen als auch die Geburt durchführen (beispielsweise bei einer Hausgeburt) oder bei der Geburt in einem Krankenhaus oder Geburtshaus anwesend sein. Häufig arbeiten Hebammen mit einem Gynäkologen zusammen und überweisen Patientinnen an Spezialisten, wenn es zu Problemen kommt.

Ist meine Schwangerschaft eine Risikoschwangerschaft?

Die Frage, ob Sie und Ihre Schwangerschaft irgendwelchen Risiken unterliegen, lässt sich nicht so ohne weiteres eindeutig mit Ja oder mit Nein beantworten, insbesondere zu Beginn der Schwangerschaft. Aber es hilft, sich darüber im Klaren zu sein, welche Situationen (die entweder schon vorliegen oder sich während der Schwangerschaft entwickeln können) zu einer Risikoschwangerschaft führen können:

✔ Diabetes

✔ Hoher Blutdruck

✔ Lupus

✔ Störungen des Blutkreislaufs

✔ Herz-, Nieren- oder Leberstörungen

✔ Zwillinge, Drillinge oder andere Mehrlingsschwangerschaften

✔ Frühgeburt nach einer früheren Schwangerschaft

✔ Früheres Kind mit Geburtsdefekten

✔ Fehlgeburten

✔ Anormal geformter Uterus

✔ Epilepsie

✔ Einige Infektionen

✔ Blutungen

Denken Sie daran, dass Hebammen und Allgemeinärzte oft nicht für die Betreuung von Risikoschwangerschaften ausgebildet sind. Wenn Sie unter einem der oben genannten Risikofaktoren leiden oder einen während der Schwangerschaft entwickeln, wenden Sie sich an einen Spezialisten für Risikoschwangerschaften.

Fragen, die Ihre Wahl beeinflussen können

Bei der Entscheidung, welchen Schwangerschaftsbetreuer Sie wählen sollen, stellen Sie sich folgende Schlüsselfragen:

✔ **Fühle ich mich wohl mit dieser Person und habe ich Vertrauen zu ihr?** Sie sollten sich nicht nur mit Ihrem Betreuer selbst wohl fühlen und ihm vertrauen, sondern mit allen Leuten zurechtkommen, die in der Praxis arbeiten. Haben Sie das Gefühl, Sie können bedenkenlos Fragen stellen und über Ihre Ängste reden? Sie sollten außerdem darauf achten, inwiefern Ihre Persönlichkeit mit der Philosophie der Praxis in Einklang steht. Einige Frauen bevorzugen beispielsweise eine eher natürliche, weniger technische und medizinische Herangehensweise an eine Schwangerschaft, während andere jeden nur erdenklichen diagnostischen Test im Universum durchführen lassen möchten. Ihre medizinische und geburtshelferische Vorgeschichte kann Ihre Herangehensweise an die Schwangerschaft ebenfalls beeinflussen.

✔ **Wie viele Personen sind in der Praxis tätig?** Möglicherweise müssen Sie sich zwischen einem Betreuer entscheiden, der mit einem oder mehreren Partnern arbeitet, und einem, der seine Praxis allein betreibt. In einer Gemeinschaftspraxis finden Ihre Vorsorgeuntersuchungen vielleicht bei verschiedenen Betreuern statt, damit Sie alle kennen lernen und sich wohl fühlen, wenn einer von ihnen Ihre Geburt begleitet. Meistens werden Sie sich mit einer oder zwei Personen in der Praxis besser verstehen, was natürlich ist, wenn man bedenkt, dass sowohl Schwangere als auch Betreuer unterschiedliche Persönlichkeiten haben. Ein Betreuer, der alleine tätig ist, sollte Ihnen sagen, wer bei der Geburt dabei sein kann, falls er krank, nicht im Dienst oder auf Reisen ist.

Fragen Sie Ihren Betreuer, wie er mit Problemen oder Notfällen umgeht, die außerhalb der Praxiszeiten auftreten – einschließlich Fragen, die Sie vielleicht am Abend oder am Wochenende per Telefon stellen möchten.

✔ **Wie ist das Krankenhaus?** Wenn Ihre Schwangerschaft unkompliziert ist, können Sie Ihr Kind in praktisch jedem Krankenhaus oder Geburtshaus bekommen. Falls ein Risiko für Komplikationen besteht, sollten Sie herausfinden, ob Ihr Krankenhaus eine Geburtsabteilung mit qualifiziertem Personal hat, das mit möglichen Problemen, beispielsweise einer Frühgeburt, umgehen kann. Denken Sie auch an folgende Fragen:

- Ist rund um die Uhr ein Anästhesist vor Ort oder kann Ihr Arzt im Notfall schnell einen Anästhesisten herbeirufen?

- Bietet das Krankenhaus die Möglichkeit einer *Periduralanästhesie* (gegen Schmerzen während der Geburt) an? Falls keine Periduralanästhesie möglich ist oder Sie an dieser Art der Schmerzbefreiung nicht interessiert sind, finden Sie heraus, welche andere Möglichkeiten der Schmerzlinderung angeboten werden.

- Bietet das Krankenhaus nach der Geburt *Rooming-In* – das heißt, kann das Baby in Ihrem Zimmer bleiben? Gibt es eine Möglichkeit, dass Ihr Partner während des Wochenbetts im Krankenhaus bei Ihnen bleibt?

- Bietet das Krankenhaus die Möglichkeit einer ambulanten Geburt? Dabei findet die Geburt in der sicheren Umgebung des Krankenhauses statt, aber Sie können nach etwa vier Stunden mit Ihrem Baby nach Hause gehen, wenn keine Komplikationen vorliegen.

✔ **Ist ein Kinderarzt vor Ort?** Bedenken Sie, dass Sie möglicherweise die Dienste eines Perinatologen oder Neonatologen – der auf die Behandlung von Frühgeburten oder Kindern mit anderen medizinischen Problemen spezialisiert ist – benötigen könnten. Idealerweise kann Ihr Kind sofort dem Kinderarzt vorgestellt werden, falls es zu Problemen kommt.

✔ **Werden alle Leistungen von meiner Krankenkasse abgedeckt?** Normalerweise übernehmen die Krankenkassen alle Kosten rund um Schwangerschaft und Geburt. Aber bei den vielen aktuellen Änderungen in der Krankenversicherung sollten Sie mit Ihrer Krankenkasse Rücksprache halten, bevor Sie spezielle Behandlungsmaßnahmen vereinbaren.

Den Geburtstermin berechnen

Nur eine von 20 Frauen bekommt ihr Baby am berechneten Geburtstermin – bei den meisten Frauen findet die Geburt in einem Zeitraum von drei Wochen vor bis zwei Wochen nach dem errechneten Termin statt. Dennoch ist es wichtig, einen Geburtstermin so genau wie möglich festzulegen, um sicherzustellen, dass alle erforderlichen Tests und Untersuchungen zum richtigen Zeitpunkt durchgeführt werden. Wenn Ihr Arzt weiß, wie weit die Schwangerschaft fortgeschritten ist, kann er außerdem leichter das korrekte Wachstum des Babys überprüfen.

Die durchschnittliche Schwangerschaft dauert 280 Tage – 40 Wochen –, gerechnet vom ersten Tag der letzten Menstruationsblutung. Sie berechnen Ihren Geburtstermin, der auch als *ET (Errechneter (Geburts-) Termin)* bezeichnet wird), indem Sie mit dem ersten Tag Ihrer letzten Menstruationsperiode (LMP) beginnen. Bei einem 28-Tage-Zyklus ziehen Sie drei Monate von Ihrem LMP ab und fügen sieben Tage hinzu. Nehmen wir an, Ihre letzte Periode hat am 3. Juni begonnen, dann ist Ihr errechneter Geburtstermin der 10. März (drei Monate abziehen, sieben Tage hinzufügen).

Falls Sie keinen 28-Tage-Zyklus haben, machen Sie sich keine Gedanken. Es gibt andere Methoden, den Geburtstermin festzulegen. Wenn Sie Ihren Eisprung verfolgt haben und das genaue Datum der Empfängnis kennen, ist es besonders leicht, ein genaues Datum zu bestimmen – fügen Sie diesem Datum einfach 280 Tage hinzu. Falls Sie nicht sicher sind, wann die Empfängnis stattgefunden oder Ihre letzte Periode begonnen hat, kann eine Ultraschalluntersuchung in den ersten drei Monaten der Schwangerschaft Aufschluss über den Geburtstermin geben.

Eine Ultraschalluntersuchung im ersten Schwangerschaftsdrittel kann den Geburtstermin genauer festlegen als eine Untersuchung zu einem späteren Zeitpunkt.

Sie können den Fortschritt Ihrer Schwangerschaft und den Geburtstermin auch mit einer Schwangerschaftsscheibe berechnen. Drehen Sie bei diesem praktischen Werkzeug einfach den Pfeil über das Datum Ihrer letzten Periode und suchen Sie dann nach dem heutigen Datum. Direkt unter dem Datum sehen Sie die Zahl der Tage und Wochen, die bereits vergangen sind.

 Wenn Sie das Datum der Empfängnis kennen, können Sie auch dieses verwenden und einfach zwei Wochen abziehen.

Wochen oder Monate?

Die meisten von uns gehen davon aus, dass eine Schwangerschaft neun Monate dauert. Tatsache ist aber, dass 40 Wochen etwas länger sind als neun Monate. Sie entsprechen eher zehn Mondmonaten (und in Japan spricht man davon, dass eine Schwangerschaft zehn Monate dauert) und das ist etwas länger als neun Kalendermonate mit jeweils 30 beziehungsweise 31 Tagen. Darum rechnet Ihr Schwangerschaftsbetreuer wahrscheinlich in Wochen.

Da die Berechnung auf dem Tag der letzten Menstruationsblutung basiert, beginnt die Zählung der Wochen eigentlich etwa zwei Wochen vor der Empfängnis. Wenn Ihr Schwangerschaftsbetreuer also davon redet, dass Sie zwölf Wochen schwanger sind, ist der Embryo eigentlich erst zehn Wochen alt!

Vorbereitungen auf Ihr Leben in der Schwangerschaft

In diesem Kapitel

✔ Eine typische Vorsorgeuntersuchung

✔ Ihr Körper verändert sich

✔ Welche Medikamente sicher sind

✔ Auswirkungen von Zigaretten und Alkohol

✔ Einige Gedanken zu Ihrem Lebensstil

✔ Schwangerschaft und Beruf

Auch wenn Sie schwanger sind und in Ihrem Körper bereits erstaunliche Veränderungen geschehen, geht Ihr alltägliches Leben weiter. Inwiefern müssen Sie Ihren Lebensstil ändern, um zu einer möglichst reibungslosen Schwangerschaft beizutragen? Welche Dinge in Ihrem Leben müssen nicht oder nur geringfügig geändert werden? Sicher beschäftigen Sie jetzt eine ganze Menge Fragen: zu Ihrem Beruf, dem allgemeinen Stress in Ihrem Leben, zu Medikamenten, die Sie einnehmen, zum Thema Rauchen und Alkohol und selbst zu Routinedingen wie einem Zahnarzt- oder Friseurbesuch. Wenn Sie gesund sind, werden Sie wahrscheinlich feststellen, dass Ihr Leben im Wesentlichen wie gewohnt weitergehen kann.

Alle Themen, die wir hier besprechen, sollten Sie auch mit Ihrem Schwangerschaftsbetreuer diskutieren. Wir werden in diesem und im nächsten Kapitel einige allgemeine Hinweise zum Leben in der Schwangerschaft geben. Wenn Sie von Anfang an berücksichtigen, wie sich Ihre alltäglichen Gewohnheiten und Gesundheitsmaßnahmen auf Ihre Schwangerschaft auswirken können, wird es Ihnen leichter fallen, sich an Ihren neuen Zustand zu gewöhnen. Je früher Sie eventuell falsche Einstellungen bezüglich Ernährung, Sport und Gesundheit korrigieren, umso besser (mehr Infos hierzu in Kapitel 4).

Die Vorsorgeuntersuchungen

Nachdem Sie das positive Ergebnis Ihres Schwangerschaftstests gebührend gefeiert haben, fangen Sie an, sich Gedanken über das zu machen, was vor Ihnen liegt. Nachdem Sie sich für einen Schwangerschaftsbetreuer entschieden haben, rufen Sie ihn an und erkundigen Sie sich, wie es weitergeht. Meist werden Sie zu einem ersten Termin in die Praxis gebeten, um Ihre Anamnese zu besprechen und die freudige Nachricht durch einen Blut- oder Urintest zu bestätigen. Andere führen gleich beim ersten Termin eine vollständige Vorsorgeuntersuchung mit Übergabe des Mutterpasses (siehe Kapitel 5) durch. Wie schnell Ihr erster Termin stattfindet, hängt zum Teil auch von Ihrem früheren oder aktuellen Gesundheitszustand ab. Lassen Sie die Praxis wissen, ob Sie einen vorkonzeptionellen Beratungstermin hatten (siehe Kapitel 1) und ob Sie bereits Schwangerschaftsvitamine oder Folsäure einnehmen. Falls nicht, kann man Ihnen sofort ein Rezept für diese Vitamine ausstellen, damit Sie noch vor Ihrem ersten Vorsorgetermin mit der Einnahme beginnen können.

Einige Dinge sind in jedem Schwangerschaftsdrittel gleich – beispielsweise die Kontrolle von Blutdruck, Gewicht und Urin – und diese werden bereits in diesem Kapitel dargestellt. In den Kapiteln 5, 6 und 7 finden Sie Informationen zu den Untersuchungen, die speziell für die Vorsorgeuntersuchungen in jedem Schwangerschaftsdrittel reserviert sind. Tabelle 3.1 gibt einen Überblick über eine typische Terminplanung für die Vorsorgeuntersuchungen in einer Schwangerschaft.

Dauer der Schwangerschaft	Häufigkeit der Vorsorgeuntersuchungen
Erster Termin bis 28. Woche	Alle vier Wochen
28. bis 36. Woche	Alle zwei bis drei Wochen
36. Woche bis Geburt	Wöchentlich

Tabelle 3.1: Typische Zeitplanung für Ihre Vorsorgeuntersuchungen

Wenn es während Ihrer Schwangerschaft zu Problemen kommt oder Ihre Schwangerschaft als »Risikoschwangerschaft« (die Risikofaktoren sind in Kapitel 2 beschrieben) eingestuft wird, wird Ihr Arzt möglicherweise häufigere Vorsorgeuntersuchungen mit Ihnen vereinbaren.

Diese Zeitplanung für Ihre Vorsorgeuntersuchungen ist nicht in Stein gemeißelt. Wenn Sie einen Urlaub planen oder einen Termin aus anderen Gründen nicht wahrnehmen können, reden Sie mit Ihrem Schwangerschaftsbetreuer und legen Sie einen neuen Termin fest. In einer komplikationslosen Schwangerschaft ist die Verschiebung eines Vorsorgetermins sicher kein Problem. Allerdings müssen einige pränatale Tests zu bestimmten Zeiten in der Schwangerschaft durchgeführt werden (Einzelheiten in Kapitel 8), stellen Sie also sicher, dass Sie die Termine für diese Tests wahrnehmen können.

Vorsorgeuntersuchungen verlaufen je nach den persönlichen Bedürfnissen der Schwangeren und dem Stil des Arztes immer anders. Bei manchen Frauen sind besondere Labortests oder körperliche Untersuchungen erforderlich. Aber die folgenden Untersuchungen werden routinemäßig bei jedem Vorsorgetermin durchgeführt:

- ✔ **Eine Arzthelferin kontrolliert Ihr Gewicht und Ihren Blutdruck.** Mehr Informationen darüber, wie viel Gewicht Sie wann in der Schwangerschaft zunehmen sollten, finden Sie in Kapitel 4.

- ✔ **Sie geben eine Urinprobe ab (normalerweise eine leichte Aufgabe für schwangere Frauen!).** Ihr Arzt prüft, ob Eiweiß oder Glukose in Ihrem Urin zu finden sind, was ein Hinweis auf eine sich entwickelnde Präklampsie oder Diabetes sein könnte (siehe Kapitel 15 und

3 ➤ Vorbereitungen auf Ihr Leben in der Schwangerschaft

16). Einige Urintests ermöglichen es Ihrem Arzt außerdem, nach Zeichen einer Harnwegsinfektion zu suchen.

✔ **Um die 14. bis 16. Schwangerschaftswoche beginnt Ihr Arzt, den Fundusstand der Gebärmutter zu messen.** Dabei tastet Ihr Schwangerschaftsbetreuer nach dem oberen Rand der Gebärmutter, um eine grobe Vorstellung davon zu bekommen, ob das Baby gut wächst und Sie genügend Fruchtwasser haben (siehe Abbildung 3.1).

Der *Fundusstand* oder die *Fundushöhe* ist der Abstand zwischen Schambein und oberem Rand der Gebärmutter (dem *Fundus*). Bis zur 20. Woche erreicht der Fundus normalerweise die Höhe des Bauchnabels. Nach 20 Wochen entspricht die Höhe in Zentimetern ungefähr der Anzahl der Wochen Ihrer Schwangerschaft.

Hinweis: Das Messen der Fundushöhe bringt kaum nützliche Ergebnisse bei Frauen, die Zwillinge oder mehr erwarten, eine große Gebärmuttergeschwulst haben (in beiden Fällen ist der Uterus viel größer als normal) oder sehr dick sind (weil es dann schwierig sein kann, den oberen Rand der Gebärmutter zu ertasten).

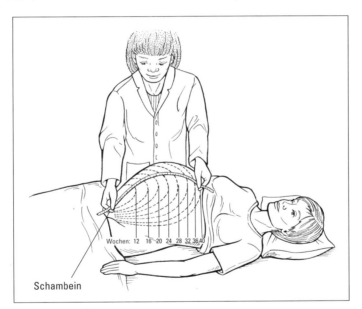

Abbildung 3.1: Ihr Betreuer misst möglicherweise die Fundushöhe, um zu prüfen, ob Ihr Baby richtig wächst.

✔ **Ihr Schwangerschaftsbetreuer horcht nach dem Herzschlag des Babys.** Normalerweise liegt der Herzschlag zwischen 120 und 160 Schlägen pro Minute. In den meisten Praxen wird heute für die Überprüfung des fetalen Herzschlags das Ultraschallgerät oder später ein Cardiotokograph verwendet. Bei dieser Methode hören sich die Herzschläge des Babys in etwa wie ein im Bauch galoppierendes Pferd an. In der Frühschwangerschaft können

Sie den Herzschlag mit dem transvaginalen Ultraschall bereits nach 6 bis 7 Wochen sehen. Bevor es Ultraschall gab, wurde ein spezielles Stethoskop, das so genannte *Hörrohr*, verwendet, um die Herztöne des Babys zu hören. Viele Hebammen benutzen das Hörrohr heute noch. Mit dieser Methode kann man etwa ab der 20. Woche die Herzschläge hören.

In einigen Praxen führen Arzthelferinnen oder medizinische Assistenten Routineuntersuchungen wie Blutdruckmessen durch, in anderen ist es der Arzt selbst. Unabhängig davon, wer die technischen Komponenten der Vorsorgeuntersuchung übernimmt, sollten Sie bei jedem Termin die Gelegenheit haben, mit Ihrem Arzt zu reden, bevor Sie die Praxis wieder verlassen.

Vorbereiten auf körperliche Veränderungen

Während einer Schwangerschaft verändert sich Ihr Körper ständig und Sie können unter Beschwerden wie Stimmungsschwankungen, Beinkrämpfe oder Stress leiden. Wahrscheinlich haben Sie solche Probleme auch früher schon erlebt, aber sicher nicht in dieser Intensität. Die folgenden Abschnitte stellen diese und andere Probleme dar, damit Sie wissen, auf was Sie sich gefasst machen sollten. Zeigen Sie diese Abschnitte auch dem werdenden Vater, Ihren Familienmitgliedern und Freunden – damit sie eine Vorstellung davon bekommen, was ihnen bevorsteht.

Mit Stimmungsschwankungen zurechtkommen

Hormonelle Veränderungen wirken sich auf die Stimmung aus, wie viele Frauen, die unter PMS (Prämenstruelles Syndrom) leiden, bereits wissen. Die hormonellen Schwankungen, die eine Schwangerschaft unterstützen, sind vielleicht die stärksten, die eine Frau je in ihrem Leben erlebt, deshalb ist es nicht überraschend, dass emotionale Höhen und Tiefen an der Tagesordnung sind. Und die in einer Schwangerschaft übliche Müdigkeit kann diese Höhen und Tiefen weiter verstärken. Fügen wir dieser biochemischen Mischung die normalen Ängste einer durchschnittlichen werdenden Mutter hinzu, die sich fragt, ob das Baby gesund und sie eine gute Mutter sein wird, und Sie haben ziemlich viel Basismaterial für so richtig gute, altmodische Launen.

Sie sind nicht allein. Launenhaftigkeit ist ein ganz normaler Teil der Schwangerschaft und Sie sind nicht die erste oder einzige Frau, die das erlebt. Hadern Sie also nicht mit sich selbst. Ihre Familie und Freunde werden das verstehen.

Ihre Stimmungsschwankungen sind möglicherweise im ersten Schwangerschaftsdrittel besonders ausgeprägt, weil Ihr Körper sich erst an den neuen Zustand anpassen muss. Sie werden wahrscheinlich feststellen, dass Sie bei kleinen Dingen völlig überreagieren. So kann Sie eine dumme, schmalzige Fernsehwerbung zu Tränen rühren. Oder Sie geraten in Panik, wenn Sie Ihren Terminkalender nicht finden. Eine Verkäuferin, die versehentlich Ihr Brot fallen lässt, bringt Sie zur Weißglut. Keine Sorge – Sie sind nur schwanger. Atmen Sie ein paar Mal tief durch, gehen Sie spazieren oder schließen Sie Ihre Augen und ruhen Sie sich kurz aus. Diese Gefühle gehen oft ebenso schnell vorbei wie sie gekommen sind.

Mit Beinkrämpfen leben

Beinkrämpfe gehören zu den durchaus üblichen Beschwerden in der Schwangerschaft und werden wahrscheinlich immer häufiger, je länger Sie schwanger sind.

Tatsache ist, dass Mediziner nicht ganz sicher sind, was diese Beinkrämpfe eigentlich auslöst. Weil manche glauben, dass Beinkrämpfe mit einem Mangel an Kalzium oder Magnesium zusammenhängen, wird eine Nahrungsergänzung mit Kalzium- oder Magnesiumtabletten empfohlen. Aber der medizinische Vorteil dieser Behandlung konnte bisher nicht eindeutig nachgewiesen werden. Einige Mediziner glauben, dass Beinkrämpfe durch eine geringere Blutzirkulation hervorgerufen werden, die sich im Ruhezustand verschlimmert, was erklären würde, warum es häufiger nachts zu Beinkrämpfen kommt. Oft lassen sich die Krämpfe lindern, indem Sie Ihre Beine und Füße häufiger ausstrecken.

 Manchmal hilft einfaches Umherlaufen, die Schmerzen von Beinkrämpfen zu lindern. Eine Fuß- oder Beinmassage kann ebenfalls sehr wohltuend sein – und Beinkrämpfe sind eine hervorragende Entschuldigung, um sich regelmäßig Massagen zu holen!

Vermehrter vaginaler Ausfluss

Während der Schwangerschaft verstärkt sich Ihr vaginaler Ausfluss normalerweise erheblich. Bei manchen Frauen sogar so stark, dass sie jeden Tag Slipeinlagen tragen müssen. In der Regel ist der Ausfluss dünn, weiß und praktisch geruchlos. Vaginalduschen sind nicht empfehlenswert, weil sie die natürlichen Abwehrkräfte gegen vaginale Infektionen beeinträchtigen können.

 Wenn Ihr vaginaler Ausfluss braun, gelb oder grün wird oder Sie einen üblen Geruch bemerken, reden Sie mit Ihrem Arzt darüber. (Lassen Sie Ihren gesunden Menschenverstand walten, wenn es darum geht, wie dringend dieser Notfall ist – normalerweise ist das nicht die Art von Problem, die einen Anruf in der Praxis um drei Uhr in der Nacht rechtfertigt.)

Die Tatsache, dass Sie schwanger sind, bedeutet nicht, dass Sie vor Scheideninfektionen geschützt sind, im Gegenteil kann der hohe Östrogenspiegel zu einer verstärkten Anfälligkeit für Hefepilzinfektionen führen. Eine Hefepilzinfektion hat meist einen dicken, weißgelben Ausfluss zur Folge und kann in manchen Fällen Juckreiz oder Rötungen hervorrufen. Äußerlich anwendbare Salben sollten das Problem lösen und stellen kein Risiko für den Fetus dar. Die meisten dieser Salben sind als 1-, 3- oder 7-Tage-Packungen erhältlich und vollkommen sicher für Ihr Baby.

Rückenschmerzen ertragen

Rückenschmerzen zählen ebenfalls zu den typischen Beschwerden vieler Schwangeren. Normalerweise treten sie erst im späteren Verlauf der Schwangerschaft auf, manche Frauen leiden aber auch von Anfang an darunter. Eine mögliche Ursache ist die Verschiebung des Körperschwerpunkts. Auch die Veränderung der Rückgratkrümmung, die durch das wachsende Baby und die sich ausdehnende Gebärmutter hervorgerufen wird, kann Rückenschmerzen verursachen. Erleichterung finden Sie durch möglichst viel Ruhe, durch direkte Wärmeeinwirkung oder durch Acetaminophen (Paracetamol). Unsere Patientinnen fragen oft, ob ein spezielles Schwangerschaftskorsett sinnvoll ist, das sie in der Werbung gesehen haben oder von dem eine Freundin erzählt hat. Einige sagen, das Korsett hilft, andere sagen, es bringt gar nichts.

Manche Frauen leiden unter Schmerzen, die vom unteren Rücken über das Gesäß bis ins Bein hinunterstrahlen. Diese Schmerzen oder manchmal auch Taubheitsgefühle sind als *Ischiasschmerzen* bekannt und werden durch Druck auf den Ischiasnerv verursacht, einem großen Nerv, der vom Rücken durch das Becken zu den Hüften und bis in die Beine hinunter reicht. Leichte Ischiasfälle können mit Bettruhe, warmen Bädern oder Wärmekissen/Wärmflasche behandelt werden. Wenn die Schmerzen sehr stark sind, brauchen Sie möglicherweise eine längere Bettruhe oder spezielle Übungen.

 Manchmal macht sich eine Frühgeburt durch Schmerzen im unteren Rückenbereich bemerkbar. Bei einer drohenden Frühgeburt sind die Schmerzen allerdings eher krampfartig und treten in Wellen auf.

Mit Stress umgehen

Viele Frauen fragen sich, ob sich Stress auf ihre Schwangerschaft auswirken kann. Aber diese Frage ist schwer zu beantworten, weil Stress so schwer fassbar ist. Wir wissen alle, was Stress ist, aber jeder empfindet andere Dinge als stressig und niemand kann die Stressintensität wirklich messen. Wir wissen, dass chronischer Stress – Tag für Tag und ohne Erholungsphasen – den Stresshormonspiegel in unserem Blutkreislauf erhöht. Viele Mediziner glauben, dass dieser erhöhte Stresshormonspiegel Frühgeburten oder Blutdruckprobleme in der Schwangerschaft hervorrufen kann, aber bisher konnten diese Annahmen in Studien kaum bestätigt werden.

 Achten Sie in der Schwangerschaft auf Ihr persönliches Wohlergehen und Glück. Jeder hat ganz eigene Entspannungstechniken und -methoden – für den einen sind es Massagen, für den anderen Kinobesuche, ein Abendessen mit Freunden, eine heiße Dusche, ein schönes Schaumbad oder einfach nur Hinsetzen und Füße hochlegen. Nehmen Sie sich die Zeit, sich selbst etwas Gutes zu tun.

Auswirkungen von Medikamenten, Alkohol und Drogen auf Ihr Baby

Alkohol, Partydrogen und einige Medikamente, die Sie einnehmen, gelangen über die Plazenta in den Blutkreislauf des Ungeborenen. Einige dieser Substanzen sind vollkommen harmlos, andere können schwere Defekte auslösen. Deshalb ist es für die Gesundheit Ihres Babys wichtig, dass Sie schädliche und harmlose Substanzen kennen. Die folgenden Abschnitte geben einen Überblick über diese Dinge.

Medikamente

Natürlich werden Sie auch während Ihrer Schwangerschaft gelegentlich Kopfschmerzen oder Sodbrennen haben. Deshalb wird sich irgendwann die Frage stellen, ob Sie Schmerzmittel, säurebindende Mittel oder andere rezeptfreie Medikamente einnehmen sollten oder nicht. Viele Frauen haben Angst, überhaupt Medikamente einzunehmen, weil sie sich um die Gesundheit ihres Babys sorgen. Aber die meisten apothekenpflichtigen Medikamente – und viele verschreibungspflichtige – können Sie auch während einer Schwangerschaft bedenkenlos einnehmen. Besprechen Sie bei Ihrer ersten Vorsorgeuntersuchung mit Ihrem Arzt, welche Medikamente in der Schwangerschaft sicher sind – sowohl rezeptfreie als auch eventuelle Medikamente, die Ihnen von einem anderen Arzt verschrieben wurden. Falls Sie wegen eines gesundheitlichen Problems bei einem anderen Arzt in Behandlung sind, informieren Sie diesen Arzt über Ihre Schwangerschaft, damit er möglicherweise schädliche Medikamente durch unschädliche ersetzen kann.

 Setzen Sie keinesfalls Medikamente eigenmächtig ab oder ändern Sie die Dosierung, ohne vorher mit Ihrem Arzt zu reden.

Auf den Beipackzetteln vieler Medikamente wird von einer Einnahme während der Schwangerschaft abgeraten, weil die Wirkstoffe nicht ausreichend bei schwangeren Frauen getestet wurden. Diese Empfehlung bedeutet nicht unbedingt, dass das Medikament Geburtsdefekte oder andere Probleme verursacht und Sie es nicht benutzen dürfen. Wenn Sie bei einem bestimmten Medikament Zweifel haben, wenden Sie sich an Ihren Arzt. Und seien Sie nicht überrascht, wenn Ärzte verschiedener Meinung sind.

 Bestimmte Krankheiten wie hoher Blutdruck beispielsweise können für den Fetus ein höheres Risiko darstellen als die Medikamente, mit denen Sie Ihre Erkrankung behandeln. Und wenn Ihre Kopfschmerzen so schlimm sind, dass Sie eine rote Ampel übersehen, wenn Sie mit dem Auto unterwegs sind, ist das sicher gefährlicher als die Einnahme von Acetaminophen (Paracetamol), das in normalen Dosierungen keinerlei Risiko bedeutet. Wir stellen immer wieder fest, dass Schwangere unnötigerweise leiden anstatt ein Medikament zu nehmen, das keinerlei schädliche Wirkung auf das Baby hat.

In Kapitel 1 haben wir einige Wirkstoffe aufgelistet, die während einer Schwangerschaft problemlos eingenommen werden können. Wir haben auch einige der Medikamente aufgeführt, die bekanntermaßen *teratogene* Auswirkungen haben, das heißt, die möglicherweise Geburtsdefekte oder Wachstums- und Entwicklungsstörungen verursachen können.

Keine Panik, falls Sie teratogene Medikamente eingenommen haben, bevor Sie wussten, dass Sie schwanger sind oder das Medikament schädlich sein kann. In vielen Fällen verursachen die Medikamente keine Defekte, je nachdem in welchem Stadium der Schwangerschaft und in welcher Dosierung Sie sie zu sich genommen haben. Einige Medikamente können bei Einnahme im ersten Schwangerschaftsdrittel dem Ungeborenen schaden, während im letzten Schwangerschaftsdrittel kein Risiko besteht und umgekehrt. Tatsächlich wurde nur relativ wenigen Medikamenten eine für den Menschen teratogene Wirkung nachgewiesen. Und auch Medikamente, die teratogen sind, führen nicht in jedem Fall zu Geburtsdefekten. Reden Sie mit Ihrem Arzt darüber, welche Medikamente Sie eingenommen haben und welche Tests möglich sind, um Wachstum und Entwicklung Ihres Babys zu untersuchen.

Die Untersuchung teratogener Substanzen fällt in den Bereich der *Embryonaltoxikologie*. Da der Medikamentenmarkt länderübergreifend ist, wurde 1990 das *Europäische Netzwerk kooperierender embryonaltoxikologischer Beratungsstellen (ENTIS)* gegründet, das Informationen zu schädlichen Substanzen bereitstellt. Viele dieser Informationen finden Sie im Internet oder können Sie per Telefon oder Fax bei den entsprechenden Stellen erfragen. Sollten die Informationen, die Sie erhalten, allzu technisch sein, bitten Sie Ihren Arzt um eine Übersetzung. An folgende Stellen können Sie sich wenden:

✔ Beratungsstelle für Embryonaltoxikologie, Berlin, Internet: www.embryotox.de, Telefon: 030-303 08 122

✔ Institut für Reproduktionstoxikologie, Ravensburg, Internet: www.reprotox.de, Telefon: 0751-87 27 99

✔ European Network Teratology Information Services, Internet: www.entisorg.com

Rauchen

Wenn Sie in den letzten zehn Jahren nicht gerade auf dem Mars gelebt haben, wissen Sie zweifelsohne, dass Rauchen ein erhebliches Gesundheitsrisiko für Sie darstellt. Wenn Sie rauchen, haben Sie ein erhöhtes Risiko für Krankheiten wie Lungenkrebs, Lungenemphysem oder Herzinfarkt. Wenn Sie in der Schwangerschaft rauchen, gefährden Sie nicht nur Ihre eigene, sondern auch die Gesundheit Ihres Babys.

Das Kohlenmonoxid im Zigarettenrauch verringert die Sauerstoffmenge, die Ihr wachsendes Baby erhält. Nikotin verringert den Blutfluss zum Baby. Deshalb haben rauchende Frauen ein höheres Risiko, Kinder mit zu geringem Geburtsgewicht auf die Welt zu bringen, was wiederum weitere medizinische Probleme für das Baby nach sich ziehen kann. Man geht davon aus, dass Kinder von Raucherinnen etwa ein halbes Pfund weniger auf die Waage bringen als Babys von nicht rauchenden Frauen. Der genaue Unterschied im Geburtsgewicht hängt davon ab, wie stark die Schwangere raucht.

Zusätzlich zu einem geringen Geburtsgewicht wird Rauchen in der Schwangerschaft mit einem größeren Risiko für Frühgeburten, Fehlgeburten, vorzeitige Plazentalösung (siehe Kapitel 15), vorzeitige Wehentätigkeit und selbst mit dem plötzlichen Kindstod nach der Geburt des Babys in Zusammenhang gebracht.

Es kann sehr schwer sein, das Rauchen aufzugeben. Aber denken Sie daran, dass es schon ein Vorteil für Ihr Baby (und Sie) ist, wenn Sie als starke Raucherin pro Tag weniger als vier Zigaretten rauchen.

Wenn Sie es schaffen, in den ersten drei Monaten Ihrer Schwangerschaft das Rauchen aufzugeben, klopfen Sie sich auf die Schulter und seien Sie stolz auf sich, es besteht die Möglichkeit ein normalgewichtiges Neugeborenes zu bekommen. Allerdings ist der Fetus während der gesamten pränatalen Entwicklung durch das Rauchen gefährdet, sodass für die gesamte Schwangerschaft vom Rauchen abgeraten werden muss.

Einige Frauen greifen auf Nikotinpflaster, Kaugummi oder Inhalatoren zurück, um Ihre Sucht zu bekämpfen. Das Nikotin aus diesen Produkten wird allerdings ebenfalls vom Blutkreislauf aufgenommen und kann den Fetus erreichen, aber immerhin wird damit die Aufnahme von Kohlenmonoxid und anderen Giften im Zigarettenrauch vermieden. Die Gesamtmenge des aufgenommenen Nikotins über ein Kaugummi oder einen Inhalator kann geringer sein als die über ein Pflaster aufgenommene Menge, das durchgehend getragen wird. Da Sie den Fetus aber auch so dem Nikotin aussetzen, muss davon abgeraten werden.

Neuere Methoden wie Zyban oder Wellbutrin sind bisher bei schwangeren Frauen noch nicht ausreichend getestet worden. Bei starken Raucherinnen können die Vorteile einer derartigen Behandlung allerdings die möglichen Risiken überwiegen.

Alkohol

Es ist erwiesen, dass Kinder von alkoholabhängigen Schwangeren am *fötalen Alkoholsyndrom* erkranken können, das eine Reihe von Geburtsdefekten einschließt (darunter Wachstumsprobleme, Herzfehler, geistige Behinderungen oder Anomalien an Gesicht oder Gliedmaßen). Das Thema ist kontrovers, weil die medizinische Wissenschaft bisher keine absolut sichere Obergrenze für unschädliche Alkoholmengen in der Schwangerschaft definiert hat. Wissenschaftliche Daten zeigen, dass tägliches Trinken oder häufige Saufgelage zu ernsthaften Komplikationen führen können, allerdings haben die Studien bisher nicht beweisen können, dass ein gelegentliches Glas Wein oder Bier Ihrem Baby schadet. Falls Sie in Ihrer Schwangerschaft nicht auf gelegentlichen Alkoholkonsum verzichten wollen, vermeiden Sie Alkohol vollständig im ersten Schwangerschaftsdrittel, in dem sich die Organe Ihres Babys bilden, und schränken Sie danach die Alkoholaufnahme auf ein bis zwei alkoholische Getränke pro Woche ein.

Wenn Sie befürchten, dass Sie ein Alkoholproblem haben, schämen Sie sich nicht, mit Ihrem Arzt darüber zu reden. Es gibt spezielle Fragebögen, die Ihrem Arzt bei der Einschätzung helfen, ob Ihr Alkoholkonsum ein Risiko für den Fetus darstellen kann. Wenn Sie denken, dass Sie ein Suchtproblem haben könnten, ist ein Gespräch mit Ihrem Arzt für die Gesundheit Ihres Babys – und auch für Ihre eigene – unerlässlich.

Werdende Mütter fragen ...

Fragen zum Alkoholkonsum während der Schwangerschaft sind weit verbreitet. Deshalb bieten wir hier einige Antworten auf gängige Fragen.

F: »Bei meinem letzten Urlaub in der Karibik habe ich viele Pina Coladas getrunken. Ich habe erst einige Wochen später festgestellt, dass ich schwanger bin. Wird mein Baby Geburtsdefekte haben?«

A: Es gibt keine Beweise, dass ein einzelnes Saufgelage negative Auswirkungen auf eine Schwangerschaft hat. Jetzt, wo Sie wissen, dass Sie schwanger sind, sollten Sie Alkohol allerdings vermeiden.

F: »Ist harter Schnaps gefährlicher für das Baby als Wein oder Bier?«

A: Nicht unbedingt. Eine Flasche Bier, ein Glas Wein und ein Cocktail mit 30 ml hartem Schnaps enthalten in etwa die gleiche Menge Alkohol. Deshalb ist das eine nicht schlimmer als das andere.

F: »Mein Arzt hat mir empfohlen, am Abend nach meiner Amniozentese ein Glas Wein zu trinken. Ist das in Ordnung?«

A: Alkohol wirkt *tokolytisch*, das heißt, dass er die Gebärmutter entspannt. Nach einer Amniozentese leiden viele Frauen unter leichten Gebärmutterkrämpfen. Der Alkohol in einem Glas Wein verringert diese Beschwerden, ohne dem Baby zu schaden.

Drogenmissbrauch - Partydrogen und illegale Drogen

Viele Studien haben die Auswirkungen von Drogen auf eine Schwangerschaft untersucht. Aber diese Studien sorgen für Verwirrung, weil sie dazu tendieren, alle möglichen Arten von »Drogennutzern« in einen Topf zu werfen, unabhängig davon, welche und wie viele Drogen sie benutzen. Der Lebensstil der Mutter wirkt sich ebenfalls auf den Grad des Risikos für das Baby aus, was die Informationen weiter verkompliziert. Drogenabhängige Frauen sind beispielsweise häufiger unterernährt als andere Frauen. Sie sind normalerweise sozial schlechter gestellt und anfälliger für sexuell übertragbare Erkrankungen. Unabhängig vom Drogenmissbrauch wirken sich all diese Faktoren negativ auf eine Schwangerschaft und die Gesundheit des Babys aus.

3 ➤ Vorbereitungen auf Ihr Leben in der Schwangerschaft

Die folgende Liste fasst einige grundlegende Hinweise zu verschiedenen Partydrogen und ihrer Wirkung auf das Ungeborene zusammen:

- ✔ **Marihuana:** Marihuana ist die am häufigsten in Schwangerschaften benutzte illegale Droge. Die Daten zum Thema Marihuana sind kontrovers, weisen aber darauf hin, dass Frauen, die während der Schwangerschaft Marihuana rauchen, ein höheres Risiko für Frühgeburten und zu kleine Kinder haben. Wirkstoffe des Marihuanas können über die Plazenta zum Fetus gelangen und zur Abnahme der Herzfrequenz führen. Kinder von Frauen mit regelmäßigem Marihuana-Konsum in der Schwangerschaft können im Vorschulalter durch Sprach- und Gedächtnisstörungen auffallen.

- ✔ **Kokain und Crack:** Bei einer Schwangeren kann der Missbrauch von Kokain oder Crack zu extrem hohem Blutdruck, Schlaganfall oder Herzinfarkt und sogar zum plötzlichen Tod führen. Außerdem erhöht Kokainmissbrauch die Wahrscheinlichkeit von Wachstumsstörungen beim Baby, von Frühgeburten, vorzeitiger Plazentalösung (siehe Kapitel 15), fetalem Schlaganfall und Totgeburten. Frauen, die in der frühen Schwangerschaft Kokain benutzen, bekommen außerdem häufiger Kinder mit Geburtsdefekten. Kinder von kokainabhängigen Schwangeren zeigen später häufiger Verhaltens- und neurologische Störungen, bekommen Anfälle oder sterben am plötzlichen Kindstod.

- ✔ **Narkotika und Opiate (wie Heroin, Methadon, Kodein, Demerol und Morphin):** Die Abhängigkeit von Narkotika an sich birgt deutliche Gefahren für Mutter und Kind und erhöht das Risiko für fetale Wachstumsprobleme, Frühgeburten, Totgeburten und zu kleine Köpfe. Noch wichtiger ist vielleicht, dass eine Abhängigkeit von Narkotika dazu führt, dass das Baby nach der Geburt einem Drogenentzug ausgesetzt wird, der schwere Komplikationen nach sich ziehen kann, die bis zum Tod des Kindes führen können. Wenn Sie drogensüchtig sind, kann eine Drogentherapie während der Schwangerschaft die Auswirkungen des Drogenmissbrauchs auf Ihr Baby verringern.

Wir wollen damit nicht sagen, dass die gelegentliche, kurzzeitige und therapeutisch dosierte Verwendung von Medikamenten mit Narkotika Probleme hervorruft. Wenn Ihnen beispielsweise während der Schwangerschaft eine Operation oder eine schmerzhafte Zahnbehandlung bevorsteht, ist die Verwendung derartiger Medikamente für eine kurzzeitige Schmerzbehandlung vollkommen akzeptabel.

- ✔ **Amphetamine und andere Aufputschmittel (einschließlich Speed und Blue Ice):** Da diese Substanzen früher nicht so weit verbreitet waren wie Narkotika und Kokain, gibt es nur wenige Informationen über ihre Auswirkungen auf eine Schwangerschaft. Wir wissen, dass sie den Appetit des Abhängigen verringern, was zu Wachstumsstörungen beim Fetus (beispielsweise einem zu kleinen Kopf) führen kann. Außerdem gibt es Hinweise, dass die Drogen eine vorzeitige Plazentalösung (siehe Kapitel 15) sowie einen fetalen Schlaganfall oder Tod verursachen können.

Ein Blick auf Ihren Lebensstil

Ihr Lebensstil wird sich während der Schwangerschaft unweigerlich verändern. Wahrscheinlich fragen Sie sich bei vielen Dingen, die vor der Schwangerschaft selbstverständlich für Sie waren, ob es eigentlich in Ordnung ist, auch in der Schwangerschaft nicht darauf zu verzichten. Dieser Abschnitt bietet einige Informationen zu derartigen Aktivitäten, beispielsweise ob Sie sich in der Schwangerschaft die Haare färben dürfen, in die Sauna gehen oder ein heißes Bad genießen können, ob und wann Sie reisen dürfen und ob Sie beruflich etwas ändern sollten.

Verwöhnen Sie sich mit Schönheitsbehandlungen

Wenn Ihre Freunde und Verwandten hören, dass Sie schwanger sind, werden Sie Ihnen wahrscheinlich sagen, wie schön Sie sind oder wie sehr Ihre Schwangerschaft Ihre Haut und Augen zum Leuchten bringt. Und Sie fühlen sich vielleicht auch schöner, obwohl viele Frauen genau das Gegenteil empfinden. Möglicherweise merken Sie, dass Ihnen die körperlichen Veränderungen zu schaffen machen. Wie auch immer, vielleicht fragen Sie sich wie viele unserer Patientinnen, ob Sie Ihre üblichen Schönheitsmaßnahmen auch in der Schwangerschaft fortsetzen können. In der folgenden Liste finden Sie typische Schönheitsbehandlungen und mögliche Risiken:

✔ **Schälkuren:** Alpha-Hydroxy- oder AHA-Säuren sind die Hauptbestandteile von chemikalischen Peelings. Die Chemikalien arbeiten auf der Haut, aber kleine Menge werden auch vom Körper aufgenommen. Wir haben keine Daten darüber gefunden, ob Schälkuren während einer Schwangerschaft riskant sind. Wahrscheinlich sind sie in Ordnung, aber wenn Sie wollen, reden Sie mit Ihrem Arzt darüber.

✔ **Gesichtsbehandlungen:** Möglicherweise bemerken Sie, dass sich Ihr Teint in den letzten Monaten verändert hat, weil Schwangerschaftshormone Ihrer Haut manchmal übel mitspielen können. Kosmetische Gesichtbehandlungen können helfen oder auch nicht. Aber machen Sie ruhig einen Termin mit Ihrer Kosmetikerin aus und genießen Sie es, sich zurückzulehnen und zu entspannen. (Lesen Sie auch den Kommentar zu Schälkuren weiter oben.)

✔ **Haare färben:** Eine der ersten Fragen unserer Patientinnen ist oft: »Kann ich weiter meine Haare färben oder mir Strähnchen machen lassen?«. (Andere warten, bis der Haaransatz fast bis zur Hälfte der Haarlänge herausgewachsen ist und bitten dann verzweifelt um unsere Erlaubnis.) Die meisten Frauen machen sich über dieses Thema Gedanken, weil sie gelesen oder von Freunden gehört haben, dass Haarfärbemittel giftig sind und dem Baby schaden können. Aber Ärzte stimmen dem meist nicht zu. Ihr Arzt wird Ihnen vielleicht empfehlen, während der Schwangerschaft Farben auf pflanzlicher Basis zu benutzen. Andere Ärzte dagegen sagen, dass Sie auch in der Schwangerschaft ohne Einschränkung Ihre Haare wie gewohnt färben können.

3 ➤ Vorbereitungen auf Ihr Leben in der Schwangerschaft

Fazit: Wahrscheinlich ist es kein Problem, sich in der Schwangerschaft die Haare zu färben. Es gibt keinerlei Hinweise, dass Haarfärbemittel Geburtsdefekte oder Fehlgeburten auslösen. Vor Jahren gab es Haarfärbemittel, die Formaldehyd und andere potenziell gefährliche Chemikalien enthielten, die Ihrem Baby schaden konnten. Moderne Mittel enthalten diese Chemikalien nicht.

✔ **Epilieren:** Beim Epilieren der Beine oder der Bikinizone mit Wachs wird flüssiger Wachs auf die Haut aufgetragen und nach dem Trocknen gemeinsam mit den Haaren entfernt. Dieses Wachs enthält nichts, was dem Baby schaden könnte. Einer haarfreien Schwangerschaft steht also nichts im Wege.

✔ **Haarentfernung mit Laser:** Laserstrahlen für die Haarentfernung funktionieren durch Übertragung von Hitze an die Haarwurzel, wodurch das erneute Wachstum der Haare verhindert wird. Oft trägt die Kosmetikerin betäubende Cremes auf die Haut auf, um die Schmerzen zu lindern. Obwohl wir keine spezifischen Daten zum Thema Haarentfernung mit Laser während der Schwangerschaft finden konnten, gibt es keinen Grund zu der Annahme, dass diese lokal durchgeführte Therapie Probleme für das Baby hervorrufen könnte.

✔ **Maniküre und Pediküre:** Eine weitere häufige Frage ist: »Kann ich während der Schwangerschaft zur Maniküre/Pediküre gehen oder mir künstliche Nägel machen lassen?«. Auch hier lautet die Antwort Ja. Der gesunde Menschenverstand sagt uns, dass das Risiko gleich null ist, wenn Ihr Nagelstudio einen guten Ruf hat und saubere Geräte verwendet.

✔ **Massagen:** Massagen sind vollkommen in Ordnung und es gibt sogar Masseure, die spezielle Schwangerschaftsmassagen anbieten und auf Ihren schwangeren Bauch Rücksicht nehmen. Manche verwenden spezielle Tische mit einem Loch in der Mitte, sodass Sie sich selbst im letzten Drittel der Schwangerschaft bequem auf den Bauch legen können.

✔ **Dauerwellen:** Es gibt keine wissenschaftlichen Hinweise, dass die Chemikalien in Dauerwellenmitteln schädliche Auswirkungen auf den Fetus haben. Diese Mittel enthalten allerdings oft eine nicht gerade geringe Menge Ammoniak, deshalb sollten Sie darauf achten, dass der Raum, in dem Sie Ihre Dauerwelle machen lassen, gut durchlüftet ist.

✔ **Haare glätten:** Dabei werden ähnliche Chemikalien verwendet wie bei einer Dauerwelle, deshalb unser Fazit: Haare glätten ist wahrscheinlich auch in der Schwangerschaft kein Problem, allerdings gibt es auch hierzu keine definitiven Daten.

✔ **Faltencremes:** Manche Anti-Falten-Cremes (wie Retin-A und Renova) enthalten Vitamin-A-Derivate. Es gibt Daten, die belegen, dass orale Medikamente mit Vitamin-A-Derivaten (zum Beispiel Roaccutan) Geburtsdefekte hervorrufen können, allerdings geben die zu äußerlich anwendbaren Mitteln verfügbaren Daten keinerlei Hinweise auf mögliche Schäden durch Mittel wie Retin-A oder Renova. Dennoch zögern viele Ärzte aufgrund der negativen Auswirkung oraler Mittel, ihren Patientinnen Medikamente mit Vitamin-A-Derivaten – ob oral oder äußerlich – zu empfehlen.

Entspannen im heißen Bad oder Whirlpool, in Sauna oder Dampfbad

Heiße Bäder, Whirlpool, Sauna und Dampfbad können in der Schwangerschaft aufgrund der hohen Temperaturen riskant sein. An Versuchstieren wurde festgestellt, dass große Hitze während der Schwangerschaft zu Geburtsdefekten oder Fehlgeburten führen kann. Studien am Menschen weisen darauf hin, dass Schwangere, deren Körperinnentemperatur in den ersten Wochen der Schwangerschaft erheblich steigt, ein erhöhtes Risiko für Fehlgeburten oder Babys mit Neuralrohrdefekten (Spina bifida beispielsweise) haben.

Normalerweise kommt es nur dann zu Problemen, wenn die Körperinnentemperatur der Mutter während der ersten sieben Wochen der Schwangerschaft für mehr als 10 Minuten über 39 Grad steigt.

Im Allgemeinen ist Baden in warmem, entspannendem Wasser in der Schwangerschaft vollkommen in Ordnung. Stellen Sie aus soeben genannten Gründen nur sicher, dass das Wasser nicht zu heiß ist.

Unser gesunder Menschenverstand sagt uns, dass ein gelegentlicher Aufenthalt in heißen Bädern, Saunas und Dampfbädern für weniger als zehn Minuten und nach dem ersten Schwangerschaftsdrittel wahrscheinlich bedenkenlos ist. Denken Sie aber immer daran, dass Sie genug trinken, um einer Dehydrierung vorzubeugen.

Reisen

Das vielleicht größte Problem bei Reisen in der Schwangerschaft ist die dadurch bedingte Distanz zwischen Ihnen und Ihrem Schwangerschaftsbetreuer. Wenn Ihr Geburtstermin naht oder Sie als Risikoschwangere eingestuft wurden, sollten Sie sich nicht zu weit von Ihrem Heimatort entfernen. Ihre Entscheidung für oder gegen eine Reise hängt aber im Wesentlichen von den tatsächlichen Risikofaktoren ab. Wenn Sie unter Diabetes leiden, diese aber unter Kontrolle ist, gibt es sicher keine Einwände gegen eine Kurzreise. Erwarten Sie dagegen Drillinge, ist eine Reise nach Timbuktu wohl eher nicht zu empfehlen. Bei einer unkomplizierten Schwangerschaft sind Reisen im ersten und zweiten sowie zu Beginn des dritten Schwangerschaftsdrittels sicherlich in Ordnung.

Reisen mit dem Auto bergen kein besonderes Risiko, abgesehen davon, dass Sie sehr lange an einem Platz sitzen. Halten Sie auf längeren Reisen alle zwei Stunden an und bewegen Sie sich. Legen Sie immer den Sicherheitsgurt an, damit Sie bei einem eventuellen Unfall geschützt sind. Das Baby kann dadurch nicht verletzt werden. Das Fruchtwasser rund um den Fetus wirkt wie ein Kissen und schützt vor Einengung durch den Beckengurt. Es ist ganz eindeutig gefährlicher, keinen Gurt zu tragen. Studien haben ergeben, dass der Hauptgrund für einen fetalen Tod bei Autounfällen der Tod der Mutter ist.

Tragen Sie den Beckengurt unter Ihrem Bauch, nicht darüber, und den Schultergurt in seiner üblichen Position.

Die meisten Fluggesellschaften nehmen Schwangere normalerweise bis zur 36. Schwangerschaftswoche mit, aber Sie sollten vielleicht eine Mitteilung von Ihrem Arzt bei sich tragen, in der dieser Ihnen bestätigt, dass kein medizinischer Grund gegen eine Flugreise spricht. Fliegen ist vollkommen sicher, besonders wenn Sie sich an ein paar Vorsichtsmaßnahmen halten:

✔ **Stehen Sie während längerer Flüge gelegentlich von Ihrem Sitz auf und laufen Sie durchs Flugzeug.** Längeres Sitzen kann dazu führen, dass sich Blut in Ihren Beinen sammelt. Durch das Herumlaufen halten Sie Ihren Blutkreislauf in Schwung.

✔ **Nehmen Sie eine Wasserflasche mit und trinken Sie häufig.** Die Luft in Flugzeugen ist immer sehr trocken. (Ein Pilot hat uns einmal gesagt, dass die relative Luftfeuchtigkeit in Flugzeugen niedriger ist als in der Sahara. Flugzeuge können nicht genügend Wasser für eine höhere Luftfeuchtigkeit mitnehmen, weil dann das zugelassene Frachtgewicht überschritten werden würde.) Da die Luft im Flugzeug so trocken ist, könnten Sie während eines langen Fluges schnell austrocknen.

Wenn Sie viel Wasser trinken, stehen Sie oft auf, um zur Toilette zu gehen, und das wiederum verhindert einen Blutstau in Ihren Beinen.

 Sie brauchen sich keine Gedanken darüber zu machen, dass die Metalldetektoren am Flughafen – oder andere Metalldetektoren – dem Baby Schaden zufügen könnten, weil sie keine ionisierenden Strahlen verwenden. (Das Förderband, das Ihr Gepäck nach dem Einchecken befördert, dagegen benutzt ionisierende Strahlen, deshalb ermuntern wir Sie hier nicht, über den Schalter zu springen und diesen Reiseweg zu wählen.)

 Falls Sie zu Luftkrankheit neigen und Ihnen früher Dramamin geholfen hat, können Sie dieses Medikament in normalen Dosierungen auch in der Schwangerschaft einnehmen.

 Wenn Sie eine Reise in tropische Länder planen, in denen das Risiko für bestimmte Krankheiten erhöht ist, sollten Sie sich möglicherweise vor Ihrer Reise impfen lassen. Reden Sie mit Ihrem Arzt darüber, ob die in Frage kommenden Impfungen auch kein Risiko für Ihre Schwangerschaft mit sich bringen. (Weitere Infos über Impfungen finden Sie in Kapitel 1.)

Zahnarztbesuche

Die meisten Menschen gehen etwa alle 6 bis 12 Monate für Routineuntersuchungen zum Zahnarzt, was bedeutet, dass in Ihrer Schwangerschaft wahrscheinlich mindestens ein Zahnarztbesuch fällig ist. Die Schwangerschaft selbst sollte sich nicht auf die Gesundheit Ihrer Zähne auswirken. Aber meiden Sie den Zahnarzt in dieser Zeit nicht, weil vernachlässigte Löcher zu Entzündungen führen können. Einige aktuelle Studien haben ergeben, dass Schwangere, die unter *Parodontose* leiden, einer Infektion und Entzündung des Zahnfleisches, ein höheres Risiko haben, zu kleine oder zu früh geborene Kinder auf die Welt zu bringen. Und das ist sicher ein ausreichender Grund, um verstärkt auf eine gute Mundhygiene zu achten.

In der Schwangerschaft ist die Blutmenge erhöht, was sich auch auf die Durchblutung des Zahnfleisches auswirkt. Tatsächlich leiden etwa die Hälfte aller Schwangeren unter einer Krankheit namens *Schwangerschaftsgingivitis*, einer Rötung des Zahnfleisches aufgrund des verstärkten Blutflusses. Eine Folge dieser Erkrankung ist häufiges Zahnfleischbluten. Gehen Sie deshalb beim Zähneputzen und der Zahnpflege mit Zahnseide ganz sanft vor.

Wenn Routinebehandlungen an Ihren Zähnen fällig sind – Füllungen, Ziehen von Zähnen oder Kronen – machen Sie sich keine Sorgen. Lokale Betäubungen und die meisten Schmerzmittel stellen kein Risiko für Ihre Schwangerschaft dar. Einige Zahnärzte verschreiben nach der Zahnbehandlung Antibiotika. Die meisten von Zahnärzten empfohlenen Antibiotika können auch während einer Schwangerschaft bedenkenlos eingenommen werden, aber reden Sie mit Ihrem Schwangerschaftsbetreuer darüber, um sicherzugehen. Selbst zahnärztliche Röntgenuntersuchungen stellen keine wirkliche Gefahr für den Fetus dar, solange eine Bleischürze über den Bauch gelegt wird.

Falls Sie umfangreichere Zahnbehandlungen in Vollnarkose planen, stellen Sie sicher, dass Ihr Anästhesist von Ihrer Schwangerschaft erfährt und Erfahrung in der Narkosebehandlung Schwangerer hat.

Sex

Die meisten Paare können Sex auch in der Schwangerschaft bedenkenlos genießen. Tatsächlich finden einige Paare sogar, dass Sex in der Schwangerschaft besser ist als je zuvor. Allerdings gibt es einige Punkte, die Sie bedenken sollten.

In der ersten Hälfte der Schwangerschaft muss sich an Ihrem Sexleben normalerweise nichts ändern, weil Ihr Körper noch keine erkennbaren Veränderungen zeigt. Vielleicht sind Ihre Brüste besonders empfindlich, das kann sogar so weit gehen, dass Ihnen Berührungen an den Brüsten unangenehm sind. Wenn später die Gebärmutter wächst, werden manche sexuellen Positionen unbequem. Ihr Partner und Sie brauchen dann eine gewisse Kreativität, damit die Dinge funktionieren. Falls Geschlechtsverkehr zu unbequem wird, denken Sie über andere Möglichkeiten nach, sich gegenseitig zu befriedigen.

Viele Frauen fragen uns, ob Geschlechtsverkehr auch gegen Ende der Schwangerschaft erlaubt ist, selbst wenn sich der Muttermund schon ein wenig geöffnet hat. Auch dann ist Sex vollkommen in Ordnung, solange Ihre Fruchtblase intakt ist.

3 ➤ Vorbereitungen auf Ihr Leben in der Schwangerschaft

 Vermeiden Sie Geschlechtsverkehr, wenn das Risiko für eine Frühgeburt bei Ihnen als hoch eingestuft wurde. Die meisten Ärzte empfehlen, auf Geschlechtsverkehr zu verzichten, um eine Infektion der Gebärmutter zu vermeiden. Außerdem enthält Samenflüssigkeit Substanzen, die Kontraktionen der Gebärmutter auslösen können. Bei einer komplikationslosen Schwangerschaft dagegen gibt es auch bei häufigem Geschlechtsverkehr und Orgasmen keinerlei Bedenken. Falls bei Ihnen im letzten Schwangerschaftsdrittel eine Plazenta praevia (siehe Kapitel 15) diagnostiziert wird, sollten Sie ebenfalls auf Geschlechtsverkehr verzichten.

Ein Punkt, den Sie nicht missachten sollten, ist Ihre psychische Einstellung zum Thema Sex in der Schwangerschaft. Bei manchen Frauen steigt die Lust auf Sex in der Schwangerschaft geradezu ins Unermessliche. Diese Frauen haben lebhafte sexuelle Träume und einen viel intensiveren Orgasmus. Bei anderen Frauen dagegen ist das Interesse an Sex bedeutend geringer als vor der Schwangerschaft. Vielleicht fühlen sie sich aufgrund der körperlichen Veränderungen weniger attraktiv, was vollkommen normal ist. Auch beim Partner kann sich die Schwangerschaft auf die Libido auswirken, zum einen aufgrund der Aufregungen und normalen Befürchtungen, die zum Elternsein gehören, zum anderen aber auch aufgrund der (unbegründeten) Angst, dass beim Geschlechtsverkehr das Baby verletzt werden könnte oder es irgendwie mitbekommt, was da im Gange ist.

Schwangerschaft und Beruf

Im letzten halben Jahrhundert ist die Anzahl der berufstätigen Frauen immer weiter gestiegen. Heute arbeiten 75 Prozent aller Frauen im letzten Schwangerschaftsdrittel und mehr als die Hälfte der Frauen arbeitet bis zum Mutterschutz, der sechs Wochen vor der Geburt in Kraft tritt. Vielen Frauen macht das Arbeiten bis zum Mutterschutz Spaß. Sie sind beschäftigt und das hilft ihnen, sich nicht allzu sehr auf die kleinen Unbequemlichkeiten zu konzentrieren. Für viele Frauen stellt sich die Entscheidung für oder gegen den Beruf außerdem gar nicht, weil sie der Hauptenährer der Familie sind und ihre Karriere Priorität hat. Normalerweise ist eine Berufstätigkeit in der Schwangerschaft kein Problem, allerdings gibt es auch Ausnahmen. Reden Sie mit Ihrem Schwangerschaftsbetreuer über dieses Thema, ganz unabhängig davon, welcher Art von Arbeit Sie nachgehen.

 Stress in der Schwangerschaft, egal ob beruflich oder privat, ist bisher kaum untersucht worden. Einige Mediziner glauben, dass viel Stress das Risiko für Präeklampsie oder eine Frühgeburt (beide in Kapitel 15 näher dargestellt) erhöhen kann. Zu viel Stress ist ganz offensichtlich für niemanden gesund. Deshalb sollten Sie gerade in der Schwangerschaft alles tun, um Stress in Ihrem Leben weitestgehend zu vermeiden.

Berufsrisiken bedenken

Vielleicht haben Sie einen Job, in dem Sie nur wenig stehen oder gehen müssen, mit regelmäßigen Arbeitzeiten und null Stress. Falls das so ist und Sie keine anderen medizinischen Probleme haben, können Sie diesen Abschnitt genauso gut überschlagen (und uns verraten, welchen Beruf Sie ausüben!). Aber wenn es Ihnen wie dem Rest von uns geht, lesen Sie weiter.

Stressfreie, sitzende Tätigkeiten können auch in der Schwangerschaft bedenkenlos ausgeübt werden. Körperlich anstrengende Tätigkeiten können dagegen problematisch sein. Die meisten Jobs liegen irgendwo dazwischen, aber selbst dann empfindet jeder Stress anders. Wenn Ihre Schwangerschaft ohne Komplikationen verläuft, können Sie bis zum Mutterschutz weiterarbeiten. Aber wenn es in Ihrer Schwangerschaft zu Problemen kommt, kann es ratsam sein, Ihre berufliche Belastung entweder zu verringern oder Ihre Berufstätigkeit ganz aufzugeben. Wenn Sie beispielsweise Anzeichen für eine drohende Frühgeburt zeigen, wird Ihr Arzt Ihnen raten, Ihre Arbeit aufzugeben, und Sie krankschreiben. Andere Störungen, bei denen Sie Ihre körperlichen Aktivitäten einschränken sollten, sind Bluthochdruck oder fetale Wachstumsprobleme.

Falls Sie am Computer arbeiten, fragen Sie sich vielleicht, ob Sie schädlichen Strahlungen ausgesetzt sind. Aber Sie haben keinen Grund zur Sorge – es gibt keinerlei Hinweise darauf, dass die von einem Computer ausgestrahlten elektromagnetischen Felder Probleme hervorrufen können.

Einige Studien haben gezeigt, dass Frauen mit körperlich anstrengenden Berufen – wie beispielsweise schweres Tragen, Fließbandarbeit oder viel körperliche Bewegung – ein höheres Risiko für Frühgeburten, hohen Blutdruck, Präklampsie oder Babys mit geringem Geburtsgewicht haben. Außerdem scheinen lange Arbeitszeiten das Risiko für Frühgeburten zu erhöhen. Andere Studien haben ergeben, dass Tätigkeiten, in denen langes Stehen erforderlich ist (mehr als acht Stunden pro Tag) zu Rücken- und Fußschmerzen, Frühgeburten und Kreislaufstörungen führen können. Die gute Nachricht: Das Tragen von Stützstrümpfen wirkt Krampfadern entgegen – wenn auch nicht auf sehr attraktive Weise.

Denken Sie daran, dass Ihre Gesundheit und die Ihres Babys absolute Priorität haben. Sie brauchen sich nicht als Versager zu fühlen, wenn Sie sich um Ihre Schwangerschaft kümmern müssen. Einige Frauen glauben, dass sie den Unmut ihrer Vorgesetzten erregen, wenn sie über bestimmte Symptome klagen oder sich Pausen von ihrem stressigen Job erlauben, um etwas zu essen oder zur Toilette zu gehen. Lassen Sie sich wegen Ihrer speziellen Bedürfnisse in dieser Zeit keine Schuldgefühle einreden und lassen Sie es nicht dazu kommen, dass Sie wegen der hohen Belastung in Ihrem Beruf ungewöhnliche Symptome ignorieren. Wenn Sie Zeit benötigen, um eventuelle Komplikationen behandeln zu lassen, nehmen Sie sich frei und lassen Sie sich deshalb kein schlechtes Gewissen einreden. Menschen, die nie schwanger waren, haben oft kein Verständnis für die körperliche Belastung, die Sie jetzt gerade erleben.

Schwangerschaft und das Gesetz

Nehmen Sie sich Zeit und informieren Sie sich über die gesetzlichen Bestimmungen rund um Ihre Schwangerschaft. In Deutschland gilt seit 1952 das Mutterschutzgesetz, das mehrfach überarbeitet und verbessert wurde. Als berufstätige werdende Mutter genießen Sie einen besonderen Schutz vor Gefahren am Arbeitsplatz sowie einen speziellen Kündigungsschutz. Die gesetzlich festgelegte Mutterschutzfrist von 6 Wochen vor und 8 Wochen nach der Geburt ermöglicht es Ihnen, sich ganz auf Ihr Kind zu konzentrieren und sich von der Geburt zu erholen. Bei Früh- und Mehrlingsgeburten verlängert sich die Mutterschutzfrist auf 12 Wochen nach dem Entbindungstermin. Während dieser Zeit erhalten Sie Mutterschaftsgeld, sodass Sie auch finanziell abgesichert sind.

Nach dem Mutterschutz können Mutter, Vater oder beide die Elternzeit in Anspruch nehmen, die seit dem 1. Januar 2001 den früheren Erziehungsurlaub ersetzt. Seit dem 1. Januar 2004 wurden nochmals weitere Verbesserungen hinzugefügt. Die Elternzeit dauert drei Jahre und kann zwischen den Eltern aufgeteilt werden. Finanzielle Unterstützung finden Eltern in dieser Zeit durch das Erziehungsgeld.

Das Bundesministerium für Familie, Senioren, Frauen und Jugend bietet unter der Internetadresse www.bmfsfj.de vielfältige Informationen zum Thema, unter anderem können Sie sich einen Leitfaden zum Mutterschutzgesetz bestellen oder herunterladen und sich über die neuesten Entwicklungen bei der Elternzeit informieren.

Ernährung und Sport in der Schwangerschaft

In diesem Kapitel

▷ Überblick über eine gesunde Gewichtszunahme –
bei Ihnen und Ihrem Baby

▷ Ein paar Gedanken darüber, was – und wie viel – Sie essen sollten

▷ Wissen, welche Lebensmittel Sie vermeiden sollten

▷ Ein Blick auf besondere diätetische Aspekte

▷ Fit durch die Schwangerschaft

*Ü*ber die Jahrhunderte haben Frauen alle erdenklichen Ratschläge erhalten, was und wie viel Sie während einer Schwangerschaft essen sollten. Kulturelle Traditionen, religiöse Überzeugungen und wissenschaftliche Untersuchungen haben Einfluss auf dieses Thema genommen. Vor nur einer Generation wurde Frauen geraten, ihre Nahrungs- und Flüssigkeitsaufnahme zu beschränken, um die Gewichtszunahme so gering wie möglich zu halten. Zu anderen Zeiten wurden sie ermuntert, viele fette Lebensmittel zu essen – je größer die Gewichtszunahme, umso gesünder das Kind, hieß es dann. Heutzutage wird die Empfehlung Ihres Schwangerschaftsbetreuers wahrscheinlich von Ihren persönlichen Ernährungsgewohnheiten und Ihrem Gewicht zu Beginn der Schwangerschaft abhängen. Und wenn Sie mehr als ein Baby bekommen, sollten Sie auch mehr als die übliche Anzahl von Kilos zunehmen.

Natürlich gehört zu einem gesunden Körper mehr als eine ausgewogene Ernährung. Bewegung ist in der Schwangerschaft genauso wichtig wie sonst, auch wenn sich die Sportart und die Häufigkeit der Übungen mit fortschreitender Schwangerschaft sicher ändern werden. Dieses Kapitel gibt einen Überblick über all die Dinge, die Sie tun können, um sich und Ihr Baby fit und gesund durch die Schwangerschaft zu bringen.

Ein Blick auf eine gesunde Gewichtszunahme

Wenn Sie Ihre Schwangerschaft mit einem gesunden Gewicht beginnen und in der Schwangerschaft in gemäßigtem Tempo zunehmen, tragen Sie dazu bei, dass Ihr Baby normal wächst und Sie selbst gesund bleiben.

Wie viel ist eigentlich genug?

Das beste Maß für Ihr Idealgewicht und die ideale Gewichtszunahme ist der so genannte *Body Mass Index (BMI)*, der sowohl die Körpergröße als auch das Gewicht berücksichtigt.

Finden Sie Ihren BMI mithilfe des Diagramms in Abbildung 4.1 heraus, indem Sie auf der linken Seite Ihre Körpergröße und auf der unteren Seite Ihr Gewicht suchen. Der Schnittpunkt zwischen diesen beiden Maßen ist Ihr Body Mass Index (folgen Sie den diagonalen Linien, bis Sie Ihren BMI gefunden haben).

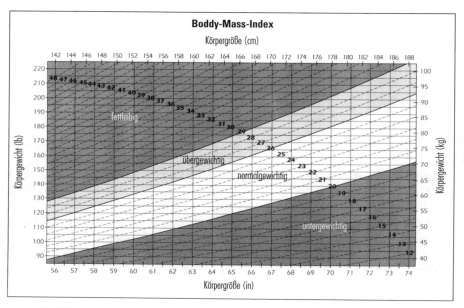

Abbildung 4.1: Legen Sie Ihren Body Mass Index mithilfe des Diagramms fest.

Wenn Sie Ihren BMI kennen, können Sie Ihre ideale Gewichtszunahme in der Schwangerschaft aus Tabelle 4.1 ablesen. (Aber vergessen Sie nicht, dass diese Zahlen nur für Frauen gelten, die nicht mehr als ein Baby bekommen!)

Body Mass Index	Empfohlene Gewichtszunahme
Unter 19,8	12,5 bis 18 Kilo (Untergewicht)
19,9 bis 26	11,5 bis 16 Kilo (Normalgewicht)
26 bis 29	7 bis 11,5 Kilo (Übergewicht)
29 oder höher	6 Kilo oder weniger (Fettleibigkeit)

Tabelle 4.1: Ihre ideale Gewichtszunahme in der Schwangerschaft

Diese Zahlen entsprechen Ihrer Gesamtgewichtszunahme in der ganzen Schwangerschaft, Sie wissen also erst am Tag der Geburt, ob Sie Ihr Ziel erreicht haben.

 Die wissenschaftliche Forschung konnte bisher kein optimales Muster für die Gewichtszunahme in einer Schwangerschaft festlegen. Eine geringe Gewichtszunahme zu Beginn der Schwangerschaft (wenn Sie möglicherweise in den Fängen der Morgenübelkeit stecken) hat möglicherweise weniger Auswirkungen auf das fetale Wachstum als eine schlechte Gewichtszunahme im späten zweiten oder dritten Schwangerschaftsdrittel. Andererseits gibt es Frauen, die zu Beginn der Schwangerschaft stark zunehmen und später nicht mehr viel. Und dieses Muster muss nicht unbedingt ungesund sein.

Keine neurotische Gewichtskontrolle

Verwenden Sie die Vorgaben für eine optimale Gewichtszunahme als grobe Richtlinie, aber beschäftigen Sie sich nicht zu ausführlich mit Ihrem Gewicht. Selbst wenn Ihre Gewichtszunahme ein wenig vom Kurs abweicht, besteht kein Grund zur Sorge, solange Ihr Arzt sieht, dass Ihr Baby normal wächst. Frauen, die mehr Gewicht als üblich zulegen, können trotzdem gesunde Babys zur Welt bringen, ebenso wie Frauen, die weniger zunehmen.

Falls Ihre Gewichtszunahme sehr stark von den Normwerten abweicht, prüft Ihr Schwangerschaftsbetreuer das Wachstum des Babys über den Fundusstand (siehe Kapitel 3) oder ordnet eine Ultraschalluntersuchung an, falls wirklich Grund zur Sorge besteht. Außerdem sollte Ihre Ernährungsweise genauer angesehen werden. Vielleicht wird Ihr Betreuer Sie an einen Ernährungsberater überweisen, der Ihnen spezielle Ratschläge zum Thema Ernährung geben kann.

 All das heißt, dass Sie natürlich alles Machbare tun sollten, um Ihrem Baby die besten Chancen auf ein optimales Wachstum und eine problemlose Entwicklung zu geben, aber lassen Sie sich dabei nicht verrückt machen.

Die Gewichtszunahme bei Ihrem Baby

Auch wenn das Muster Ihrer eigenen Gewichtszunahme individuell verschieden ist, kann man jetzt schon sicher sagen, dass die Gewichtszunahme bei Ihrem Baby anfangs sehr langsam vorangeht, sich dann nach etwa 32 Wochen beschleunigt, bevor sie in den letzten Wochen vor der Geburt wieder geringer wird. Mit 14 bis 15 Wochen nimmt der Fetus beispielsweise nur etwa 5 Gramm pro Tag zu, mit 32 bis 34 Wochen etwa 30 bis 35 Gramm (das entspricht ungefähr 230 Gramm pro Woche). Nach 36 Wochen verlangsamt sich das fetale Wachstum und nach 41 bis 42 Wochen (an diesem Punkt wären Sie bereits überfällig) bleibt die Gewichtszunahme stehen oder ist nur noch sehr gering. In Kapitel 7 finden Sie weitere Informationen über das Wachstum Ihres Babys.

Zusätzlich zu Ihrer Ernährungsweise und Ihrer eigenen Gewichtszunahme wirken sich folgende Faktoren auf das Wachstum des Fetus aus:

✔ **Rauchen:** Rauchen kann das Geburtsgewicht um rund 200 Gramm verringern.

✔ **Diabetes:** Wenn die Mutter Diabetikerin ist, kann das Baby zu groß (häufiger) oder zu klein sein.

✔ **Genetische oder Erbkrankheiten:** Mit anderen Worten, die Kinder von Basketballspielern wachsen normalerweise nicht zu professionellen Jockeys heran!

✔ **Fetale Infektion:** Einige Infektionen wirken sich auf das Wachstum aus, andere nicht.

✔ **Drogenmissbrauch:** Der Missbrauch illegaler Drogen kann das fetale Wachstum verlangsamen.

✔ **Krankheitsgeschichte der Mutter:** Einige Krankheiten wie Bluthochdruck oder Lupus können sich auf das Wachstum des Fetus auswirken.

✔ **Mehrlingsschwangerschaften:** Zwillinge und Drillinge sind oft kleiner als Einzelkinder.

✔ **Plazentaunterfunktion:** Eine Unterversorgung der Plazenta kann das Wachstum des Babys verlangsamen.

Ihr Schwangerschaftsbetreuer behält die Wachstumsrate des Babys im Auge, meist durch Messen des Fundusstandes und Beobachten Ihrer Gewichtszunahme und durch Gewichtsschätzung anhand der fetalen Körpermaße im Ultraschall. Wenn Sie zu wenig oder zu viel zunehmen, das Messen Ihrer Fundushöhe anormale Werte ergibt, das Kind ihm im Ultraschall zu klein scheint oder etwas in Ihrer Krankengeschichte auf Risiken für das fetale Wachstum hinweist, wird Ihr Betreuer Sie wahrscheinlich an einen Ultraschallspezialisten überweisen, um die Situation genauer beurteilen zu können.

Ein Blick auf das, was Sie zu sich nehmen

Eine ausgewogene Ernährung mit wenig Fett und vielen Ballaststoffen ist nicht nur für Ihr Baby, sondern auch für Ihre eigene Gesundheit wichtig. Eine ausreichende Menge von Eiweiß spielt eine große Rolle, weil Eiweiß viele Körperfunktionen beeinflusst. Die Ballaststoffe in Ihrer Ernährung tragen dazu bei, Verstopfung und Hämorrhoiden zu vermeiden oder zu verringern.

Wenn Sie nicht zu viel Fett zu sich nehmen, bleibt Ihr Herz gesund und Sie legen nicht zu viel Gewicht zu, das später nur schwer wieder loszuwerden ist. Wenn Sie eine übermäßige Gewichtszunahme vermeiden, verringern Sie auch die Wahrscheinlichkeit von Schwangerschaftsstreifen, über die Sie mehr in Kapitel 7 erfahren.

4 ➤ Ernährung und Sport in der Schwangerschaft

Wohin geht das Gewicht?

Die gute Nachricht ist, dass das Gewicht, das Sie in der Schwangerschaft zunehmen, nicht vollständig in Ihre Oberschenkel wandert. Allerdings geht auch nicht alles zum Baby. Normalerweise legt die Schwangere selbst auch einige Fettreserven an. Es ist ein Ammenmärchen, dass man an der Art der Gewichtszunahme – mehr auf den Hüften oder ein dickerer Bauch – ablesen kann, ob das Baby ein Junge oder ein Mädchen ist. (In Kapitel 19 finden Sie einige weitere Ammenmärchen, die behaupten, das Geschlecht Ihres Kindes bestimmen zu können.)

Sehen Sie sich den folgenden realistischen Überblick über Ihre Gewichtzunahme an – vorausgesetzt, dass diese bei dem durchschnittlichen Wert von etwa 12 bis 13 Kilogramm liegt:

Baby	3.000 g	Brüste	500 g
Plazenta	500 g	Fett	3.000 g
Fruchtwasser	1.000 g	Wassereinlagerungen	2.000 g
Gebärmutter	1.000 g	Zusätzliches Blut	1.500 g

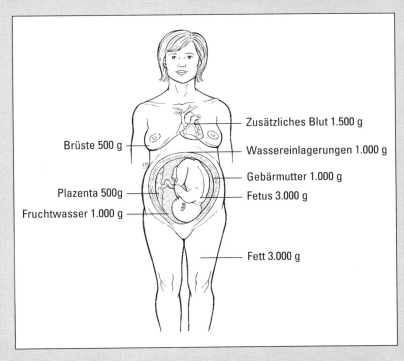

77

Bei einer ausgewogenen Ernährung, die nicht zu viel Zucker oder Fett beinhaltet, brauchen Sie Ihre Ernährungsgewohnheiten kaum umzustellen. Nehmen Sie in der Schwangerschaft etwa 300 *zusätzliche* Kalorien pro Tag zu sich. Das bedeutet, dass Sie bei einem gesunden Ausgangsgewicht und einer Ernährung mit etwa 2.100 Kalorien pro Tag in der Schwangerschaft rund 2.400 Kalorien täglich zu sich nehmen sollten (vielleicht etwas weniger im ersten Schwangerschaftsdrittel und etwas mehr im letzten).

 Der zusätzliche Kalorienbedarf heißt nicht, dass Sie sich jeden Tag ein dickes Sahneeis gönnen dürfen. Stattdessen sollten Sie den zusätzlichen Bedarf durch gesunde Nahrungsmittel abdecken. Ihr Schwangerschaftsbetreuer wird Ihnen wahrscheinlich außerdem ein Nahrungsergänzungsmittel mit Vitaminen und Mineralstoffen empfehlen.

Die Ernährungspyramide

Es gibt kein einzelnes Nahrungsmittel, das alle Anforderungen an eine gesunde Ernährung erfüllt. Die Ernährungspyramide (siehe Abbildung 4.2) wurde von amerikanischen Wissenschaftlern des Department of Agriculture entwickelt und gilt als allgemeine Richtlinie, die Ihnen zeigt, wie Sie Ihren täglichen Nahrungsbedarf auf ausgewogene Weise abdecken können.

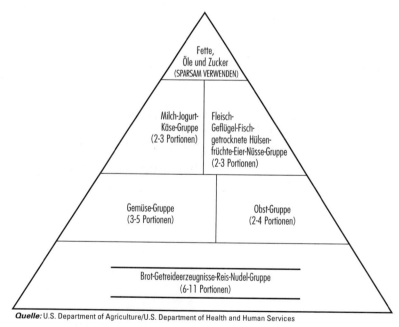

Quelle: U.S. Department of Agriculture/U.S. Department of Health and Human Services

Abbildung 4.2: Die Ernährungspyramide hilft Ihnen, sich in der Schwangerschaft ausgewogen zu ernähren.

Ist Koffein in der Schwangerschaft gefährlich?

Zwar denken die meisten Menschen, dass Koffein lediglich in einer Tasse Kaffee zu finden ist, aber tatsächlich enthalten viele andere Nahrungsmittel und Getränke, die Sie täglich zu sich nehmen, ebenfalls Koffein: Tee, einige Limonaden, Kakao und Schokolade. Es gibt keinerlei Hinweise darauf, dass Koffein Geburtsdefekte verursacht. Aber wenn Sie Koffein in großen Mengen zu sich nehmen, steigt das Risiko für ein zu geringes Geburtsgewicht oder eine Fehlgeburt.

Viele Studien haben ergeben, dass es schon mehr als 300 mg Koffein pro Tag braucht, um dem Fetus Schaden zuzufügen. Eine durchschnittliche Tasse Kaffee (denken Sie daran, wir reden hier über eine Kaffeetasse mit normalem Kaffee, nicht über die Super-Jumbo-Tasse und auch nicht über Espresso oder Cappuccino) hat zwischen 100 und 150 mg Koffein. Tee enthält etwas weniger – etwa 50 bis 100 mg – und Limonaden haben etwa 36 mg pro 0,2-l-Glas. Wenn Sie bis zu zwei Tassen Kaffee (oder die entsprechende Menge Koffein in anderen Getränken oder Nahrungsmitteln) pro Tag zu sich nehmen, ist das in der Schwangerschaft normalerweise in Ordnung. Viele Frauen fragen nach dem Koffeingehalt in Schokolade – Ihr süßer Zahn wird sich freuen zu erfahren, dass ein Riegel Schokolade oder eine Tasse heißer Kakao nur etwa 6 mg Koffein enthält.

Denken Sie aber auch daran, dass Koffein die sowieso schon häufigen Gänge zur Toilette noch zahlreicher macht. Wenn Sie also sowieso häufig auf die Toilette müssen, sollten Sie Ihren Koffeingenuss vielleicht noch stärker einschränken. Besonders im letzten Schwangerschaftsdrittel werden Sie darunter leiden, dass es geradezu unmöglich scheint, die ganze Nacht durchzuschlafen, entweder weil sie keine bequeme Schlafposition finden oder weil Sie ständig zur Toilette gehen müssen. Kaffee oder Tee am Abend kann diese nächtliche Unruhe noch verstärken!

✔ **Fette, Öle, Süßwaren:** Zu den Nahrungsmitteln, die diese zwar leckeren, aber wenig gehaltvollen Substanzen enthalten, zählen Bonbons, einige Desserts, Butter, Mayonnaise und Salatsaucen. Essen Sie die Nahrungsmittel dieser Kategorie in geringen Mengen. Sie können zwar im Supermarkt nach fettarmen Produkten Ausschau halten, aber auch wenn diese weniger Fett enthalten, haben sie doch oft trotzdem viele Kalorien. Sie können chronische Gesundheitsprobleme vermeiden, wenn Sie auf die *Art* der Fette achten, die Sie essen – nehmen Sie mehr Fette aus pflanzlichen Ölen und Nüssen zu sich und weniger gesättigte Fette aus frittierten Nahrungsmitteln oder tropischen Ölen. Es kann von Vorteil sein, sich in der Schwangerschaft ganz auf die »guten Fette« einzuschränken, aber Studien zu diesem Thema sind derzeit noch nicht abgeschlossen.

✔ **Eiweiß und Kalzium:** Die zweite Ebene der Pyramide enthält Nahrungsmittel, die reich an Eiweiß und Kalzium sind, dazu zählen Fleisch, Geflügel, Fisch, Nüsse, Hülsenfrüchte, Eier und Milchprodukte wie Käse, Joghurt und natürlich Milch. Sie sollten zwei bis vier Portionen Protein und drei bis vier Portionen Milchprodukte pro Tag zu sich nehmen.

Eine Portion Huhn, Pute, mageres Fleisch oder Fisch entspricht etwa 60 bis 120 g. Zwei Teelöffel Erdnussbutter oder ein Ei entsprechen 30 g Fleisch.

✓ **Obst und Gemüse:** Die zweite Gruppe von unten in der Ernährungspyramide beinhaltet Obst und Gemüse. Davon sollten Sie etwa drei bis vier Portionen pro Tag essen. Obst und Gemüse sind nicht nur eine gute Quelle für Vitamine und Mineralstoffe, sondern liefern auch Ballaststoffe, die in der Schwangerschaft sehr wichtig sind, um Verstopfung vorzubeugen. Gemüse ist reich an Vitamin A und C sowie Folsäure und Eisen. Obst bietet ebenfalls eine gesunde Menge an Vitamin A und C sowie Kalium.

✓ **Kohlenhydrate und Stärke:** Der untere Bereich der Ernährungspyramide ist der größte und umfasst Nahrungsmittel wie Brot, Müsli, Nudeln, Reis und andere Körner. Diese Gruppe ist wichtig, weil sie komplexe Kohlenhydrate liefert, die langlebige Energiequellen sind. Außerdem sind Getreidekörner gute Quellen für Vitamine, Mineralstoffe und Ballaststoffe. Durchschnittlich sollten Sie versuchen, aus dieser Gruppe etwa acht bis zehn Portionen pro Tag zu essen.

Auch wenn sich das nach ziemlich viel Essen anhört, ist es einfacher als Sie denken, diese Vorgaben zu erfüllen. Eine Scheibe Brot, ein paar Kräcker oder eine halbe Tasse Nudeln machen jeweils eine Portion aus. Wie die meisten anderen essen wahrscheinlich auch Sie bei Ihrem Italiener um die Ecke mehr als eine halbe Tasse Nudeln, wenn Sie Ihr Lieblingsnudelgericht bestellen. Sie können Ihr Risiko für chronische Gesundheitsleiden außerdem verringern, wenn Sie verarbeiteten Kohlenhydraten wie raffiniertem Zucker Vollkornprodukte vorziehen.

Morgendliche Übelkeit ist im ersten Schwangerschaftsdrittel weit verbreitet (siehe Kapitel 5). Falls Sie unter Übelkeit leiden und deshalb keine ausgewogene Ernährung möglich ist, fragen Sie sich vielleicht, ob Sie genügend Nährstoffe für sich und das Baby aufnehmen. Sie können tatsächlich mehrere Wochen ohne optimale Ernährung auskommen, ohne dass sich das negativ auf das Baby auswirkt. Möglicherweise stellen Sie fest, dass Sie nur Nahrungsmittel vertragen, die reich an Kohlenhydraten oder Stärke sind. Wenn Sie das Gefühl haben, nur Brot, Kartoffeln und Nudeln essen zu können, tun Sie es. Es ist immer noch besser, etwas im Magen zu behalten, als zu verhungern.

Bei fortschreitender Schwangerschaft braucht Ihr Körper eine Menge zusätzlicher Flüssigkeit. Am Anfang fühlen sich Frauen, die nicht genug trinken, schwach und schwindlig. Später kann eine Dehydrierung zu vorzeitigen Wehen führen. Machen Sie es sich zur Gewohnheit, viel Wasser (oder Milch oder Saft) zu trinken – etwa 6 bis 8 Gläser pro Tag und etwas mehr, wenn Sie mehr als ein Baby bekommen.

Nahrungsergänzungsmittel

Wenn Ihre Ernährung gesund und ausgewogen ist, erhalten Sie die meisten Vitamine und Mineralstoffe, die Sie benötigen, auf natürliche Weise – mit Ausnahme von Eisen, Folsäure und Kalzium. Um sicherzustellen, dass Sie auch diese Nährstoffe in ausreichenden Mengen bekommen und um unzulänglichen Essgewohnheiten vorzubeugen, wird Ihr Arzt Ihnen wahrscheinlich Schwangerschaftsvitamine empfehlen. Im Fall von Vitaminen ist mehr nicht immer besser, nehmen Sie deshalb nur die verschriebene Menge Tabletten pro Tag ein.

Falls Sie eine Vitamintablette vergessen, ist das kein Grund zur Sorge. Es wird nichts Schlimmes passieren. Wenn Ihre Vitamine in den ersten Monaten dazu führen, dass Ihnen schlecht wird, ist es vollkommen in Ordnung für das Baby, wenn Sie sie erst einnehmen, nachdem sich Ihre Übelkeit gelegt hat. Denken Sie daran, dass das Baby noch sehr klein ist und keine großen Ernährungsanforderungen stellt. Zu Beginn Ihrer Schwangerschaft (in den ersten vier bis sieben Wochen) reicht es aus, wenn Sie nur eine Folsäure-Ergänzung nehmen, die manchmal leichter zu vertragen ist, bis Sie die vollständigen Schwangerschaftsvitamine wieder bei sich behalten. Falls Sie in der späteren Schwangerschaft einen Magenvirus bekommen und die Vitamine deshalb nicht einnehmen können, ist auch das kein Problem. Das wachsende Baby holt sich, was es benötigt, zur Not auf Kosten der Mutter (ein Zustand, der sich übrigens auch später fortsetzen wird!).

Wenn Sie merken, dass Ihnen von den Vitaminen wirklich schlecht wird, versuchen Sie, vor der Einnahme der Vitamine ein paar Kräcker zu essen oder sie erst vor dem Schlafen zu nehmen.

Eisen

Sie benötigen in der Schwangerschaft mehr Eisen, weil sowohl Sie als auch das Baby täglich neue rote Blutkörperchen bilden. Durchschnittlich brauchen Sie 30 mg zusätzliches Eisen pro Tag und genau diese Menge enthalten die meisten Schwangerschaftsvitamine. Die Anzahl roter Blutkörperchen kann in der Schwangerschaft sinken, weil Ihr Körper nach und nach immer mehr (flüssiges) Blutplasma und relativ dazu weniger rote Blutkörperchen bildet (was als *Verdünnungsanämie* bezeichnet wird). Falls Sie eine Anämie bekommen, müssen Sie eine weitere Eisenergänzung nehmen.

Zu den eisenreichen Nahrungsmitteln zählen Huhn, Fisch, rotes Fleisch, grünes Blattgemüse, mit Eisen angereicherte Brote sowie Vollkornbrote und Müslis. Sie können den Eisengehalt von Nahrungsmitteln erhöhen, indem Sie in gusseisernen Töpfen und Pfannen kochen.

Kalzium

Sie benötigen während der Schwangerschaft etwa 1.200 mg Kalzium pro Tag. (In den USA wird eine tägliche Einnahme von etwa 1.000 mg Kalzium für *alle* Frauen empfohlen.) Die meisten Frauen nehmen tatsächlich viel weniger Kalzium zu sich. Wenn Sie Ihre Schwangerschaft bereits mit einem leichten Kalziumdefizit beginnen, werden die Kalziumanforderungen des wachsenden Babys die Dinge für Sie noch verschlimmern. Ein Fetus zieht immer genug Kalzium aus seiner Mutter heraus, selbst wenn das auf Kosten ihrer Knochen geht.

Deshalb dient die in der Schwangerschaft erforderliche zusätzliche Kalziummenge eher dem Schutz Ihrer eigenen Gesundheit.

Schwangerschaftsvitamine enthalten nur 200 bis 300 mg Kalzium (etwa ein Viertel der empfohlenen Menge), deshalb müssen Sie sich den Rest aus anderen Quellen holen.

Es ist möglich, genügend Kalzium mit Ihrer Ernährung aufzunehmen, wenn Sie wirklich darauf achten. Sie bekommen ausreichend Kalzium mit drei bis vier Portionen kalziumreicher Nahrungsmittel pro Tag wie Milch, Joghurt, Käse, grünes Blattgemüse und Dosenfisch mit Gräten (falls Ihr Magen das mitmacht). Supermärkte bieten in der Regel auch laktosefreie Nahrungsmittel an, die reich an Kalzium sind. Die folgende Liste führt die erforderliche Menge einiger Nahrungsmittel auf, die als eine Portion (mit 300 mg Kalzium) gelten:

- Ein 0,2-l-Glas Milch (**Tipp:** Wählen Sie fettarme oder Magermilch.)
- 100 g gekochter Broccoli
- 45 bis 60 g Käse (**Hinweis:** Hüttenkäse enthält weniger Kalzium als viele andere Käsesorten.)
- 200 g Joghurt

Wenn Ihre Ernährung zu wenig Kalzium liefert, nehmen Sie ein Nahrungsergänzungsmittel ein. Antazida enthalten relativ viel Kalzium und helfen gleichzeitig gegen eventuelles Sodbrennen in der Schwangerschaft.

Ein klares Wort zum Thema Listerien

Listerien können Frühgeburten und andere Komplikationen auslösen und werden hauptsächlich in nicht pasteurisierten Käsesorten, aber auch anderen Nahrungsmitteln gefunden – beispielsweise Pasteten, Hotdogs und Delikatessfleischsorten oder eingepackte Salate, die durch Listerien im Boden verseucht wurden.

Weil Listerien in so vielen verschiedenen Nahrungsmitteln zu finden sind, können Sie kaum alle Nahrungsmittel vermeiden, die Listerien enthalten. Die gute Nachricht ist, dass eine Listerieninfektion während der Schwangerschaft wirklich sehr selten ist. Es gibt Richtlinien, an die Sie sich halten können, um das Risiko weiter zu verringern, beispielsweise heiße Gerichte sofort nach dem Kochen zu verzehren. Zu den Nahrungsmitteln, die als praktisch frei von Listerien gelten, gehören Schokolade, Marmelade, Kekse, rohe Karotten, rohe Äpfel und rohe Tomaten. Wenn Sie Listerien unbedingt vollständig vermeiden wollen, essen Sie ein Marmelade-Karotten-Kekse-Brot. Aber Spaß beiseite, wenn Sie versehentlich etwas essen, das möglicherweise Listerien enthält, ist das kein Grund zur Panik. Ihr tatsächliches Risiko einer Infektion ist gering und das Problem relativ unüblich.

Vitamin C

Einige Studien liefern Hinweise, dass Vitamin C möglicherweise das Risiko für eine Präeklampsie in der Schwangerschaft verringern kann. Falls Sie anfällig für die Krankheit sind (siehe Kapitel 15), gehen Sie auf den Markt und kaufen Sie sich frisches Obst und Gemüse.

Welche Nahrungsmittel sind sicher?

Wenn unsere Patientinnen danach fragen, wie sie sich ernähren und welche Nahrungsmittel sie vermeiden sollten, werden bestimmte Dinge immer wieder erwähnt. Einige der Nahrungsmittel, die zweifelhaft sind, sollten Sie vermeiden, andere richten wahrscheinlich keinen Schaden an.

Enthüllung beliebter Essensmythen

Viele der Nahrungsmittel, die zu irgendeinem Zeitpunkt als gefährlich für Schwangere galten, werden wahrscheinlich weder Ihnen noch Ihrem Baby schaden.

Auch wenn Sie die folgenden Nahrungsmittel nicht vermeiden müssen, ist ein moderater Genuss angebracht.

- ✔ **Aspartam (Equal oder Nutrasweet):** Aspartam (ein typischer Bestandteil kalorienreduzierter Nahrungsmittel und Getränke) ist ein Aminosäurentyp, eine Substanz, an die der Körper gewöhnt ist, weil Proteine daraus bestehen. Es gibt keine medizinisch belegten Hinweise, dass Aspartam Probleme für das wachsende Baby hervorrufen kann.

- ✔ **Käse:** Die meisten Leute glauben, dass konservierte oder pasteurisierte Käsesorten nicht nur bedenkenlos, sondern auch eine großartige Quelle für Eiweiß und Kalzium sind. Informationen über nicht pasteurisierte Käsesorten finden Sie weiter unten im Abschnitt »Potenziell schädliche Nahrungsmittel«.

- ✔ **Fisch:** Die meisten Fischsorten können Sie während der Schwangerschaft bedenkenlos essen. Fisch ist ein großartiger Lieferant für Eiweiß und Vitamine und außerdem fettarm. Tatsächlich machen die hohen Eiweißwerte, Omega-3-Fettsäuren, Vitamin D und andere Nährstoffe Fisch zu einem hervorragenden Nahrungsmittel für Schwangere und ihre wachsenden Babys. Aber bestimmte Fischarten, wie Hai, Makrele, Schwertfisch und Barsch, enthalten hohe Mengen Quecksilber. Es ist noch nicht erwiesen, ob Quecksilber zu bestimmten Verzögerungen in der kindlichen Entwicklung oder Problemen mit der Feinmotorik beitragen kann (wahrscheinlich nicht), deshalb wird empfohlen, Fisch mit hohen Quecksilberwerten während der Schwangerschaft zu vermeiden. Sie können aber Lachs, Schellfisch, Buntbarsch, Kabeljau, Seezunge und die meisten Schalentiere ohne Sorge genießen!

Schwangerschaft für Dummies

✔ **Sushi:** Roher Fisch bringt immer ein geringes Risiko einer Parasiteninfektion mit sich (die zu Übelkeit und Erbrechen führen kann), unabhängig davon, ob Sie schwanger sind oder nicht. Eine Schwangerschaft macht die Gefahr nicht größer und Ihr Fetus wird sehr wahrscheinlich keinen Schaden aus einer solchen Infektion nehmen. Stellen Sie sicher, dass der Fisch aus einer zuverlässigen Quelle stammt.

✔ **Geräuchertes Fleisch oder geräucherter Fisch:** Viele Schwangere haben Angst, geräuchertes Fleisch oder geräucherten Fisch zu essen, weil sie gehört haben, dass diese hohe Mengen an Nitrit oder Nitrat enthalten. Aber auch wenn diese Nahrungsmittel tatsächlich derartige Substanzen enthalten, werden sie Ihrem Baby nicht schaden, wenn sie in Maßen gegessen werden.

Potenziell schädliche Nahrungsmittel

Wenn Sie gesund sind, können Sie wahrscheinlich problemlos die meisten Nahrungsmittel essen, die Sie auch normalerweise essen. Dennoch finden Sie in der folgenden Liste einige potenziell gefährlichen Nahrungsmittel, von denen wir das Gefühl haben, dass wir sie erwähnen sollten:

✔ **Käse aus nicht pasteurisierter oder Rohmilch:** Käse aus nicht pasteurisierter oder Rohmilch kann bestimmte Bakterien enthalten wie Listeria monocytogenes, Salmonellen oder Kolibakterien. Insbesondere Listeria monocytogenes wurde mit bestimmten Schwangerschaftskomplikationen wie Frühgeburten oder Fehlgeburten in Verbindung gebracht. Allerdings sind sich Wissenschaftler nicht einig, welche Käsesorten Schwangere vermeiden sollten. Einige Wissenschaftler denken, dass die Pasteurisierung tatsächlich einige nützliche Bakterien zerstört, die dazu beitragen können Listerien zu vermeiden, und dass Listerien häufiger in pasteurisierten als in nicht pasteurisierten Käsesorten zu finden sind.

✔ **Rohes oder sehr blutig zubereitetes Fleisch:** Tartar oder sehr blutig zubereitetes Rind- oder Schweinefleisch kann Bakterien wie Listerien oder Parasiten wie Toxoplasmose enthalten. Ausreichendes Kochen tötet sowohl Bakterien als auch Parasiten ab. Anders gesagt, sollten Sie Ihr Fleisch gut durchgebraten genießen.

✔ **Leber:** Weil Leber sehr viel Vitamin A enthält (mehr als zehnmal so viel wie für eine Schwangere empfohlen wird), kann Lebergenuss in der Frühschwangerschaft hypothetisch mit Geburtsdefekten verbunden werden. Eine Aufnahme von mehr als 10.000 IU Vitamin A pro Tag (die empfohlene Menge für Schwangere liegt bei 2.500 IU) wurde in einer Studie mit Geburtsdefekten in Verbindung gebracht. Wissenschaftler haben diese Gefahr nicht eindeutig bewiesen, aber Sie sollten besser einen Ersatz für Ihr Verlangen nach Leber mit Zwiebeln im ersten Schwangerschaftsdrittel finden. Und werfen Sie auch einen Blick auf Ihre Schwangerschaftsvitamine, um sicherzugehen, dass diese nicht zu viel Vitamin A erhalten.

Ein Blick auf besondere Ernährungsanforderungen

Auch wenn Sie noch so sehr versuchen, sich an die Regeln einer gesunden Ernährung zu halten, werden Sie vielleicht bestimmte Verdauungsprobleme wie Verstopfung oder Sodbrennen nicht vermeiden können. Oder Sie müssen die Regeln für besondere Ernährungsweisen etwas anpassen, beispielsweise wenn Sie Vegetarierin sind. In diesem Abschnitt gehen wir auf einige Probleme ein, die für Frauen mit besonderen Ernährungsanforderungen oder solchen mit Verdauungsproblemen entstehen können.

Ernährung für die Vegetarierin

Falls Sie Vegetarierin sind, versichern wir Ihnen, dass auch Sie ein gesundes Baby bekommen können, ohne Steaks essen zu müssen. Aber Sie müssen Ihre Ernährung während der Schwangerschaft etwas sorgfältiger planen. Gemüse, Vollkornprodukte und Hülsenfrüchte (Erbsen und Bohnen) sind reich an Eiweiß, enthalten aber keine vollständigen Proteine. (Das bedeutet, sie enthalten nicht alle wichtigen Aminosäuren, die Ihr Körper nicht selbst produzieren kann.) Um alle Proteine zu bekommen, können Sie Vollkornprodukte mit Hülsenfrüchten oder Nüssen, Reis mit roten Bohnen oder sogar Erdnussbutter mit Vollkornbrot kombinieren. Die Kombination muss nicht zur gleichen Mahlzeit, sondern nur am gleichen Tag erfolgen.

Falls Sie keinerlei tierische Produkte essen, also auch keine Milch und keinen Käse, deckt Ihre Ernährung möglicherweise sechs weitere wichtige Nährstoffe nicht genügend ab: Vitamin B12, Kalzium, Riboflavin, Eisen, Zink und Vitamin D. Reden Sie mit Ihrem Arzt über dieses Thema oder wenden Sie sich an einen Ernährungsberater.

Verstopfung bekämpfen

Progesteron ist ein Hormon, das während der Schwangerschaft frei durch Ihren Körper zirkuliert, Ihre Verdauung verlangsamen und dadurch Verstopfung verursachen kann. Das zusätzliche Eisen aus Ihren Schwangerschaftsvitaminen verschlimmert die Situation zusätzlich. Frauen, die aufgrund von Komplikationen in der Schwangerschaft liegen müssen, haben aufgrund der Inaktivität ein noch höheres Verstopfungsrisiko.

Sie können einer Verstopfung vorbeugen, indem Sie viel trinken, ausreichend Ballaststoffe (in Form von Obst, Gemüse, Bohnen, Kleie und anderen Körnern) zu sich nehmen und sich möglichst täglich bewegen. Denken Sie aber auch daran, dass einige Frauen von zu vielen ballaststoffreichen Nahrungsmitteln Bauchschmerzen, einen aufgedunsenen Bauch oder Blähungen bekommen. Möglicherweise müssen Sie ein wenig experimentieren, um herauszufinden, welche ballaststoffreichen Nahrungsmittel Ihnen am besten bekommen. Falls Sie Schwierigkeiten mit Verstopfung haben, kann Ihnen Ihr Arzt ein Mittel verschreiben, das Ihren Stuhl aufweicht.

Diabetes

Wenn Sie Diabetes haben oder während der Schwangerschaft bekommen, passen Sie Ihre Ernährung so an, dass sie bestimmte Mengen an Eiweiß, Fetten und Kohlenhydrate enthält, um einen möglichst normalen Blutzuckerspiegel sicherzustellen. Auf Diabetes wird ausführlicher in Kapitel 16 eingegangen.

Sport für zwei

Die große Fitnessbewegung ist auch an Schwangeren nicht vorbeigegangen. Sie können Schwangere beim Joggen im Park, im Fitnessstudio oder in Yoga-Kursen beobachten. Gemäßigter Sport in der Schwangerschaft hilft Ihrem Körper auf verschiedene Weise: Er hält Ihr Herz gesund, Ihre Muskeln in Form und erleichtert die grundlegenden Beschwerden der Schwangerschaft – von morgendlicher Übelkeit über Verstopfung bis hin zu Schmerzen in Beinen oder Rücken. Sport in der Schwangerschaft ist jedoch kein Muss! Die amerikanische Devise lautet: Je früher eine Frau in der Schwangerschaft regelmäßig Sport treibt, umso besser wird sie sich wahrscheinlich in den 40 Wochen fühlen. Hierzulande steht man dem Fitnessprogramm in der Schwangerschaft zurückhaltender gegenüber. Sport tut gut, auch der Schwangeren, allerdings sollte die sportliche Aktivität dem Schwangerschaftsalter angepasst sein. Schwere körperliche Anstrengung durch Sport ist Unfug.

Wenn Sie also gesund sind und bei Ihnen kein erhöhtes Risiko für Probleme während der Geburt oder andere medizinische Komplikationen besteht, bleiben Sie in Bewegung – solange das nicht die Besteigung der Zugspitze, einen professionellen Boxkampf oder andere sehr anstrengende Aktivitäten beinhaltet. Besprechen Sie über Ihren Bewegungsdrang mit Ihrem Arzt, damit er Ihnen sagen kann, was Sie tun können und was Sie eher unterlassen sollten.

 Auch wenn Sport den meisten Frauen gut tut, können wir nicht allen Frauen empfehlen, sich in der Schwangerschaft sportlich zu betätigen. Wenn Sie unter einer der folgenden Störungen leiden (Details hierzu finden Sie in den Kapiteln 14 und 15), ist es besser, auf Sport zu verzichten – zumindest so lange, bis Sie die Situation mit Ihrem Arzt besprochen haben:

- ✔ Blutungen
- ✔ Zervixinsuffizienz
- ✔ Intrauterine Wachstumsstörungen
- ✔ Zu wenig Fruchtwasser
- ✔ Plazenta praevia (gegen Ende der Schwangerschaft)
- ✔ Schwangerschaftsbedingter Bluthochdruck
- ✔ Vorzeitige Wehen oder Blasensprung
- ✔ Mehrlingsschwangerschaft

Anpassen an die Veränderungen in Ihrem Körper

Auch wenn Sie nur moderat Sport treiben, sollten Sie bedenken, dass Ihr Körper erhebliche Veränderungen durchmacht, die sich auf Ihre Stärke, Ihr Durchhalte- und Ihr Leistungsvermögen auswirken. Die folgende Liste fasst einige dieser Veränderungen zusammen:

✔ **Kardiovaskuläre Veränderungen:** Wenn Sie schwanger sind, vermehrt sich die Blutmenge, die Ihr Herz durch Ihren Körper pumpt. Das vermehrte Blut wirkt sich normalerweise nicht auf Ihre sportlichen Aktivitäten aus. Aber wenn Sie sich flach auf den Rücken legen, insbesondere nach etwa 16 Wochen Schwangerschaft, fühlen Sie sich möglicherweise schwindlig oder schwach – oder Ihnen wird sogar schlecht. Dieses Schwindelgefühl wird als *Kava-Kompressionssyndrom* bezeichnet und entsteht, wenn die stark vergrößerte Gebärmutter auf die untere Hohlvene drückt und dadurch den Blutfluss zum Herzen stört. Bei einer Mehrlingsschwangerschaft ist das Risiko noch höher.

Wenn Sie Übungen machen, bei denen Sie auf dem Rücken liegen müssen (und auch wenn Sie daran gewöhnt sind, auf dem Rücken zu schlafen), legen Sie ein kleines Kissen oder eine Schaumstoffrolle unter die rechte Seite Ihres Rückens oder die rechte Hüfte. Das Kissen kippt Sie leicht zur Seite und hebt Ihre Gebärmutter somit von den Blutbahnen.

✔ **Respiratorische Veränderungen:** Ihr Körper braucht mehr Sauerstoff als sonst, um das wachsende Baby zu versorgen. Gleichzeitig fällt das Atmen schwerer, weil die wachsende Gebärmutter nach oben gegen das Zwerchfell drückt.

✔ **Strukturelle Veränderungen:** Mit der veränderten Form Ihres Körpers – größerer Bauch, größere Brüste – verschiebt sich Ihr Körperschwerpunkt und das kann sich auf Ihr Gleichgewicht auswirken. Sie werden das insbesondere bei Sportarten wie Tanzen, Fahrradfahren, Skilaufen, Surfen, Reiten oder ähnlichen (auf dem Seil balancieren, vielleicht?) bemerken, bei denen das Gleichgewicht eine wichtige Rolle spielt. Letztgenannte drei Sportarten sind auch für Nicht-Schwangere mit Unfallrisiken behaftet, die Sie in der Schwangerschaft nicht freiwillig auf sich nehmen sollten, um das Ungeborene nicht zu gefährden. Außerdem können Schwangerschaftshormone zu einer gewissen Auflockerung der Gelenke führen, wodurch Sie ebenfalls das Gleichgewicht schwerer halten können und sich Ihr Verletzungsrisiko erhöht.

✔ **Metabolische Veränderungen:** Schwangere verbrauchen Kohlenhydrate schneller als Nicht-Schwangere, was bedeutet, dass sie ein höheres Risiko haben, an *Hypoglykämie* (oder niedrigem Blutzuckerspiegel) zu leiden. Sport ist sehr sinnvoll, um den Blutzuckerspiegel zu senken und zu kontrollieren, gleichzeitig erhöht er aber den Bedarf des Körpers für Kohlenhydrate. Wenn Sie also Sport treiben, stellen Sie unbedingt sicher, dass Sie genügend Stärke zu sich nehmen.

✔ **Auswirkungen auf die Gebärmutter:** Einige Studie mit Frauen am Ende einer voll ausgetragenen Schwangerschaft (das heißt kurz vor der Geburt) haben ergeben, dass sich ihre Wehen nach moderaten Aerobic-Übungen verstärkten. Eine andere Studie hat gezeigt, dass Sport ein geringes Risiko für Frühgeburten mit sich bringt. In den letzten Wochen der Schwangerschaft werden Sie sich sowieso schläfrig und faul fühlen. Geben Sie dem Schlafbedürfnis wenn möglich nach. Die Gebärmutter reagiert auf Anstrengung in den letzten Wochen mit Wehenbereitschaft.

✔ **Auswirkungen auf das Geburtsgewicht:** Einige Studien haben gezeigt, dass Frauen, die während der Schwangerschaft anstrengende Sportarten (mit hoher Intensität) betreiben, Babys mit geringerem Gewicht bekommen. Gleiches gilt für Frauen, die in der Schwangerschaft schweren körperlichen Tätigkeiten im Stehen nachgehen. Das geringere Geburtsgewicht scheint aber hauptsächlich in einer Verringerung des subkutanen Fetts beim Neugeborenen zu resultieren. Anders gesagt, mehr Sport wirkt sich nicht auf das normale Wachstum des Fetus aus.

Sport treiben ohne zu übertreiben

Ihr sich ständig verändernder Körper verlangt auch eine Veränderung Ihres gewohnten Sportprogramms. Überanstrengen Sie sich nicht, wenn Sie merken, dass die Schwangerschaft Ihre gewohnten Übungen erschwert. Ändern Sie Ihr Fitnessprogramm so ab, dass Sie die Übungen gut durchführen können.

Hören Sie auf Ihren Körper. Falls Gewichtheben plötzlich Ihrem Rücken wehtut, nehmen Sie weniger Gewichte oder verzichten Sie ganz darauf. Vielleicht fallen Ihnen jetzt Sportarten leichter, bei denen Sie Ihr eigenes Gewicht nicht tragen müssen, wie beispielsweise Schwimmen oder Radfahren. Egal wie Ihr individuelles Fitnessprogramm aussieht, beherzigen Sie auf jeden Fall folgende allgemeine Regeln für Sport in der Schwangerschaft:

✔ Wenn Sie ein moderates Sportprogramm betreiben, bleiben Sie dabei. Wenn Sie relativ viel sitzen, stürzen Sie sich nicht plötzlich in anstrengende Übungen, sondern gehen Sie es langsam an, um Ihren Körper nicht zu überanstrengen.

Denken Sie daran, dass es besser ist, regelmäßig einfachen Sport zu treiben als unregelmäßig intensive Übungen durchzuführen, die vielleicht schneller zu Verletzungen führen können.

✔ Vermeiden Sie es, sich zu überhitzen, insbesondere in den ersten sechs Wochen der Schwangerschaft.

✔ Vermeiden Sie Übungen, bei denen Sie längere Zeit flach auf dem Rücken liegen müssen, weil diese den Blutfluss zu Ihrem Herzen einschränken.

✔ Versuchen Sie, nicht zu viel zu schwitzen, und vermeiden Sie eine Dehydrierung. Wenn Sie müde sind, Ihnen schwindlig, schwach oder schlecht wird, hören Sie auf jeden Fall auf. Treiben Sie an heißen oder feuchten Tagen nicht draußen Sport.

✔ Vermeiden Sie alle Sportarten, bei denen Sie sich am Bauch verletzen könnten, wie beispielsweise Mountainbiking in schwierigem Gelände.

4 ➤ Ernährung und Sport in der Schwangerschaft

- ✔ Halten Sie sich fern von sehr intensiven Übungen mit Sprüngen, die Ihre sich lockernden Gelenke zu sehr belasten.
- ✔ Während der neun Monate machen leichte oder moderate Übungen mehr Sinn als sehr intensive.
- ✔ Nehmen Sie immer eine Flasche Wasser mit zum Sport und achten Sie darauf, genügend Flüssigkeit zu sich zu nehmen.
- ✔ Halten Sie sich an eine ausgewogene Ernährung mit ausreichender Versorgung an Kohlenhydraten (siehe auch »Ein Blick auf das, was Sie zu sich nehmen« zu Beginn des Kapitels).
- ✔ Reden Sie mit Ihrem Arzt darüber, wo die Obergrenze für die Herzfrequenz beim Sport liegt. (Viele Ärzte empfehlen 140 Schläge pro Minute als Obergrenze.) Messen Sie dann am Höhepunkt Ihrer Übungen regelmäßig Ihren Puls, um zu prüfen, ob Sie sich in einem sicheren Bereich bewegen.

Hören Sie sofort mit Ihren Übungen auf und wenden Sie sich an Ihren Arzt, wenn Sie eins der folgenden Symptome bemerken:

- Kurzatmigkeit, die in keinem Verhältnis zu der Übung steht, die Sie gerade machen
- Vaginale Blutungen
- Zu schneller Herzschlag (das heißt mehr als 140 Schläge pro Minute)
- Schwindel- oder Schwächegefühl
- Stärkere Schmerzen

Ein Vergleich der verschiedenen Übungsformen

Auch wenn eine Schwangerschaft sicher nicht die richtige Zeit ist, um für den Miss-Fitness-Titel zu trainieren, bedeutet das nicht, dass Sie keinen Sport treiben dürfen. Aber weil der schwangere Körper ganz neue Vorsichtsmaßnahmen erfordert, sollten Sie Ihre Übungsform mit Bedacht auswählen.

Stärken Sie Ihr Herz: Aerobic-Übungen

Übungen, bei denen Sie Ihr Gewicht tragen müssen, wie Joggen, Walking, Aerobic, Step oder bei einem elliptischen Trainer, sind großartig, solange Sie nicht übertreiben. Bei diesen Übungen müssen Sie Ihr gesamtes Gewicht tragen, das während der Schwangerschaft stetig steigt. Da gleichzeitig Ihre Gelenke lockerer werden, erhöht sich Ihr Verletzungsrisiko. Denken Sie daran, immer nur so viel zu tun, wie Sie können. Jetzt ist nicht die richtige Zeit, um sich ein neues Fitnessprogramm vorzunehmen, das für Ihren derzeitigen Zustand zu anspruchsvoll ist, ganz zu schweigen von Ihrer Schwangerschaft.

Sichere Yoga-Übungen

Yoga kann ein wundervoller und entspannender Sport für die Schwangerschaft sein, aber Sie müssen ein paar Vorsichtsmaßnahmen treffen. Beachten Sie folgende Tipps, wenn Sie in Ihrer Schwangerschaft Yoga betreiben:

- ✔ Wenn Sie ein Yoga-Neuling sind, melden Sie sich für einen Anfängerkurs an, um sanft in Ihr neues Übungsprogramm einzusteigen.
- ✔ Seien Sie vorsichtig mit Positionen, die Ihre Muskeln zu sehr strecken. Aufgrund des höheren Progesteron- und Relaxin-Spiegels (Hormone, die während der Schwangerschaft produziert werden), können Sie Ihre Muskeln und Gelenke leicht überdehnen.
- ✔ Wenn Sie sich nach vorn beugen, versuchen Sie, sich aus den Hüften und nicht aus dem Rücken zu beugen. Versuchen Sie außerdem, Ihre Brust anzuheben, damit Sie nicht noch zusätzlichen Druck auf Ihren Bauch ausübt.
- ✔ Wenn Sie die Mitte des zweiten Schwangerschaftsdrittels überschritten haben, vermeiden Sie Übungen, bei denen Sie längere Zeit flach auf dem Rücken liegen müssen, weil der Druck von der Gebärmutter den Rückfluss des Blutes sowohl zu Ihrem Herzen als auch zum Baby verringern kann.
- ✔ Als allgemeine Regel für jeden Sport gilt: Wenn Sie Schmerzen haben oder sich nicht wohl fühlen, hören Sie auf und ruhen Sie sich aus.

Wenn Sie sich für Aerobic-Kurse entscheiden, suchen Sie nach einem Kurs, der sich für Schwangere eignet. Reden Sie mit dem Kursleiter darüber, ob es bestimmte Abweichungen für Übungen gibt, die für Sie nicht geeignet sind.

Vielleicht ist es insbesondere gegen Ende der Schwangerschaft einfacher für Sie, Übungen durchzuführen, bei denen Sie Ihr Gewicht nicht tragen müssen, wie Rad fahren (insbesondere auf einem fest stehenden Fitness-Fahrrad) oder Schwimmen. Weil Ihr Gewicht getragen wird, ist das Verletzungsrisiko geringer und Ihre Gelenke werden nicht belastet. Wenn Sie sportlich eher ungeübt sind, eignen sich weniger intensive Übungen im Schwimmbad oder auf dem Fitness-Fahrrad sehr gut. Überhaupt: Schwimmen ist die Sportart, die sich am besten für die gesamte Schwangerschaft eignet.

Alpinski, Wasserski und Reiten können zu schweren Stürzen führen, bei denen Sie sich selbst oder Ihr Baby verletzen könnten. Derartige Aktivitäten können zwar zu Beginn der Schwangerschaft noch in Ordnung sein, aber reden Sie unbedingt mit Ihrem Arzt, bevor Sie diese Sportarten im zweiten oder dritten Schwangerschaftsdrittel weiter betreiben. Skilanglauf ist weniger riskant, insbesondere wenn Sie Erfahrung darin haben.

Muskeln stärken

Auch wenn Ihr Herz keinen Vorteil von Gewichtheben, Yoga oder Körper-Forming hat, können Sie mit diesen Übungen Ihren Muskeltonus und die Muskelflexibilität erhöhen. Vorsicht: Auch der Muskeltonus der Gebärmutter kann sich erhöhen, das ist zu vermeiden.

 Vermeiden Sie sehr schwere Gewichte, die Ihre Gelenke und Bänder verletzen können.

Yoga ist nicht nur eine hervorragende Sportart – auch für Schwangere –, sondern kann Ihnen auch helfen, Atem- und Entspannungstechniken zu erlernen. Yoga stärkt die Muskeln im unteren Rücken und Bauch und erhöht das Durchhaltevermögen und die körperliche Leistungsfähigkeit – alles gute Voraussetzungen, um mit den Unannehmlichkeiten einer Schwangerschaft problemlos umgehen zu können.

Yoga erfreut sich großer Beliebtheit und es gibt immer mehr spezielle Yoga-Kurse für Schwangere. Mehr Infos zum Thema Yoga finden Sie im Kasten »Sichere Yoga-Übungen«.

 Eine noch relativ neue Variante, die auch in Deutschland immer mehr Anhänger findet, ist das Bikram Yoga. Dabei werden die Yoga-Übungen in einem auf bis zu 40 Grad erhitzten Raum mit einer relativen Luftfeuchtigkeit von 60 bis 70 Prozent durchgeführt. Zwar sind einige Ärzte der Meinung, dass diese Yoga-Art keine Gefahren für Schwangere im ersten Schwangerschaftsdrittel birgt, aber wir sind davon überzeugt, dass ein längerer Aufenthalt in hohen Temperaturen während des ersten Schwangerschaftsdrittels nicht empfehlenswert ist, da ein mögliches Risiko für Neuralrohrdefekte besteht. (In Kapitel 8 finden Sie weitere Infos zu Neuralrohrdefekten wie Spina bifida.)

Teil II
Schwangerschaft: Ein Drama in drei Akten

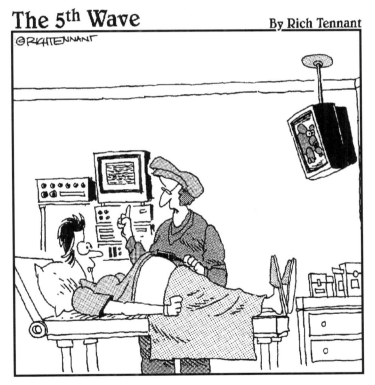

»Das ist eine Übertragung der Luftballonparade beim Kölner Karneval. Ihre Ultraschallbilder sind hier drüben.«

In diesem Teil ...

Wahrscheinlich werden Sie während Ihrer Schwangerschaft wie die meisten Frauen oft auf den Kalender blicken. Es sind 40 Wochen. Es sind neun Monate (und ein bisschen mehr). Aber die vielleicht einfachste Unterteilung für Ihre Schwangerschaft ist die Einteilung in Schwangerschaftsdrittel, auf die Ärzte schon immer zurückgegriffen haben. Das tun sie deshalb, weil das Wachstum des Babys und die Veränderungen in Ihrem eigenen Körper in drei recht unterschiedlichen Phasen erfolgen. In diesem Teil lassen wir Sie wissen, was Sie in den einzelnen Schwangerschaftsdritteln erwarten können – wie sich das Baby entwickelt, wie Sie sich fühlen werden und was Ihr Arzt für Sie tut.

Das erste Schwangerschaftsdrittel

In diesem Kapitel

▷ Die Entwicklung Ihres Babys von der Empfängnis bis zum Ende des ersten Schwangerschaftsdrittels

▷ Körperliche Veränderungen bei der Schwangeren

▷ Vorsorge, Mutterpass und der erste Ultraschall

▷ Mögliche Gefahren erkennen

Das erste Drittel Ihrer Schwangerschaft ist eine aufregende Zeit voller Veränderungen für Sie und besonders für Ihr Baby, das sich – in nur 12 kurzen Wochen – von einer einzelnen Zelle zu einem winzigen Wesen mit schlagendem Herzen und funktionstüchtigen Nieren entwickelt. Bei all diesen Veränderungen in Ihrem Inneren ist es nur natürlich, dass auch Ihr eigener Körper Reaktionen zeigt – von Müdigkeit und Übelkeit bis hin zu neuen, üppigen (wow!), aber sehr empfindlichen Brüsten. Jetzt ist es gut zu wissen, welche Änderungen normal sind und in welchen Fällen Sie sich an Ihren Schwangerschaftsbetreuer wenden sollten, den Sie von nun an regelmäßig sehen werden.

Ein neues Leben nimmt Form an

Eine Schwangerschaft beginnt, wenn Eizelle und Samenzelle im Eileiter zusammentreffen. An diesem Punkt bilden Ei und Samen gemeinsam das, was als *Zygote* bezeichnet wird – eine einzelne befruchtete Eizelle. Die Zygote teilt sich vielfach in mehrere Zellen, eine *Blastozyste*, die durch den Eileiter in den *Uterus* (die *Gebärmutter*) wandert, wie in Abbildung 5.1 dargestellt ist. Wenn die Blastozyste die Gebärmutter erreicht, beginnt sowohl für Sie als auch für Ihr Baby eine Zeit der großen Veränderungen.

Am oder um den fünften Tag der Entwicklung heftet sich die Blastozyste an die reich durchblutete Gebärmutterwand – ein Prozess, der als *Implantation* oder *Einnistung* bezeichnet wird. Aus einem Teil der Blastozyste entwickelt sich der *Embryo* (das Baby in den ersten zwölf Wochen seiner Entwicklung), der andere Teil wird zur *Plazenta* (das Organ, das sich in die Gebärmutter einnistet, um den Fetus mit Sauerstoff und Nährstoffen zu versorgen und Abbauprodukte zu entsorgen).

Ihr Baby wächst in einer *Fruchtblase* in der Gebärmutter heran. Die Fruchtblase ist mit einer klaren Flüssigkeit gefüllt, dem *Fruchtwasser*. Die Fruchtblase hat zwei dünne Hüllen, die als *Chorion* und *Amnion* bezeichnet werden (und zusammen die *Eihüllen* bilden). Wenn man sagt, dass die Fruchtblase »platzt«, sind damit Risse in diesen Eihäuten gemeint, die die inneren Wände der Gebärmutter auskleiden. Das Baby »schwimmt« im Fruchtwasser und ist über

95

die Nabelschnur mit der Plazenta verbunden. Abbildung 5.2 zeigt eine grafische Darstellung der frühen Schwangerschaft mit einem sich entwickelnden Fetus und dem *Muttermund*, der die Öffnung zur Gebärmutter bildet. Während der Einleitungswehen bei der Geburt *öffnet* oder weitet sich der Muttermund.

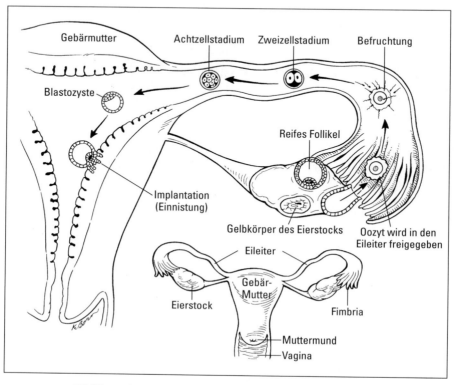

Abbildung 5.1: Die weiblichen Fortpflanzungsorgane in Aktion

Die Plazenta bildet sich kurz nach der Einnistung des Embryos in die Gebärmutter. In der Plazenta liegen mütterliche und fetale Blutgefäße nah beieinander, sodass verschiedene Substanzen (wie Nährstoffe, Sauerstoff und Abbauprodukte) hin und her transportiert werden können. Das Blut von Mutter und Embryo sind in engem Kontakt, vermischen sich aber nicht.

Die Plazenta wächst wie ein Baum und bildet Äste, die sich wiederum in immer kleinere Zweige ausbreiten. Die kleinsten Knospen der Plazenta werden als *Chorionzotten* bezeichnet und innerhalb dieser Zotten bilden sich kleine fetale Blutgefäße. Etwa drei Wochen nach der Befruchtung verbinden sich diese Blutgefäße zum Blutkreislaufsystem des Babys und das Herz beginnt zu schlagen.

Nach zwölf Wochen Schwangerschaft wird der sich entwickelnde Embryo als *Fetus* bezeichnet. Erstaunlicherweise haben sich bis zu diesem Zeitpunkt bereits alle wichtigen Organe und

Strukturen des Babys gebildet. In den verbleibenden 28 Wochen wachsen und reifen diese Strukturen. Das Gehirn dagegen wird zwar ebenfalls schon früh geformt, entwickelt sich aber neben dem reinen Wachstum während der gesamten Schwangerschaft (und bis in die frühe Kindheit hinein) weiter.

 Wenn wir von Wochen reden, meinen wir menstruelle Wochen, das sind die Wochen seit der letzten Periodenblutung, nicht die Wochen seit der Empfängnis. Mit acht Wochen ist der Embryo also eigentlich von der Empfängnis gerechnet erst sechs Wochen alt.

Am Ende der achten Woche beginnen sich Arme, Beine, Finger und Zehen zu bilden. Der Embryo beginnt tatsächlich schon jetzt, kleine, spontane Bewegungen auszuführen. Wenn Sie während des ersten Schwangerschaftsdrittels eine Ultraschalluntersuchung haben, können Sie diese Bewegungen auf dem Monitor beobachten. Das Gehirn wird schnell größer und Ohren und Augen entwickeln sich. Die externen Genitalien treten hervor und können bis zum Ende der zwölften Woche als männlich oder weiblich unterschieden werden, auch wenn Geschlechtsunterschiede noch nicht per Ultraschall zu erkennen sind.

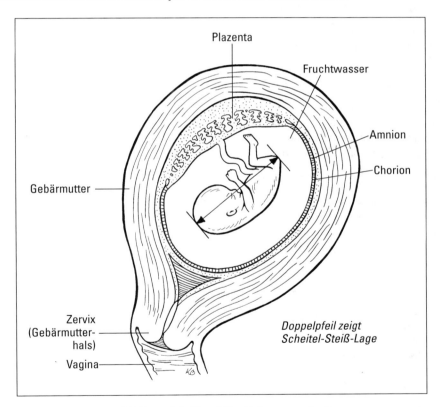

Abbildung 5.2: Eine frühe Schwangerschaft

Schwangerschaft für Dummies

Am Ende der zwölften Woche ist der Embryo etwa 8 cm groß und 40 g schwer. Der Kopf ist groß und rund, die Augenlider sind fest verschlossen. Der Darm, der um die zehnte Woche noch leicht in die Nabelschnur überging, ist mittlerweile in den Bauch gewandert. Die Nieren nehmen während des dritten Monats ihre Arbeit auf. Zwischen der neunten und zwölften Woche beginnt der Embryo Urin zu produzieren, den Sie bei einer Ultraschalluntersuchung in der kleinen fetalen Blase als dunklen Fleck sehen können.

So halten Sie die Übelkeit in Schach

Leider gibt es keine Tipps, mit deren Hilfe Sie die Übelkeit ganz in den Griff bekommen. Aber Sie können einige Dinge ausprobieren, um sie zumindest zu lindern. Hier sind ein paar erprobte Vorschläge:

✔ Essen Sie häufiger kleine Mahlzeiten, damit Ihr Magen nie leer ist.

✔ Machen Sie sich nicht zu viele Gedanken über eine ausgewogene Ernährung. Essen Sie in dieser relativ kurzen Zeit alles, was Ihnen bekommt.

✔ Vermeiden Sie Parfümerien, offene Küchen, schlecht riechende Taxis, Bauernhöfe und andere Orte, an denen strenge Gerüche normal sind.

✔ Wenn Ihre Schwangerschaftsvitamine die Symptome verstärken, versuchen Sie, sie am Abend kurz vor dem Schlafengehen einzunehmen. Wenn auch das nicht hilft, können Sie die Einnahme Ihrer Vitamine ohne Bedenken einige Tage aussetzen.

✔ Halten Sie ein paar trockene Kekse, Kräcker oder Zwieback neben Ihrem Bett bereit – einige Frauen haben festgestellt, dass die Übelkeit geringer ist, wenn sie so etwas morgens vor dem Aufstehen essen.

✔ Ingwer (in Form von Tee oder Tabletten zum Beispiel) hilft manchen Frauen.

✔ Möglicherweise stellen Sie fest, dass die Übelkeit schlimmer wird, wenn Sie die Zähne putzen. Probieren Sie eine neue Zahnpastamarke aus.

✔ Essen Sie trockenen Toast, Vollkornkräcker, Kartoffeln und andere einfache, leicht zu verdauende Kohlenhydrate.

✔ Wenn Ihnen die verstärkte Speichelbildung in Ihrem Mund zu schaffen macht, lutschen Sie Zitronenbonbons.

✔ Manchen Frauen helfen Akupressur-Armbänder, die in Drogerien oder Naturkostläden verkauft werden.

✔ Entspannungsübungen und selbst Hypnose können ebenfalls helfen.

Anpassung an die Schwangerschaft: Körperliche Veränderungen im ersten Schwangerschaftsdrittel

Nicht nur Ihr Baby wächst und verändert sich während Ihrer Schwangerschaft (als müssten wir Sie daran erinnern!). Auch Ihr eigener Körper muss sich an die neue Situation anpassen. Und die Veränderungen, die dabei mit Ihrem Körper geschehen, sind nicht immer angenehm und bequem für Sie. Wenn Sie wissen, was auf Sie zukommt, können Sie die Situation vielleicht einfacher akzeptieren. Deshalb zeigen wir Ihnen in den folgenden Abschnitten, was im ersten Drittel Ihrer Schwangerschaft vor Ihnen liegt.

Veränderungen der Brust

Eine der frühesten und erstaunlichsten Veränderungen in Ihrem Körper betrifft Ihre Brust. Schon in den ersten Monaten der Schwangerschaft bemerken die meisten Frauen, dass ihre Brüste erheblich größer und sehr empfindlich werden. Die Brustwarzen und der *Vorhof* (der runde Bereich um die Brustwarzen) werden ebenfalls größer und oft dunkler. Die Veränderungen der Brust werden durch die großen Mengen Östrogen und Progesteron verursacht, die Ihr Körper während der Schwangerschaft produziert. Durch diese Hormone schwellen die Drüsen in Ihren Brüsten an, um Ihren Körper auf die Milchproduktion und das Stillen nach der Geburt vorzubereiten. Die Blutzufuhr zu den Brüsten wird ebenfalls stark vermehrt. Möglicherweise sehen Sie große, bläuliche Blutgefäße, die über Ihre Brust verlaufen.

Planen Sie von Anfang an ein, dass Sie in Ihrer Schwangerschaft wahrscheinlich mehrere BH-Größen durchlaufen werden – und sparen Sie nicht, wenn Sie neue BHs kaufen. Eine gute Unterstützung der Brust wirkt späteren Schwangerschaftsstreifen und einem Hängebusen entgegen. Einigen Frauen gefallen ihre neuen, größeren Brüste, andere fühlen sich eher befangen. Wie auch immer es Ihnen geht, wir können Ihnen garantieren, dass andere Schwangere das Gleiche empfinden, es braucht Ihnen nicht peinlich zu sein.

Müdigkeit

Wahrscheinlich werden Sie sich im ersten Trimester oft unglaublich müde fühlen. Diese Müdigkeit ist eine Nebenwirkung all der körperlichen Veränderungen, zu denen auch der enorme Anstieg Ihres Hormonspiegels gehört. Sie können sicher sein, dass die Erschöpfung irgendwann um die 12. bis 14. Woche wieder verschwindet. Dann werden Sie wieder mehr Energie haben und sich fast normal fühlen. Zumindest bis zur 30. bis 34. Woche Ihrer Schwangerschaft, wenn Sie die Müdigkeit erneut übermannt. Denken Sie in der Zwischenzeit daran, dass die Natur Sie auf diese Weise einfach daran erinnert, dass Sie jetzt mehr Ruhe brauchen. Wenn Sie können, legen Sie sich tagsüber kurz hin und gehen Sie abends früher als gewöhnlich zu Bett.

Übelkeit zu jeder Tageszeit

Bei einigen Frauen ist die für das erste Schwangerschaftsdrittel typische Übelkeit morgens am schlimmsten, vielleicht weil der Magen zu dieser Tageszeit leer ist. Aber viele Schwangere, die unter Übelkeit leiden, werden Ihnen sagen, dass die Übelkeit zu jeder Tageszeit zuschlagen kann. Oft beginnt sie in der fünften bis sechsten Woche (das heißt drei Wochen, nachdem Ihre Periode ausgeblieben ist – wir beschreiben in Kapitel 2, wie Ärzte die Dauer der Schwangerschaft berechnen) und verschwindet gegen Ende der 11. bis 12. Woche oder wird dann zumindest deutlich schwächer. Manchmal hält die Übelkeit aber auch länger an, insbesondere bei Frauen, die Zwillinge oder mehr Kinder erwarten, weil mehrere Plazenten auch mehr humanes Chorion-Gonadotropin (hCG) produzieren, ein Hormon, das von der Plazenta freigegeben wird.

Die Ursache der morgendlichen Übelkeit ist nicht völlig geklärt, scheint aber mit der vermehrten Produktion von hCG zusammenzuhängen.

Vielleicht wird man Ihnen sagen, dass morgendliche Übelkeit ein Zeichen für eine »normal« verlaufende Schwangerschaft ist, aber diese Behauptung ist ein Ammenmärchen – und das gilt auch für den umgekehrten Fall. Wenn Sie nicht unter morgendlicher Übelkeit leiden oder diese plötzlich verschwindet, machen Sie sich keine Sorgen, dass Ihre Schwangerschaft nicht normal verlaufen könnte. Genießen Sie einfach Ihr großes Glück. Ebenso hören Sie vielleicht, dass man das Geschlecht des Ungeborenen daran erkennt, wie schlimm Ihre Übelkeit ist. Auch das ist ein Ammenmärchen, kaufen Sie also noch keine rosa oder hellblauen Strampelanzüge (und blättern Sie zu Kapitel 19, in dem Sie weitere Ammenmärchen zur Geschlechtsbestimmung Ihres kleinen Wonneproppens finden).

Falls Sie unter Übelkeit leiden, haben Sie unser vollstes Mitgefühl. Selbst wenn die Übelkeit nicht zu Erbrechen führt, kann sie sehr unangenehm und wirklich lähmend sein. Bestimmte Gerüche – Essen, Parfüm oder muffige Orte – können die Sache noch verschlimmern. Werfen Sie einen Blick in den Kasten »So halten Sie Ihre Übelkeit in Schach«, der einige Tipps enthält, wie Sie die morgendliche Übelkeit lindern können.

Wenn Ihnen Ihre Übelkeit wirklich zu schaffen macht, reden Sie mit Ihrem Arzt über rezeptfreie oder verschreibungspflichtige Medikamente. Es gibt Hinweise darauf, dass dreimal täglich 25 mg Vitamin B6 die Übelkeit lindern kann. Eine Kombination aus Vitamin B6 und dem Antihistamin Doxylamin kann ebenfalls helfen. Nehmen Sie sich die Zeit und reden Sie mit Ihrem Arzt über die Möglichkeit, Vitamin B6 auszuprobieren, mit oder ohne Doxylamin. Denken Sie daran, dass Doxylamin als Schlafmittel vermarktet wird und Sie recht schläfrig machen kann. Als Therapieempfehlung bei Übelkeit und Erbrechen gilt Meclozin. Es ist ein altbewährtes und gut untersuchtes Medikament und das Mittel der ersten Wahl.

Bei extremer Übelkeit, mit oder ohne Erbrechen, sollten Sie mit Ihrem Arzt über mögliche hilfreiche Medikamente reden. Einigen Frauen helfen Medikamente mit Metoclopramid (Paspertin). Diese Medikamente gibt es auch als Zäpfchen oder können vom Arzt gespritzt werden, *up ...*

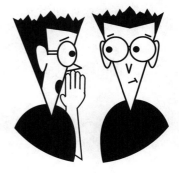

... up ... update

Nutzen Sie den UPDATE-SERVICE des mitp-Teams bei vmi-Buch. Registrieren Sie sich jetzt!

Unsere Bücher sind mit großer Sorgfalt erstellt. Wir sind stets darauf bedacht, Sie mit den aktuellsten Inhalten zu versorgen, weil wir wissen, dass Sie gerade darauf großen Wert legen. Unsere Bücher geben den topaktuellen Wissens- und Praxisstand wieder.

Möchten Sie über das gesamte Programm des mitp-Verlags informiert werden? Dafür haben wir einen besonderen Leser-Service eingeführt.

Lassen Sie sich professionell, zuverlässig und fundiert auf den neuesten Stand bringen.

Registrieren Sie sich jetzt auf www.mitp.de oder **www.vmi-buch.de** und Sie erhalten zukünftig einen E-Mail-Newsletter mit Hinweisen auf Aktivitäten des Verlages wie zum Beispiel unsere aktuellen, kostenlosen Downloads.

Ihr Team von mitp

was den Vorteil hat, dass Frauen, denen so schlecht ist, dass sie nicht einmal eine Pille schlucken können, trotzdem Linderung finden.

Gelegentlich können Übelkeit und Erbrechen so schlimm werden, dass Sie an einer *Hyperemesis gravidarum*, einer extremen Schwangerschaftsübelkeit erkranken. Zu den Symptomen dieser Krankheit gehören Dehydrierung und Gewichtsverlust. Falls Ihnen das passiert, müssen Sie möglicherweise intravenös mit Flüssigkeit und Medikamenten versorgt werden.

Wenn Ihre Übelkeit außer Kontrolle gerät – Sie an Gewicht verlieren, keinerlei Nahrung oder Flüssigkeit bei sich behalten können oder sich schwindlig und schwach fühlen –, setzen Sie sich mit Ihrem Arzt in Verbindung.

Wenn Sie weniger als sechs Wochen schwanger sind, können Sie statt Ihrer Schwangerschaftsvitamine Folsäure nehmen. Folsäure ist das wichtigste Nahrungsergänzungsmittel für die Frühschwangerschaft und wird Ihren Magen wahrscheinlich wesentlich weniger belasten als die üblichen Multivitaminpräparate, die Ihnen in der Schwangerschaft empfohlen werden.

Sie sollten das Problem vor allem nicht noch durch unnötige Sorgen verschlimmern. Die Übelkeit ist harmlos – für Sie und für Ihr Baby. Die optimale Gewichtszunahme für die ersten drei Monate liegt bei nur einem Kilo. Und selbst wenn Sie Gewicht verlieren, ist das kein großes Problem.

Aufgeblähter Bauch

Lange bevor das Baby groß genug ist, um Ihren Bauch wachsen zu lassen, wird Ihr Gürtel vielleicht schon unbequem und Ihr Bauch sieht dicker und aufgebläht aus. Diese Nebenwirkung der Hormonumstellung wird praktisch direkt nach der Empfängnis sichtbar. Durch die vermehrte Produktion von *Progesteron*, einem der zwei wichtigsten Schwangerschaftshormone, lagern Sie Wasser ein. Außerdem verlangsamt das Hormon die Verdauung, sodass sich Ihr Darm und damit auch Ihr Bauch vergrößert. *Östrogen*, das andere wichtige Schwangerschaftshormon, bewirkt eine Vergrößerung der Gebärmutter, was Ihren Bauch ebenfalls dicker wirken lässt. Dieser Effekt ist oft in der zweiten oder dritten Schwangerschaft noch deutlicher, weil die erste Schwangerschaft die Bauchmuskeln gelockert hat.

Häufiger Harndrang

Schon früh in der Schwangerschaft haben Sie vielleicht das Gefühl, dass Sie Ihr halbes Leben auf der Toilette verbringen. Der häufige Harndrang in der Schwangerschaft hat verschiedene Gründe. Zu Beginn der Schwangerschaft liegt Ihre Gebärmutter in Ihrem Becken. Gegen Ende des ersten Schwangerschaftsdrittels (nach etwa 12 Wochen) hat sich die Gebärmutter jedoch so sehr vergrößert, dass sie bis in die Bauchhöhle reicht. Die vergrößerte Gebärmutter kann auf Ihre Harnblase drücken, was sowohl deren Aufnahmefähigkeit verringert als auch das Gefühl hervorruft, dass Sie ständig zur Toilette gehen müssen. Außerdem steigt Ihr Blutvolumen während der Schwangerschaft deutlich an, wodurch Ihre Nieren schneller Urin produzieren.

Am häufigen Harndrang können Sie nicht viel ändern, außer sich auf Ihren gesunden Menschenverstand zu verlassen. Leeren Sie Ihre Harnblase, bevor Sie aus dem Haus gehen, damit Sie nicht an den unmöglichsten Orten nach einer Toilette suchen müssen. Versuchen Sie, den erhöhten Flüssigkeitsbedarf in der Schwangerschaft vor allem tagsüber zu decken, und trinken Sie abends nur wenig, damit Sie nicht nachts ständig auf die Toilette laufen müssen. Kaffee und Tee enthalten Koffein, das *diuretisch*, also harntreibend wirkt. Um die Situation also nicht noch zu verschlimmern, sollten Sie Ihren Koffeinkonsum einschränken. (Weitere Informationen zu Koffein finden Sie in Kapitel 4.)

Wenn Ihr Harndrang stärker ist als in einer Schwangerschaft üblich, wenn Sie beim Wasserlassen Schmerzen oder ein Brennen verspüren oder Blut im Urin bemerken, wenden Sie sich an Ihren Arzt. In der Schwangerschaft ist die Gefahr größer, dass Bakterien im Urin eine Harnwegsinfektion verursachen (siehe Kapitel 16).

Kopfschmerzen

Viele Frauen leiden in der Schwangerschaft öfter als sonst unter Kopfschmerzen, die verschiedene Ursachen haben können: Übelkeit, Müdigkeit, Hunger, der an diesem Punkt sinkende Blutdruck, Verspannungen oder sogar Depressionen. Acetaminophen (Paracetamol beispielsweise in benuron oder Paracetamol-ratiopharm) kann in der empfohlenen Dosis bedenkenlos als gelegentliches Mittel gegen Kopfschmerzen eingesetzt werden. Einige Frauen schwören darauf, dass Koffein Kopfschmerzen lindert. Tatsächlich finden viele Frauen Linderung mit einer Kombination aus Paracetamol und Koffein (ohne Aspirin). Diese Kombination können Sie gelegentlich auch während der Schwangerschaft nehmen, sollten das aber nicht zur Gewohnheit werden lassen.

Etwas zu essen und Ruhe sind wirksame Mittel gegen Kopfschmerzen, die durch Übelkeit, Müdigkeit oder Hunger verursacht wurden. Versuchen Sie, regelmäßig zu essen und mehr zu schlafen. Falls diese Maßnahmen nicht helfen, haben Ihre Kopfschmerzen möglicherweise andere Ursachen.

Einfache Schmerzmittel wie Acetaminophen (Paracetamol) oder Ibuprofen (Togal, Ibuprofen) sind oft die besten Mittel gegen Kopfschmerzen, selbst gegen Migräne. Falls rezeptfreie Medikamente Ihre Kopfschmerzen nicht lindern, reden Sie mit Ihrem Arzt über die mögliche Einnahme eines milden Beruhigungs- oder Antimigränemittels.

Wägen Sie Ihre Entscheidung für oder gegen ein Migränemittel sorgfältig ab und überlegen Sie dabei, wie sehr das Problem Sie wirklich einschränkt. Wenn Ihre Kopfschmerzen chronisch sind oder oft wiederkehren, müssen Sie möglicherweise stärkere Medikamente einnehmen, trotz der Auswirkungen, die diese auf den Fetus haben können. Sprechen Sie immer erst mit Ihrem Arzt und experimentieren Sie nicht auf eigene Faust mit Medikamenten.

Vermeiden Sie die regelmäßige Einnahme von Aspirin, wenn Ihnen das Medikament nicht von Ihrem Arzt verschrieben wurde, weil Aspirin in einer Dosierung für Erwachsene die Thrombozytenfunktion beeinträchtigen kann (die wichtig für die Blutgerinnung ist). Das gilt nicht für das niedrig dosierte Aspirin 100 mg, das in bestimmten Fällen ein wichtiges Medikament zur Verbesserung der Plazentafunktion sein kann.

Wenn Ihre Kopfschmerzen sehr stark sind und nicht nachlassen, ist möglicherweise eine gründliche medizinische Untersuchung oder eine Überweisung zu einem Neurologen angesagt. In einem späteren Stadium der Schwangerschaft können Kopfschmerzen ein Signal für eine beginnende Präklampsie sein (die in Kapitel 15 dargestellt wird). In diesem Fall werden Ihre Kopfschmerzen wahrscheinlich von Schwellungen in Händen und Füßen und hohem Blutdruck begleitet. Wenn Sie im späten zweiten oder letzten Schwangerschaftsdrittel unter starken Kopfschmerzen leiden, gehen Sie zum Arzt.

Verstopfung

Etwa die Hälfte aller Schwangeren klagt über Verstopfung. Die hohen Progesteronwerte in Ihrem Blut können die Aktivität in Ihrem Verdauungstrakt verlangsamen und Verstopfung verursachen. Falls Sie Eisenpräparate nehmen, tragen diese oft noch zu einer Verschlimmerung der Symptome bei. Folgende Tipps können helfen:

✔ **Nehmen Sie viele Ballaststoffe zu sich.** Kleiemüslis, Obst und Gemüse sind gute Ballaststofflieferanten. Einigen Frauen hilft Popcorn, allerdings ohne viel Butter oder Öl. Werfen Sie einen Blick auf die Ballaststoffangaben auf Verpackungsetiketten und wählen Sie Nahrungsmittel mit höheren Ballaststoffanteilen.

✔ **Trinken Sie viel Wasser.** Genügend Flüssigkeit hilft Ihnen, den Transport von Nahrung und Abbaustoffen im Verdauungstrakt in Gang zu halten. Einige Säfte (insbesondere Pflaumensaft) können ebenfalls helfen, während andere (wie beispielsweise Apfelsaft) das Problem eher verstärken.

✔ **Nehmen Sie einen Stuhlaufweicher.** Ein Stuhlaufweicher auf Basis von Docusat-Natrium oder Paraffinöl wie Obstinol ist kein Abführmittel – es hält den Stuhl lediglich weich. Stuhlaufweicher können in der Schwangerschaft zwei- bis dreimal pro Tag eingenommen werden. Vermeiden Sie Abführmittel, weil diese Bauchkrämpfe und gelegentlich Wehen hervorrufen können. Jeder sollte eine chronische Einnahme von Abführmitteln vermeiden – egal, ob schwanger oder nicht. Wenn Sie sehr verstopft sind und kein erhöhtes Risiko für eine Frühgeburt besteht, sollten Sie mit Ihrem Arzt über die kurzzeitige Einnahme eines milden Abführmittels wie Glycerinzäpfchen oder Milchzucker reden.

✔ **Treiben Sie regelmäßig Sport.** Bewegung wirkt Verstopfung entgegen, treiben Sie deshalb regelmäßig Sport (und wenn es nur flottes Spazierengehen ist).

Krämpfe

Möglicherweise leiden Sie im ersten Schwangerschaftsdrittel unter leichten, menstruationsartigen Krämpfen, ein häufiges Symptom, das Ihnen keine Sorgen bereiten sollte. Die Krämpfe werden wahrscheinlich durch das Wachstum und die Ausbreitung der Gebärmutter verursacht.

Falls Sie Krämpfe in Verbindung mit vaginalen Blutungen haben, wenden Sie sich an Ihren Arzt. Zwar läuft bei den meisten Frauen mit Bauchkrämpfen und Blutungen die Schwangerschaft vollkommen normal weiter, aber diese Symptome können erste Anzeichen einer Fehlgeburt sein. Krämpfe allein, ohne Blutungen, sind sehr wahrscheinlich kein Problem.

Ihre erste Vorsorgeuntersuchung

Nachdem der Schwangerschaftstest zu Hause die guten Neuigkeiten bestätigt hat, machen Sie einen Termin für Ihre erste Vorsorgeuntersuchung bei Ihrem Schwangerschaftsbetreuer aus. Diese Vorsorgeuntersuchungen sind ein regelmäßiger Teil Ihrer Schwangerschaft, nicht nur, um Ihre eigene Gesundheit, sondern auch die Ihres Babys zu sichern. Vielleicht ist die erste Vorsorgeuntersuchung der erste Termin mit der Person, die Sie durch Ihre Schwangerschaft begleiten wird. (Falls Sie noch keinen Betreuer ausgewählt haben, werfen Sie einen Blick in Kapitel 2, um einen Überblick über die verfügbaren Vorsorgemöglichkeiten und einige Tipps zur Auswahl zu erhalten.) Vielleicht gehen Sie aber auch schon seit Jahren zu einem Gynäkologen oder Allgemeinmediziner, mit dem Sie bereits viele Themen besprochen haben, die normalerweise bei einer ersten Schwangerschaftsvorsorgeuntersuchung abgedeckt werden.

Wenn es irgendwie möglich ist, nehmen Sie den werdenden Vater zu dieser ersten Untersuchung mit. Denn auch seine Krankheitsgeschichte und die seiner Familie ist wichtig. Außerdem sollte auch er eine Chance bekommen, Fragen zu stellen, seine Sorgen zum Ausdruck zu bringen und zu erfahren, was in den nächsten Monaten auf ihn zukommt.

Ihre erste Vorsorgeuntersuchung dauert normalerweise 30 bis 40 Minuten oder länger, weil Ihr Arzt viele Informationen für Sie hat und es viele Dinge zu bereden gibt. Bei diesem ersten Besuch wird Ihr Arzt auch Ihren Mutterpass anlegen, ein wichtiges Dokument für Ihre Schwangerschaft, in dem alle Untersuchungen, das Wachstum des Fetus und eventuell auftretende Probleme festgehalten werden. Folgeuntersuchungen sind in der Regel wesentlich kürzer, manchmal nicht länger als 5 bis 10 Minuten. Die Häufigkeit Ihrer Vorsorgeuntersuchungen hängt von Ihren ganz persönlichen Bedürfnissen und eventuellen Risikofaktoren ab, im Allgemeinen finden sie im ersten Schwangerschaftsdrittel alle vier Wochen statt. Bei diesen Terminen werden Ihr Urin, Ihr Blutdruck, Ihr Gewicht und die Herztöne des Babys kontrolliert.

Der Mutterpass

Der Mutterpass ist ein wichtiges Dokument, das die werdende Mutter durch Schwangerschaft, Geburt und Nachsorge begleitet. 1968 wurde das Dokument in Deutschland eingeführt und seitdem mehrfach verändert. Der Mutterpass wird Ihnen in der Regel bei der ersten Vorsorgeuntersuchung durch den Frauenarzt ausgehändigt und enthält Daten zur Schwangerschaft und zum Kind.

Sie sollten Ihren Mutterpass zu allen Untersuchungen und auch auf eventuelle Reisen mitnehmen. Nachfolgend stellen wir die wichtigsten Inhalte des Mutterpasses und die im ersten Schwangerschaftsdrittel durchgeführten Untersuchungen näher vor.

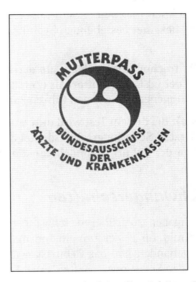

Abbildung 5.3: Der Mutterpass, in dem alle wichtigen Informationen zu Ihrer Schwangerschaft gesammelt werden

Serologische Untersuchungen

Auf diesen Seiten sind die Ergebnisse verschiedener Bluttests (serologische Untersuchungen) festgehalten. Neben den im Mutterpass vorgeschriebenen Tests ist es empfehlenswert, einen Toxoplasmose- und einen Aids-Test durchführen zu lassen (beide Erkrankungen sind in Kapitel 16 näher beschrieben). Folgende serologische Untersuchungen werden zu Beginn der Schwangerschaft durchgeführt:

✔ **Blutgruppenzugehörigkeit:** Unter ABO wird die Blutgruppe der Schwangeren (A, B, AB oder 0) eingetragen, darunter der Rhesusfaktor (Rh) vermerkt. Dieser kann positiv Rh-pos. (D+) oder negativ Rh-neg. (D-) sein. In Kapitel 15 finden Sie weitere Informationen über den Rhesusfaktor und die Auswirkungen einer Rhesusunverträglichkeit.

Schwangerschaft für Dummies

✔ **Antikörpersuchtest:** Der Antikörpersuchtest hat ebenfalls mit dem Rhesusfaktor und einer eventuellen Rhesusunverträglichkeit zu tun, die in Kapitel 15 ausführlich dargestellt ist.

✔ **Röteln-HAH-Test:** Mit dem *Röteln-Hämagglutinationshemmungstest* wird festgestellt, ob ein ausreichender Schutz gegen Röteln vorhanden ist. Eine Rötelninfektion in der Schwangerschaft kann schwere Defekte beim Kind hervorrufen. Die Immunität gegen Röteln ist lebenslang vorhanden, wenn man als Kind die Krankheit hatte oder dagegen geimpft wurde (meistens werden Mädchen mit 15 Jahren geimpft). Ein Titerwert von 1:16 oder darüber weist auf ausreichende Mengen von Antikörpern gegen Röteln im Blut hin.

✔ **LSR (Lues-Suchreaktion):** Die *Lues venera* oder *Syphilis* ist eine gefährliche Geschlechtskrankheit, die oft unerkannt bleibt, heutzutage aber relativ selten ist. Eine Schwangere kann die Krankheit im zweiten Schwangerschaftsdrittel auf den Fetus übertragen, deshalb sollte man bei einer bestehenden Syphilis möglichst frühzeitig mit Antibiotika behandeln.

✔ **Nachweis von Chlamydia trachomatis-Antigen aus der Zervix:** *Chlamydia trachomatis* ist ein Krankheitserreger, der im Gebärmutterhals (Zervix) vorkommen und beim Neugeborenen zu Augen- und Lungenentzündungen führen kann.

✔ **Hepatitis B (HBs-Antigen):** Bei diesem Test wird untersucht, ob eine Hepatitis-B-Infektion vorliegt. Er wird im letzten Schwangerschaftsdrittel durchgeführt, um im Falle eines positiven Befunds noch vor der Geburt behandeln zu können.

Vorangegangene Schwangerschaften

In diesem Bereich werden Angaben zu früheren Schwangerschaften und Geburten gesammelt, dazu gehören der Zeitpunkt, ob es sich um eine normale Geburt (Spontangeburt) oder einen Kaiserschnitt (Sectio) gehandelt hat, das Geburtsgewicht und weitere wichtige Daten. Außerdem werden alle bisherigen Schwangerschaften, auch Fehlgeburten, Abtreibungen oder Bauchhöhlenschwangerschaften, verzeichnet.

Anamnese und allgemeine Befunde/Erste Vorsorgeuntersuchung

An dieser Stelle werden Alter, Gewicht vor der Schwangerschaft und Größe der Schwangeren sowie die Anzahl der bisherigen Schwangerschaften (Gravida) und Geburten (Para) festgehalten. Der darunter stehende Risikokatalog soll helfen, eine Schwangerschaft als Risikoschwangerschaft einzustufen.

An dieser Stelle hält Ihr Schwangerschaftsbetreuer außerdem fest, dass er Sie zu allgemeinen Themen wie Beruf, Reisen, Ernährung, Genussmittel, Sport und Schwangerschaftsgymnastik beraten hat und mit Ihnen über die Möglichkeiten genetischer Untersuchungen sowie mögliche Risiken in der Schwangerschaft gesprochen hat.

Terminbestimmung

In diesem Bereich werden alle Daten festgehalten, die für die Berechnung des Geburtstermins von Bedeutung sind. Dazu zählen der Zyklus, die letzte Periode, der Zeitpunkt der Empfängnis (falls Sie diesen kennen) und eines positiven Schwangerschaftstests.

Besondere Befunde im Schwangerschaftsverlauf

Dieser zweite Risikokatalog bezieht sich auf Probleme, die während der Schwangerschaft auftreten können. Zu diesen »besonderen Befunden« gehören ebenso seelische Belastungen wie frühe Blutungen oder Infektionen. Lassen Sie sich durch einen Eintrag in dieser Liste nicht verunsichern, denn nicht alle hier angekreuzten Risiken bedeuten, dass Ihre Schwangerschaft nicht gut verläuft.

Das Gravidogramm

Im *Gravidogramm* werden die Ergebnisse der regelmäßigen Vorsorgeuntersuchungen schriftlich festgehalten. Dazu zählen die Schwangerschaftswoche und eine eventuelle Korrektur derselben sowie der Fundusstand, mit dem das Wachstum des Ungeborenen überwacht wird.

Die Kindslage wird erst gegen Ende der Schwangerschaft wichtig, hier werden die Abkürzungen SL (Schädellage), QL (Querlage) oder BEL (Beckenendlage) eingetragen. Ihr Schwangerschaftsbetreuer hält außerdem fest, ob fetale Herztöne vorhanden sind und ob Sie bereits Kindsbewegungen spüren.

Ödeme sind Wassereinlagerungen in Beinen und Armen der Schwangeren, Varikosis sind Krampfadern, die im späteren Stadium der Schwangerschaft auftreten können.

Im Gravidogramm wird außerdem Ihr Gewicht und Ihr Blutdruck (RR) kontrolliert. Hb bezeichnet die Konzentration von Eisen (Hämoglobin) im Blut, die durch regelmäßige Bluttests geprüft wird. Um die Sauerstoffversorgung des Ungeborenen sicherzustellen, werden bei einem Wert unter 10,5 meist Eisenpräparate verschrieben.

Im Bereich Sediment werden die Ergebnisse der regelmäßigen Urinuntersuchungen festgehalten, bei denen Ihr Urin auf Eiweiß, Zucker, Nitrit und Blut überprüft wird. Ihr Schwangerschaftsbetreuer hält außerdem alle Befunde eventueller vaginaler Untersuchungen in der nächsten Spalte fest. Unter sonstige Befunde werden beispielsweise die Ergebnisse weiterer Blutuntersuchungen wie Toxoplasmose oder Triple-Test aufgeführt.

Ultraschalldiagnostik

Hier werden die Ergebnisse der Ultraschalluntersuchungen in Ihrer Schwangerschaft festgehalten. Auf diese werden wir im nächsten Abschnitt etwas ausführlicher eingehen.

Cardiotokographische Befunde

Falls es auffällige cardiotokographische Befunde gibt, werden diese hier aufgeführt. Der Herzton-Wehenschreiber (Cardiotokograph, CTG) zeichnet die Herztätigkeit des Kindes sowie die mögliche Wehenbereitschaft der Gebärmutter auf. Das Gerät besteht aus einem kleinen Ultraschallkopf und einem Wehendruckmesser, die am Bauch der Schwangeren angebracht werden. Der Cardiotokograph gehört zu den wichtigsten Hilfsmitteln bei der Überwachung einer Geburt. Er wird in der Vorsorge im letzten Schwangerschaftsdrittel eingesetzt, um sicherzustellen, dass es dem Ungeborenen gut geht.

Normkurven für den Wachstumsverlauf

Anhand der Normkurven kann Ihr Schwangerschaftsbetreuer feststellen, ob das Wachstum Ihres Babys der Norm entspricht. Er trägt die Ergebnisse der Ultraschallmessungen in die Kurven ein.

Abschlussuntersuchung/Epikrise

Bei der Abschlussuntersuchung werden noch einmal Daten zu Schwangerschaft, Geburtsverlauf und Wochenbett festgehalten.

Ihre erste Ultraschalluntersuchung

Ein Ultraschallgerät erstellt mithilfe von Schallwellen ein Bild der Gebärmutter und des darin heranwachsenden Fetus. Ultraschalluntersuchungen beinhalten keine Strahlung und sind deshalb weder für Sie noch für Ihr Baby schädlich. Oft wird die erste Ultraschalluntersuchung in der Schwangerschaft vaginal durchgeführt, was bedeutet, dass eine spezielle Ultraschallsonde in Ihre Scheide eingeführt wird. Der Vorteil dieser Vorgehensweise ist, dass die Sonde oder der Ultraschallkopf näher am Fetus ist und einen vielen klareren Blick ermöglicht als eine Standarduntersuchung über die Bauchoberfläche.

 Einige Frauen machen sich Sorgen, dass die in die Scheide eingeführte Ultraschallsonde das Baby verletzen könnte. Zwar ist diese Angst verständlich, sie ist aber vollkommen unbegründet. Die Sonde ist absolut sicher.

Die folgenden Aspekte werden während einer ersten Ultraschalluntersuchung geprüft:

- ✔ **Die Genauigkeit des Geburtstermins:** Eine Ultraschalluntersuchung kann zeigen, ob der Embryo oder Fetus größer oder kleiner ist, als er nach den Angaben zu Ihrer letzten Periode sein sollte. Wenn die Schädel-Steiß-Länge (siehe Abbildung 5.2) mehr als drei oder vier Tage vom errechneten Geburtstermin abweicht, wird Ihr Arzt diesen Termin wahrscheinlich ändern. Eine Ultraschalluntersuchung im ersten Schwangerschaftsdrittel, insbesondere in der Frühschwangerschaft, ist in Bezug auf die Festlegung oder Bestätigung des Geburtstermins sehr genau.

✔ **Die vitale Schwangerschaft:** In der fünften oder sechsten Schwangerschaftswoche kann man während einer Ultraschalluntersuchung den embryonalen Herzschlag sehen. Die Feststellung des embryonalen Herzschlags senkt das Risiko für eine Fehlgeburt bedeutend (um etwa 3 Prozent). Vor der fünften Woche ist der Embryo selbst möglicherweise noch nicht sichtbar, stattdessen ist auf dem Ultraschallmonitor nur der Fruchtsack zu sehen.

✔ **Fetale Anomalien:** Zwar wird eine ausführliche Ultraschalluntersuchung zur Erkennung struktureller Anomalien beim Fetus normalerweise erst um die 20. Schwangerschaftswoche durchgeführt, aber einige Störungen können schon nach 11 oder 12 Wochen erkennbar sein. Ein großer Teil des Gehirns, der Wirbelsäule, der Gliedmaßen, des Bauches und die Strukturen des Harntrakts können bei einer vaginalen Ultraschalluntersuchung überprüft werden. Außerdem kann eine Verdickung hinter dem Hals des Fetus (die als *Nackenfalte* bezeichnet wird) Hinweise auf ein erhöhtes Risiko für bestimmte genetische oder Chromosomenfehler geben.

✔ **Anzahl der Feten:** Eine Ultraschalluntersuchung gibt auch Aufschluss darüber, ob Sie mehr als ein Baby bekommen werden. Außerdem geben eventuell vorhandene trennende Einhäute und die Standorte der Plazenta Hinweise darauf, ob die Feten eine gemeinsame oder jeweils eigene Plazenten haben. Dieses Thema wird ausführlicher in Kapitel 14 dargestellt.

✔ **Der Zustand Ihrer Eierstöcke:** In einer Ultraschalluntersuchung können auch Anomalien oder Zysten an Ihren Eierstöcken erkannt werden. Manchmal ist auf dem Ultraschallbild eine kleine Zyste zu sehen, die als *Gelbkörperzyste* bezeichnet wird und sich an der Stelle bildet, an der das Ei freigegeben wurde. Im Laufe von drei, vier Monaten bildet sich diese Zyste wieder zurück. Zwei andere Arten von Zysten namens *Dermoidzyste* und *einfache Zyste* stehen nicht in Zusammenhang mit einer Schwangerschaft und können zufällig während einer Ultraschalluntersuchung entdeckt werden. Ob und wann diese Zysten entfernt werden müssen, hängt von der Größe der Zyste und den eventuellen Symptomen ab.

✔ **Myome:** *Myome* sind gutartige Tumore des Gebärmuttermuskels; sie werden in Kapitel 16 näher dargestellt.

✔ **Ort der Schwangerschaft:** Gelegentlich nistet sich die Schwangerschaft außerhalb der Gebärmutter ein, was als *extrauterine* oder *ektope Schwangerschaft* bezeichnet wird – dazu mehr später in diesem Kapitel.

Mögliche Gefahren erkennen

In jedem Schwangerschaftsdrittel können einige Dinge nicht ganz reibungslos verlaufen. In den folgenden Abschnitten stellen wir mögliche Probleme im ersten Schwangerschaftsdrittel und ihre Bedeutung für Sie näher dar.

Blutungen

Es ist gar nicht so unüblich, dass Frauen zu Beginn der Schwangerschaft, etwa um die Zeit der ausbleibenden Periode, Blutungen haben. Normalerweise sind diese Blutungen weniger stark als eine Periodenblutung und halten nur ein, zwei Tage an. Dieses Phänomen wird als *Implantationsblutung* oder *Einnistungsblutung* bezeichnet und entsteht, wenn sich die befruchtete Eizelle in die Gebärmutterwand einnistet. Blutungen, die durch diese Einnistung hervorgerufen werden, sind kein Grund zur Sorge. Viele Frauen lassen sich allerdings von diesen Blutungen in die Irre führen und nehmen an, dass es sich um ihre Periode handelt.

Auch im weiteren Verlauf des ersten Drittels können Blutungen auftreten, die nicht unbedingt ein Zeichen für eine drohende Fehlgeburt sein müssen. Etwa ein Drittel aller Schwangeren haben im ersten Schwangerschaftsdrittel Blutungen und die meisten dieser Frauen bringen vollkommen gesunde Kinder zur Welt. Blutungen sind besonders häufig bei Frauen, die mehr als ein Baby erwarten – und auch hier verlaufen die meisten Schwangerschaften vollkommen normal. Hellrote Blutungen sind in der Regel ein Hinweis auf aktive Blutungen, während dunkle Flecken auf altes Blut hinweisen, das sich seinen Weg aus Muttermund und Scheide bahnt. Meistens gibt eine Ultraschalluntersuchung keinen Aufschluss über die Ursache der Blutung. Manchmal ist eine Blutansammlung, die als *subchoriale* oder *retroplazentale Blutansammlung* bezeichnet wird, sichtbar und zeigt einen blutenden Bereich hinter der Plazenta. Normalerweise dauert es mehrere Wochen, bis dieses Blut reabsorbiert wird. Während dieser Zeit kann weiter dunkles Blut nach außen dringen.

Manchmal sind Blutungen das erste Zeichen einer bevorstehenden Fehlgeburt (mehr Infos dazu im nächsten Abschnitt). In diesem Fall sind die Blutungen oft von Bauchkrämpfen begleitet.

Informieren Sie Ihren Arzt, wenn Sie Blutungen haben. Wenn die Blutungen nur gering sind und Sie keine Bauchkrämpfe haben, handelt es sich nicht um einen Notfall. Wenn Sie sehr stark bluten (mehr als bei einer Periodenblutung), wenden Sie sich sobald wie möglich an Ihren Arzt. Möglicherweise wird er eine Ultraschall- und eine vaginale Untersuchung durchführen, um der Ursache der Blutung auf den Grund zu gehen und nachzusehen, ob die Schwangerschaft noch besteht und sich in der Gebärmutter befindet. Meistens kann Ihr Arzt nicht viel gegen die Blutungen tun. Die meisten Ärzte werden Ihnen Ruhe und körperliche Schonung empfehlen. Es gibt keine wissenschaftlich belegten Daten, die diese

5 ➤ Das erste Schwangerschaftsdrittel

Empfehlungen stützen, aber da es kaum wirkliche Alternativen gibt, sind sie zumindest einen Versuch wert.

Fehlgeburten

Die meisten Schwangerschaften verlaufen weitestgehend komplikationsfrei bis zur Geburt des Kindes. Aber etwa ein Fünftel aller Schwangerschaften endet mit einer Fehlgeburt, oft bevor die Frau überhaupt weiß, dass sie schwanger ist. Wenn es zu Beginn der Schwangerschaft zu einer Fehlgeburt kommt, kann diese leicht mit einer regulären Periodenblutung verwechselt werden. Die Hälfte aller Fehlgeburten wird durch Chromosomenanomalien beim Embryo verursacht. Bei weiteren 20 Prozent hat der Embryo möglicherweise strukturelle Defekte, die sich in einer Ultraschall- oder pathologischen Untersuchung noch nicht erkennen lassen.

Eine Fehlgeburt kann mit Krämpfen und Blutungen beginnen. Möglicherweise haben Sie stärkere Bauchschmerzen als bei der Menstruation und verlieren Gewebe, das vom Fetus oder der Plazenta stammt. Wenn das gesamte Gewebe ausgestoßen wird, muss Ihr Arzt nichts weiter tun. Oft bleibt jedoch Gewebe in der Gebärmutter zurück und dann müssen Sie sich einer *Kürettage* unterziehen, um die Gebärmutter zu leeren. Dabei wird der Muttermund operativ geöffnet und die Inhalte der Gebärmutter abgesaugt oder ausgeschabt. Manchmal kann die Ausschabung in der Praxis Ihres Arztes erfolgen, manchmal müssen Sie ins Krankenhaus, abhängig vom Arzt, dem Schwangerschaftsalter und anderen wichtigen medizinischen Problemen.

In seltenen Fällen gibt es überhaupt keine Anzeichen für eine Fehlgeburt und Ihr Arzt entdeckt bei einer Routinevorsorgeuntersuchung, dass der Fetus nicht mehr lebt. Das wird als ein *verhaltener Abort* bezeichnet. Wenn es sehr früh in der Schwangerschaft zu einem verhaltenen Abort kommt, ist nicht immer eine Ausschabung erforderlich. Bei einem verhaltenen Abort im späteren ersten Schwangerschaftsdrittel dagegen muss Ihre Gebärmutter sehr wahrscheinlich ausgeschabt werden, um starke Blutungen und einen unvollständigen Gewebeabgang zu verhindern. Je nach gynäkologischer Vorgeschichte und abhängig davon, wie groß Ihr Wunsch ist, der Ursache der Fehlgeburt auf den Grund zu gehen, können Sie das Gewebe für eine genetische Analyse einsenden, bei der festgestellt werden kann, ob Chromosomenanomalien vorlagen. Weil die Hälfte aller Fehlgeburten durch Chromosomenanomalien verursacht wird, kann es hilfreich sein herauszufinden, ob das auch bei Ihnen der Fall war.

Leider können die meisten Fehlgeburten nicht verhindert werden. Viele, wenn nicht die meisten, sind wahrscheinlich einfach ein Mittel der Natur, eine nicht normale Schwangerschaft zu beenden. Eine Fehlgeburt bedeutet nicht, dass Sie nicht in Zukunft eine normale Schwangerschaft haben können. Tatsächlich sind die Chancen selbst bei Frauen mit zwei aufeinander folgenden Fehlgeburten relativ hoch (etwa 70 Prozent), dass die nächste Schwangerschaft auch ohne besondere Behandlung bis zum Ende ausgetragen wird.

Jede Frau, die zwei oder drei aufeinander folgende Fehlgeburten hat, *kann* an einer grundlegenden Störung leiden, die sich erkennen und möglicherweise behandeln lässt. Hierfür gibt es Untersuchungen und spezielle Tests, die nach den Ursachen forschen. Manche Frauen möchten sich bereits nach der ersten Fehlgeburt untersuchen lassen. Reden Sie mit Ihrem Arzt über die Möglichkeiten bestimmter Tests oder einer Chromosomenanalyse.

Extrauterine Schwangerschaft

Zu einer *extrauterinen* oder *ektopen Schwangerschaft* kommt es, wenn sich die befruchtete Eizelle außerhalb der Gebärmutter einnistet – in einem Eileiter, dem Eierstock, dem Bauch oder dem Gebärmutterhals. Eine ektope Schwangerschaft ist ein ernst zu nehmendes Problem, das die Gesundheit der Schwangeren bedroht. Glücklicherweise ist die Ultraschalltechnik mittlerweile so weit fortgeschritten, dass extrauterine Schwangerschaften sehr früh erkannt werden können.

Zu den Zeichen einer ektopen Schwangerschaft zählen vaginale Blutungen, Bauchschmerzen sowie Schwindel- und Schwächegefühl. Es ist aber auch durchaus möglich, dass Sie keinerlei Symptome zeigen. Dann stellt Ihr Arzt die fehllokalisierte Schwangerschaft erst während einer Ultraschalluntersuchung fest. Ihr Arzt hat verschiedene Behandlungsmöglichkeiten, die davon abhängen, wo sich der Embryo oder Fetus befindet, wie weit die Schwangerschaft fortgeschritten ist und welche Symptome Sie haben. Leider kann der Arzt den Embryo oder Fetus nicht in die Gebärmutter versetzen, um die Schwangerschaft zu erhalten.

Das zweite Schwangerschaftsdrittel

In diesem Kapitel

▶ Ein Blick auf die Entwicklung Ihres Babys

▶ Schwanger aussehen – und sich schwanger fühlen

▶ Mögliche Gefahren erkennen

Das zweite Schwangerschaftsdrittel, das die drei Monate zwischen der 13. und der 26. Woche umfasst, ist oft die angenehmste Zeit der Schwangerschaft. Übelkeit und Müdigkeit, unter denen Sie im ersten Schwangerschaftsdrittel gelitten haben, sind normalerweise vorüber und Sie fühlen sich wieder schwungvoller und wohler. Das zweite Schwangerschaftsdrittel ist eine sehr aufregende Zeit, denn jetzt werden Sie die ersten Bewegungen Ihres Kindes spüren und die Schwangerschaft wird nach außen sichtbar. Im zweiten Schwangerschaftsdrittel können Bluttests, pränatale Untersuchungen und eine Ultraschalluntersuchung (Sonogramm) bestätigen, dass Ihr Baby gesund ist und normal wächst. Und viele Frauen begreifen erst jetzt so richtig, dass sie bald ein Baby haben werden. Das zweite Schwangerschaftsdrittel ist häufig die Zeit, in der Sie beginnen, Ihre aufregenden Neuigkeiten mit Freunden, Verwandten und Kollegen zu teilen.

So entwickelt sich Ihr Baby

Ihr Baby wächst im zweiten Schwangerschaftsdrittel schnell, wie Sie in Abbildung 6.1 sehen können. Der Fetus misst nach 13 Wochen etwa 10 cm. Nach 26 Wochen hat er eine Größe von rund 35 cm und ein Gewicht um 1.000 Gramm erreicht. Zwischen der 14. und 16. Schwangerschaftswoche beginnen sich die Gliedmaßen zu verlängern und wie Arme und Beine auszusehen. Jetzt werden auch koordinierte Arm- und Beinbewegungen im Ultraschall sichtbar. Zwischen der 19. und 22. Schwangerschaftswoche werden Sie die ersten Bewegungen Ihres Babys spüren, die allerdings noch keinerlei Regeln folgen.

Der Kopf, der im ersten Schwangerschaftsdrittel im Vergleich zum restlichen Körper zu groß war, bekommt jetzt langsam die richtigen Proportionen, während der Körper aufholt. Die Knochen verfestigen sich und werden im Ultraschall erkennbar. Zu Beginn des zweiten Schwangerschaftsdrittels erinnert der Fetus ein wenig an einen Außerirdischen (denken Sie an E.T.), aber nach 26 Wochen sieht er schon sehr wie ein menschliches Baby aus.

Der Fetus ist jetzt erkennbar aktiv. Er bewegt sich nicht nur, sondern hat regelmäßige Schlaf- und Wachphasen, er kann hören und schlucken. Die Lungenentwicklung macht zwischen der 20. und 25. Woche einen großen Sprung. Nach 24 Wochen bilden die Lungen den *Antiatelektasefaktor*, eine chemische Substanz, die es der Lunge ermöglicht, in einem erweiterten Zustand zu bleiben. Zwischen der 26. und 28. Woche öffnen sich die bis dahin fest verschlossenen Augen und die so genannten *Lanugohaare* erscheinen auf dem Kopf und Körper des Fetus. Fettspeicher werden unter der Haut angelegt und das zentrale Nervensystem reift erheblich.

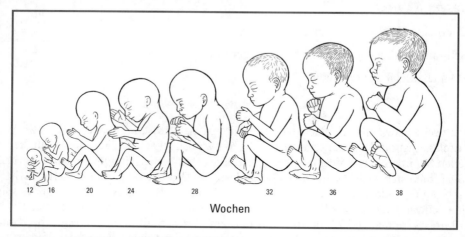

Abbildung 6.1: Während des zweiten Schwangerschaftsdrittels wächst und entwickelt sich Ihr Baby mit erstaunlicher Geschwindigkeit.

Mit 24 Wochen gilt der Fetus als *lebensfähig*. Würde er jetzt geboren werden, bestünde eine berechtigte Chance, dass er überleben könnte, wenn die Geburt in einem Krankenhaus stattfindet, das über eine gut ausgestattete Pränatalabteilung und entsprechend erfahrene Ärzte verfügt. Ein Frühgeborenes, das nach 28 Wochen Schwangerschaft zur Welt kommt und auf einer Intensivstation behandelt wird, hat hervorragende Überlebenschancen.

Die meisten werdenden Mütter spüren in dieser Zeit die ersten Bewegungen ihres Babys. Der genaue Zeitpunkt lässt sich schwer festlegen. Die meisten Frauen bemerken ein erstes Flattern (die erste Kindsbewegung) nach etwa 19 bis 20 Wochen. Nicht jede Frau kann definitiv sagen, dass dieses Gefühl tatsächlich das Baby ist. Manche denken, es sind Blähungen (und vielleicht haben Sie ja zu viel Blumenkohl gegessen) –, aber wahrscheinlich ist es tatsächlich das Baby. Nach etwa 20 bis 22 Wochen werden die fetalen Bewegungen deutlicher, sind aber immer noch unregelmäßig. Im Lauf der nächsten vier Wochen bildet sich dann ein regelmäßigeres Muster aus.

Jedes Baby hat sein eigenes individuelles Bewegungsmuster. Vielleicht bewegt sich Ihr Baby mehr in der Nacht – möglicherweise um Sie auf all die schlaflosen Nächte vorzubereiten, die Sie nach der Geburt erwarten. Oder vielleicht werden Ihnen die Bewegungen Ihres Babys nachts auch einfach stärker bewusst, weil Sie zu dieser Zeit ruhiger sind. Falls dies Ihr zweites (oder drittes oder viertes ...) Kind ist, spüren Sie die ersten Bewegungen möglicherweise schon ein, zwei Wochen früher.

Wenn Sie nach 22 Wochen noch keine Kindsbewegungen gespürt haben, teilen Sie das Ihrem Arzt mit. Wahrscheinlich wird er eine Ultraschalluntersuchung durchführen, um nach dem Baby zu sehen. Oft ist die Ursache für ausbleibende Kindsbewegungen eine an der Vorderwand der Gebärmutter zwischen dem Baby und Ihrer Haut liegende Plazenta. In diesem Fall wirkt die Plazenta wie ein Kissen und Sie spüren die ersten Bewegungen erst später.

Wenn die Bewegungen des Babys nach 26 bis 28 Wochen weniger als üblich werden, gehen Sie zu Ihrem Arzt. Nach 28 Wochen sollten Sie Ihr Baby nach dem Abendessen sechsmal pro Stunde spüren. Wenn Sie nicht sicher sind, ob sich das Baby bewegt, legen Sie sich auf die linke Seite und zählen die Bewegungen. Wenn sich das Baby mindestens sechsmal pro Stunde bewegt – und dabei zählt jede Bewegung –, können Sie sicher sein, dass es in Ordnung ist. Wenn Sie immer noch das Gefühl haben, dass sich das Baby weniger als sonst bewegt, gehen Sie zum Arzt.

Die Veränderungen in Ihrem Körper verstehen

Nach zwölf Wochen beginnt sich die Gebärmutter aus dem Becken zu heben. Ihr Arzt kann den oberen Rand der Gebärmutter durch Ihre Bauchdecke fühlen. Nach 20 Wochen erreicht die Gebärmutter Ihren Bauchnabel. Danach wächst sie jede Woche um etwa einen Zentimeter. Ihr Arzt nimmt möglicherweise ein Maßband und misst die so genannte *Fundushöhe* (siehe Kapitel 3) von Ihrem Schambein bis zum oberen Rand der Gebärmutter, um zu sehen, ob Gebärmutter und Baby entsprechend wachsen. Bei vielen Frauen wird die Schwangerschaft ab der 16. Woche sichtbar, auch wenn sich das schwangere Aussehen von Frau zu Frau stark unterscheidet. Einige Frauen sehen schon nach 12 Wochen schwanger aus, anderen sieht man die Schwangerschaft bis zur 28. Woche kaum an.

Viele der Veränderungen, die Sie jetzt erleben, haben nur wenig mit der Größe Ihres Bauches zu tun, sondern hängen eher mit der Entwicklung des Babys und der fortwährenden Anpassung Ihres Körpers an die Schwangerschaft zusammen. Ob Sie alle, einige oder gar keine der nachfolgend beschriebenen Symptome haben, ist von Frau zu Frau verschieden.

Vergesslichkeit und Ungeschicklichkeit

Vor ihrer Schwangerschaft hätte Joanne nie geglaubt, dass das Verlegen von Schlüsseln, das ständige Stoßen an Möbeln oder das Fallenlassen von Gegenständen zu den Nebenwirkungen einer Schwangerschaft zählt. Wir kennen keine medizinische Erklärung für diese Dinge, aber manche Frauen fühlen sich tatsächlich schusseliger und tollpatschiger. Sollte das bei Ihnen der Fall sein, machen Sie sich keine Sorgen. Sie werden nicht verrückt. Sehen Sie das Positive: Jetzt haben Sie endlich eine Entschuldigung dafür, wenn Sie den Geburtstag Ihrer besten Freundin vergessen. Und Sie können sicher sein, dass Ihr brillantes, koordiniertes Selbst nach der Geburt Ihres Babys wieder zurückkehrt.

Blähungen

Möglicherweise stellen Sie fest, dass Sie in diesem Schwangerschaftsdrittel die äußerst störende und peinliche Tendenz entwickeln, in den unmöglichsten Situationen aufzustoßen oder unter Blähungen zu leiden. (Jetzt können Sie einen Wettbewerb mit Ihrem Mann veranstalten.) Vielleicht ist es ein kleiner Trost zu wissen, dass Sie nicht die erste Schwangere sind, die unter diesem Problem leidet. Allerdings können Sie auch nur sehr wenig dagegen tun – abgesehen davon, sich einen Hund zuzulegen, dem Sie die Schuld in die Schuhe schieben. Versuchen Sie, Verstopfung zu vermeiden (siehe Kapitel 5), weil diese Blähungen verschlimmern können. Vermeiden Sie außerdem üppige Mahlzeiten, nach denen Sie sich aufgebläht und unwohl fühlen, oder Nahrungsmittel, von denen Sie wissen, dass sie das Problem verschlimmern.

Umstandskleidung

Zum Glück hat die Modeindustrie erkannt, dass Frauen auch dann chic und professionell aussehen möchten, wenn sie schwanger sind – und das ist mit diesen riesigen Zeltblusen mit großen Schleifen am Hals wohl kaum der Fall. Viele Frauen freuen sich darauf, Umstandskleidung einzukaufen, anderen ist es lieber, so lange wie möglich normale Kleidung zu tragen. Denken Sie daran, dass Sie Umstandskleidung nur für wenige Monate benötigen und sie ist nicht gerade billig. Hier sind einige Vorschläge:

✔ Planen Sie nicht zu weit im Voraus, kaufen Sie die Kleidung nach Bedarf. Es ist schwer vorauszusehen, wie groß Ihr Bauch wird und ob Sie das Baby eher hoch oder tief tragen werden. Wenn Sie einkaufen gehen, kaufen Sie Kleidung, die bequem passt, aber noch ein bisschen Platz für mehr Bauch bietet.

✔ Schämen Sie sich nicht, gebrauchte Umstandskleidung zu tragen. Schwangere tragen ihre Umstandskleidung nur äußerst selten auf. Und Ihre Freundinnen freuen sich darüber, dass ihre Kleider noch gebraucht werden.

✔ Suchen Sie nach Lagerverkäufen, Secondhand-Läden oder Flohmärkten, dort können Sie günstige Umstandskleidung finden.

✔ Wenn Sie Schwierigkeiten haben, Umstandskleidung in Ihrem persönlichen Stil zu finden, denken Sie daran, dass Sie auch mit Leggins und großen Hemden oder Sweatshirts relativ weit kommen können. (Joanne hat nie Umstandskleidung gekauft.)

✔ Die vielleicht wichtigsten Kleidungsstücke sind bequeme Schuhe und größere BHs. Sowohl die Schuh- als auch die BH-Größe kann sich während der Schwangerschaft verändern.

✔ Sie müssen keine spezielle Schwangerschaftsunterwäsche tragen – es sei denn, Sie finden diese besonders bequem. Normale Unterwäsche, insbesondere im Bikinischnitt, passt gut unter einen hervorstehenden Bauch.

Haare und Nägel

Während der Schwangerschaft können Ihre Finger- und Zehennägel fester als je zuvor werden und mit bislang ungekannter Geschwindigkeit wachsen. Maniküren sind völlig bedenkenlos, wenn sie in einem renommierten, sauberen Studio gemacht werden. Sie sind außerdem ein gutes Mittel gegen Stress, also lehnen Sie sich zurück und genießen Sie Ihre schönen Nägel!

Eine Schwangerschaft beschleunigt auch Ihren Haarwuchs. Leider stellen manche Frauen fest, dass auch an ungewöhnlichen Stellen Haare sprießen – im Gesicht oder auf dem Bauch beispielsweise. Epilieren mit Wachs oder Epiliergerät und Rasieren sind sicher, aber Haarentfernungscremes (Depilatoren) enthalten Chemikalien, die nicht ausreichend untersucht sind. Da es genügend sicherere Alternativen gibt, empfehlen wir Ihnen, auf diese Cremes zu verzichten. Lassen Sie sich beruhigen, dass das ungewollte Haar mit hoher Wahrscheinlichkeit wieder verschwindet, nachdem Ihr Baby geboren wurde.

Sodbrennen

Sodbrennen – dieses brennende Gefühl, zu dem es kommt, wenn Magensäure in Ihre Speiseröhre steigt – ist in der Schwangerschaft weit verbreitet. Sodbrennen hat im Wesentlichen zwei Ursachen (von denen keine das alte Ammenmärchen rechtfertigt, dass Frauen mit Sodbrennen in der Schwangerschaft Babys mit vielen Haaren bekommen). Erstens kann der erhöhte Progesteronspiegel in Ihrem Körper die Verdauung verlangsamen und den Schließmuskel zwischen der Speiseröhre und dem Magen lockern, der normalerweise das Aufsteigen von Magensäure verhindert. Zweitens drückt die wachsende Gebärmutter den Magen nach oben, was wiederum Magensäure in die Speiseröhre gelangen lässt.

Folgende Vorschläge können gegen Sodbrennen helfen:

✔ Essen Sie mehrere kleine Mahlzeiten statt wenige große.

✔ Nehmen Sie ein säurebindendes Mittel mit, wenn Sie ausgehen.

✔ Tragen Sie immer ein Päckchen trockene Kräcker bei sich und knabbern Sie diese, wenn Sie Sodbrennen verspüren, denn sie neutralisieren das Gas.

✔ Vermeiden Sie scharfe, fettige und ölige Speisen.

✔ Essen Sie nicht vor dem Schlafengehen, weil es meist dann zu Sodbrennen kommt, wenn Sie sich hinlegen. Versuchen Sie außerdem erhöht zu schlafen, indem Sie Ihren Kopf auf mehrere Kissen legen.

✔ Wenn das Sodbrennen unerträglich wird, reden Sie mit Ihrem Arzt über eine medikamentöse Behandlung. Viele wirksame Mittel gegen Sodbrennen können auch während einer Schwangerschaft bedenkenlos eingesetzt werden. Die Einnahme von Cimetidin (Tagamet), Ranitidin (Zantic) und Omeprazol (Antra) im ersten Schwangerschaftsdrittel wurde getestet und Forscher konnten kein erhöhtes Risiko für Geburtsdefekte, Frühgeburten oder fetale Wachstumsprobleme erkennen.

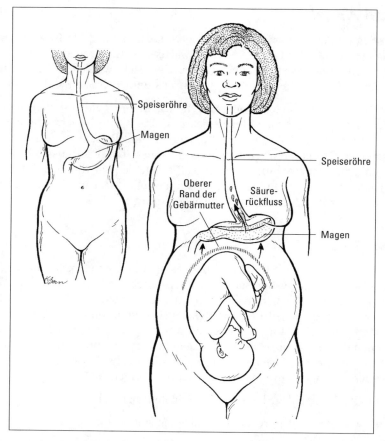

Abbildung 6.2: Wenn Ihr Baby wächst, vergrößert sich die Gebärmutter und drückt auf Ihren Magen und die Speiseröhre, was zu Sodbrennen führen kann.

Unterbauch-/Leistenschmerzen

Zwischen der 18. und der 24. Woche spüren Sie möglicherweise einen schneidenden oder dumpfen Schmerz an den Leisten auf einer oder beiden Seiten. Wenn Sie sich schnell bewegen oder aufstehen, wird der Schmerz vielleicht schlimmer, wenn Sie sich hinlegen, lässt er nach. Dieser Schmerz wird als *Mutterbandschmerz* bezeichnet. Die runden Mutterbänder sind Bänder aus faserigem Gewebe auf jeder Seite der Gebärmutter, die den oberen Rand der Gebärmutter am Labium befestigen. Die Schmerzen treten auf, weil sich die Bänder während des Wachstums der Gebärmutter dehnen. Diese Schmerzen können relativ unangenehm sein, sind aber normal. Die gute Nachricht ist, dass sie normalerweise nach 24 Wochen verschwinden oder zumindest deutlich nachlassen.

Manchmal spüren Sie in der Mitte des zweten Schwangerschaftsdrittels (der genaue Zeitpunkt variiert) vielleicht erstmals leichte und kurze Wehen oder Krämpfe. Diese werden als *Braxton-Hicks-Wehen* bezeichnet und sind kein Grund zur Sorge. Sie machen sich oft stärker bemerkbar, wenn Sie laufen oder körperlich aktiv sind, und lassen nach, wenn Sie sich hinlegen. Wenn Sie unangenehm oder regelmäßiger werden (mehr als sechs in einer Stunde), gehen Sie zu Ihrem Arzt.

Verstopfte Nase

Der verstärkte Blutfluss in der Schwangerschaft kann auch zu einem Anschwellen der Nasenschleimhaut führen. Das wiederum kann einen ständigen Sekretausfluss und in der Folge einen chronischen Husten auslösen. Kochsalz-Nasentropfen können helfen und sind auch in der Schwangerschaft problemlos anzuwenden. Halten Sie die Luft zu Hause oder im Büro feucht. Nasensprays und abschwellende Medikamente helfen ebenfalls, sollten aber nicht länger als einige Tage verwendet werden. Sie (beziehungsweise vor allem Ihr Partner) merken vielleicht, dass Sie plötzlich schnarchen wie nie zuvor! Auch dieses typische Symptom hat mit dem Anschwellen der Nasenschleimhaut zu tun. Unser Rat? Kaufen Sie Ihrem Partner ein paar gute Ohrenstöpsel!

Nasen- und Zahnfleischbluten

Aufgrund der vermehrten Blutmenge, die während der Schwangerschaft durch Ihren Körper kreist, bluten Sie möglicherweise aus kleinen Blutgefäßen in der Nase oder am Zahnfleisch. Diese Blutungen hören normalerweise von allein auf, aber Sie können nachhelfen, indem Sie leichten Druck auf den blutenden Punkt ausüben. Falls die Blutung besonders stark wird oder häufig vorkommt, wenden Sie sich an Ihren Arzt.

 Eine weichere Zahnbürste kann Zahnfleischbluten beim Zähneputzen verringern.

Veränderungen der Haut

Die Hormone, die während der Schwangerschaft in großen Mengen durch Ihren Körper jagen, veranstalten möglicherweise seltsame Dinge mit Ihrer Haut. Nicht alle Frauen leiden unter diesen Veränderungen, die in Abbildung 6.3 dargestellt sind, aber falls Sie betroffen sind, können wir Ihnen versichern, dass sie sich normalerweise nach der Geburt des Babys wieder zurückbilden.

✔ Möglicherweise erscheint auf Ihrem Unterbauch eine dunkle Linie, die als *Linea nigra* bezeichnet wird und von der Scham bis zum Bauchnabel verläuft. Diese Linie ist bei Frauen mit dunklerer Haut deutlicher zu sehen und sehr hellhäutige Frauen haben sie oft gar nicht.

Schwangerschaft für Dummies

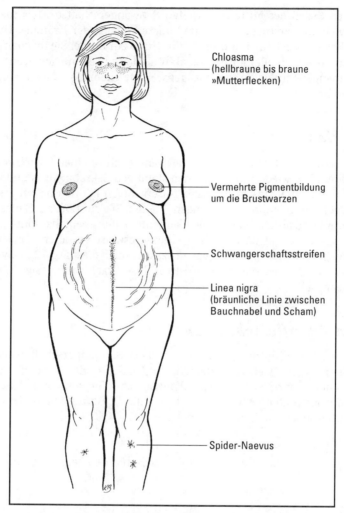

Abbildung 6.3: Einige typische Hautveränderungen in der Schwangerschaft

- ✔ Die Haut in Ihrem Gesicht kann ebenfalls in einer maskenartigen Verteilung um Wangen, Nase und Augen dunkler werden. Diese Hautverdunklung wird als *Chloasma* oder *Mutterflecken* bezeichnet. Sonneneinwirkung macht die Flecken noch dunkler.

- ✔ An beliebigen Stellen auf Ihrem Körper erscheinen jetzt manchmal rote Punkte, die man *Spider-Naevus* nennt. Wenn Sie auf diese Punkte drücken, werden sie wahrscheinlich weiß. Spider-Naevi sind eine Ansammlung von kleinen Blutgefäßen, die durch den hohen Östrogenspiegel in Ihrem Blut hervorgerufen werden und in der Regel nach der Geburt wieder verschwinden.

- ✔ Einige Frauen bemerken eine rötliche Verfärbung der Handflächen. Die als *Palmarerythem* bezeichnete Verfärbung ist ein weiterer Östrogeneffekt, der ebenfalls nach der Geburt zurückgeht.

- ✔ *Fibrome (Skin Tags)* sind kleine, warzenähnliche Hautsäckchen, die sich ebenfalls häufig in der Schwangerschaft entwickeln, wobei die Ursache nicht ganz klar ist. Glücklicherweise verblassen oder verschwinden auch diese nach der Geburt. Wenn sie also nicht wirklich störend sind, müssen Sie nicht zu einem Dermatologen eilen, um sie entfernen zu lassen.

Vorsorgeuntersuchungen

Im zweiten Schwangerschaftsdrittel werden Sie Ihren Schwangerschaftsbetreuer wahrscheinlich etwa alle vier Wochen sehen. Bei jedem Besuch werden Gewicht, Blutdruck, Urin und der Herzschlag des Babys überprüft. Sie haben vielleicht Fragen zu Kindsbewegungen, Geburtsvorbereitungskursen, Gewichtszunahme und eventuellen ungewöhnlichen Symptomen oder Problemen, die aufgetreten sind.

Das zweite Schwangerschaftsdrittel ist auch die Zeit für eine Reihe von Tests, mit denen festgestellt werden kann, ob Sie ein Risiko für Komplikationen wie Diabetes, Anämie oder Geburtsdefekte haben.

In einer weiteren Ultraschalluntersuchung prüft Ihr Arzt, ob das Baby normal wächst und ob Sie genügend Fruchtwasser haben. In Kapitel 8 finden Sie weitere Informationen zu den in diesem Schwangerschaftsdrittel üblichen pränatalen Tests.

Mögliche Gefahren erkennen

In diesem Abschnitt stellen wir einige Probleme dar, die sich im zweiten Schwangerschaftsdrittel entwickeln können und über die Sie mit Ihrem Arzt reden sollten.

Blutungen

Einige Frauen haben im zweiten Schwangerschaftsdrittel Blutungen. Zu den möglichen Ursachen zählen eine niedrig liegende Plazenta (Plazenta praevia), eine drohende Frühgeburt, eine Zervixinsuffizienz (Störung des Verschließmechanismus der Gebärmutter) oder eine vorzeitige Plazentalösung (alle in Kapitel 15 dargestellt). Manchmal kann der Arzt keine Ursache feststellen. Wenn Sie Blutungen haben, bedeutet das nicht unbedingt, dass eine Fehlgeburt bevorsteht, aber Sie sollten sich auf jeden Fall an Ihren Arzt wenden. Meistens wird er eine Ultraschalluntersuchung durchführen und Sie eine Weile überwachen, um sicherzustellen, dass Sie keine Wehen haben. Die Blutungen können das Risiko für eine Frühgeburt erhöhen, deshalb empfiehlt Ihr Arzt vielleicht, dass Ihre Schwangerschaft genauer überwacht werden muss.

Fetale Anomalien

Auch wenn die überwiegende Mehrheit der Schwangerschaften normal und problemlos verläuft, werden etwa 2 bis 3 Prozent aller Kinder mit Anomalien geboren. Die meisten dieser Anomalien sind geringfügig, auch wenn einige zu deutlichen Problemen für das Neugeborene führen können. Einige werden durch Chromosomenanomalien hervorgerufen, andere stammen von nicht normal entwickelten Organen und Strukturen. Manche Neugeborene haben beispielsweise Herzfehler oder Anomalien an Nieren, Harnblase oder am Magen-Darm-Trakt. Viele dieser Probleme, aber nicht alle, können während einer pränatalen Ultraschalluntersuchung erkannt werden (siehe Kapitel 8). Wenn Sie mit einem derartigen Problem konfrontiert werden, ist es besonders wichtig, dass Sie alle verfügbaren Informationen über die Störung zusammentragen, damit Sie wissen, was Sie erwartet und welche Behandlungsmöglichkeiten zur Verfügung stehen.

Zervixinsuffizienz

Während des zweiten Schwangerschaftsdrittels, gewöhnlich zwischen der 16. und der 24. Wochen, entwickeln manche Frauen ein Problem, das als *Zervixinsuffizienz* oder *Muttermundschwäche* bezeichnet wird. Der Muttermund öffnet und weitet sich, ohne dass die Frau Wehen spürt. Diese Störung kann zu einer Frühgeburt führen. Normalerweise hat eine Frau mit diesem Problem keine Symptome, manchmal kommt es allerdings zu einem Gefühl der Schwere oder einem ungewöhnlichen Druck auf die Scham oder zu leichten Blutungen. Bei den meisten Frauen, die unter einer Muttermundschwäche leiden, sind keine erkennbaren Ursachen zu finden. Andere können einen oder mehrere der folgenden Risikofaktoren ausweisen:

✔ **Zervizitis:** Entzündung des Gebärmutterhalses durch dort normalerweise nicht vorkommende Bakterien (meist Darmkeime). Die Bakterien können eine lokale Infektion verursachen, die zur Lockerung und Erweichung des Gebärmutterhalses führt. Begleitend können wehenähnliche Beschwerden auftreten.

✔ **Zervikales Trauma:** Es gibt Hinweise darauf, dass mehrere Ausschabungen oder ein Vorgang, der als *Konisation* bezeichnet wird (und bei dem ein kegelförmiger Teil des Muttermundes für eine Diagnose oder Behandlung von Muttermundanomalien entfernt wird), zu einer Zervixinsuffizienz führen können. Ein deutlicher Riss des Muttermundes während einer früheren Geburt kann ebenfalls das Risiko für eine Zervixinsuffizienz erhöhen.

✔ **Mehrlingsschwangerschaften:** Einige Gynäkologen glauben, dass Mehrlingsschwangerschaften, insbesondere Drillinge oder mehr, das Risiko für eine Zervixinsuffizienz erhöhen. Dieser Punkt ist sehr umstritten. Einige Ärzte empfehlen das Setzen einer *Cerclage* (Anlegen einer Naht, die den Gebärmutterhals umschlingt – siehe nachfolgende Erklärung) für alle Schwangeren, die drei oder mehr Babys tragen, andere dagegen führen diese

Behandlung nur bei Frauen durch, bei denen sie glauben, dass ein erhöhtes Risiko für eine Zervixinsuffizienz besteht. Einige Patientinnen, die eine so genannte Fetozid-Behandlung (siehe Kapitel 14) haben durchführen lassen, können ebenfalls ein höheres Risiko für eine Zervixinsuffizienz haben, auch wenn eine Routine-Cerclage zu diesem Zeitpunkt nicht anzuraten ist.

✔ **Vorgeschichte mit Zervixinsuffizienz:** Wenn Sie bereits eine Zervixinsuffizienz hatten, ist Ihr Risiko höher, in einer Folgeschwangerschaft erneut darunter zu leiden.

Wenn eine Muttermundschwäche diagnostiziert wird, bevor die Schwangerschaft verloren geht, kann der Muttermund mithilfe einer *Cerclage*, einer Naht, geschlossen werden, die wie eine Schlinge den Gebärmutterhals umgreift. Die Cerclage wird normalerweise in der 12. bis 14. Schwangerschaftswoche gesetzt, erfolgt allerdings gelegentlich auch als Notmaßnahme zu einem späteren Zeitpunkt in der Schwangerschaft. Normalerweise wird die Cerclage unter Vollnarkose oder mit einer Periduralanästhesie gesetzt. Alternativ kann ein Ring eingesetzt werden, der als *Cerclage-Pessar* bezeichnet wird.

Einige Frauen mit einer Cerclage haben in der Schwangerschaft starken Ausfluss. Wenn Sie eine Cerclage benötigen, reden Sie mit Ihrem Arzt darüber, wie aktiv Sie sein können – ob Sie Sex haben dürfen und wie viel Sport empfehlenswert ist. Komplikation bei einer gewählten Cerclage (die nicht im Notfall gesetzt wurde) sind selten, können aber Infektionen, Kontraktionen, vorzeitigen Blasensprung, Blutungen und Fehlgeburten beinhalten.

Andere potenzielle Probleme erkennen

Die folgende Liste enthält Symptome, die während des zweiten Schwangerschaftsdrittels auftreten können. Sehen Sie sich diese Liste genau an und wenden Sie sich an Ihren Arzt, wenn Sie eines dieser Symptome zeigen:

✔ Blutungen

✔ Ungewöhnliches Druck- oder Schweregefühl

✔ Regelmäßige Kontraktionen oder starke Krämpfe

✔ Ausbleiben der üblichen Kindsbewegungen

✔ Hohes Fieber

✔ Starke Bauchschmerzen

Das letzte Schwangerschaftsdrittel

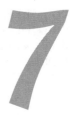

In diesem Kapitel

▶ Vorbereitungen auf den Eintritt in die Welt – Ihr Baby will raus!

▶ Der Körper verändert sich weiter – und wie man damit umgeht

▶ Geburtsvorbereitung – machen Sie sich fit für das große Ereignis

▶ Erkennen, wann es Grund zur Sorge gibt

▶ Packen für das Krankenhaus

Sie sind endlich bereit für den dritten Akt – das letzte Drittel Ihrer Schwangerschaft. Mittlerweile haben Sie sich wahrscheinlich an Ihren hervorstehenden Bauch gewöhnt, Ihre morgendliche Übelkeit ist lange vergessen und Sie erwarten und genießen die Bewegungen und Tritte Ihres Babys. In diesem Schwangerschaftsdrittel wächst Ihr Baby weiter und Ihr Schwangerschaftsbetreuer setzt die Überwachung Ihrer Gesundheit und der des Babys fort. Jetzt treffen Sie Vorbereitungen für den Neuankömmling, was neben vielen anderen Dingen bedeutet, dass Sie mit Ihrem Beruf aussetzen und dass Sie an einem Geburtsvorbereitungskurs teilnehmen (und sich aus vielen anderen Quellen über das informieren, was Ihnen bei der Geburt bevorsteht).

Ihr Baby bereitet sich auf die Geburt vor

Nach 28 Wochen ist Ihr Baby etwa 35 cm lang und rund 1.100 Gramm schwer. Bis zum Geburtstermin am Ende der 40. Woche wird es um die 50 cm lang sein und ein Gewicht zwischen 2.700 und 4.000 Gramm erreichen. Im letzten Schwangerschaftsdrittel ist der Fetus vor allem mit allgemeinem Wachstum, dem Ansetzen von Fett und der Weiterentwicklung verschiedener Organe beschäftigt, allen voran das zentrale Nervensystem. Arme und Beine werden rundlicher, die Haut wird dicker und glättet sich.

Im letzten Schwangerschaftsdrittel ist das Baby nicht mehr so anfällig für Infektionen und Nebenwirkungen von Medikamenten, allerdings kann sein Wachstum durch einige Substanzen immer noch in Mitleidenschaft gezogen werden. Die letzten zwei Monate gelten vor allem der Vorbereitung auf das Leben außerhalb des Mutterleibs. Die Veränderungen sind zwar weniger einschneidend als in den früheren Stadien, aber die jetzt stattfindenden Reife- und Wachstumsprozesse sind äußerst wichtig.

Nach 28 bis 34 Wochen liegt der Fetus normalerweise mit dem Kopf nach unten in der Gebärmutter (was als *Schädellage* bezeichnet wird), wie in Abbildung 7.1 zu sehen ist. In dieser Lage befinden sich Po und Beine (die größten Körperteile) im oberen Teil der Gebärmutter, der mehr Platz bietet. Bei etwa 4 Prozent aller Einlingsschwangerschaften liegt das Baby mit dem Po nach unten (der so genannten *Steißlage* oder *Beckenendlage*) oder quer (*Querlage*) in der Gebärmutter. Mehr zum Thema Geburtslagen finden Sie im Abschnitt »Gefahren rechtzeitig erkennen« später in diesem Kapitel.

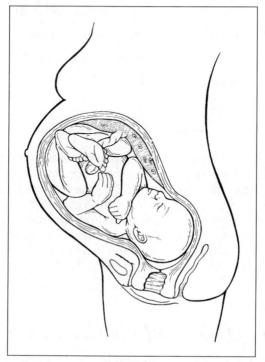

Abbildung 7.1: So sieht Ihr Baby im letzten Schwangerschaftsdrittel in der Gebärmutter aus.

Ab der 36. Woche verlangsamt sich das Wachstum und das Fruchtwasser erreicht seinen Höchststand. Ab jetzt kann sich die Fruchtwassermenge verringern, weil durch die alternde Plazenta weniger Blut zu den Nieren des Kindes gelangt und das Baby weniger Urin (und damit weniger Fruchtwasser) produziert. Deshalb prüfen die meisten Schwangerschaftsbetreuer in diesen letzten Wochen per Ultraschall oder durch Abtasten Ihres Bauches die Fruchtwassermenge, um sicherzustellen, dass ausreichend Fruchtwasser vorhanden ist.

Es rüttelt sich und schüttelt sich - Kindsbewegungen

Sehen Sie jetzt einmal auf Ihren Bauch, wenn Ihr Baby gerade munter ist. Es sieht aus, als würde irgendein unheimliches Wesen seine Aerobic-Übungen in Ihrem Bauch betreiben. Wenn sich Ihr Geburtstermin nähert, werden die Kindsbewegungen eigentlich nicht weniger, aber Art und Zeitrhythmus ändern sich. Die Bewegungen fühlen sich weniger wie Stöße, sondern eher wie Purzelbäume oder Rollen an und zwischen den Bewegungen gibt es längere Ruhepausen. Der Fetus entwickelt langsam einen Neugeborenen-Rhythmus mit längeren Schlaf- und Aktivphasen.

 Wenn Sie nicht die gewohnte Aktivität spüren, wenden Sie sich an Ihren Arzt. Als allgemeine Faustregel gilt: In einer Ruhestunde nach dem Abendessen sollten Sie etwa sechs Bewegungen spüren, dabei zählt jede Bewegung und sei sie noch so zart. Manche Frauen haben Phasen, in denen sie weniger Kindsbewegungen spüren, aber dann nimmt die Aktivität wieder zu und kehrt zu ihrem normalen Umfang zurück. Das kommt sehr häufig vor und ist kein Grund zur Sorge. Wenn Sie aber merken, dass die Kindsbewegungen immer weniger werden, oder wenn Sie über mehrere Stunden (trotz Ruhe oder Essen) gar keine Bewegungen spüren, wenden Sie sich gleich an Ihren Arzt.

Bei bestimmten Risikofaktoren oder wenn Sie spezielle Richtwerte zur Überprüfung ausreichender Kindsbewegungen benötigen, bittet Ihr Schwangerschaftsbetreuer Sie vielleicht, ab der 29. Woche ein Tagebuch über die Kindsbewegungen zu führen. Diese können Sie auf verschiedene Weise verfolgen. Sie können sich beispielsweise nach dem Abendessen auf die linke Seite legen und die Bewegungen zählen. Oder Sie legen sich jeden Tag zur gleichen Zeit für eine Stunde hin und zählen ebenfalls die Kindsbewegungen. Diese tragen Sie in ein Diagramm ein, das Sie von Ihrem Betreuer erhalten haben. Auf diese Weise können Sie ein bestimmtes Muster in den Bewegungen Ihres Babys erkennen.

Training der Atemmuskulatur

Bereits nach zehn Schwangerschaftswochen beginnt der Fetus *rhythmische Atembewegungen* zu machen, aber im letzten Schwangerschaftsdrittel nehmen diese Bewegungen zu. Dabei atmet der Fetus nicht wirklich, aber Brust, Bauch und Zwerchfell bewegen sich in einem für das Atmen typischen Muster. Sie selbst nehmen diese Bewegungen nicht wahr, können sie aber bei einer Ultraschalluntersuchung beobachten. Viele Ärzte betrachten diese Bewegungen als ein Zeichen, dass es dem Ungeborenen gut geht. Im letzten Schwangerschaftsdrittel werden die Atembewegungen immer häufiger, insbesondere nach Mahlzeiten.

Schluckauf in der Gebärmutter

Manchmal spürt man eine schnelle rhythmische Bewegung, die alle paar Sekunden wiederkehrt. Das ist höchstwahrscheinlich Schluckauf. Manche Frauen haben mehrmals am Tag ein hicksendes Baby, andere bekommen nur selten einen Schluckauf zu spüren. Auch wenn es sich seltsam anfühlt – jetzt ist der übliche Rat gegen Schluckauf, im Kopfstand einen Schluck Wasser zu trinken, wahrscheinlich keine gute Idee.

Ihr Körper verändert sich weiter

Mit dem Baby wächst auch Ihr Bauch und das kann langsam unbequem werden. Die Gebärmutter drückt gegen die Rippen und manchmal tritt Ihr Baby Sie immer an die gleiche Stelle, weil Füße oder Arme gerade dort liegen. Wenn Sie Zwillinge oder mehr erwarten, sind die Unbequemlichkeiten natürlich noch ausgeprägter. Frauen mit Zwillingen spüren häufig ein Baby mehr als das andere, was normalerweise mit der Lage der Kinder im Mutterleib zusammenhängt – je nach Position macht sich das eine Baby einfach stärker bemerkbar als das andere. Ob Sie nun ein, zwei oder mehr Babys erwarten – der zunehmende Umfang macht Sie auf jeden Fall unbeweglicher.

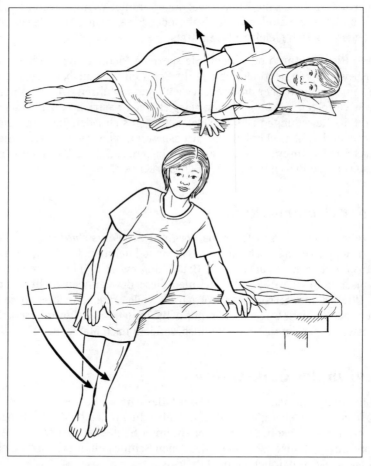

Abbildung 7.2: Aufstehen leicht gemacht: Bevor Sie versuchen, aus einer liegenden Position aufzustehen, rollen Sie sich zunächst auf die Seite und setzen sich dann auf. Schwingen Sie dabei gleichzeitig Ihre Beine nach unten.

Wenn Ihnen das Aufstehen aus einer liegenden Position auf dem Rücken schwer fällt und niemand da ist, der Ihnen helfen kann, drehen Sie sich zuerst auf die Seite und setzen sich dann auf (siehe Abbildung 7.2).

Unfälle und Stürze

 Auch wenn die Schwangerschaft Sie vorsichtig macht und Sie gewisse Risiken meiden, sind Sie auch in dieser Zeit vor Stolpern oder gelegentlichen Missgeschicken nicht gefeit. Falls Sie einmal stürzen sollten, machen Sie sich keine Sorgen. Das Kind ist in seiner Fruchtblase in der Gebärmutter wie durch ein natürliches Polster geschützt. Sicherheitshalber sollten Sie Ihrem Schwangerschaftsbetreuer von Ihrem Sturz erzählen. Er wird sich vielleicht selber überzeugen wollen, dass es dem Baby gut geht.

 Falls Sie nach einem Sturz starke Bauchschmerzen, Kontraktionen oder Blutungen haben, Fruchtwasser verlieren oder die Kindsbewegungen nachlassen, wenden Sie sich sofort an Ihren Arzt. Ist der Unfall mit einem Schlag gegen die Gebärmutter verbunden (beispielsweise durch das Lenkrad bei einem Autounfall), muss der Zustand des Babys wahrscheinlich eine Zeit lang ärztlich überwacht werden.

Braxton-Hicks-Kontraktionen

Gegen Ende des zweiten oder zu Beginn des letzten Schwangerschaftsdrittels kann Ihre Gebärmutter vorübergehend hart werden und sich zusammenziehen. Wahrscheinlich sind das *Braxton-Hicks-Kontraktionen*. Das sind keine Geburtswehen, sondern eher eine Art Übungswehen für die Gebärmutter.

Braxton-Hicks-Wehen sind normalerweise schmerzlos, können aber manchmal auch etwas unangenehm sein. Bei körperlicher Aktivität nehmen sie zu, im Ruhezustand lassen sie wieder nach. Frauen, die bereits Kinder haben, spüren in der Regel mehr von diesen Kontraktionen. Falls Sie zum ersten Mal schwanger sind, ist es nicht immer ganz einfach, diese Wehen von Kindsbewegungen zu unterscheiden. Manchmal können Braxton-Hicks-Kontraktionen so unangenehm werden, dass man sie mit echten Wehen verwechselt.

 Wenn Sie vor der 36. Schwangerschaftswoche Kontraktionen haben, die anhaltend, regelmäßig und mit zunehmenden Schmerzen kommen, sollten Sie Ihren Arzt rufen, um sicherzustellen, dass es sich nicht um eine Frühgeburt handelt.

Karpaltunnelsyndrom

Taubheit, Kribbeln oder Schmerzen in Fingern und Handgelenken sind vermutlich auf das *Karpaltunnelsyndrom* zurückzuführen. Dazu kommt es, wenn Schwellungen in der Hand

Druck auf den *Mediannerv* ausüben, der durch den *Karpaltunnel* vom Handgelenk zur Hand verläuft. Dieses Syndrom kann an einer oder beiden Händen auftreten und die Schmerzen sind oft nachts oder direkt nach dem Aufwachen am stärksten.

Wenn das Karpaltunnelsyndrom nicht nachlässt und Sie beeinträchtigt, sprechen Sie mit Ihrem Arzt darüber. Handgelenkschienen, die es in Apotheken oder Sanitätshäusern gibt, können die Schmerzen lindern. Verlieren Sie nicht den Mut, wenn es nicht gleich besser wird, denn normalerweise lassen die Schmerzen nach der Geburt (oft erstaunlich schnell) nach.

Eine Schwangere kennt keine Fremden

Möglicherweise stellen Sie fest, dass Ihr Bauch plötzlich öffentliches Eigentum ist. Völlig fremde Menschen fühlen sich dazu veranlasst, ihre Hände auf Ihren Bauch zu legen und Ihnen zu sagen, wie schön es ist, dass Sie bald ein Kind bekommen. Manche Frauen mögen dieses Verhalten als mitfühlend und unterstützend empfinden, andere finden es störend, peinlich und beklemmend.

Viele Leute betrachten es außerdem als absolut zulässig, Ihr Aussehen zu kommentieren. Möglicherweise sagen sie Ihnen, dass sie zu dick oder zu dünn sind oder Sie Ihre Schwangerschaft auf den Hüften oder am Po tragen. Manche sagen Ihnen vielleicht auch, dass dieses oder jenes ein Zeichen dafür ist, dass Sie ein Mädchen oder einen Jungen bekommen. »Oh, du bist ja kurz vorm Platzen!«, werden Sie hören oder auch »Mein Gott, bist du rund!«. Versuchen Sie möglichst, dem was diese Leute sagen, *keinerlei* Beachtung zu schenken. Wir können Ihnen nur den Ratschlag geben, sich nicht von anderen verrückt machen zu lassen. Meistens haben solche Leute nur die besten Absichten, aber sie merken nur selten, welche Wirkung ihre Worte auf Sie haben können.

Wir sagen unseren Patientinnen, dass wir immer ein offenes Ohr für ihre Sorgen haben. Zögern Sie also nicht, sich an Ihren Arzt oder Ihre Hebamme zu wenden, wenn das, was Sie hören, Ihnen Angst macht. Aber denken Sie auch stets an das, was Sie definitiv wissen: Wenn Ihnen jemand sagt, dass Sie zu dünn sind, Sie aber kürzlich eine Ultraschalluntersuchung hatten und die Größe des Fetus vollkommen der Norm entsprach, wissen Sie, dass alles in Ordnung ist. Wenn Sie keine Ultraschalluntersuchung hatten und sich Sorgen um die Größe Ihres Babys machen, reden Sie mit Ihrem Arzt darüber. Er wird Ihnen versichern, dass Ihr Bauch eine vollkommen normale Größe hat.

Viele Frauen meinen, dass sie Ihnen jetzt jede Horrorgeschichte aus ihren Schwangerschaften erzählen müssten – oder auch jede Horrorgeschichte, die sie aus anderen Quellen gehört haben. Diese Geschichten können bei Ihnen zu unnötigen Ängsten und Sorgen führen. Sagen Sie der Person auf höfliche Weise, dass Sie ihre Geschichten nicht hören wollen (es sei denn, Sie sind ein Fan von Horrorgeschichten).

Müdigkeit

 Die Müdigkeit, die Sie aus der Frühschwangerschaft kennen, kann im letzten Schwangerschaftsdrittel wiederkehren. Vielleicht haben Sie das Gefühl, dass alles langsamer geht. Sie sind ständig müde, schleppen mehr Gewicht mit sich herum, fühlen sich oft unwohl und haben das Gefühl, nicht alles zu schaffen, was Sie sich vorgenommen haben. Viele Frauen empfinden eine zweite oder dritte Schwangerschaft als noch anstrengender, denn schließlich müssen jetzt auch noch die älteren Kinder versorgt werden.

Versuchen Sie, Ihre Möglichkeiten realistisch einzuschätzen. Sie sollten kein schlechtes Gewissen haben, wenn Dinge einfach liegen bleiben. Niemand erwartet, dass Sie eine Superfrau sind. Nehmen Sie sich Zeit für sich selbst und ruhen Sie sich aus, wo Sie nur können. Wann immer es möglich ist, überlassen Sie anderen die Hausarbeit und andere Aufgaben. Sie sollten sich jetzt schonen, denn nach der Geburt geht die Arbeit erst richtig los!

Hämorrhoiden

Niemand redet gern darüber, aber *Hämorrhoiden* – erweiterte Blutgefäße rund um den After – sind ein typisches Schwangerschaftsproblem. Im Wesentlichen sind Hämorrhoiden Krampfadern am After (Krampfadern werden etwas später dargestellt). Hämorrhoiden werden durch den Druck der Gebärmutter auf die Hauptblutgefäße verursacht, der zu einer Blutstauung führt und die Venen anschwellen lässt. Der erhöhte Progesteronspiegel trägt außerdem dazu bei, dass die Venen erschlaffen, was die Schwellung noch verstärkt. Angestrengtes und hartes Pressen während des Stuhlgangs übt weiteren Druck auf die Blutgefäße aus. Dadurch können sich diese vergrößern und möglicherweise sogar nach außen treten.

 Manchmal bluten Hämorrhoiden. Das schadet zwar der Schwangerschaft nicht, aber wenn diese Blutungen häufig auftreten, reden Sie mit Ihrem Arzt oder wenden Sie sich an einen Spezialisten. Bei sehr schmerzhaften Hämorrhoiden ist es vielleicht sinnvoll, sie behandeln zu lassen. In der Zwischenzeit können Sie folgende Ratschläge ausprobieren:

- ✔ **Vermeiden Sie Verstopfung (siehe Kapitel 5).** Das anstrengende Herausdrücken von hartem Stuhl kann Hämorrhoiden verschlimmern.

- ✔ **Bewegen Sie sich.** Aktivität hält den Darm in Gang und sorgt dafür, dass der Stuhl nicht zu hart wird.

- ✔ **Legen Sie so oft wie möglich die Füße hoch.** Damit nehmen Sie den Druck von Ihren Venen.

- ✔ **Probieren Sie rezeptfreie Salben oder Zäpfchen wie Faktu oder Rectosellan aus.** Vielen Frauen helfen diese Medikamente.

Schwangerschaft für Dummies

✔ **Baden Sie zwei- oder dreimal täglich in warmem Wasser.** Warmes Wasser löst verkrampfte Muskeln, die hauptsächlich für die Schmerzen verantwortlich sind.

✔ **Verwenden Sie Hamamelis-haltige Intimhygienetücher, beispielsweise von Rectosellan.** Diese Tücher erleichtern durch ihre kühlende, beruhigende Wirkung.

Das Pressen in der Austreibungsphase der Geburt kann Hämorrhoiden verschlimmern oder hervortreten lassen, wenn Sie vorher keine hatten. In den meisten Fällen bilden sich Hämorrhoiden nach der Geburt zurück.

Schlaflosigkeit

In den letzten Schwangerschaftswochen können viele Frauen nur schlecht schlafen. Es ist nicht so leicht, im neunten Monat eine bequeme Schlafposition zu finden. Oft fühlen Sie sich wie ein gestrandeter Wal. Und dass Sie fünf Mal pro Nacht zur Toilette gehen müssen, macht die Dinge auch nicht unbedingt einfacher. Vielleicht hilft Ihnen einer der folgenden Tipps:

✔ **Trinken Sie warme Milch mit Honig.** Das Aufwärmen der Milch setzt *Tryptophan* frei, eine natürliche Aminosäure, die schläfrig macht. Honig fördert die Produktion von Insulin, das ebenfalls wie ein natürliches Schlafmittel wirkt.

✔ **Bewegen Sie sich tagsüber viel.** Körperliche Aktivität macht müde und lässt Sie besser einschlafen.

✔ **Gehen Sie etwas später als gewöhnlich zu Bett.** Dann verbringen Sie weniger Zeit damit, endlich einschlafen zu wollen.

✔ **Schränken Sie nach 18 Uhr Ihre Flüssigkeitszufuhr ein.** Natürlich sollten Sie das nicht so weit treiben, dass es zu einer Dehydrierung kommt.

✔ **Leisten Sie sich ein Körperkissen.** Solche Kissen schmiegen sich an verschiedenen Stellen an Ihren Körper an und erleichtern es Ihnen, eine bequemere Schlafposition zu finden. Sie erhalten diese Körperkissen im Handel, beispielsweise von Susemil.

✔ **Nehmen Sie vor dem Schlafengehen ein warmes, entspannendes Bad.** Nach Aussage vieler Frauen hat das eine einschläfernde Wirkung.

Das Baby senkt sich

Im letzten Monat vor der Geburt merken manche Frauen, dass Ihr Bauch etwas tiefer sitzt und sie plötzlich wieder freier atmen können. Dieses Gefühl entsteht, wenn sich das Baby *senkt*, das heißt tiefer in das Becken rutscht. Bei Erstgebärenden passiert das normalerweise zwei bis drei Wochen vor der Geburt, bei Mehrgebärenden mitunter erst mit Einsetzen der Wehen.

Dieser Zustand macht Ihnen das Leben auf einmal merklich leichter. Ihre Gebärmutter drückt nicht mehr so stark gegen Zwerchfell oder Magen, deshalb können Sie leichter atmen und leiden weniger unter Sodbrennen. Dafür verstärkt sich nun der Druck auf den Vaginalbereich – viele Frauen spüren hier eine gewisse Schwere. Manche Frauen berichten über einen seltsamen, stechenden Schmerz, der an einen Stromschlag erinnert, wenn sich der Kopf des Kindes bewegt und auf die Blase oder den Beckenboden drückt.

Vielleicht fällt Ihnen auch gar nicht auf, dass sich das Baby gesenkt hat. Ihr Schwangerschaftsbetreuer kann Ihnen bei Ihrer Vorsorgeuntersuchung sagen, wie weit sich der Kopf des Kindes gesenkt hat und ob er schon in das Becken eingetreten ist, das heißt die Höhe der *Interspinalebene* (*Spinae ischiadicae*) erreicht hat, das sind knochige Stellen, die sich bei einer vaginalen Untersuchung ertasten lassen (siehe Abbildung 7.3).

Man unterscheidet verschiedene *Durchtrittsebenen*, die sich am Becken orientieren und auf einer Skala von –5 bis +5 (manchmal auch –3 bis +3) eingeteilt werden. Zu Beginn der Geburt kann sich der Kopf in Ebene –4 oder –5 befinden (was relativ hoch ist und manchmal als »*schwimmen*« bezeichnet wird, weil der Kopf immer noch frei in der Amnionhöhle treibt). Während der Eröffnungswehen arbeitet sich der Kopf dann bis zur +5-Ebene vor, danach beginnen die Presswehen.

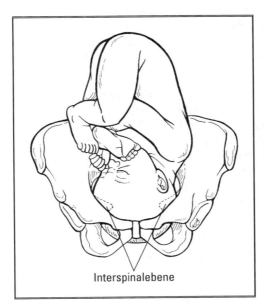

Abbildung 7.3: Der Kopf des Fetus erreicht die knochige Interspinalebene in Ihrem Becken, man sagt, er tritt in das Becken ein.

Wenn der Kopf schon vor der Geburt in das Becken eingetreten ist, werden Sie sehr wahrscheinlich vaginal entbinden, auch wenn es keine Garantien dafür gibt. Umgekehrt gilt, dass ein nicht eingetretener Kopf einen Geburtshelfer zwar nicht begeistert, aber dennoch kann Ihre Geburt vollkommen normal verlaufen.

Wenn Sie Ihr zweites oder ein weiteres Kind bekommen, tritt der Kopf oft erst während der Eröffnungswehen in das Becken ein.

Schwangerschaftsausschlag und Juckreiz

Natürlich können Schwangere die gleichen Ausschläge bekommen wie Nicht-Schwangere. Eine Art Ausschlag ist jedoch Schwangeren vorbehalten: *Pruritische urtikarielle Papeln und Plaques (PUPP)*. Das klingt zum Fürchten, aber eigentlich ist das PUPP-Syndrom eher eine lästige Erscheinung, weil es mit starkem Juckreiz verbunden ist. Der Ausschlag tritt am häufigsten bei Erstgebärenden auf, vor allem in Mehrlingsschwangerschaften (je mehr Feten, umso höher die Wahrscheinlichkeit).

PUPP tritt gewöhnlich erst spät in der Schwangerschaft in Erscheinung und macht sich durch Quaddeln oder rote Flecken bemerkbar, die zuerst in den Dehnungsstreifen auf dem Bauch erscheinen. Diese Flecken können auf andere Bauchbereiche, Arme, Beine und Rücken übergehen. Sie breiten sich fast nie im Gesicht aus (dem Himmel sei Dank für kleine Gefälligkeiten). Die gute Nachricht ist, dass der Ausschlag keinerlei Risiko für das Kind mit sich bringt. Falls Sie diesen Ausschlag bekommen, veranlasst Ihr Arzt möglicherweise eine Blutuntersuchung, um andere Ursachen auszuschließen

Das einzige hundertprozentige Gegenmittel gegen PUPP ist, das Kind zur Welt zu bringen. Bei manchen Frauen verschwindet der Juckreiz innerhalb weniger Stunden nach der Geburt. Falls der Geburtstermin noch einige Wochen entfernt ist, können Bäder mit haferhaltigen Badezusätzen oder in Balneum hermal Erleichterung verschaffen. Antihistamin-haltige Lotionen, Salben und Puder wie Fenistil, Systral oder Dermodrin können helfen, trocknen die Haut aber manchmal aus, was den Juckreiz noch verstärkt. Manchen Frauen hilft auch die Einnahme von Antihistaminen. Das sollten Sie jedoch in jedem Fall vorher mit Ihrem Arzt besprechen. In ganz schweren Fällen verordnet Ihr Arzt möglicherweise sogar für einen kurzen Zeitraum Steroide.

Selbst wenn Sie keinen Ausschlag haben, kann es sein, dass sich besonders im Bereich der Dehnungsstreifen ein Juckreiz einstellt. Das ist weit verbreitet und hängt mit der Dehnung der Haut zusammen.

Bis zu 2 Prozent aller Schwangeren bekommen eine *Schwangerschaftscholestase*. Dabei wird der Juckreiz durch einen Anstieg von Gallensäuren im Blut verursacht. Bei leichtem Juckreiz können Sie zu Feuchtigkeitslotionen und lokal wirkenden Juckreizhemmern greifen oder Antihistamine einnehmen. Ist der Juckreiz sehr stark, kann der Arzt andere Medikamente empfehlen, die den Gallensäurespiegel senken. Einige Studien legen nahe, dass das Kind per CTG überwacht werden sollte (siehe Kapitel 8), wenn die Mutter Cholestase bekommt, weil die

Erkrankung das Risiko für Komplikationen erhöht. Der Juckreiz hört kurz nach der Geburt auf, kann aber in späteren Schwangerschaften wieder auftreten.

Vorbereitung auf das Stillen

Wenn Sie Ihr Kind stillen möchten, können Sie jetzt beginnen, die Haut um die Brustwarzen abzuhärten, damit sie nicht aufreißt und wund wird, wenn Ihr Baby daran saugt. Weil rissige Brustwarzen sehr schmerzhaft sein können, lohnt sich eine gewisse Vorbereitung, um eventuellen Problemen vorzubeugen. Reiben und massieren Sie Ihre Brustwarzen sehr sanft mit den Fingern, lassen Sie frische Luft an die Brustwarzen, reiben Sie sie sanft mit einem Waschlappen ab oder tragen Sie einen Still-BH mit offenen Klappen, sodass die Brustwarzen gegen die Kleidung reiben. Cremes oder Öl wirken dieser Abhärtung entgegen, lassen Sie deshalb beim Eincremen Ihre Brustwarzen aus.

Manche Frauen machen sich Gedanken, dass ihre Brust nicht zum Stillen geeignet sein könnte, aber es keinen richtigen oder falschen Busen. Sowohl große als auch kleine Brüste können genügend Milch produzieren. Falls Sie Flachwarzen oder Hohlwarzen haben, können Sie das Stillen erleichtern, indem Sie Ihre Brustwarzen massieren, damit sie hervortreten (siehe Kapitel 13). In Apotheken oder Drogerien gibt es Brusthütchen zu kaufen, die durch Sogwirkung die Brustwarzen aufrichten.

Viele Frauen bemerken schon früh in der Schwangerschaft, dass ihre Brüste zuweilen eine gelbe Substanz absondern. Das ist das so genannte *Kolostrum*, die erste Nahrung, die das Neugeborene in seinen ersten Lebenstagen aus der Brust saugt. Es enthält mehr Eiweiß und weniger Fett als die eigentliche Milch. Vor allem aber enthält es Antikörper Ihres Immunsystems, die Ihr Baby vor bestimmten Infektionen schützen, bis sein eigenes Immunsystem reif genug ist, um das Kommando zu übernehmen.

Machen Sie sich keine Sorgen, falls Sie in der Schwangerschaft noch kein Kolostrum absondern. Das bedeutet auf keinen Falls, dass Sie nicht genügend Milch haben werden. Jede Frau ist anders, einigen tropft es schon in der Schwangerschaft aus den Brüsten, anderen nicht.

Ischias

Bei manchen Frauen tritt ein Schmerz auf, der von der Lendengegend ins Gesäß und bis in die Beine zieht. Dieser Schmerz, oder seltener auch ein Taubheitsgefühl, wird als *Ischiasschmerz* bezeichnet und entsteht durch Druck auf den Ischiasnerv, einem Hauptnerv, der vom Rücken über Ihr Becken und Ihre Hüften bis in die Beine verläuft. In leichten Fällen von Ischias bringen Bettruhe (legen Sie sich von einer Seite auf die andere, bis Sie eine bequeme Position finden), warme Bäder oder auf die schmerzenden Stellen gelegte Heizkissen Erleichterung. In schlimmeren Fällen sind vielleicht eine längere Bettruhe oder besondere Übungen erforderlich. Reden Sie mit Ihrem Arzt darüber.

Kurzatmigkeit

Möglicherweise werden Sie mit fortschreitender Schwangerschaft immer kurzatmiger. Zum einen wirkt das Hormon Progesteron auf Ihr zentrales Atemzentrum ein und erzeugt ein Gefühl der Kurzatmigkeit. Zum anderen drückt die wachsende Gebärmutter von unten gegen das Zwerchfell und lässt Ihrer Lunge weniger Platz zum Ausdehnen.

(Als Joanne ihr zweites Kind erwartete, war sie so kurzatmig, dass sie ihrer Tochter nur Bücher mit ganz kurzen Sätzen vorlesen konnte. Langatmigere Geschichten mussten bis nach der Geburt warten.)

Kurzatmigkeit in der Schwangerschaft ist in den meisten Fällen vollkommen normal. Sollte sie allerdings plötzlich auftreten oder mit Brustschmerzen verbunden sein, wenden Sie sich an Ihren Arzt!

Schwangerschaftsstreifen

Die meist als *Schwangerschaftsstreifen* bezeichneten Dehnungsstreifen lassen sich kaum vermeiden, obwohl manche Frauen es tatsächlich schaffen, keine zu bekommen. Ihre Haut dehnt sich, um der wachsenden Gebärmutter und dem zusätzlichen Gewicht Platz zu machen und dabei entstehen die Streifen. Bei manchen Frauen liegt außerdem eine genetische Veranlagung vor. Meist entstehen rötliche Streifen an Bauch und Brust, die einige Monate nach der Geburt silbergrau oder weiß werden. Die Farbe hängt von auch von Ihrer Hautfarbe ab – dunkelhäutige Frauen haben beispielsweise eher bräunliche Streifen.

Keine Creme oder Salbe kann die Bildung von Schwangerschaftsstreifen wirksam verhindern. Viele Frauen sind überzeugt, dass das Einreiben des Bauches mit Vitamin-E-haltigem Öl Schwangerschaftsstreifen verhindert oder schneller verblassen lässt, aber die Wirksamkeit von Vitamin E ist wissenschaftlich nicht nachgewiesen. Die beste Präventivmaßnahme besteht darin, eine allzu große Gewichtszunahme zu vermeiden und regelmäßig Sport zu treiben, um den Muskeltonus beizubehalten, der den Druck der Gebärmutter auf die darüber liegende Haut verringert.

Neuerdings wird von einigen Hautärzten eine spezielle Laserbehandlung angeboten, die vielleicht hilft, Schwangerschaftsstreifen nach der Geburt zu reduzieren. Einige Ärzte empfehlen, die Streifen nach der Geburt mit einer Retinosäurehaltigen Creme zu behandeln. Sollten Ihre Schwangerschaftsstreifen besonders auffällig sein, wenden Sie sich ein paar Monate nach der Schwangerschaft an einen Hautarzt.

Schwellungen (Ödeme)

Schwellungen (die auch als *Ödeme* bezeichnet werden) in Händen und Beinen sind eine typische Begleiterscheinung des letzten Schwangerschaftsdrittels. Am häufigsten kommt es zu Schwellungen, wenn Sie längere Zeit auf den Beinen waren. Sie können aber auch zu beliebigen Tageszeiten auftreten, insbesondere wenn es draußen sehr warm ist.

Im Widerspruch zu der weit verbreiteten Ansicht gibt es keine wissenschaftlich belegten Daten, dass eine verringerte Salzzufuhr oder viel Wasser Schwellungen verhindert oder beseitigt.

Zwar sind Schwellungen ein normales Schwangerschaftssyndrom, manchmal können sie aber auch ein Zeichen für eine Präeklampsie sein (siehe Kapitel 15). Wenn Ihre Schwellungen noch stärker als üblich werden, Sie plötzlich erheblich an Gewicht zunehmen – mehr als 2,5 kg – oder wenn die Schwellungen von starken Kopfschmerzen oder rechtsseitigen Bauchschmerzen begleitet werden, verständigen Sie sofort Ihren Arzt.

Bei normalen Schwellungen probieren Sie folgende Vorschläge aus:

- ✔ Legen Sie möglichst oft Ihre Beine hoch.
- ✔ Halten Sie sich in kühlen Räumen auf.
- ✔ Tragen Sie Stützstrumpfhosen oder Strümpfe, die am Knie nicht einschnüren.
- ✔ Legen Sie sich im Bett auf die Seite, nicht auf den Rücken.

Harninkontinenz

In der Schwangerschaft ist es nichts Ungewöhnliches, beim Husten, Lachen oder Niesen etwas Urin zu verlieren. Diese Form der *Stressinkontinenz* entsteht, weil Ihre Gebärmutter auf die Blase drückt. Eine Lockerung der Beckenbodenmuskulatur verstärkt das Problem im späten zweiten und letzten Schwangerschaftsdrittel. Und manchmal gibt Ihnen Ihr Baby vielleicht einen gezielten Tritt in die Blase, was ebenfalls dazu führen kann, dass ungewollt Urin abgeht. Ein Beckenbodentraining mit so genannten *Kegel-Übungen* – bei denen Sie wiederholt die Beckenbodenmuskulatur anspannen, als wollten Sie Urin zurückhalten – können das Problem verhindern oder erheblich bessern (siehe Kapitel 12). Manche Frauen leiden auch nach der Geburt weiter unter Inkontinenz, normalerweise verschwindet das Problem aber nach etwa 6 bis 12 Monaten von allein.

Wenn Sie eine besonders schwierige Geburt mit langen Presswehen hatten oder das Baby sehr groß war, kann die Stressinkontinenz auch nach der Geburt bestehen bleiben. Warten Sie mindestens sechs Monate nach der Geburt und wenn sich der Zustand bis dahin nicht verbessert hat, reden Sie mit Ihrem Arzt darüber, wie Sie weiter vorgehen können.

Krampfadern

Möglicherweise bemerken Sie, dass sich auf Ihren Unterschenkeln (und manchmal im Vulvabereich) plötzlich kleine Landkarten bilden. Dabei handelt es sich um erweiterte Venen, die als *Krampfadern* bezeichnet und durch den Druck der Gebärmutter auf die großen Blutgefäße – insbesondere die untere Hohlvene (die das Blut zum Herzen zurückleitet) und die Venen im Beckenraum – verursacht werden. Durch die Schwangerschaft entspannt sich die Muskulatur in den Venenwänden, gleichzeitig steigt die Blutmenge, wodurch sich das Problem noch verstärkt. Frauen mit heller Haut oder Frauen, in deren Familie Krampfadern häufig auftreten, sind besonders anfällig. Oft verschwinden die blauvioletten Straßen nach der Geburt ganz von allein, aber manchmal bilden sie sich nicht vollkommen zurück. Krampfadern sind meistens schmerzlos, können aber gelegentlich unangenehm sein oder sogar wehtun.

In seltenen Fällen bildet sich in den oberen Venen der Beine ein Blutgerinnsel und es kommt zu einer *oberflächlichen Thrombophlebitis*, die keine schwere Erkrankung darstellt. Sie lässt sich oft erfolgreich durch Ruhe, Hochlegen der Beine, warme Umschläge und spezielle Stützstrümpfe in den Griff bekommen. Ein Gerinnsel, das sich in den tiefer liegenden Venen bildet, ist ernsthafter (in Kapitel 16 finden Sie weitere Informationen zu dieser so genannten *tiefen Venenthrombose*).

Sie können Krampfadern nicht verhindern – und nichts an Ihrer geerbten Veranlagung ändern –, aber Sie können Krampfadern mit folgenden Tipps vielleicht zumindest reduzieren:

- ✔ Vermeiden Sie langes Stehen.
- ✔ Tragen Sie möglichst keine Kleidung, die das Bein irgendwo abschnürt, wie beispielsweise Socken mit engem Gummi.
- ✔ Wenn Sie viel sitzen müssen, bewegen Sie wenigstens Ihre Beine regelmäßig, um die Durchblutung anzuregen.
- ✔ Legen Sie Ihre Beine möglichst oft hoch.
- ✔ Tragen Sie Stützstrümpfe oder sprechen Sie mit Ihrem Arzt darüber, ob er Ihnen Gummistrümpfe verschreiben kann.

Gedanken an die Geburt

Gegen Ende des letzten Schwangerschaftsdrittels denken Sie sicher mehr über die Geburt nach und wüssten gern, wie sie verlaufen wird. Viele unserer Patientinnen möchten wissen, wann die Wehen beginnen und ob sie den Zeitablauf irgendwie beeinflussen oder beschleunigen können. In diesem Teil beantworten wir diese etwas komplizierten Fragen.

Wann geht es los?

»Wann kommt denn nun das Baby?« ist eine Frage, die wir sehr häufig hören, wenn sich der Geburtstermin nähert. Es wäre schön, wenn es eine hundertprozentige Methode gäbe, um dies vorherzusagen, aber nicht einmal eine Kristallkugel hilft. Manchmal bekommt eine Frau, deren Muttermund noch nicht verkürzt und vollständig verschlossen ist, innerhalb von zwölf Stunden nach einer vaginalen Untersuchung Geburtswehen, während andere Frauen wochenlang mit einem 3 cm geöffneten Muttermund herumlaufen! Anzeichen, dass es bald so weit ist, sind der Abgang des *Schleimpfropfens* (der nicht wirklich ein Pfropfen ist, sondern ein im Muttermund produzierter dicker Schleim), *Zeichnungsblutungen* (mit Blut vermischter schleimiger Ausfluss), zunehmende Häufigkeit der Braxton-Hicks-Kontraktionen und Durchfall. Allerdings ist keines dieser Symptome ein sicheres Anzeichen für eine kurz bevorstehende Geburt. Schmierblutungen und Schleimpfropfenabgang können Stunden, Tage oder Wochen vor der Geburt geschehen oder auch gar nicht. Diese Unvorhersehbarkeit mag zu Ihrer Verunsicherung beitragen, macht die ganze Sache aber auch sehr viel spannender!

Frauen haben alle erdenklichen Tricks (chinesisches Essen, Einläufe, Sex, Himbeerblättertee, um nur ein paar Dinge zu nennen) ausprobiert, um die Geburt auf eigene Faust in Gang zu bringen, aber nichts – außer einer medizinischen Einleitung – hat sich als wirklich wirksam erwiesen.

Werdende Mütter fragen ...

F: »Soll ich Nabelschnurblut von meinem Baby aufbewahren?«

A: Manchmal wird Nabelschnurblut aufgehoben, weil es Stammzellen enthält, die zur Behandlung verschiedener Blutkrankheiten wie Leukämie oder schwere Anämie verwendet werden können. Es gibt Nabelschnurbanken, in denen nach einer Nabelschnurblutspende das Nabelschnurblut Ihres Kindes aufbereitet wird und der Allgemeinheit zur Verfügung gestellt wird. Ganz selten eignet sich das Präparat als Stammzellspende und kommt einer erkrankten Person zugute. Seit kurzer Zeit wird die Lagerung von Nabelschnurblut auch kommerziell für den Eigenbedarf angeboten. Weil es sich um ein noch relativ neues Phänomen handelt, ist noch nicht ganz klar, wie nützlich die Lagerung von Nabelschnurblut wirklich sein wird und ob der Nutzen die hohen Kosten rechtfertigt. Die Aufbewahrung von Nabelschnurblut für den Erkrankungsfall des Kindes wird von gemeinnützigen Blutbanken kritisch bewertet, auch ist die Haltbarkeit von Stammzellen unterschiedlich, sodass die Eigenspende im Bedarfsfall nicht mehr möglich sein kann.

Wenn Sie über die Möglichkeit nachdenken, Nabelschnurblut Ihres Kindes einlagern zu lassen, sollten Sie sich jetzt informieren und eventuell einen entsprechenden Vertrag mit einem Anbieter abschließen. Mittlerweise haben auch einige Krankhäuser eigene Nabelschnurblutbanken, vielleicht zählt ja auch Ihre Geburtsklinik dazu. Nähere Informationen zum Thema finden Sie auch im Internet unter www.nabelschnurblut.de.

Kräftiges Reiben und Massieren der Brustwarzen kann Wehen auslösen, sollte aber möglichst nicht zu Hause ausprobiert werden, denn es kann zu einer Überstimulation der Gebärmutter führen. Das bedeutet, dass die Wehen zu häufig kommen, was weder für Sie noch für Ihr Baby gut ist. In jedem Fall ist es keine hundertprozentige Methode, denn sobald Sie aufhören, die Brustwarzen zu stimulieren, hören gewöhnlich auch die Wehen auf.

Dammmassage

In den letzten Jahren ist die *Dammmassage* auf immer mehr Interesse gestoßen. Dabei nimmt man ein Öl oder eine Creme und massiert den *Damm* (das ist der Bereich zwischen Scheide und After), um das Gewebe auf die Geburt vorzubereiten. Zwar haben Studien gezeigt, dass dadurch ein *Dammschnitt* (dabei wird der Damm eingeschnitten, um mehr Platz für den Durchtritt des Babys während der Geburt zu schaffen; eine nähere Darstellung finden Sie in Kapitel 10) oder *Dammriss* seltener wird, jedoch ist die Anzahl der Fälle, in denen diese Maßnahme einen deutlichen Unterschied gezeigt hat, nicht sehr hoch. Schaden kann es jedenfalls nicht und wenn Sie denken, dass die Massage Ihnen helfen kann und Sie das Massieren als angenehm empfinden, probieren Sie es aus!

Endspurt: Vorsorgeuntersuchungen im letzten Schwangerschaftsdrittel

Zwischen der 28. und 36. Woche wird Ihr Schwangerschaftsbetreuer Sie vermutlich alle zwei bis drei Wochen sehen wollen. Wenn der Geburtstermin naht, finden die Vorsorgeuntersuchungen wöchentlich statt. Auch im letzten Schwangerschaftsdrittel werden bei jedem Termin Blutdruck, Gewicht, fetale Herztöne, Fundusstand und Urin kontrolliert. Sie werden jetzt regelmäßig an den *Herzton-Wehenschreiber* (der *Cardiotokograph (CTG)* ist in Kapitel 8 näher dargestellt) gelegt, um die Herztöne des Babys und eine eventuelle Wehentätigkeit zu kontrollieren. Diese Termine sind außerdem eine gute Gelegenheit, um alle Fragen rund um Wehen und Geburt mit Ihrem Betreuer zu besprechen.

Falls Sie Ihren Geburtstermin überschreiten, werden Sie etwa alle zwei Tage an das CTG gelegt, um sicherzustellen, dass es Ihrem Baby gut geht. Nach 40 bis 41 Wochen kann die Plazentafunktion nachlassen und die Fruchtwassermenge abnehmen, deshalb ist es wichtig zu kontrollieren, dass beides ausreichend vorhanden ist, um die Schwangerschaft aufrechtzuerhalten. Nach 42 Wochen werden die meisten Ärzte eine Einleitung der Geburt empfehlen, weil nach diesem Zeitpunkt das Risiko für Störungen beim Kind erheblich steigt.

Geburtsvorbereitung

Geburtsvorbereitungskurse haben die Erfahrungen von Frauen während Wehen und Geburt dramatisch verändert. Die moderne Geburt ist Lichtjahre von dem entfernt, was Frauen früher erlebten, als sie während der Eröffnungswehen durch Schmerzmittel betäubt wurden und die einzige Aufgabe des werdenden Vaters darin bestand, vor der verschlossenen Tür des Kreißsaals auf und ab zu laufen. Heute nimmt der größte Teil der Erstgebärenden – oft gemeinsam mit dem Partner – an Geburtsvorbereitungskursen teil. Die werdenden Eltern erlernen Techniken – zur Atmung, Entspannung und Massage –, die Ängste und sogar Schmerzen während der Geburt lindern können.

Der größte Vorteil von Geburtsvorbereitungskursen besteht wahrscheinlich darin, dass sie eine Gelegenheit bieten, etwas darüber zu erfahren, was während der Geburt auf die Schwangere zukommt. Und Informationen sind ein großartiges Mittel, um Ängste und Sorgen rund um das große Ereignis zu verringern. Aber diese Kurse bieten noch weitere Vorteile:

- ✔ **Sie lassen Ihren Partner aktiv an der Schwangerschaft teilhaben.** Falls es Ihrem Partner nicht möglich ist, Sie zu Ihren Vorsorgeuntersuchungen zu begleiten, ist ein Geburtsvorbereitungskurs die beste Möglichkeit für ihn, sich über das große Ereignis zu informieren oder eigene Fragen zu stellen.

- ✔ **Sie lernen andere werdende Eltern kennen.** Sie können sowohl neue Freunde als auch zukünftige Spielkameraden für Ihr Kind finden.

- ✔ **Sie lernen das Krankenhaus oder Geburtshaus besser kennen, in dem Ihre Geburt stattfinden soll.** Geburtsvorbereitungskurse in Krankenhäusern oder Geburtshäusern beinhalten oft eine Tour durch die Räume, in denen Sie Ihr Baby zur Welt bringen werden. Und es ist oft sehr hilfreich, wenn Sie im Voraus wissen, wie es dort aussieht. Falls in Ihrem Vorbereitungskurs keine Tour geplant ist, bitten Sie Ihren Kursleiter, eine zu organisieren.

- ✔ **Sie erhalten Antworten auf Fragen, die zwischen Ihren Vorsorgeuntersuchungen aufkommen.** Wahrscheinlich fallen Ihnen haufenweise Fragen ein, wenn Sie gerade die Tür der Praxis hinter sich zuziehen.

Die meisten Paare finden Geburtsvorbereitungskurse sehr hilfreich. Lamaze und Bradley gehören zu den beliebten Techniken, die sich auf Atem- und Entspannungsmethoden konzentrieren, die Schmerzen während der Geburt lindern sollen. Gelegentlich werden Sie auf einen Kursleiter treffen, der besonders dogmatisch oder wertend ist oder eine Philosophie wie eine Religion vertritt, die Ihnen und Ihrem Schwangerschaftsbetreuer nicht unbedingt liegt.

Sie müssen nicht alles glauben, was Sie in einem Geburtsvorbereitungskurs zu hören bekommen. Falls Sie den Einsatz von Medikamenten oder Narkosen planen, um die Geburt zu erleichtern und Ihr Kursleiter warnt, dass alle derartigen Mittel schlecht sind, lassen Sie sich nicht dazu drängen, diesen Standpunkt zu übernehmen. Sie erhalten keinen Bonus, wenn Sie sich während der Geburt wie eine Märtyrerin quälen. Versuchen Sie einfach, möglichst viel in Ihrem Geburtsvorbereitungskurs herauszufinden, das hilfreich sein könnte, und lassen Sie den Rest an sich abprallen. Letztendlich ist es Ihre Geburt und Sie müssen das tun, was für Sie das Beste ist.

Wenn Sie sich für einen Geburtsvorbereitungskurs entscheiden, stellen Sie sicher, dass der Kurs Ihrer Wahl zuverlässige und genaue Informationen bietet. Bitten Sie Ihren Schwangerschaftsbetreuer um eine Empfehlung oder fragen Sie Freundinnen, die bereits an einem solchen Kurs teilgenommen haben.

Geburtsvorbereitungskurse sind nicht jedermanns Sache. Einige Frauen haben das Gefühl, dass es sie nur noch nervöser macht, wenn sie zu genau wissen, was sie erwartet – und das ist eine berechtigte Sorge. Jede Frau sollte selbst frei entscheiden, ob sie an einem derartigen Kurs teilnehmen möchte oder nicht.

Doulas

In Amerika gibt es die Möglichkeit, sich von einer Doula durch die Schwangerschaft begleiten zu lassen. Der Begriff *Doula* stammt aus dem Griechischen und bezeichnete eine erfahrene Frau, die anderen Frauen während der Schwangerschaft, Geburt und Stillzeit zur Seite stand. Doulas sollten keine medizinischen Entscheidungen treffen, sondern der Schwangeren vor allem bei Fragen oder Problemen in der Schwangerschaft oder bei der Geburt zur Seite stehen. In Deutschland gibt es keine in der Art ausgebildeten Personen. Es gibt professionelle Vorsorge- und Nachsorgehebammen, die wichtige Begleitpersonen in Schwangerschaft und Stillzeit sein können. Gehört die Vorsorgehebamme einem Geburtshaus an oder ist an einem Krankenhaus als Beleghebamme tätig oder leitet Hausgeburten, dann wird sie Sie auch bei der Entbindung betreuen.

Gefahren rechtzeitig erkennen

In den letzten Wochen und Monaten der Schwangerschaft sehen Sie Ihren Schwangerschaftsbetreuer häufiger als bisher. Dennoch können auch zwischen diesen Besuchen bestimmte Fragen oder Probleme auftauchen. In den letzten Phasen dieses Schwangerschaftsdrittels wird die Sache langsam ernst und sowohl Ihr Körper als auch das Baby bereiten sich auf die Geburt vor. Hier sind einige der möglichen Probleme, bei denen Sie sich an Ihren Arzt wenden sollten.

Blutungen

Bei stärkeren Blutungen sollten Sie Ihren Arzt sofort verständigen. Manche Blutungen im letzten Schwangerschaftsdrittel sind für Sie und das Kind vollkommen harmlos, andere haben dagegen einen ernsten Hintergrund. Deshalb ist es sinnvoll, sich untersuchen zu lassen, um sicherzustellen, dass alles in Ordnung ist. Blutungen im letzten Schwangerschaftsdrittel können folgende Ursachen haben:

7 ➤ Das letzte Schwangerschaftsdrittel

✔ Frühgeburt

✔ Entzündung oder Reizung des Muttermundes oder das harmlose Platzen eines oberflächlichen Blutgefäßes am Muttermund. Beides kann nach Geschlechtsverkehr oder einer vaginalen Untersuchung auftreten.

✔ Plazenta praevia (siehe Kapitel 15) oder eine tief sitzende Plazenta

✔ Trennen oder Ablösen der Plazenta (siehe Kapitel 15)

✔ Zeichnungsblutung (siehe Kapitel 9). Diese Blutung ist normalerweise weniger stark als eine normale Regelblutung und das Blut ist oft mit Schleim vermischt.

Beckenendlage

Wenn der Po oder die Beine des Babys nach unten zum Muttermund zeigen, liegt das Kind in der so genannten *Steißlage* oder *Beckenendlage*, was bei etwa 3 bis 4 Prozent aller Einlingsschwangerschaften der Fall ist. Je weiter die Schwangerschaft fortschreitet, umso geringer ist das Risiko, dass sich das Baby in die Steißlage dreht und bis zur Geburt dort verbleibt. (Die Rate liegt bei 24 Prozent in der 18. bis 22. Woche, bei 8 Prozent in der 28. bis 30. Woche, bei 7 Prozent in der 34. Woche und nur noch bei 3 Prozent in der 38. bis 40. Woche.) Wenn Ihr Arzt feststellt, dass Ihr Baby im letzten Schwangerschaftsdrittel in Steißlage liegt, wird er mit Ihnen über Ihre Möglichkeiten reden. Dazu zählen eine Steißgeburt, das äußere Wenden des Kindes oder ein Kaiserschnitt. Weitere Einzelheiten zur Steißlage finden Sie in Kapitel 15.

Abnahme der Fruchtwassermenge

Der medizinische Fachbegriff für eine geringe Fruchtwassermenge ist *Oligohydramnie*. Der Zustand kann während einer Ultraschalluntersuchung entdeckt werden oder beim Abtasten der Gebärmutter. Manchmal gibt es keine erkennbare Ursache, manchmal besteht ein Zusammenhang mit einer intrauterinen Wachstumsretardierung (die später im Abschnitt »Fetale Wachstumsstörungen« näher beschrieben ist), einem vorzeitigen Blasensprung oder anderen Problemen. Normalerweise ist eine geringe Abnahme der Fruchtwassermenge kein Grund zu großer Sorge. Ihr Schwangerschaftsbetreuer wird Sie etwas strenger überwachen wollen – mit CTG- und Ultraschalluntersuchungen –, um sicherzustellen, dass es nicht zu Komplikationen kommt. Wenn Ihr Geburtstermin kurz bevorsteht, wird Ihr Arzt die Geburt möglicherweise einleiten wollen. Sind Sie dagegen erst in der 30. Woche, wird er Ihnen Ruhe verordnen und Sie unter genauer Beobachtung halten. Wie man mit der Situation umgeht, hängt natürlich auch von ihrer Ursache ab. In Kapitel 15 finden Sie weitere Hinweise zu möglichen Problemen, die mit dem Fruchtwasser zusammenhängen.

Nachlassende Kindsbewegungen

 Wenn Sie nicht so viele Kindsbewegungen spüren wie sonst, teilen Sie das Ihrem Arzt mit. Kindsbewegungen sind eins der wichtigsten Dinge, auf die Sie achten sollten, wenn Ihr Geburtstermin näher rückt (sehen Sie sich auch den Abschnitt »Es rüttelt sich und schüttelt sich« weiter vorne in diesem Kapitel an).

Fetale Wachstumsstörungen

Bei einer Routineuntersuchung kann Ihr Schwangerschaftsbetreuer feststellen, dass Ihre Gebärmutter zu groß oder zu klein ist. Das allein ist kein Grund zur Sorge. Oft schlägt der Arzt eine Ultraschalluntersuchung vor, um nachzusehen, wie groß das Baby wirklich ist. Beim Ultraschall werden einzelne Körperteile des Babys vermessen – die Größe des Kopfes, der Umfang des Bauches und die Länge der Oberschenkelknochen. Diese Werte gibt der Arzt in eine mathematische Gleichung ein, mit der das fetale Gewicht (abgekürzt mit EFW vom englischen *Estimated Fetal Weight*) geschätzt wird. Dieser Wert wird in eine Kurve eingetragen, in der das Gewicht in Bezug zur Schwangerschaftswoche gesetzt wird. Diese Kurve basiert auf dem durchschnittlichen Gewicht tausender Feten in den einzelnen Schwangerschaftswochen (siehe Abbildung 7.4).

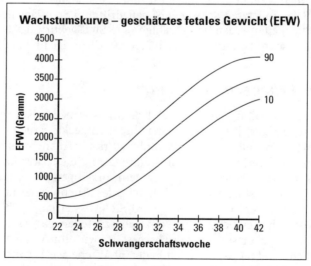

Abbildung 7.4: Durchschnittliches Fetusgewicht in verschiedenen Schwangerschaftswochen

Der Arzt prüft, an welche Stelle der Kurve das Gewicht Ihres Babys fällt und auf welcher *Perzentile* (so wird der Prozentrang genannt) es landet. Wenn das Gewicht des Babys zwischen der 10. und 90. Perzentile liegt, gilt es als normal. Denken Sie daran, dass nicht jedes Kind auf der 50. Perzentile liegt, die 20. Perzentile ist auch normal und kein Grund zur Sorge.

7 ➤ Das letzte Schwangerschaftsdrittel

Bedenken Sie aber auch, dass Ultraschall zwar ein ausgezeichnetes Mittel ist, um das fetale Wachstum zu überprüfen, aber er ist nicht unfehlbar. Es ist nun einmal nicht das Gleiche, ob Sie das Gewicht des Babys per Ultraschall abschätzen oder das Kind auf die Waage legen. Gewichtsschätzungen im letzten Schwangerschaftsdrittel können um 10 bis 20 Prozent vom realen Gewicht abweichen, was durch Unterschiede in der Körperzusammensetzung begründet ist. Wenn Ihr Baby also von der Norm abweicht, machen Sie sich keine unnötigen Sorgen.

Falls Ihr Baby sehr groß ist (was als *Makrosomie* bezeichnet wird), schlägt Ihr Arzt möglicherweise eine weitere Glukosekontrolle vor, um festzustellen, ob bei Ihnen ein Schwangerschaftsdiabetes vorliegt (siehe Kapitel 15). Ist Ihr Baby auffallend klein (was als *intrauterine Wachstumsretardierung* bezeichnet wird), wird Ihr Arzt Sie wahrscheinlich genauer überwachen wollen – dazu gehören CTGs und wiederholte Ultraschalluntersuchungen –, um das Wachstum des Babys im Auge zu behalten. Nähere Informationen über fetale Wachstumsstörungen und mögliche Maßnahmen finden Sie in Kapitel 15.

Abgang von Fruchtwasser

Wenn Sie feststellen, dass Ihre Unterwäsche nass ist, sind verschiedene Erklärungen möglich. Es kann etwas Urin sein, vaginaler Ausfluss, das Abgehen des Schleimpfropfens oder ein Abgang von Fruchtwasser (der auch als *vorzeitiger Blasensprung* bezeichnet wird). Oft können Sie sagen, um was es sich handelt, indem Sie die Flüssigkeit etwas genauer untersuchen. Der Schleimpfropf ist zäh und klumpig, Ausfluss weißlich und glatt. Urin hat einen charakteristischen Geruch und fließt nicht ständig und unwillkürlich. Fruchtwasser dagegen ist normalerweise klar und wässrig und geht oft in Schüben ab. Manchmal kommt ein großer Schwall, wenn die Fruchtblase geplatzt ist. Handelt es sich aber nur um ein kleines Loch, kann es auch nur tröpfeln.

Wenn Sie den Verdacht haben, Fruchtwasser zu verlieren, geben Sie sofort Ihrem Arzt Bescheid. Wenn der Geburtstermin kurz bevorsteht und das Fruchtwasser klar ist, handelt es sich nicht um einen Notfall, aber die meisten Ärzte wollen informiert werden, damit sie Ihnen sagen können, was zu tun ist. Falls das Fruchtwasser blutig oder grünlich-braun ist, teilen Sie das Ihrem Arzt unbedingt mit. Grünes Fruchtwasser bedeutet, dass das Baby in der Gebärmutter seinen Darm entleert hat (Mekonium abgegangen ist). In den meisten Fällen ist das kein Anzeichen für eine Komplikation, aber manchmal bedeutet es, dass das Baby unter Stress steht. Ihr Arzt wird die Herztöne des Kindes überwachen, um sicherzustellen, dass alles in Ordnung ist.

Präeklampsie

Die *Präeklampsie* mit hohem Blutdruck, Eiweiß im Urin und manchmal Schwellungen in Händen, Gesicht und Beinen gibt es nur in der Schwangerschaft. Präeklampsie (auch *Toxämie* oder *Schwangerschaftsgestose* genannt) ist nichts Ungewöhnliches und kommt in etwa 6 bis 8 Prozent aller Schwangerschaften vor. Sie kann in ganz leichter Form auftreten, aber auch als schwere Erkrankung. In Kapitel 15 sind die Anzeichen und Symptome der Präeklampsie dargestellt.

Präeklampsie entwickelt sich in der Regel allmählich. Vielleicht bemerkt Ihr Schwangerschaftsbetreuer zunächst nur einen leichten Anstieg Ihres Blutdrucks und rät Ihnen, sich auszuruhen und möglichst viel auf der Seite zu liegen. Er wird außerdem häufigere Vorsorgeuntersuchungen empfehlen. Manchmal kommt es aber auch zu einer plötzlichen Präeklampsie.

Vorzeitige Wehen

Genau genommen versteht man unter vorzeitigen Wehen Kontraktionen und Veränderungen am Muttermund vor der 37. Schwangerschaftswoche. Viele Frauen haben Kontraktionen ohne Auswirkungen auf den Muttermund – in diesem Fall sind es keine richtigen vorzeitigen Wehen. Um aber festzustellen, ob sich etwas an Ihrem Muttermund getan hat, müssen Sie sich vaginal untersuchen lassen. Der Arzt wird darüber hinaus feststellen wollen, wie oft die Wehen kommen, indem er Sie an ein CTG legt (mit dem auch die Herztöne des Babys überprüft werden – siehe Kapitel 8).

Die Kontraktionen bei vorzeitigen Wehen sind regelmäßig, anhaltend und oft unangenehm. Normalerweise fühlen sie sich anfangs wie schwere Menstruationskrämpfe an (Braxton-Hicks-Kontraktionen sind dagegen weder regelmäßig noch anhaltend und für gewöhnlich auch nicht schmerzhaft). Die vorzeitigen Wehen gehen oft mit schleimigem Ausfluss, Blutungen oder einem Fruchtwasserabgang einher. Es ist sehr wichtig, dass vorzeitige Wehen so früh wie möglich erkannt werden. Wehenhemmende Medikamente wirken nämlich am besten, wenn der Muttermund weniger als 3 cm geöffnet ist. Nach der 35. Schwangerschaftswoche wird Ihr Arzt vorzeitige Wehen wahrscheinlich nicht mehr hemmen, es sei denn, es liegen außergewöhnliche Umstände vor (wie beispielsweise ein schlecht kontrollierter Diabetes).

Wenn Sie vor der 35. Schwangerschaftswoche regelmäßige, anhaltende, schmerzhafte Kontraktionen haben (mehr als fünf oder sechs pro Stunde), wenden Sie sich an Ihren Arzt. Ob es sich wirklich um vorzeitige Wehen handelt, kann nur bei einer Untersuchung festgestellt werden. Auch wenn Sie glauben, dass Ihre Fruchtblase geplatzt ist, oder wenn Sie Blutungen haben, sollten Sie sofort Ihren Arzt kontaktieren. Kapitel 15 gibt Ihnen weitere Informationen zu vorzeitigen Wehen.

Das Baby verspätet sich

Fast 40 Wochen lang rechnen Sie damit, dass das Baby an einem bestimmten Tag kommen wird. Tatsächlich werden aber nur 5 Prozent aller Kinder am errechneten Tag geboren. 80 Prozent kommen zwischen der 38. und der 42. Woche zur Welt, was als voll ausgetragene Schwangerschaft betrachtet wird. Bei 10 Prozent dauert es sogar länger als 42 Wochen, dann spricht man von einer *übertragenen Schwangerschaft*. Früher lag das meist an falsch berechneten Geburtsterminen, aber heutzutage lässt sich mithilfe des Ultraschalls das Datum ziemlich genau festlegen. Dabei ist eine Ultraschalluntersuchung im ersten Schwangerschaftsdrittel besonders genau, normalerweise mit einer Abweichung von nur drei bis vier Tagen. Dagegen kann eine Ultraschalluntersuchung im letzten Schwangerschaftsdrittel um zwei oder drei Wochen danebenliegen.

Viele Ärzte sind der Ansicht, dass die Geburt nach der 42. Woche eingeleitet werden sollte. Dauert die Schwangerschaft länger, wird das Kind wahrscheinlich trotzdem gesund sein, aber die Risiken nehmen zu. Mehr dazu in Kapitel 9.

Vorbereitungen für das Krankenhaus

Jetzt liegt der Geburtstermin so nah, dass Sie sicherstellen sollten, dass Sie jederzeit bereit sind, sich auf den Weg in das Krankenhaus oder Geburtshaus zu machen. Wahrscheinlich möchten Sie Ihren Koffer nicht erst in letzter Minute packen und Sie werden wohl auch kaum Zeit haben, auf dem Weg schnell irgendwo anzuhalten, um einen Autositz für Ihr Baby zu kaufen. Wenn Sie diese Pflichtpunkte jetzt von Ihrer Vor-der-Geburt-Liste streichen können, haben Sie genügend Muße, um sich auf die wichtigen Dinge zu konzentrieren, beispielsweise Ihren 473. Gang zur Toilette am heutigen Tage.

Koffer packen

Viele Frauen finden es beruhigend zu wissen, dass ihre Tasche für die Fahrt zum Krankenhaus oder Geburtshaus fertig gepackt ist. Wenn Ihr Koffer bereit ist, können Sie sich darauf konzentrieren, nach Anzeichen für die Geburt Ausschau zu halten. Außerdem brauchen Sie sich keine Sorgen mehr darüber zu machen, dass Sie nicht bereit sein könnten.

Einige Dinge möchten Sie vielleicht bei der Geburt unbedingt bei sich haben. Hier ein paar Vorschläge:

- ✔ **Eine Kamera.** Und denken Sie an Filme und Batterien.
- ✔ **Die Telefonnummern von Freunden und Verwandten.** Sicher wollen Sie irgendwann nach der Geburt das freudige Ereignis mitteilen.
- ✔ Ihre Krankenversicherungskarte
- ✔ Ihren Mutterpass
- ✔ **Socken.** Wahrscheinlich werden Sie kalte Füße bekommen, nehmen Sie also ruhig ein Paar dicke Socken mit.
- ✔ **Ihre Brille.** Während der Geburt kann eine Brille bequemer sein als Kontaktlinsen.
- ✔ **Einen kleinen Snack für Ihren Partner oder Ihre Geburtsbegleitung.** Sie möchten ja schließlich nicht, dass er Sie im Stich lässt, weil er es vor Hunger nicht mehr aushält.

- ✔ **Bonbons oder Lutscher.** Sie müssen es möglicherweise längere Zeit ohne Essen oder Trinken aushalten.
- ✔ **Etwas, womit Ihr Partner während der Wehen Ihren Rücken massieren kann.** Ein Tennisball, eine schmale Malerrolle oder ein kleines Rollholz haben sich bereits als nützlich erwiesen.
- ✔ **Radio, Kassettenrekorder oder CD-Player, wenn Musik Sie entspannt.** Vergessen Sie Ihre Lieblingskassetten oder -CDs nicht.
- ✔ **Kleingeld für Parkuhren, Telefon oder Getränkeautomat.** Sie wissen nie, wann Sie ein bisschen Kleingeld gebrauchen können.

Nach der Geburt können ein paar zusätzliche Dinge Ihr Leben einfacher, bequemer oder spaßiger machen:

- ✔ Ein kleiner Nachgeburts-Snack für Sie selbst
- ✔ Champagner zum Anstoßen auf die Geburt, wenn Sie möchten
- ✔ Moderne Binden mit Klebestreifen
- ✔ Robuste Baumwollunterwäsche, die ruhig ein paar Flecken abbekommen darf
- ✔ Einen Bademantel und ein Nachthemd
- ✔ Waschzeug und Zahnbürste
- ✔ Extragroße Schuhe, in die Ihre geschwollenen Füße passen
- ✔ Lockere, bequeme Kleidung für den Heimweg
- ✔ Kleidung für Ihr Baby – oder Ihre Babys! – für den Heimweg
- ✔ Einen Baby-Autositz

Einen Baby-Autositz auswählen – und benutzen

Ein Autositz für Ihr Baby ist eine der wichtigsten und kompliziertesten Anschaffungen. Sie haben eine riesige Auswahl, deshalb ist es wichtig, sich darüber zu informieren, auf was Sie achten sollten. Im Wesentlichen gibt es für Neugeborene zwei Arten von Autositzen:

- ✔ **Sicherheitsschalen für das Baby:** Diese speziell für Babys bis zu einem Gewicht von etwa 13 Kilo entwickelten Autositze sind kleiner und leichter als die andere Alternative und werden rückwärts gerichtet im Auto angebracht. (Für Neugeborene ist ein rückwärts gerichteter Sitz vorgeschrieben, weil nur so Rücken, Hals und Kopf des Babys geschützt sind.) Diese Art von Autositz ist außerdem praktischer: Sie können ihn jederzeit aus dem Auto herausnehmen und Ihr Baby darin transportieren, füttern oder schaukeln.
- ✔ **Kombinationssitze für Baby und Kleinkind:** Diese Art von Autositz ist meist größer und schwerer als die Babyschale. Verwenden Sie ihn rückwärts gerichtet, bis Ihr Baby etwa 9

7 ➤ Das letzte Schwangerschaftsdrittel

Monate alt oder 9 Kilo schwer ist. Die meisten Sitze können bis 13 Kilo rückwärts gerichtet eingesetzt werden. Der Vorteil dieser Sitze ist, dass Sie nur eine Anschaffung machen müssen, anstatt erst die Babyschale und dann einen Kinderautositz zu kaufen.

Worauf sollten Sie beim Kauf achten? Versuchen Sie ein Modell zu finden, das einfach zu benutzen, aber trotzdem sicher ist (der ADAC testet übrigens regelmäßig die Sicherheit von Kinderautositzen; informieren Sie sich dort). Achten Sie auch auf den Preis, die teureren Modelle sind nicht unbedingt die besten. Wenn Sie einen Kombinationssitz kaufen möchten, probieren Sie ihn in Ihrem Auto aus, um zu sehen, ob er vorwärts und rückwärts gerichtet passt, bevor Sie den Kassenbon wegwerfen. Achten Sie auch darauf, ob sich der Autositz einfach genug in das Auto einbauen lässt – Sie sollten kein Mechaniker sein müssen, um den Autositz für Ihr Baby korrekt installieren zu können. Auch auf folgende Dinge sollten Sie bei der Auswahl eines Babysitzes achten:

- ✔ Ein Fünf-Punkt-Sicherheitsgurt, der sich von vorn anpassen lässt
- ✔ Genügend Unterstützung für Kopf und Hals
- ✔ Einfache Reinigung

Nachdem Sie Ihre Wahl getroffen haben, sollten Sie vielleicht das Anschnallen einmal üben, bevor Sie den ersten Ausflug mit Ihrem Baby unternehmen. Denken Sie daran, dass Ihr Baby in einer halb liegenden Position (etwa 45 Grad) mitfährt, die Gurte sollten eng am Körper anliegen.

 Wenn Sie Ihr Baby zudecken möchten, schnallen Sie es zuerst an und legen Sie dann eine Decke über. Wenn Sie die Decke unter den Gurt legen oder Ihr Baby dicke Kleidung wie einen Schneeanzug trägt, ist der Gurt zu locker.

Wenn Ihr Baby zu früh geboren wurde, fragen Sie Ihren Arzt, ob es vor der Entlassung in seinem Autositz getestet werden muss. Bei Frühgeborenen besteht in Autositzen ein größeres Risiko für *Apnoen* (kurzzeitiger Atemstillstand) oder unterdrückten Herzschlag. Außerdem sollten Sie vielleicht aufgerollte Handtücher oder Stoffwindeln auf jede Seite neben den Kopf des Babys legen, damit Kopf und Hals besser gestützt werden.

Vorgeburtliche Tests (Pränataldiagnostik)

In diesem Kapitel

▶ Genetische Tests im ersten Schwangerschaftsdrittel
▶ Mögliche Tests im zweiten Schwangerschaftsdrittel
▶ Endspurt: Tests im letzten Schwangerschaftsdrittel

Ihr »bestandener« Heimschwangerschaftstest ist nur die Spitze des Eisbergs. In den nächsten neun Monaten werden viele weitere Tests durchgeführt, die sicherstellen sollen, dass Sie und Ihr Baby gesund sind. Dabei werden einige Tests für alle Schwangeren empfohlen, andere sind optional. Die Entscheidung für oder gegen diese Tests hängt von verschiedenen Risikofaktoren ab. Ähnlich wie vor einer Prüfung in der Schule sind Sie vielleicht auch vor einem pränatalen Test nervös. Lassen Sie sich beruhigen, wahrscheinlich werden Sie mit fliegenden Fahnen »bestehen«.

Pränatale Diagnostik im ersten Schwangerschaftsdrittel

Verschiedene Faktoren wie Ihr Alter, Ihre medizinische und gynäkologische Vorgeschichte, die medizinische Vorgeschichte Ihrer Familie und andere können dafür sprechen, dass Sie sich Untersuchungen unterziehen sollten, mit denen sich bestimmte genetische Erkrankungen oder Fehlbildungen erkennen lassen. Es gibt eine ganze Reihe von Tests, beispielsweise die Chorionzottenbiopsie (CVS), die Amniozentese und die Fetalblutentnahme. Davon werden nur die Chorionzottenbiopsie (CVS) und die frühe Amniozentese im ersten Schwangerschaftsdrittel durchgeführt.

Bei diesen pränatalen Tests werden die Chromosomen des Kindes untersucht. Chromosomen sind Träger der genetischen Informationen, die das Wesen eines Menschen bestimmen. Jeder Mensch hat normalerweise 46 Chromosomen – 23 von der Mutter und 23 vom Vater geerbte (siehe Abbildung 8.1). Die 23 Chromosomen von jedem Elternteil werden innerhalb des Kerns jeder menschlichen Zelle miteinander gepaart. 22 dieser Paare werden Autosome genannt, das sind die nicht geschlechtsspezifischen Chromosomen. Das 23. Chromosomenpaar bestimmt das Geschlecht und ist entweder XX (Mädchen) oder XY (Junge).

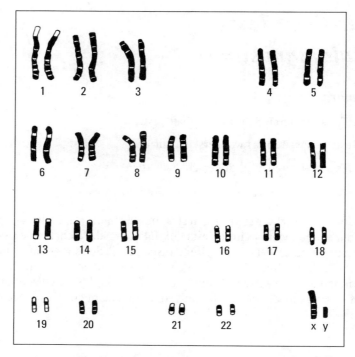

Abbildung 8.1: Ein typischer menschlicher Chromosomensatz

 Die Frau hat zwei X-Chromosomen und kann an ihren Nachwuchs darum auch nur X-Chromosomen weitergeben. Männer haben ein X- und ein Y-Chromosom und können daher sowohl X- als auch Y-Chromosomen an ihre Kinder vererben. Sie sehen also, dass der Mann das Geschlecht des Kindes bestimmt. Jetzt wissen Sie also, wem Sie die Schuld in Schuhe schieben können, dass Sie nicht das kleine Mädchen oder den kleinen Jungen bekommen haben, den Sie sich gewünscht hatten!

Bestimmte Abweichungen in der Zahl oder Struktur der Chromosomen können zu Problemen beim Kind führen. Das *Down-Syndrom* ist beispielsweise eine der geläufigeren Chromosomenstörungen, die mit schwerer geistiger Behinderung verbunden sind. Diese Krankheit entsteht, wenn der Fetus das Chromosom 21 dreimal statt zweimal besitzt (darum ist der Defekt auch unter dem Namen *Trisomie 21* bekannt). Die Amniozentese und die Chorionzottenbiopsie (CVS) können derartige Abweichungen in der Anzahl und Struktur der Chromosomen erkennen, indem sie ein vergrößertes Bild der Einzelchromosomen erzeugen, das als *Karyotyp* bezeichnet wird (siehe Abbildung 8.1). Wenn bei einem Paar ein erhöhtes Risiko für in der Familie vorkommende genetische Erbkrankheiten (beispielsweise das Tay-Sachs-Syndrom oder die zystische Fibrose) besteht, die auf das Kind übertragen werden können, kann Ihr Arzt das bei der Untersuchung gewonnene Material auch für die Erkennung dieser Krankheiten verwenden. Aber nur wenn das Paar einer Risikogruppe für eine dieser seltenen genetischen Fehlbildungen angehört, wird der Arzt diese Untersuchungen routinemäßig anordnen, sonst werden die Chromosomen nur auf Anzahl und Struktur untersucht.

Normalerweise wird Frauen, die zum Geburtstermin 35 Jahre oder älter sind, die Möglichkeit einer pränatalen Diagnostik angeboten, bei der die Chromosomen des Fetus untersucht werden. Ab 35 steigt das Risiko erheblich an, ein Kind mit Chromosomendefekten auf die Welt zu bringen. In diesem Alter ist außerdem das Risiko, dass durch die Untersuchung eine Fehlgeburt ausgelöst wird, genauso hoch wie das einer Chromosomenstörung beim Fetus. Aber obwohl das Risiko einer Chromosomenstörung bei Frauen unter 35 wesentlich geringer ist, werden die meisten Kinder mit Down-Syndrom von Frauen unter 35 geboren. Das liegt ganz einfach daran, dass Frauen unter 35 mehr Kinder bekommen als Frauen über 35. Die Grenze von 35 Jahren ist in gewissem Maße willkürlich und gilt auch nicht in allen Ländern. In Großbritannien beispielsweise werden pränatale Chromosomenuntersuchungen erst für Frauen ab 37 angeboten.

Selbst unter Frauen, die ein erhöhtes Risiko für eine Chromosomenstörung haben, entscheiden sich einige gegen die Untersuchungen, sei es, weil sie nicht das Risiko einer untersuchungsbedingten Fehlgeburt eingehen wollen, oder aufgrund ihrer persönlichen Einstellung zum Thema Schwangerschaftsabbruch.

Auch wenn Sie einen Schwangerschaftsabbruch nicht in Betracht ziehen möchten, ist es gut zu wissen, wenn der Fetus Fehlbildungen aufweist, denn dann haben Sie Zeit, sich auf ein Kind mit ganz besonderen Bedürfnissen vorzubereiten.

Wenn Sie unter 35 sind, in Ihrer Familie keine genetischen Erbkrankheiten vorkommen, Sie Ihren Fetus aber trotzdem auf Chromosomenstörungen untersuchen lassen möchten, ist das Ihr gutes Recht. Allerdings sollten Sie dann im Voraus abklären, ob Ihre Krankenkasse auch für diese medizinisch nicht unbedingt erforderlichen Tests die Kosten übernimmt. Allen Frauen wird ein Screening für das Down-Syndrom angeboten. Üblich ist ein Serum-Screening, das heißt, eine Blutuntersuchung namens *Triple-Test*, bei der bestimmte Substanzen gemessen werden, mit denen sich erkennen lässt, ob der Fetus ein Risiko für Down-Syndrom trägt. (Dieser Test wird später in diesem Kapitel im Abschnitt »Screening für das Down-Syndrom mit dem Doppel-, Triple- und neuerdings auch Quadrupel-Test« näher dargestellt.) Der Unterschied zwischen einem *Screening* und einer *invasiven* Untersuchung für die *pränatale Diagnostik* besteht darin, dass beim Screening kein Risiko für eine Fehlgeburt besteht, weil es einfach eine Blut- oder Ultraschalluntersuchung bei der Mutter beinhaltet. Aber im Gegensatz zu einer invasiven pränatalen Untersuchung kann das Screening eine Chromosomenstörung nicht mit hundertprozentiger Sicherheit nachweisen.

Chorionzottenbiopsie (CVS)

Die *Chorionzotten* sind winzige, knospenartige Gewebeteile, aus denen die Plazenta aufgebaut ist. Da sich die Chorionzotten aus demselben befruchteten Ei wie der Fetus entwickeln, sind Chromosomen und genetisches Material bei beiden gleich. Durch Untersuchung einer Chorionzottenprobe kann Ihr Arzt feststellen, ob Anzahl und Struktur der Chromosomen normal sind. Außerdem kann das Geschlecht des Kindes bestimmt werden und es können bestimmte Krankheiten getestet werden (wenn beim Fetus ein Risiko für eine solche Krankheit besteht).

Ihr Arzt führt die Chorionzottenbiopsie (CVS) durch, indem er eine Gewebeprobe von der Plazenta entnimmt. Für dieses Verfahren gibt es zwei Möglichkeiten: Bei der *transabdominalen CVS* wird über den Bauch der Schwangeren eine dünne Punktionsnadel in die Plazenta eingeführt. Bei der *transzervikalen CVS* wird ein flexibler Katheter durch den Muttermund eingeführt (siehe Abbildung 8.2). Diese Form der Zottenentnahme wird in Deutschland nicht mehr durchgeführt, weil sie mit mehr Komplikationen belastet ist. Ihr Arzt führt die Gewebeentnahme unter ständiger Ultraschallkontrolle durch. Im Labor wird ein Teil der Probe unter dem Mikroskop direkt analysiert, der restliche Teil der Chorionzotten wird kultiviert und als Langzeitpräparat nach zwei bis drei Wochen untersucht.

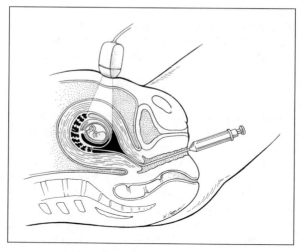

Abbildung 8.2: Bei einer transzervikalen CVS führt der Arzt einen flexiblen Katheter durch den Muttermund in die Gebärmutter ein, um etwas Plazentagewebe zu entnehmen; der Vorgang wird per Ultraschall überwacht. (Diese Untersuchung ist hierzulande allerdings nicht üblich.)

Wie die Amniozentese erhöht auch die CVS das Risiko für eine Fehlgeburt – um etwa 0,5 bis 1 Prozent. Die Person, die den Test ausführt, sollte reichlich Erfahrung darin haben, denn Erfahrung trägt dazu bei, das Fehlgeburtsrisiko zu verringern.

Das Erstergebnis der Direktanalyse steht meist nach einem Tag, das Langzeitergebnis der CVS in der Regel innerhalb von zwei Wochen fest. Die Ergebnisse beider Analysen sind nahezu immer identisch. In der Langzeitpräparation können Strukturauffälligkeiten der Chromosomen besser erkannt werden. Die CVS hat gegenüber der Amniozentese den wesentlichen Vorteil, dass sie früher in der Schwangerschaft durchgeführt werden kann. Der Zeitfaktor kann für Frauen wichtig sein, die einen Schwangerschaftsabbruch in Erwägung ziehen, wenn schwere genetische Störungen vorliegen.

Im Gegensatz zur Amniozentese kann bei einer CVS nicht der *Alpha-Fetoprotein-Wert* (AFP) gemessen werden (zu AFP finden Sie weitere Informationen später in diesem Kapitel im Abschnitt »Untersuchungen im zweiten Schwangerschaftsdrittel«). Die Bestimmung des AFP zur Erkennung eines Neuralrohrdefekts hat allerdings durch die hohe Qualität der Ultraschalluntersuchung weitgehend an Bedeutung verloren.

 Wenn Sie eine CVS durchführen lassen und Rhesus-negativ sind, sollten Sie sich den Antikörper Rhesogam injizieren lassen, um Rhesusunverträglichkeitsreaktionen vorzubeugen (siehe Kapitel 15).

Roter Teppich für ein neues Down-Syndrom-Screening-Verfahren im ersten Schwangerschaftsdrittel

CVS und die frühe Amniozentese sind die einzigen Untersuchungen, die im ersten Schwangerschaftsdrittel genauen Aufschluss über die fetalen Chromosomen geben können. Aber Forscher haben weiter daran gearbeitet, nicht-invasive, risikofreie Screening-Methoden zu entwickeln, mit denen erkannt werden kann, ob der Fetus ein erhöhtes Risiko für genetische Störungen, insbesondere das Down-Syndrom, hat. Forscher glauben, dass mit einer Kombination aus speziellen Ultraschallmessungen, die als *Nackenfaltenmessung* (oder *Nackentransparenz*) bezeichnet werden, und bestimmten Blutuntersuchungen 80 bis 90 Prozent aller betroffenen Ungeborenen erkannt werden können. Diese Screenings im ersten Schwangerschaftsdrittel werden in der Regel zwischen der 11. Woche und der 14. Woche durchgeführt. Das Ganze funktioniert so:

✔ **Nackenfaltenmessung (Nackentransparenz):** Bei dieser Untersuchung wird per Ultraschall ein bestimmter Bereich hinter dem Nacken des Embryos beziehungsweise Fetus gemessen. Diese Untersuchung sollte nur von speziell geschulten Ärzten durchgeführt werden. Wenn die Nackenfaltenmessung mit Bluttests kombiniert wird, erhöht sich ihre Zuverlässigkeit.

✔ **Blutserumtest:** Untersuchungen, bei denen die PAPP-A-Werte, einer von der Plazenta produzierten Substanz, und das Hormon HCG im mütterlichen Blut bestimmt werden, können dazu beitragen, das Down-Syndrom im ersten Schwangerschaftsdrittel zu erkennen. In der Regel wird dieser Bluttest am selben Tag durchgeführt wie die Nackenfaltenmessung.

Die Ärzte teilen die Ergebnisse dieses im ersten Schwangerschaftsdrittel durchgeführten Screenings schon wenige Tage nach der Untersuchung mit. Einige Labors kombinieren die Testergebnisse des Screenings aus dem ersten Schwangerschaftsdrittel (Nackenfalten-messung und Blutuntersuchungen) mit den Blutuntersuchungen des zweiten Schwangerschaftsdrittels und erstellen dann ein Gesamtergebnis, das über das Risiko für das Down-Syndrom Auskunft gibt. Bei hohem Down-Risiko nach dem Ergebnis des ersten Screenings ist es ratsam, eine Chorionzottenbiopsie durchführen zu lassen, um definitiv festzustellen, ob ein Down-Syndrom vorliegt. Die Wahrscheinlichkeit eines falsch positiven Ergebnisses nach der Untersuchung im ersten Schwangerschaftsdrittel ist mit 5 Prozent zwar höher als bei der kombinierten Untersuchung im ersten und zweiten Trimenon. Trotzdem wird die Unsicherheit für die Schwangere nach der ersten Verdachtsdiagnose nur schwer zu ertragen sein, sodass eine Klärung angebracht erscheint.

Amniozentese (AC)

Bei der Amniozentese führt der Arzt eine dünne Punktionsnadel durch Ihre Bauchdecke in die Fruchtwasserhöhle ein, um Fruchtwasser zu entnehmen (die detaillierte Beschreibung erfolgt später in diesem Kapitel). Die aus der Flüssigkeit gewonnenen Zellen werden kultiviert und geben Aufschluss über genetische Erkrankungen und Chromosomenstörungen. Eine Amniozentese wird üblicherweise in der 15. bis 18 durchgeführt. Die so genannte frühe Amniozentese in der 11. bis 14. Woche wird wegen der Möglichkeit der CVS nicht mehr vorgenommen.

Untersuchungen im zweiten Schwangerschaftsdrittel

In dem Maße, in dem Ihr Kind wächst und sich verändert, ändern sich auch Art und Anzahl möglicher pränataler Untersuchungen. Im zweiten Schwangerschaftsdrittel werden Sie sich wahrscheinlich der einen oder anderen Blutuntersuchung unterziehen. Eine Ultraschalluntersuchung zu diesem Zeitpunkt kann Ihnen das Geschlecht Ihres Kindes verraten.

Blutuntersuchungen im zweiten Schwangerschaftsdrittel

Die folgenden Blutuntersuchungen haben in der Regel normale Ergebnisse, aber falls Ihres in irgendeiner Form auffällig sein sollte, sind möglicherweise weitere Tests nötig – eine Ultraschalluntersuchung beispielsweise. Denken Sie daran, dass weitere Untersuchungen nicht unbedingt bedeuten, dass etwas nicht in Ordnung ist – sondern nur, dass Ihr Arzt sorgfältig ist und sicherstellen will, dass alles okay ist.

8 ➤ Vorgeburtliche Tests (Pränataldiagnostik)

Alpha-Fetoprotein-Screening-Test

MSAFP bedeutet *maternales Serum Alpha-Fetoprotein* und ist ein Protein, das vom Fetus produziert wird und auch im Blutfluss der Mutter zirkuliert. Ärzte untersuchen den MSAFP-Wert mit einem einfachen Bluttest, der bei besonderen Fragestellungen irgendwann zwischen der 15. und 18. Schwangerschaftswoche durchgeführt wird. In Amerika hat der Test einen hohen Stellenwert. Weil er jedoch unspezifisch bei vielen Problemen des Fetus erhöht sein kann, ist er hier von keiner großen Bedeutung. Die Ultraschalldiagnostik kann genauer über fetale Probleme oder Fehlbildungen Aufschluss geben als Mutmaßungen über eine kindliche Erkrankung anhand des Testergebnisses. Ein erhöhter MSAFP-Wert wird durch eine 2,0- bis 2,5fache *Abweichung vom Mittelwert (MOM, multiples of the median)* ausgedrückt (bei Schwangeren, die nur ein Kind erwarten) beziehungsweise durch eine 4,0- bis 4,5fache Abweichung vom Mittelwert bei Schwangeren, die Zwillinge erwarten. Der besondere Stellenwert des MSAFP-Werts lag vor der Ultraschallära in der Aufdeckung von Neuralrohrdefekten (siehe Kasten »Was sind Neuralrohrdefekte?«).

Screening für das Down-Syndrom mit dem Doppel-, Triple- und neuerdings auch Quadrupel-Test

Mittels Blutuntersuchung kann im zweiten Schwangerschaftsdrittel ein Screening für Down-Syndrom oder andere Chromosomendefekte (Trisomie 13 oder Trisomie 18) durchgeführt werden (wie vorher im Down-Syndrom-Screening des ersten Schwangerschaftsdrittels angedeutet). Ihr Arzt führt diesen Test durch, indem er zwei, drei oder vier Substanzen in Ihrem Blut misst:

✔ MSAFP

✔ HCG (Humanes Chorionisches Gonadotropin)

✔ Estriol (eine Form von Östrogen)

✔ Inhibin A (eine Substanz, die von der Plazenta abgesondert wird)

Ihr Arzt verwendet die Ergebnisse dieser Tests, um das Down-Syndrom-Risiko zu berechnen. Bei Frauen unter 35 Jahren erkennt der Test das Down-Syndrom in 60 Prozent der Fälle, bei denen es vorhanden ist. (Mit anderen Worten, wenn 100 Frauen, deren Babys das Down-Syndrom haben, den Test machen ließen, würde das Syndrom bei 60 von ihnen entdeckt werden.) Beim Quadrupel-Test (bei dem alle vier Indikatoren verwendet werden) kann die Erkennungsrate auf 75 oder sogar 80 Prozent steigen. Dieser Test ist nur ein Screening, also selbst wenn das Ergebnis anormal ist, ist der Fetus meistens normal. Wenn Sie ein anormales Testergebnis haben, wird Ihr Arzt mit Ihnen über die Möglichkeit einer Amniozentese reden, um die Chromosomen des Babys zu untersuchen.

Was sind Neuralrohrdefekte?

Das zentrale Nervensystem des Kindes besteht anfangs aus einem flachen Zellblatt, das sich im Verlauf seiner Reifung zu einem Rohr aufrollt. Die Vorderseite dieses Rohres schließt sich ungefähr am 23. Tag, aus ihr entwickelt sich das Gehirn. Das andere Ende des Rohres, das sich um den 28. Tag schließt, wird zum unteren Ende des Rückenmarks. Wenn eins der beiden Enden sich aus irgendeinem Grund nicht schließt (bis jetzt weiß man nicht, warum das manchmal der Fall ist), kommt es zu einem Neuralrohrdefekt. Die häufigsten Arten von Neuralrohrdefekten sind *Spina bifida* (offener Rücken), *Anenzephalie* (Fehlen des Großhirns und der Schädeldecke) und *Enzephalozele* (Lücke in der Schädeldecke). Diese Defekte verursachen Störungen im Nervensystem wie Lähmungen, eine Wasseransammlung im Gehirn oder geistige Behinderung. Kinder mit Anenzephalie überleben in der Regel nicht mehr als ein paar Tage nach ihrer Geburt.

Das alles klingt ziemlich erschreckend, aber zum Glück sind diese Defekte selten. Wir stellen sie hier dar, weil es in den meisten Ländern Screening-Programme gibt, mit deren Hilfe die Babys identifiziert werden können, die möglicherweise einen dieser Defekte haben. Bei uns ist es der Ultraschall. Außerdem gibt es Empfehlungen, mit denen sich die Wahrscheinlichkeit, ein Baby mit einem Neuralrohrdefekt zu bekommen, verringern lässt – beispielsweise durch Einnahme von Folsäure vor der Empfängnis (siehe Kapitel 1).

In den USA hat etwa 1 von 1.000 Neugeborenen einen Neuralrohrdefekt. In Deutschland sind es 1 bis 2 pro 1,000. In Großbritannien liegt die Quote etwas höher, bei vier bis acht Neugeborenen pro 1.000. In Japan hingegen ist die Quote relativ gering, dort wird nur etwa eins von 2.000 Kindern mit dieser Fehlbildung geboren. Niemand weiß genau, warum die Verbreitung der Krankheit von Land zu Land verschieden ist, aber es hat wohl etwas mit dem Zusammenwirken zwischen der Umwelt und der eigenen genetischen Veranlagung zu tun. Wenn in Ihrer Familie oder der des werdenden Vaters Neuralrohrdefekte vorkommen, teilen Sie das Ihrem Arzt mit, denn dann haben Sie ein leicht erhöhtes Risiko, ein Baby mit einem Neuralrohrdefekt zu bekommen. In diesem Fall sollten Sie mit Ihrem Arzt über die Möglichkeiten einer pränatalen Diagnose (Ultraschall und Amniozentese) reden. Falls bei Ihnen in einer früheren Schwangerschaft ein Neuralrohrdefekt diagnostiziert worden ist oder Neuralrohrdefekte in Ihrer Familie vorkommen, sollten Sie außerdem Ihre Folsäure-Einnahme zu Beginn Ihrer Schwangerschaft auf 4 mg pro Tag (das Zehnfache der üblichen empfohlenen Dosis in der Frühschwangerschaft)erhöhen.

Glukose-Screening

Mit dem Glukose-Screening werden Frauen auf Schwangerschaftsdiabetes untersucht. In Kapitel 16 reden wir darüber, warum die Behandlung von Schwangerschaftsdiabetes wichtig ist.

Ihr Arzt wird Ihnen zu Beginn des Tests zunächst eine unangenehm schmeckende Glukose-Mixtur zu trinken geben (sie schmeckt ungefähr wie abgestandene Limonade). Nach genau einer Stunde nimmt er Ihnen Blut ab. Diese Blutprobe wird auf den Blutzuckerspiegel unter-

8 ➤ Vorgeburtliche Tests (Pränataldiagnostik)

sucht. Ein hoher Blutzuckerwert zeigt an, dass Sie ein Risiko für Schwangerschaftsdiabetes haben.

Der einstündige Glukose-Screening-Test wird in der Regel zwischen der 24. und 28. Schwangerschaftswoche durchgeführt. Manche Ärzte machen ihn zweimal – einmal in der Frühschwangerschaft und dann noch einmal in der 24. bis 28. Woche. Etwa 25 Prozent der Ärzte testen nur diejenigen Frauen, die ein Risiko für Schwangerschaftsdiabetes aufweisen. Der Risikokatalog ist umfangreich und etwa 50 Prozent aller Schwangeren weisen einen der folgenden Risikofaktoren auf:

✔ Alter der Schwangeren über 25 Jahre

✔ Frühere Geburt eines großen Kindes

✔ Frühere Schwangerschaft mit nicht geklärtem fetalem Tod

✔ Frühere Schwangerschaft mit Schwangerschaftsdiabetes

✔ Häufiges Vorkommen von Diabetes in der Familie

✔ Übergewicht

Wenn Ihr erstes Glukose-Screening anormal ist, heißt das noch nicht, dass Sie Schwangerschaftsdiabetes haben. (Denken Sie immer daran, dass es nur ein Screening ist.) Ihr Arzt wird einen weiteren Test empfehlen, einen dreistündigen Test, der darüber Auskunft gibt, ob sich der Verdacht auf Schwangerschaftsdiabetes bestätigt oder nicht. Dieser zweite Test besteht aus einer Blutentnahme auf nüchternen Magen, dem Verabreichen einer anderen Glukose-Mixtur und schließlich drei weiteren Blutentnahmen, jeweils ein, zwei und drei Stunden nach Einnahme der Glukose-Mixtur. Einige Ärzte empfehlen, an den letzten drei Tagen vor dem Test jeweils eine Extraportion Nudeln oder Reis zu essen (das wird auch als *Aufladen mit Kohlenhydraten* bezeichnet), um Ihren Körper auf den Test vorzubereiten.

Der Test gilt als *positiv* – oder anormal –, wenn zwei der vier Blutzuckerspiegel anormale Werte aufweisen. Wenn Ihr Schwangerschaftsdiabetes-Test positiv ausfällt, wird Ihr Arzt Ihnen eine besondere Diät verordnen und Ihren Blutzuckerspiegel im restlichen Verlauf der Schwangerschaft regelmäßig überprüfen. Sinnvoll ist die Blutzuckerselbstmessung zu bestimmten Tageszeiten mit einem Blutzuckermessset. Wenn Sie trotz eingehaltener Diät immer noch erhöhte Blutzuckerwerte haben, brauchen Sie eventuell Insulin, um den Zucker unter Kontrolle zu halten. (Mehr zu diesem Thema finden Sie in Kapitel 16.)

Komplettes Blutbild (CBC)

Viele Ärzte machen gleichzeitig mit dem Blutzuckertest ein komplettes Blutbild, um zu sehen, ob Sie eine *signifikante Anämie* (Eisenmangel) oder verschiedene andere, seltenere Probleme entwickelt haben. Anämie kommt in der Schwangerschaft bei vielen Frauen vor und viele Schwangere nehmen Eisenpräparate ein.

Schallwellen »anschauen«: Der Ultraschall

Eine *Ultraschalluntersuchung* (oder *Sonographie*) ist ein unglaublich hilfreiches Instrument, mit dem Sie und Ihr Arzt das Baby in der Gebärmutter sehen können. Ein Apparat namens *Schallkopf* (oder auch *Transducer*) sendet Schallwellen aus, die vom Fetus reflektiert und in ein Bild umgewandelt werden, das auf einen Bildschirm ausgegeben wird (Ultraschallfotos sehen Sie in Kapitel 21). Sie können den Körper des Fetus mit fast allen Strukturen sehen und beobachten, wie er sich bewegt und all seinen normalen Aktivitäten nachgeht – strampeln, winken und so weiter. Die Anatomie des Kindes kann man am besten in der 18. bis 22. Woche sehen.

Ultraschalluntersuchungen sind nicht schmerzhaft. Ihr Arzt verteilt Gel oder eine Lotion auf Ihrem Bauch und bewegt dann den Schallkopf auf dem Gel hin und her (siehe Abbildung 8.3). Eine volle Blase ist nicht nötig, weil das Fruchtwasser um den Fetus die erforderliche Flüssigkeit bietet, damit die Schallwellen übertragen und ein klares und detailliertes Bild liefern können. Die Bildqualität ist unterschiedlich, je nach mütterlichem Fett, Narbengewebe und Lage des Fetus.

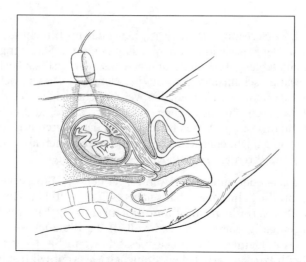

Abbildung 8.3: Eine Ultraschalluntersuchung im zweiten Schwangerschaftsdrittel

Ultraschall ist so eine Art Check-up für den Fetus und kann folgende Informationen liefern:

- ✔ Anzahl der Kinder
- ✔ Schwangerschaftsalter
- ✔ Fetale Wachstumsrate
- ✔ Lage, Bewegungen und Atemübungen des Fetus (der Fetus bewegt Brust und Bauch, als würde er atmen)

8 ➤ Vorgeburtliche Tests (Pränataldiagnostik)

✔ Fetale Herzfrequenz

✔ Fruchtwassermenge

✔ Lage der Plazenta

✔ Fetale Anatomie, einschließlich Identifizierung bestimmter Fehlbildungen

✔ Geschlecht des Babys (nach der 15. oder 16. Woche), in manchen Fällen ist es nicht zu sehen

Die Ultraschalluntersuchung wird in der Regel vom Frauenarzt oder in einer speziellen Ultraschallpraxis durchgeführt. Normalerweise wird der Fetus zuerst gemessen, dann wird seine Anatomie untersucht. Länge und Detail der Untersuchung ist von Frau zu Frau und von Arzt zu Arzt verschieden. Ein detaillierter Ultraschall kann folgende Strukturen untersuchen:

✔ Arme und Beine

✔ Blase

✔ Gehirn und Schädel

✔ Gesicht

✔ Genitalien

✔ Herz, Brustkorb und Zwerchfell

✔ Nieren

✔ Wirbelsäule

✔ Magen, Bauchhöhle und Bauchdecke

Die Häufigkeit des Ultraschalls hängt von Ihren persönlichen Risikofaktoren ab, aber auch von der Arbeitsweise Ihres Arztes. Normalerweise sind drei Ultraschalluntersuchungen in der Schwangerschaftsvorsorge vorgesehen, eine zu Beginn der Schwangerschaft in der 9. bis 12. Woche, eine in der 19. bis 22. Woche und eine im letzten Schwangerschaftsdrittel zwischen der 29. und der 32. Woche. Viele Ärzte sehen aber öfter per Ultraschall nach Ihrem Baby, insbesondere wenn folgende Situationen auftreten:

✔ Wenn Sie Zwillinge oder höhergradige Mehrlinge erwarten.

✔ Wenn Ihr Arzt vermutet, dass das Kind zu klein oder zu groß für sein Alter ist.

✔ Wenn Ihr Arzt vermutet, dass Sie nicht genug oder zu viel Fruchtwasser haben.

✔ Wenn die Gefahr vorzeitiger Wehen oder eine Muttermundschwäche besteht (siehe Kapitel 15).

✔ Wenn Sie an Diabetes, Bluthochdruck oder sonstigen ungünstigen medizinischen Bedingungen leiden (siehe Kapitel 16).

✔ Wenn Sie Blutungen haben.

Werdende Mütter fragen ...

F: »Ist Ultraschall schädlich?«

A: Die Technologie wird seit über 30 Jahren weit verbreitet eingesetzt und die meisten Studien haben erwiesen, dass Ultraschall sich weder auf das Kind noch auf die Mutter negativ auswirkt. Außerdem bieten die durch die Ultraschalluntersuchung gewonnenen Informationen viele erwiesene Vorteile. Zum Beispiel können bestimmte Probleme (wie eine Blasenausgangsobstruktion) schon während der Schwangerschaft behandelt werden, und die frühzeitige Erkennung anderer Probleme (wie ein angeborener Herzfehler) ermöglicht eine sorgfältige Planung der Geburt. Wenn Probleme in Bezug auf das Wachstum des Fetus oder die Fruchtwassermenge festgestellt werden, weiß der Arzt, dass die Schwangerschaft sorgfältige Beobachtung braucht.

✔ Wenn Ihr Arzt ein *biophysikalisches Profil* erstellen will; das ist eine Beurteilung der fetalen Gesundheit, die Bewegungen, Atemübungen, Fruchtwasservolumen und den fetalen Muskeltonus (die Fähigkeit zur Muskelkontraktion) in Betracht zieht.

In letzter Zeit haben Ärzte die Ultraschalluntersuchung auch genutzt, um bei Frauen mit einem Risiko für Frühgeburten oder einer Muttermundschwäche eine genaue Messung des Muttermundes (Zervix) vorzunehmen. Dabei führt Ihr Arzt einen Schallkopf in die Scheide ein und misst die Länge des Muttermundes, gleichzeitig überprüft er das Erscheinungsbild der unteren Gebärmutter.

Die neue Dimension: Ultraschall in 3-D- und 4-D-Technik

Einige perinatale Ultraschallpraxen haben neuerdings spezielle Apparate, die dreidimensionale Bilder vom Fetus zeigen können und als 3-D-Ultraschall bezeichnet werden. 4-D-Ultraschall funktioniert ähnlich, nur dass Sie anstatt der statischen 3-D-Bilder Ihr Kind in Bewegung sehen. Diese Hightech-Apparate sind nicht überall verfügbar und nichts weist darauf hin, dass ein 3-D- oder 4-D-Ultraschall Probleme besser erkennen kann als das übliche 2-D-Bild. Aber Sie können einige Merkmale des Fetus im 3-D-Ultraschall besser sehen, beispielsweise das Gesicht, die Hände und die Füße. Davon abgesehen ist es für viele Frauen ein überwältigendes Erlebnis, ihr Baby in 3-D zu sehen. Falls also bei Ihrem Arzt oder Spezialisten ein 3-D- oder 4-D-Ultraschall verfügbar ist, genießen Sie die Erfahrung! Falls nicht, machen Sie sich nichts daraus – bald werden Sie Ihr Baby live erleben, in allen vier Dimensionen.

Die Amniozentese

Die *Amniozentese* ist eine Untersuchung, bei der eine dünne Punktionsnadel in das Fruchtwasser eingeführt und etwas Flüssigkeit in eine Spritze aufgezogen wird (siehe Abbildung 8.4). Das Fruchtwasser kann dann auf verschiedene Weise getestet werden. Eine *genetische Amniozentese* – eine Untersuchung der fetalen Chromosomen – wird in der Regel in der 15. bis 20. Woche durchgeführt. Ihr Arzt kann eine Amniozentese für andere Zwecke auch zu einem späteren Zeitpunkt durchführen, beispielsweise um die Lungenreife des Kindes festzustellen oder um im Verdachtsfall gezielt fetale Infektionen festzustellen.

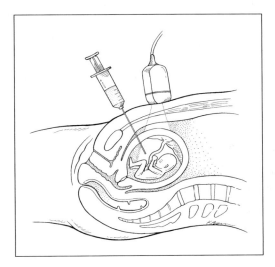

Abbildung 8.4: Eine Amniozentese in Aktion

Während der Amniozentese liegen Sie flach auf dem Rücken auf einem Tisch. Die Punktionsstelle wird desinfiziert. Sobald ein Ultraschallbild vom Fetus und der Fruchtblase auf dem Bildschirm erscheint, führt Ihr Arzt oder Ultraschallspezialist eine dünne Nadel durch die Bauchdecke und die Gebärmutter in die Fruchtblase ein. Wenn Ihr Arzt genug Fruchtwasser (etwa 15 bis 20 ml) entnommen hat, wird die Nadel wieder herausgezogen.

Eine weit verbreitete falsche Annahme ist, dass die Nadel durch den Bauchnabel eingeführt wird. Das ist aber nicht der Fall. Der genaue Punkt, an dem die Nadel eingeführt wird, hängt von der Lage des Fetus, der Plazenta und der Fruchtblase in der Gebärmutter ab. Vielleicht haben Sie gehört, dass die Amniozentese-Nadel besonders lang ist und vielleicht haben Sie Angst vor langen Nadeln. Die lange Nadel ermöglicht es, die Fruchtblase zu erreichen, macht den Prozess aber nicht schmerzhafter. Wie schmerzhaft ein Nadelstich ist, hängt von der Dicke der Nadel ab und die Amniozentese-Nadel ist sehr dünn.

Die ganze Prozedur dauert in der Regel nicht länger als eine oder zwei Minuten, aber wenn man Angst hat, kann es einem wie eine Ewigkeit vorkommen. Die Untersuchung ist etwas unangenehm, aber nicht unerträglich schmerzhaft. Viele Frauen spüren einen leichten, kurzen krampfartigen Schmerz, wenn die Nadel in die Gebärmutter eindringt, und dann ein merkwürdiges Ziehen, wenn die Flüssigkeit entnommen wird. Die Durchführung der Amniozentese ist nicht ganz schmerzfrei, aber die meisten Frauen sagen danach, dass es nicht so schlimm war, wie sie befürchtet hatten. Nach der Untersuchung wird Ihr Arzt Ihnen wahrscheinlich empfehlen, sich auszuruhen und ein oder zwei Tage lang körperliche Anstrengungen und Geschlechtsverkehr zu vermeiden.

Die genetische Amniozentese testet vor allem, dass 23 Chromosomenpaare vorhanden sind und deren Struktur normal ist. Sie ist aber kein Routinetest, mit dem alle denkbaren genetischen Fehler und Geburtsschäden erkannt werden können. Die Fruchtwasserzellen müssen inkubiert werden, bevor Ihr Arzt die Ergebnisse der genetischen Amniozentese ablesen kann. Das Untersuchungsergebnis ist in der Regel nach zwei Wochen verfügbar.

Wenn pränatale Blutuntersuchungen ergeben haben, dass Sie Rhesus-negativ sind, wird Ihr Arzt Ihnen Rhesogam (Immunglobulin Anti-D) injizieren, um einer Rhesusunverträglichkeit vorzubeugen (siehe Kapitel 15).

Risiken und Nebenwirkungen der Amniozentese

Nicht alle Patientinnen haben die folgenden Symptome oder Probleme nach einer Amniozentese, aber sie können durchaus vorkommen:

- **Krämpfe:** Einige Frauen haben nach der Untersuchung mehrere Stunden lang Krämpfe. Die beste Behandlung dieser Krämpfe ist Ruhe. Einige Ärzte empfehlen zur Linderung ein Glas Wein.

- **Schmierblutungen:** Können einen oder zwei Tage dauern.

- **Fruchtwasserabgang:** Bei ein bis zwei Prozent der Frauen kommt es zum Abgang von 5 bis 10 ml Fruchtwasser durch die Vagina. In den meisten Fällen heilt die Fruchtblase innerhalb von 48 Stunden ab. Der Fruchtwasserabgang hört auf und die Schwangerschaft verläuft normal weiter. Wenn Sie viel Fruchtwasser verlieren oder das Auslaufen nicht von selbst aufhört, kontaktieren Sie Ihren Arzt.

- **Verletzungen des Fetus:** Eine Verletzung des Fetus ist durch die Ultraschallüberwachung eigentlich nicht möglich.

- **Fehlgeburt:** Auch wenn die Amniozentese als sehr sichere Untersuchungsmethode gilt, ist sie dennoch ein Eingriff und deshalb mit einem um ein halbes Prozent erhöhten Fehlgeburtsrisiko verbunden. (Das bedeutet, Ihr normales Fehlgeburtsrisiko erhöht sich um ein halbes Prozent, wenn Sie sich einer Amniozentese unterziehen.)

Bei der Entscheidung für oder gegen die Amniozentese müssen bei jeder einzelnen Schwangeren sowohl die Risiken als auch die Vorteile berücksichtigt werden. Eine 40-jährige Frau mit Fruchtbarkeitsproblemen in ihrer Vorgeschichte wird sich nicht einem Test unterziehen wollen, der mit einem erhöhten Fehlgeburtsrisiko verbunden ist, selbst

8 ➤ Vorgeburtliche Tests (Pränataldiagnostik)

wenn sie dadurch ein höheres Risiko hat, ein Kind mit Chromosomenfehlern zu bekommen. Auf der anderen Seite könnte sich eine 32-jährige Fachärztin für pränatale Diagnostik, die jeden Tag viele Patientinnen mit einer Reihe von Problemen zu sehen bekommt – denken wir an Joanne in ihrer ersten Schwangerschaft – für eine Amniozentese entscheiden, selbst wenn das Risiko einer Chromosomenstörung beim Fetus relativ gering ist – und zwar geringer als ihr durch den Test bedingtes Fehlgeburtsrisiko. Die Beruhigung war das relativ geringe Fehlgeburtsrisiko wert.

 Wenn die Amniozentese zu einem späteren Zeitpunkt der Schwangerschaft durchgeführt wird – nach der 20. Woche –, ist das Risiko einer Fehlgeburt deutlich geringer. Dann besteht lediglich ein sehr kleines Risiko einer Infektion, eines Blasenrisses oder verfrühter Wehen.

Gründe, die für die Amniozentese sprechen

In den folgenden Fällen wird Ihr Arzt möglicherweise eine genetische Amniozentese empfehlen:

- ✔ Sie sind zum Geburtstermin 35 Jahre oder älter, wobei dieses Alter je nach Land verschieden ist und außerdem davon abhängt, wie viele Kinder Sie erwarten. Bei Zwillingen beispielsweise kann Ihr Arzt eine Amniozentese auch empfehlen, wenn Sie erst 33 sind.
- ✔ Sie hatten einen erhöhten MSAFP-Wert (siehe Abschnitt »Alpha-Fetoprotein-Screening-Test« weiter vorn in diesem Kapitel).
- ✔ Sie hatten anormale Ergebnisse beim Down-Syndrom-Screening.
- ✔ Ihr Ultraschall war anormal und wies beispielsweise auf ein zu geringes fetales Wachstum oder strukturelle Fehlbildungen hin.
- ✔ Sie haben schon ein Kind mit Chromosomenfehlern oder haben eine frühere Schwangerschaft wegen eines Chromosomenfehlers abgebrochen.
- ✔ Bei Ihnen besteht das Risiko, dass Ihr Kind mit einer bestimmten genetischen Krankheit geboren wird.
- ✔ Sie und Ihr Partner machen sich Sorgen und wollen sichergehen, dass die Chromosomen normal sind.

Ihr Arzt kann eine Amniozentese auch aus anderen Gründen durchführen, darunter:

- ✔ **Infektionen:** Einige Patientinnen stellen möglicherweise fest, dass bei Ihnen ein Risiko für Infektionen wie Toxoplasmose, Zytomegalievirus oder Parvovirus besteht (siehe Kapitel 16). Das Fruchtwasser kann bei Risikopatientinnen auf derlei Probleme untersucht werden.
- ✔ **Laparoschisis:** Es gibt eine Erkrankung des Fetus, bei der die Bauchdecke einen Defekt hat und kindliche Darmanteile durch den Defekt treten und im Fruchtwasser »schwimmen«. Eine daraus resultierende Entzündung des Darms kann durch Messung von Entzündungszellen im Fruchtwasser festgestellt werden.

✔ **Feststellung der Lungenreife:** Unter Umständen muss Ihr Arzt untersuchen, ob die Lungen des Fetus ausgereift genug sind für eine Geburt. Mit bestimmten Fruchtwassertests kann die Lungenreife festgestellt werden. Der Test ist in Deutschland selten.

Andere vorgeburtliche Tests und Verfahren

Nicht alle Tests und Verfahren in diesem Abschnitt werden in allen Schwangerschaften durchgeführt – sondern nur, wenn ein bestimmtes Problem auftritt. Die meisten dieser Tests werden nur selten und in spezialisierten Pränatalzentren durchgeführt. Sie hören sich vielleicht erschreckend an, dennoch sollten Sie wissen, was möglich ist, falls es bei Ihnen zu Problemen kommt.

Fetalblutprobe

Bei einer Fetalblutprobe – die auch unter dem Namen *FBA* (*Fetalblutanalyse*) oder *Chordozentese* bekannt ist – entnimmt der Arzt fetales Blut durch die Nabelschnur. Mit diesem Test gewinnt Ihr Arzt Blut für eine schnelle Chromosomendiagnose, wenn Zeit eine Rolle spielt. Ihr Arzt kann diesen Test durchführen, um fetale Infektionen, fetale Anämie (wie bei Rhesusinkompatibilität) oder den so genannten *nichtimmunologischen Hydrops*, bei dem sich eine anormale Menge Flüssigkeit im Fetus ansammelt, zu erkennen und zu behandeln. Die Untersuchung wird von einem Facharzt für pränatale Medizin durchgeführt und per Ultraschall überwacht. Die Vorgehensweise ist ähnlich wie bei der Amniozentese, außer dass der Arzt die Nadel in die Nabelschnur einführt statt in das Fruchtwasser. Die Risiken sind gering, umfassen aber Infektion, Blasenriss und Fehlgeburt. (Das Risiko einer Fehlgeburt beträgt etwa ein Prozent.)

Einige Ungeborene entwickeln eine Anämie, die *in utero* (innerhalb der Gebärmutter) mit einer Bluttransfusion direkt in die Nabelschnur behandelt werden kann. Die Anämie kann durch bestimmte Infektionen (wie durch den Parvovirus), genetische Erkrankungen oder Blutgruppenunverträglichkeiten hervorgerufen werden (siehe Kapitel 15).

Fetales EKG

Ein *fetales Echokardiogramm* ist im Wesentlichen ein Ultraschall, der sich auf das fetale Herz konzentriert. Diese Untersuchung wird in der Regel durch einen Facharzt für pränatale Medizin bei speziellen Fragestellungen durchgeführt und gehört nicht zu den üblichen Untersuchungen in der Schwangerschaft.

Doppler-Untersuchungen

Ultraschall kann für *Doppler-Untersuchungen* des Blutflusses im Fetus und in der Nabelschnur genutzt werden. Mit diesen Untersuchungen kann der Blutfluss zu verschiedenen Organsystemen und innerhalb der Plazenta beurteilt werden. Der Doppler wird angewendet, um die gesunde Entwicklung eines Fetus mit *IUGR (intrauteriner Wachstumsstörung)* zu beobachten. Weitere Informationen über IUGR finden Sie in Kapitel 15.

Die Doppler-Sonografie ist eine wichtige Untersuchung für alle Schwangerschaften, in denen die Durchblutung der Gebärmutter oder des Fetus nicht regelrecht erscheint. Sie hat in Deutschland einen großen Stellenwert und kann Gefahren für den Fetus erkennen, die eine vorzeitige Entbindung erforderlich machen.

Untersuchungen im letzten Schwangerschaftsdrittel

Wenn sich Ihre Schwangerschaft dem Ende zuneigt, kann Ihr Arzt bestimmte Tests durchführen, um sicherzugehen, dass Ihr Kind so gesund wie möglich ist. Einige Tests, wie beispielsweise Zellkulturen von B-Streptokokken, werden durchgeführt, damit bei Bedarf vorbeugende Maßnahmen getroffen werden können, um bestimmte Probleme zu vermeiden. Andere Tests wie der Non-Stress-Test oder ein biophysikalisches Profil werden erstellt, um die gesunde Entwicklung des Kindes sicherzustellen. ·

B-Streptokokken-Kulturen

Der einzige Routinetest, dem Sie sich bei einem Ihrer letzten vorgeburtlichen Arztbesuche unterziehen müssen, ist die Überprüfung auf Streptokokken der Gruppe B, einer Bakterie, die häufig in Scheide und Enddarm vorkommt. Wissenschaftler sind sich nicht einig, ob das B-Streptokokken-Screening routinemäßig durchgeführt werden sollte oder nicht. Einige Geburtshelfer führen diesen Test in der 36. Woche durch, andere nicht. Etwa 15 bis 20 Prozent aller Frauen weisen diesen Organismus auf. Wenn die Kultur in der 36. Woche positiv ist, empfiehlt Ihr Arzt die Einnahme von Antibiotika während der Wehen, um einer Übertragung der Bakterien auf das Kind vorzubeugen. Vorher hat es nicht viel Sinn, die Bakterien zu behandeln, weil sie bis zu den Wehen wiederkehren können. Derzeit gibt es keine Tests mit unmittelbaren Ergebnissen. Darum können Sie sich nicht während der Wehen auf B-Streptokokken untersuchen lassen, sondern die Untersuchung muss vorher erfolgen.

Die Gesundheit Ihres Babys sichern

In bestimmten Phasen der Schwangerschaft wird Ihnen Ihr Arzt verschiedene Untersuchungen für Ihr Kind empfehlen. Diese Tests, die auch als *pränatale Fetusüberwachung* bezeichnet werden, überprüfen das Wohlergehen des Kindes. Ihr Arzt führt diese Tests jederzeit nach der 24. bis 26. Schwangerschaftswoche durch, falls Grund zur Besorgnis besteht, oder nach der 41. Woche, wenn Sie bis dahin noch nicht entbunden haben. Dabei kommen verschiedene Tests zum Einsatz, die wir in den folgenden Abschnitten beschreiben werden.

Non-Stress-Test (NST)

In Amerika ist der Non-Stress-Test ein gängiges Verfahren zur Überprüfung des fetalen Wohlbefindens. Bei uns wird er durch CTG, Kineto-CTG (Kombination aus CTG und Aufzeichnung der Kindsbewegungen) und Doppler-Sonografie ersetzt. Dennoch kann er auch hier eingesetzt werden.

Der *Non-Stress-Test* besteht in der Messung der fetalen Herzfrequenz, der fetalen Bewegungen und der Aktivität der Gebärmutter mit einem speziellen Überwachungsgerät. Ihr Gynäkologe schließt Sie an dieses Gerät an, das Gebärmutterkontraktionen und die Herzfrequenz des Kindes misst und aufzeichnet. Der NST funktioniert so ähnlich wie das Gerät, das während der Wehen benutzt wird, um die fetale Herzfrequenz und die Kontraktionen zu beobachten. Außerdem wird man Ihnen einen Knopf geben, auf den Sie drücken müssen, wenn Sie Bewegungen des Kindes spüren. Die Aufzeichnung dauert etwa 20 bis 40 Minuten. Danach überprüft der Arzt die Aufzeichnung auf Anzeichen von *Beschleunigungen* oder Erhöhungen der fetalen Herzfrequenz. Wenn Beschleunigungen vorhanden sind und oft genug auftreten, gilt der Test als *reaktiv*, und das heißt, dass der Fetus gesund ist und für die nächsten drei bis sieben Tage alles in Ordnung ist. (Der Fetus ist in mehr als 99 Prozent der Fälle gesund.) Wenn die Beschleunigungen nicht ausreichen (das heißt, wenn der Test *nichtreaktiv* ist), ist das noch kein Grund zur Sorge. In 80 Prozent der Fälle geht es dem Fetus gut, aber es sind weitere Untersuchungen erforderlich.

Wehenbelastungstest (OBT)

Der *Wehenbelastungstest* oder auch *Oxytozinbelastungstest (OBT)* ist dem Non-Stress-Test ähnlich, mit dem Unterschied, dass das fetale Herz im Verhältnis zu den Gebärmutterkontraktionen gemessen wird. Die Kontraktionen kommen gelegentlich von allein vor, sie werden aber unter Testbedingungen mit einer Oxytocin-Infusion ausgelöst.

Eine Oxytozinbelastung können Sie durch Massage der Brustwarzen auslösen, die dann zur Ausschüttung des Hormons Oxytocin aus der Hirnanhangsdrüse führen kann. Stimulieren Sie Ihre Brustwarzen nicht zu Hause, um Kontraktionen herbeizuführen. Üben Sie die Brustwarzenstimulation nur unter ärztlicher Aufsicht aus, weil Ihr Arzt Sie überwachen und darauf achten muss, dass keine zu starken Gebärmutterkontraktionen ausgelöst werden.

Es werden drei gute Kontraktionen innerhalb von zehn Minuten gebraucht, um zu einem interpretierbaren Testergebnis zu kommen. Der Test kann nach regelmäßigen Uteruskontraktionen über eine halbe Stunde beendet werden. Wenn die fetale Herzfrequenz nach den Kontraktionen nicht nachlässt, gilt der Test als *negativ*, und es kann davon ausgegangen werden, dass es dem Kind gut gehen wird. Ist der Test *positiv* (die fetale Herzfrequenz lässt nach den Kontraktionen nach) oder verdächtig, wird Ihr Arzt die Situation genauer untersuchen. Die richtige Anwendung hängt von Ihrer jeweiligen Situation ab. Der OBT wird ausgeführt, wenn das Kind zu klein ist oder die Doppler-Sonografie Schwankungen in der fetalen

8 ➤ Vorgeburtliche Tests (Pränataldiagnostik)

Durchblutung feststellt oder wenn Ihr Arzt weitere Tests für nötig befindet, um den gesunden Zustand des Fetus zu überprüfen.

Der OBT sollte unter bestimmten Umständen nicht ausgeführt werden, beispielsweise wenn die Mutter eine Plazenta praevia hat (siehe Kapitel 15) oder das Risiko einer Frühgeburt besteht.

Biophysikalisches Profil (BPP)

Anstelle von oder zusätzlich zum Non-Stress-Test wird oft ein *biophysikalisches Profil* erstellt, um den Zustand des Kindes zu bewerten. Welcher Test ausgeführt wird (NST oder BPP), hängt oft von den Präferenzen des jeweiligen Arztes ab.

Das BPP bewertet folgende Faktoren:

✔ Fetale Bewegungen per Ultraschall

✔ Fetaler Körpertonus per Ultraschall

✔ Fetale Atembewegungen (Brustbewegungen, die die Atmung imitieren) per Ultraschall

✔ Fruchtwassermenge per Ultraschall

✔ Non-Stress-Test (siehe weiter oben im Abschnitt »Non-Stress-Test (NST)«)

Das Kind erhält zwei Punkte für jeden Faktor, der normal ausfällt. Das bestmögliche Testergebnis ist 10 von 10. Kinder mit 8 oder mehr Punkten von 10 gelten als gesund. Liegt das Testergebnis bei 6 von 10, so ist das Kind zwar vermutlich gesund, aber weitere Untersuchungen sind angebracht. Ein Ergebnis unter 6 von 10 bedarf der weiteren Klärung.

Doppler-Sonografie

Ein Arzt führt eine *Doppler-Sonografie* unter besonderen Voraussetzungen durch – wenn bestimmte fetale Probleme (wie intrauterine Wachstumsstörungen – siehe Kapitel 15) vorhanden sind oder Sie an Bluthochdruck leiden. Bei diesem Test führt der Arzt im Wesentlichen eine besondere Art von Ultraschalluntersuchung durch und prüft dann den Blutfluss durch die Nabelschnur, den Blutfluss der größten Hirnarterie oder der Körperschlagader. Die Untersuchung kann durch Blutflussmessung auch venöser fetaler Gefäße ergänzt werden und kann eine sehr genaue Einschätzung des fetalen Zustands aufzeigen. Die Untersuchung hat in Deutschland einen großen Stellenwert und kann Risikosituationen für das Kind sehr gut einschätzen.

Teil III

Das große Ereignis: Wehen, Geburt und Wochenbett

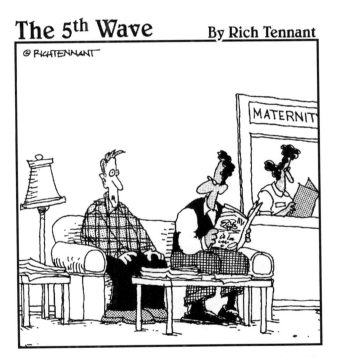

»Sie haben gesagt, dass wir ungefähr eine Woche vor den Wehen einige Veränderungen bemerken würden. Und tatsächlich, vor fünf Tagen ist der Benzinpreis an meiner Tankstelle um 5 Cent gestiegen, mein Rasenmäher hat seinen Geist aufgegeben und der Typ gegenüber hat sein Haus anstreichen lassen.«

In diesem Teil ...

Und jetzt kommen wir zu dem Moment, auf den Sie alle so lange gewartet haben ... Wie die Schwangerschaft kann auch eine Geburt reibungsloser verlaufen, wenn Sie wissen, was auf Sie zukommt. Beispielsweise kann es von Vorteil sein, wenn Sie etwas über die verschiedenen Gebärmethoden oder die Möglichkeiten der Anästhesie wissen. Es hilft auch, sich vorher klar zu machen, was es bedeutet, sich um ein Neugeborenes zu kümmern. Die Kapitel in diesem Teil sind gefüllt mit Details zu den Themen Geburt und Neugeborenensorge. Dieser Teil soll Sie nicht überwältigen, sondern nur ausreichend umfassende Informationen bereitstellen, damit Sie auf das große Ereignis vorbereitet sind.

Liebling, ich glaube, es geht los

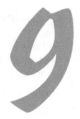

In diesem Kapitel
- Erkennen, ob Sie wirklich Wehen haben
- Ankunft im Krankenhaus oder Geburtshaus
- Lebenszeichen des Babys bei der Geburt überwachen
- Einleitung der Geburt unter bestimmten Bedingungen
- Die drei Phasen der Geburt
- Mit Geburtsschmerzen umgehen
- Ein Blick auf alternative Geburtsmethoden

Trotz der unglaublichen Fortschritte in Wissenschaft und Medizin weiß man nicht wirklich, was die Geburt in Gang setzt. Zum einen könnte eine Kombination verschiedener Stimuli, die von Mutter, Kind und Plazenta ausgegeben werden, Wehen auslösen. Oder die Geburt beginnt aufgrund von steigenden Mengen steroid-ähnlicher Substanzen im Körper der Mutter oder anderen biochemischen Stoffen, die das Kind produziert. Da wir nicht wissen, wie Wehen ausgelöst werden, können wir auch nicht genau sagen, wann sie einsetzen werden.

Es ist vollkommen normal, wenn Sie nicht genau wissen, ob Sie Wehen haben oder nicht. Selbst beim dritten oder vierten Kind weiß eine Frau oft nicht, ob es tatsächlich so weit ist. Dieses Kapitel soll Ihnen helfen, »echte« Wehen zu erkennen (trotzdem kann es sein, dass Sie Ihren Geburtshelfer mehrmals anrufen oder sogar mehrmals zum Krankenhaus oder Geburtshaus fahren, nur um festzustellen, dass das, was Sie für Wehen halten, doch keine sind).

Erkennen, wann Wehen echt sind – und wann nicht

Vielleicht zeigen sich bei Ihnen einige frühe Symptome der Geburt, bevor die Wehen tatsächlich beginnen. Diese Symptome bedeuten nicht unbedingt, dass Ihre Geburt begonnen hat, sondern deuten vielmehr darauf hin, dass es in den nächsten Tagen oder Wochen so weit sein wird. Viele Frauen haben diese wehenähnlichen Symptome Tage oder Wochen vor der Geburt, bei anderen dauern sie nur ein paar Stunden. Meistens beginnt eine Geburt nicht so dramatisch, wie wir es aus Filmen kennen, und nur in seltenen Fällen hat eine Frau nicht genügend Zeit, es rechtzeitig ins Krankenhaus zu schaffen.

 Wenn Sie glauben, dass die Eröffnungswehen eingesetzt haben, fahren Sie nicht gleich ins Krankenhaus oder Geburtshaus, sondern rufen Sie erst dort an.

Veränderungen vor der Geburt

Gegen Ende Ihrer Schwangerschaft bereitet sich Ihr Körper auf das große Ereignis vor und sendet möglicherweise einige Signale aus. Es ist möglich, dass Sie alle Symptome haben, aber auch genauso normal, wenn Sie keine bemerken. Manchmal beginnen diese Veränderungen bereits Wochen, in anderen Fällen auch erst wenige Tage vor der Geburt.

✔ **Zeichnungsblutung:** Aufgrund von Veränderungen am Muttermund kann Schleim, vermischt mit Blut ausgestoßen werden. Das Blut kommt von kleinen verletzten Kapillaren im Muttermund.

✔ **Durchfall:** Gewöhnlich setzt der Körper einige Tage vor Einsetzen der Eröffnungswehen *Prostaglandine* frei, die Kontraktionen in der Gebärmutter auslösen und zu Durchfall führen können.

✔ **Eintritt des Kopfes in das Becken:** Besonders bei Erstgebärenden senkt sich der Kopf oft mehrere Wochen vor der Geburt ins Becken (siehe Kapitel 7). Möglicherweise spüren Sie einen verstärkten Druck auf die Scheide und stechende Schmerzen, die in die Scheide ausstrahlen. Sie bemerken vielleicht auch, dass sich die gesamte Gebärmutter gesenkt hat, wodurch Sie sich insgesamt wohler fühlen und wieder freier atmen können.

✔ **Zunahme der Braxton-Hicks-Kontraktionen:** Vielleicht bemerken Sie, dass Ihre Braxton-Hicks-Kontraktionen (siehe Kapitel 7) häufiger und stärker werden. Und selbst wenn sie nicht stärker und häufiger auftreten, können sie unangenehmer werden. Einige Frauen haben bereits Wochen vor Geburtsbeginn starke Vorwehen.

✔ **Abgang von Schleim:** Möglicherweise bemerken Sie den Abgang eines zähen vaginalen Schleims. Das ist der so genannte *Schleimpfropf*, der während der Schwangerschaft den Muttermund fest verschließt und die Gebärmutter vor Infektionen geschützt hat. Durch die Verdünnung und Ausdehnung des Muttermundes in Vorbereitung auf die Geburt kann er sich lösen.

Falsche Wehen von echten Wehen unterscheiden

Es ist nicht immer leicht, falsche Wehen von echten Wehen zu unterscheiden. Aber es gibt ein paar typische Hinweise, die Ihnen bei der Entscheidung helfen, ob Ihre Symptome bedeuten, dass die Geburt tatsächlich losgeht.

Im Allgemeinen sprechen folgende Anzeichen für falsche Wehen:

✔ Sie sind unregelmäßig und werden nicht häufiger.

✔ Sie hören auf, wenn Sie Ihre Stellung ändern, herumlaufen oder sich hinlegen.

✔ Sie sind nicht wirklich unangenehm.

✔ Sie beschränken sich auf den Unterbauch.

✔ Sie werden nicht zunehmend schmerzhafter.

Dagegen handelt es sich wahrscheinlich um Eröffnungswehen, wenn sie

✔ immer häufiger, intensiver und schmerzhafter werden.

✔ jeweils etwa 40 bis 60 Sekunden anhalten.

✔ weitergehen, auch wenn Sie Ihre Stellung ändern, herumlaufen oder sich hinlegen.

✔ mit Fruchtwasserverlust (Blasensprung) verbunden sind.

✔ normales Sprechen schwierig oder unmöglich machen.

✔ sich über den ganzen Bauch ausdehnen oder vom Rücken in den Bauch ausstrahlen.

Manchmal können Sie sich nur Klarheit verschaffen, indem Sie zu Ihrem Arzt oder ins Krankenhaus oder Geburtshaus gehen. Wenn Sie dort ankommen, wird Sie ein Arzt oder eine Hebamme vaginal untersuchen, um zu sehen, ob die Eröffnungswehen eingesetzt haben. Vielleicht werden Sie an den Herzton-Wehenschreiber (CTG) gelegt, um zu sehen, wie regelmäßig die Wehen kommen und wie das Herz des Kindes darauf reagiert. Manchmal erfahren Sie auf diese Weise gleich, ob die Geburt wirklich losgeht. Es kann aber auch sein, dass der Arzt Sie über mehrere Stunden hinweg beobachten muss, um zu sehen, ob eine Veränderung eintritt.

Wenn Sie regelmäßige Kontraktionen haben und der Muttermund sich schnell verändert – verstreicht (kürzer wird) oder sich öffnet (weitet) oder beides –, hat die Geburt eingesetzt. Manchmal laufen Frauen wochenlang mit einem teilweise geöffneten oder verstrichenen Muttermund herum. In diesem Fall hat die Geburt nicht eingesetzt, weil die Veränderungen über Wochen und nicht Stunden stattfinden.

Werdende Mütter fragen ...

F: »Ich hatte noch nie Wehen, woher soll ich wissen, wie sich Wehen anfühlen?«

A: Zu einer *Wehe* kommt es, wenn sich Ihr Gebärmuttermuskel zusammenzieht und das Baby zum Muttermund drückt. Normalerweise sind Wehen unangenehm und daher unverkennbar. Aber viele Frauen machen sich Sorgen, dass sie nicht wissen werden, wann sie Wehen haben. Dabei gibt es einen ganz einfachen und schnellen Trick: Berühren Sie Ihre Wange und dann Ihre Stirn mit Ihren Fingerspitzen. Berühren Sie dann den oberen Teil Ihres Bauches, durch den Sie die obere Gebärmutterwand (den *Fundus*) spüren können. Eine entspannte Gebärmutter fühlt sich weich wie Ihre Wange an, eine kontrahierte Gebärmutter dagegen hart wie Ihre Stirn. Die Übung können Sie auch gut ausprobieren, wenn Sie glauben, dass Sie vorzeitige Wehen haben (siehe Kapitel 15).

Wann ist es Zeit für das Krankenhaus?

Wenn Sie glauben, dass die Eröffnungswehen eingesetzt haben, informieren Sie Ihren Geburtshelfer. Es braucht Ihnen nicht peinlich zu sein, wenn man Ihnen sagt, dass es noch nicht so weit ist (das passiert vielen Frauen). Es ist sinnvoll, vor dem Anruf die Zeitabstände zwischen den Wehen eine Weile zu beobachten, denn der Arzt kann anhand dieser Informationen entscheiden, ob die Eröffnungsphase tatsächlich begonnen hat. Wenn die Kontraktionen alle 5 bis 10 Minuten kommen und schmerzhaft sind, rufen Sie auf jeden Fall an. Haben Sie vor der 37. Woche andauernde Kontraktionen, verlieren Sie keine Zeit mit stundenlangem Beobachten – rufen Sie sofort im Krankenhaus oder bei Ihrem Arzt an.

Falls eines der folgenden Symptome auf Sie zutrifft, wenden Sie sich sofort an Ihren Geburtshelfer oder Ihr Krankenhaus:

- ✓ Ihre Wehen folgen dichter aufeinander und werden immer schmerzhafter.

- ✓ Sie haben einen Blasensprung. Das Fruchtwasser kann in kleinen Mengen abgehen, aber auch in einem Schwall. Ist das Fruchtwasser grün, braun oder rot, verständigen Sie den Geburtshelfer sofort.

  Mekonium (der erste Stuhlgang Ihres Babys) geht normalerweise erst nach der Geburt ab, aber bei 2 bis 20 Prozent aller Babys geschieht es während der Geburt, vor allem wenn der Geburtstermin bereits überschritten ist. Der Abgang von Mekonium bedeutet nicht unbedingt, dass etwas nicht in Ordnung ist, kann aber auch ein Zeichen für eine Belastung des Kindes sein.

- ✓ Sie haben eine starke Blutung (mehr Blut als bei einer starken Monatsblutung). Das Blut ist hell oder es kommen Klumpen. In diesem Fall müssen Sie sofort ins Krankenhaus (und Ihren Arzt verständigen).

- ✓ Die Kindsbewegungen haben merklich nachgelassen (mehr darüber in Kapitel 7).

- ✓ Sie haben ständige starke Schmerzen im Unterbauch ohne Entspannung zwischen den Kontraktionen.

- ✓ Sie spüren einen Körperteil des Kindes oder die Nabelschnur in der Scheide. Machen Sie sich sofort auf den Weg ins Krankenhaus!

Geburtsbeginn durch eine vaginale Untersuchung erkennen

Wenn ein Arzt oder eine Hebamme feststellen will, ob die Geburt in Gang gekommen ist, wird er oder sie bei einer vaginalen Untersuchung nach verschiedenen Anzeichen suchen:

- ✓ **Geöffneter Muttermund:** Ihr Muttermund ist während der meisten Zeit Ihrer Schwangerschaft fest verschlossen, kann sich aber in den letzten Wochen vor der Geburt öffnen, insbesondere wenn Sie bereits ein Kind hatten. Nach Einsetzen der Eröffnungswehen beschleunigt sich dieser Prozess, bis der Muttermund auf etwa 10 cm erweitert ist. Man sagt, dass die aktive Geburtsphase beginnt, wenn der Muttermund etwa 4 cm geöffnet oder zu 100 Prozent verstrichen ist.

✔ **Verstrichener Muttermund:** Als *Verstreichen* bezeichnet man das Ausdünnen oder Verkürzen des Muttermundes während der Geburt. Der Muttermund verändert sich dabei von einem vollständigen (nicht verstrichenen) zu einem 100 Prozent verstrichenen Muttermund, wie in Abbildung 9.1 dargestellt.

✔ **Position des Kopfes:** Während der Eröffnungswehen prüft Ihr Geburtshelfer, wie weit der Kopf (oder ein anderer vorn liegender Körperteil) bereits in den Geburtskanal eingetreten ist. Er nimmt dabei Bezug auf die *Interspinalebene*, einem knochigen Bereich in Ihrem Becken (weitere Informationen hierzu finden Sie in Kapitel 7).

✔ **Ausrichtung des Kopfes:** Wenn die Eröffnungswehen beginnen, wendet sich das Baby normalerweise nach rechts oder links. Mit fortschreitender Wehentätigkeit dreht es sich, bis der Kopf mit dem Gesicht nach unten zeigt, sodass das Baby zum Boden schaut. Gelegentlich dreht sich das Kind auch andersherum und wird mit dem Gesicht nach oben geboren.

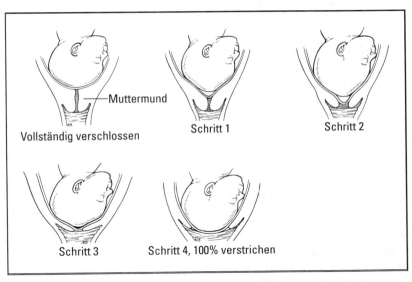

Abbildung 9.1: Der Muttermund verstreicht während der Eröffnungswehen. Zu Beginn ist er fest verschlossen, im Lauf der Eröffnungsphase verstreicht er um 100 Prozent und öffnet sich.

Die Ankunft im Krankenhaus

Unabhängig davon, ob Sie Wehen haben, die Geburt eingeleitet wird oder ein geplanter Kaiserschnitt bevorsteht, wenden Sie sich an die Entbindungsstation des Krankenhauses. Wenn Sie sich in der Klinik angemeldet haben, können Sie wahrscheinlich direkt zur Entbindungsstation gehen, sonst müssen Sie sich vielleicht erst in der Aufnahme anmelden. Je nachdem, wie weit die Geburt bei Ihnen schon fortgeschritten ist, werden Sie zunächst in ein Untersuchungszimmer oder direkt in das Geburtszimmer oder den Kreißsaal gebracht.

Im Kreißsaal (Auf der Entbindungsstation)

Jedes Krankenhaus folgt seiner eigenen Routine, aber im Prinzip geschieht nach Ihrer Ankunft auf der Entbindungsstation Folgendes:

- ✔ Die Hebamme, die Sie betreuen wird, stellt sich vor. Sie befragt Sie zum Verlauf Ihrer Schwangerschaft, Ihrem allgemeinen Gesundheitszustand und Ihrer geburtshelferischen Vorgeschichte. Sie werden außerdem wissen wollen, wann Sie zuletzt etwas gegessen haben. Wenn Sie glauben, dass Ihre Fruchtblase geplatzt ist, sollten Sie das der Hebamme mitteilen.
- ✔ Die Hebamme oder ein Arzt führt eine vaginale Untersuchung durch, um zu prüfen, wie weit die Geburt schon fortgeschritten ist.
- ✔ Sie werden an das CTG gelegt, um Wehen und die fetale Herzfrequenz zu überwachen.
- ✔ Man nimmt Ihnen vielleicht Blut ab und legt Ihnen eine Infusionsnadel in den Arm (damit Sie bei Bedarf jederzeit mit Medikamenten oder Flüssigkeit versorgt werden können).
- ✔ Sie oder Ihre Begleitperson werden gebeten, Aufnahmeformulare auszufüllen.

Falls Sie Wertsachen dabei haben, überreichen Sie diese Ihrer Begleitperson (noch besser ist es, solche Dinge einfach zu Hause zu lassen).

Ein Blick auf die Geräte

In einigen Krankenhäusern werden Schwangere von Beginn in das Kreißsaalzimmer gebracht, in dem sie ihr Baby bekommen, in anderen Krankenhäusern gehen sie zunächst in ein Untersuchungs- oder Vorwehenzimmer und erst im Lauf der Geburt in das eigentliche Geburtszimmer. Die meisten Räume im Kreißsaaltrakt eines Krankenhauses bieten eine Art Standardausstattung, zu der folgende Dinge zählen:

- ✔ **Bett:** Wird der Raum auch für die Entbindung genutzt (als *Geburtszimmer*), gibt es ein besonderes Geburtsbett, das sich in verschiedene Stellungen bringen lässt, um die Geburt zu vereinfachen. In den meisten Krankenhäusern bleiben Sie für die Eröffnungswehen, die Geburt und die Erholungsphase nach der Geburt im selben Raum.
- ✔ **CTG:** Der *Cardiotokograph* oder Herzton-Wehenschreiber hat zwei Schallköpfe, einen zur Überwachung der fetalen Herzfrequenz, den anderen zur Überwachung der Wehentätigkeit. Er zeichnet auf Papier auf, wie sich der Herzschlag des Kindes in Bezug auf Ihre Kontraktionen beschleunigt oder verlangsamt (siehe Abbildung 9.2)

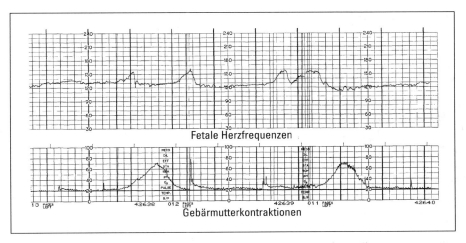

Abbildung 9.2: Fetale Herzfrequenz und Gebärmutterkontraktionen

✔ **Untersuchungsmatte für das Baby mit Wärmelampe:** Die Wärmelampe verhindert, dass das Neugeborene bei seiner Erstuntersuchung nach der Geburt auskühlt. Die Versorgungseinheit beinhaltet zudem alle möglicherweise notwendigen Medikamente für das Kind, einschließlich eines Notfallkoffers bei ernsten Problemen.

✔ **Babybettchen**

✔ **Infusionsständer mit vorbereiteten Infusionen:** Es handelt sich um eine Kochsalz- und Glukoselösung, damit Sie im Bedarfsfall jederzeit mit Flüssigkeit versorgt werden können. Alle für die Entbindende möglicherweise notwendigen Medikamente sind in der Nähe greifbar, ebenso ein Notfallkoffer.

✔ **Schaukel- oder Lehnstuhl:** Der zusätzliche Stuhl ist für Ihren Partner, ein Familienmitglied oder eine andere Person, der Sie zur Geburt begleitet.

✔ **Gegenstände zur Geburtserleichterung:** Viele Krankenhäuser bieten jetzt verschiedene Geräte an, die Ihre Geburt erleichtern können. Dazu zählen beispielsweise ein Geburtshocker, ein Pezzi-Ball oder ein von der Decke hängendes dickes Seil.

Überwachung des Babys

Während der Geburt kann der Arzt oder die Hebamme Ihr Baby auf verschiedene Weise im Auge behalten, um sicherzustellen, dass es ihm jederzeit gut geht. Jedes Krankenhaus und jeder Arzt haben eigene Entscheidungskriterien, wann welche Überwachungsmethoden eingesetzt werden. Gebärende ohne besonderes Risiko müssen vielleicht nur zeitweise überwacht werden, während es in anderen Fällen besser ist, das Kind während der ganzen Geburt zu kontrollieren. Manchmal lässt sich auch nicht sagen, welche Art der Überwachung besser sein wird, bis die Geburt wirklich losgeht und Ihr Arzt sieht, wie das Kind auf die Wehen reagiert.

Beobachtung der kindlichen Herztöne

Wehen sind sowohl für Sie als auch für Ihr Baby eine große Belastung. Die Überwachung der fetalen Herzfrequenz ist eine Möglichkeit, mit der man sicherstellen kann, dass die Belastung für das Kind nicht zu groß wird. In einigen Krankenhäusern werden alle Gebärenden routinemäßig überwacht. In anderen Krankenhäusern werden Patientinnen, die kein erhöhtes Komplikationsrisiko haben, nur zeitweise überwacht. Für die Überwachung sind verschiedene Techniken verfügbar.

Externe Überwachung

Bei einer externen elektronischen Überwachung der Herztöne werden entweder zwei Gurte oder ein breites Band um Ihren Bauch gelegt. An den Gurten oder unter dem Band sind zwei Schallköpfe angebracht, von denen einer mit Doppler-Ultraschalltechnik die kindlichen Herztöne misst. Der zweite nimmt die Wehentätigkeit auf. Bei der externen Wehenüberwachung wird die Häufigkeit und Dauer der Kontraktionen dargestellt, sie gibt aber keinen Aufschluss über deren Stärke. Bei der externen Herztonüberwachung lässt sich die Reaktion des Kindes auf die Kontraktionen überprüfen. Sie zeichnet außerdem langfristige Schwankungen auf – das heißt regelmäßig wiederkehrende Veränderungen der Herzfrequenz (die ein gutes Zeichen sind).

Der Arzt beschreibt die kindliche Herztätigkeit mit folgenden Begriffen:

✔ **Normal:** Etwa 120 bis 160 Schläge pro Minute.

✔ **Bradykardie:** Abfall der Herzfrequenz unter 120 Schläge pro Minute über mehr als zwei Minuten.

✔ **Tachykardie:** Zunahme der Herztöne auf über 160 Schläge pro Minute über mehr als zwei Minuten.

✔ **Akzeleration:** Kurzfristiges Ansteigen der Herztöne über die Basiswerte, oft nach Kindsbewegungen. Das ist ein gutes Zeichen.

✔ **Dezeleration:** Kurzes zeitweiliges Absinken der Herztöne unter die Basiswerte. Welche Bedeutung das hat, hängt davon ab, wie oft es vorkommt, wie tief die Herztöne absinken und wann es in Bezug auf die Kontraktionen dazu kommt. Dezelerationen werden als früh, variabel oder spät klassifiziert, je nachdem wann sie in Bezug zu einer Wehe auftreten.

Interne Überwachung

Wenn Ihr Baby genauer überwacht werden muss, als es mit externen Methoden möglich ist, wird der Arzt eine interne Überwachungsmethode verwenden. Ihr Arzt befürchtet möglicherweise, dass Ihr Baby die Wehen schlecht verkraftet oder er hat einfach Schwierigkeiten, die Herzfrequenz des Babys extern aufzuzeichnen – weil Sie beispielsweise mehr als ein Baby bekommen. Um einen internen fetalen Monitor (der auch als *Kopfschwartenelektrode* bezeichnet wird) anbringen zu können, muss die Fruchtblase geplatzt und der Muttermund auf mindestens 1 bis 2 cm geöffnet sein. Die Elektrode wird vaginal über einen flexiblen Plastikschlauch eingeführt und am Kopf des Kindes befestigt. Das ist nicht unangenehmer als eine vaginale Untersuchung. Der Vorgang ist relativ sicher und verursacht nur selten eine lokale Infektion oder einen geringen Ausschlag auf dem Kopf des Babys.

Weitere Tests zur Überprüfung der fetalen Gesundheit

Wenn die Werte aus der fetalen Überwachung Anlass zur Besorgnis geben oder zweideutig sind, kann Ihr Arzt weitere Tests durchführen, die ihm bei der Entscheidung helfen, wie die Geburt weitergehen soll.

Mikroblutuntersuchung

Wenn Ihr Arzt befürchtet, dass das Baby die Wehen nicht gut verkraftet, kann er eine *Mikroblutuntersuchung* durchführen, bei der er den pH-Wert im Blut des Babys bestimmt, der ein Maß für den Säuregrad im fetalen Blut ist. Gestresste Babys haben mehr Säure im Blut. Dieser Test ist nur möglich, wenn die Fruchtblase geplatzt und der Muttermund mindestens 1 bis 2 cm geöffnet ist – und Ihr Krankenhaus ein entsprechendes Gerät besitzt.

Bei der Mikroblutuntersuchung wird ein Plastikkegel in die Scheide eingeführt, sodass ein kleiner Teil der kindlichen Kopfhaut sichtbar wird. Die Kopfhaut wird vorsichtig abgewischt und mit einer feinen Klinge eingestochen (ähnlich wie bei einer Blutabnahme aus dem Finger bei Ihrem Arzt). Dabei wird eine winzige fetale Blutprobe in einem Glasröhrchen aufgefangen. Das Blut wird dann auf seinen pH-Wert getestet, der Rückschlüsse auf das Befinden des Kindes gibt.

Kopfhautstimulierung

Die Kopfhautstimulierung ist ein einfacher Test, mit dem sich prüfen lässt, ob es dem Baby gut geht. Dabei kitzelt der Arzt einfach während einer vaginalen Untersuchung den Kopf des Babys. Wenn diese Berührung die Herzfrequenz beschleunigt, geht es dem Kind in der Regel gut.

Es gibt Ärzte und auch Mütter, die lieber auf derartige Tests verzichten. Die meisten Ärzte halten die Überwachung aber für ausgesprochen nützlich und sind überzeugt, dass die Vorteile allemal das Risiko einer vielleicht unnötigen Kaiserschnittentbindung aufgrund der Überwachung aufwiegen.

Schwangerschaft für Dummies

Werdende Mütter fragen ...

F: »Gibt es einen Zusammenhang zwischen Überwachung und Kaiserschnittgeburten?«

A: Frauen fragen manchmal, ob die Überwachung die Wahrscheinlichkeit erhöht, dass Sie einen Kaiserschnitt oder eine andere Art von Geburtseingriff wie Zange oder Saugglocke benötigen. Studien, die vor vielen Jahren durchgeführt wurden, haben einen Zusammenhang zwischen Überwachung und Kaiserschnittgeburten gefunden. Der Überwachungsprozess selbst trägt natürlich nicht zur eventuellen Notwendigkeit eines Kaiserschnitts bei, sondern kann höchstens den Arzt auf mögliche Probleme aufmerksam machen, die ihn wiederum veranlassen können, einen Kaiserschnitt durchzuführen.

Der Zusammenhang zwischen Überwachung und Kaiserschnittgeburten mag außerdem deutlicher gewesen sein, weil sich Ärzte damals beim ersten Anzeichen von möglichen Schwierigkeiten für einen Kaiserschnitt entschieden haben. Heute haben Ärzte viel mehr Möglichkeiten, auf Zeichen eventueller Schwierigkeiten zu reagieren, die sich bei einer Überwachung ergeben können. Deshalb ist der Zusammenhang zwischen der Überwachung der fetalen Gesundheit während der Geburt und Kaiserschnittgeburten nicht mehr so klar wie früher.

Den Dingen etwas nachhelfen - Einleiten der Geburt

Eine Geburt *einleiten* bedeutet, die Geburtswehen in Gang zu bringen, bevor sie von selbst einsetzen. Eine Einleitung kann geplant (aus praktischen Gründen auf Seiten der Mutter oder des Arztes) oder indikativ sein (aufgrund von geburtshelferischen, medizinischen oder fetalen Komplikationen).

Die geplante Einleitung

Einigen Frauen gefällt die Vorstellung einer geplanten Geburt, andere ziehen es vor, der Natur ihren Lauf zu lassen. Manchen Ärzten sind geplante Einleitungen durchaus recht, andere lehnen sie strikt ab. Man muss wissen, dass eine geplante Geburt sich durchaus unplanmäßig entwickeln kann. Die Schwangere bekommt nach Stimulation keine oder ineffektive Wehen, der Geburtsprozess kommt zögerlich in Gang und die Schwangere ist erschöpft, bevor es richtig losgeht.

Eine Frau kann sich aus verschiedenen Gründen für eine geplante Einleitung entscheiden, darunter folgende:

✔ Wenn eine Frau den genauen Geburtstermin kennt, kann sie auf die Bedürfnisse weiterer Kinder, berufliche Termine, berufliche Termine des Partners oder die Wünsche von Familienmitgliedern eingehen. Auf die Argumente zur Geburtseinleitung wird sich jedoch nicht jeder Geburtshelfer einlassen.

9 ➤ Liebling, ich glaube, es geht los

✔ Eine geplante Geburt kann Ängste reduzieren, wenn eine Frau eine Vorgeschichte von erfolglos abgeschlossenen Schwangerschaften hat (beispielsweise mit einem späten fetalen Tod) und das Kind früher zur Welt bringen kann, als es auf natürlichem Weg der Fall wäre.

✔ Eine geplante Geburt kann dazu beitragen, dass eine Frau rechtzeitig zum Krankenhaus kommt, wenn sie weit entfernt wohnt und früher schnelle Geburten hatte.

Einige Studien in der medizinischen Literatur weisen darauf hin, dass geplante Einleitungen zu einer höheren Zahl von Kaiserschnittgeburten führen. Wenn der Muttermund weder geöffnet noch verstrichen und der Kopf des Kindes noch nicht ins Becken eingetreten ist, steigt das Risiko für eine Kaiserschnittgeburt wahrscheinlich an. Aber wenn alle Bedingungen für die Einleitung günstig sind, spricht nichts dafür, dass das Risiko für einen Kaiserschnitt größer sein muss. Allerdings müssen Patientinnen bei einer eingeleiteten Geburt in der Regel längere Zeit im Krankenhaus verbringen.

Wenn Sie eine geplante Geburtseinleitung in Betracht ziehen, sollte Ihnen und Ihrem Partner klar sein, dass sich das Risiko für eine Kaiserschnittgeburt erhöht. Wenn beide werdenden Eltern und der Arzt sich dieser Risiken bewusst sind, kann eine eingeleitete Geburt aus persönlichen, medizinischen, geographischen oder psychologischen Gründen durchaus in Frage kommen.

Die indikative Einleitung

Eine *indikative* (notwendige) Einleitung der Geburt ist dann angebracht, wenn die Risiken bei Fortsetzung der Schwangerschaft – für die Mutter oder das Kind – größer sind als die Risiken einer frühen Geburt.

Folgende gesundheitliche Probleme auf Seiten der Mutter können eine indikative Einleitung erforderlich machen:

✔ Präeklampsie (siehe Kapitel 15)

✔ Erkrankungen wie Diabetes oder Cholestase (siehe Kapitel 15), die sich möglicherweise nach der Entbindung bessern

✔ Eine Infektion des Fruchtwassers wie eine Chorioamnionitis

✔ Fetaler Tod

Potenzielle Risiken für das Kind, die eine Einleitung sinnvoll machen, sind:

✔ Die Fortsetzung der Schwangerschaft bei Übertragung – die fetale Todesrate steigt nach der 42. Schwangerschaftswoche erheblich

✔ Blasensprung ohne Wehen, eine Situation, die dazu führen kann, dass das Kind eine Infektion bekommt

✔ Intrauterine Wachstumsrestriktion (siehe Kapitel 15)

✔ Verdacht auf *Makrosomie* (der Fetus wiegt mehr als 4 kg)

✔ Rhesusunverträglichkeit mit Komplikationen (siehe Kapitel 15)
✔ Abnahme des Fruchtwassers (*Oligohydramnie*)
✔ Tests der fetalen Gesundheit ergaben, dass der Fetus in der Gebärmutter nicht gut gedeiht

Einleiten der Wehen

Wie die Wehen eingeleitet werden, hängt vom Zustand des Muttermundes ab. Ist er noch nicht bereit oder *reif* (dünn, weich und erweitert), kann Ihr Arzt verschiedene Medikamente und Techniken benutzen, um ihn reifen zu lassen. Manchmal reicht das allein schon aus, um die Wehen in Gang zu bringen.

Meistens werden für die Muttermundreifung *Prostaglandine* eingesetzt (eine Substanz, die das Muttermundgewebe aufweicht und Kontraktionen auslöst), entweder als Gel, Tablette oder Zäpfchen. Das Prostaglandin wird direkt in die Scheide oder in den Gebärmutterhals eingeführt und ruft Kontraktionen hervor.

Einen unreifen Muttermund kann man leider nicht auf die Fensterbank legen, so wie es Ihre Großmutter mit unreifen Tomaten oder Pfirsichen getan hat. Wenn bei Ihnen eine Einleitung vorgesehen ist, erhalten Sie ein Vaginalgel, das bei unreifem Befund nach sechs Stunden wiederholt werden kann. Sollten sich keine Wehen einstellen, wartet man meist über Nacht ab und beginnt am nächsten Tag erneut, bei meist deutlich reiferem Muttermund.

Wenn Ihr Muttermund dagegen schon reif und leicht geöffnet ist, wird die Geburt entweder durch eine intravenöse Gabe von Oxytocin oder durch Öffnen der Fruchtblase eingeleitet (was auch als *Blasensprengung* bezeichnet wird). Für diese *Amniotomie* (Öffnen der Fruchtblase) wird vaginal ein kleiner Plastikhaken eingeführt, der die Haut der Fruchtblase einreißt. Dieser Vorgang ist normalerweise nicht schmerzhaft. Danach werden Sie an einen Oxytocin-Tropf gelegt, die Dosierung wird mit einer speziellen Pumpe sorgfältig angepasst und kontrolliert. Sie beginnen mit einer sehr niedrigen Dosierung, die regelmäßig gesteigert wird, bis Sie richtige Wehen haben. Manchmal setzt die Geburt innerhalb weniger Stunden ein, aber es kann auch viel länger dauern. Gelegentlich dauert es bis zu zwei Tage, bis die Dinge wirklich in Gang kommen.

Ein weit verbreiteter Irrtum besteht in der Annahme, dass Oxytocin die Wehen schmerzhafter macht. Das ist nicht der Fall. Oxytocin ähnelt dem Hormon, das Ihr Körper während einer natürlich beginnenden Geburt produziert und wird etwa in der gleichen Dosierung abgegeben, in der Ihr Körper es bei einer natürlichen Geburt produzieren würde.

Wehen verstärken

Oxytocin kann auch eingesetzt werden, um bereits vorhandene Wehen zu verstärken. Wenn Ihre Wehen nicht ausreichen oder sich die Geburt außergewöhnlich lang hinzieht, kann Ihr

Arzt die Eröffnungsphase mit Oxytocin beschleunigen. Auch in diesem Fall sind die daraus folgenden Wehen nicht stärker oder schmerzhafter als bei spontanen Wehen.

Das Gesamtbild: Phasen und Eigenheiten der Geburt

Jede Geburt ist in vielerlei Hinsicht einzigartig. Die Erfahrungen einer Frau können sogar von Schwangerschaft zu Schwangerschaft vollkommen unterschiedlich sein. Jede, die Babys zur Welt bringt, weiß, dass es bei einer Geburt immer zu Überraschungen kommen kann. Wir als Ärzte erwarten beispielsweise bei einer Frau, dass die Geburt ganz schnell geht, und dann dauert sie sehr lange, während wir bei anderen Frauen überzeugt sind, dass es ewig dauern wird, und dann geht es ganz schnell. Dennoch folgt die Geburt bei den meisten Schwangeren einem vorhersehbaren Muster. Sie durchläuft leicht unterscheidbare Phasen in einem relativ üblichen Tempo.

Ihre Hebamme oder der Arzt kann den Fortschritt der Geburt alle paar Stunden durch vaginale Untersuchungen verfolgen. Wie Sie vorankommen, wird daran gemessen, wie schnell sich Ihr Muttermund öffnet und wie reibungslos das Kind durch das Becken und den Geburtskanal nach unten rutscht. Ihr Arzt kann den Fortschritt der Geburt objektiv beurteilen, indem er die Öffnung des Muttermundes und die fetale Position im Becken (siehe Abschnitt »Falsche Wehen von echten Wehen unterscheiden« zu Beginn dieses Kapitels) in ein Diagramm einträgt. Anhand dieser Geburtskurve kann der Arzt den Fortschritt Ihrer Geburt verfolgen (siehe Abbildung 9.3), indem er Ihre Kurve mit einer Standardkurve für eine durchschnittliche Geburt vergleicht.

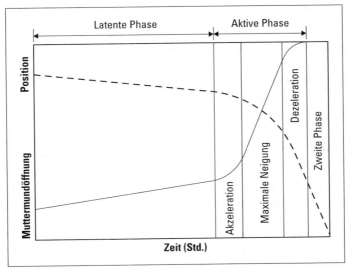

Abbildung 9.3: Ihr Arzt kann mit einer Geburtskurve Ihren Fortschritt verfolgen.

Ihre Geburtshelfer (Hebamme und Arzt) machen sich Sorgen über den Verlauf der Geburt, wenn diese zu langsam voranschreitet, sich der Muttermund nicht öffnet oder das Kind nicht in den Geburtskanal eintritt. Mit folgenden Faktoren wird bestimmt, wie einfach eine Frau ihren Weg durch die Geburt schafft: Die Größe und Position des Babys, die Größe des Beckens und die Stärke der Kontraktionen. Ihr Arzt muss auf all diese Faktoren achten, denn wenn die Geburt nicht normal vorangeht, kann das ein Zeichen dafür sein, dass das Baby mit Hilfsmitteln geboren werden muss – mit Zange oder Saugglocke oder durch einen Kaiserschnitt.

Bei einer Erstgebärenden wird sich die ganze Geburt wahrscheinlich über 12 bis 14 Stunden hinziehen. Bei Folgegeburten geht es in der Regel schneller (etwa 8 Stunden). Die Geburt lässt sich in drei Phasen unterteilen, die in den folgenden Abschnitten dargestellt sind.

Die Eröffnungsphase

Diese erste Phase der Geburt dauert vom Einsetzen der Wehen bis zur vollständigen Öffnung des Muttermundes. Die Phase ist bei weitem die längste (mit durchschnittlich 11 Stunden beim ersten Kind und 7 bei Folgegeburten). Die Eröffnungsphase lässt sich in drei Unterphasen aufteilen – die Latenzphase, die Aktivphase und die Übergangsphase. Jede dieser Phasen hat ihre unverwechselbaren Eigenheiten.

Frühe oder Latenzphase

Im frühen Stadium der Eröffnungsphase kommen die Wehen anfangs alle 5 bis 20 Minuten und nehmen an Häufigkeit zu, bis sie in einem Abstand von weniger als fünf Minuten kommen. Am Anfang dauern die Kontraktionen zwischen 30 und 45 Sekunden, werden dann mit fortschreitender Zeit aber 60 bis 90 Sekunden lang. In der Latenzphase öffnet sich Ihr Muttermund auf 3 bis 4 cm und verstreicht zu 100 Prozent.

Die gesamte Latenzphase dauert im Durchschnitt bei der ersten Geburt 6 bis 7 Stunden und 4 bis 5 Stunden bei Folgegeburten. Allerdings lässt sich die genaue Länge der Geburt nicht vorhersehen, weil der Beginn der Wehen nicht immer genau feststeht.

Zu Beginn der Latenzphase fühlen sich die Kontraktionen etwa an wie Menstruationskrämpfe, mit oder ohne Rückenschmerzen. Ihre Fruchtblase kann platzen und Sie haben vielleicht eine Zeichnungsblutung (siehe auch »Veränderungen vor der Geburt« zu Beginn des Kapitels). Wenn Sie schon im Krankenhaus sind, kann Ihr Arzt mit einem kleinen Plastikhaken die Fruchtblase öffnen, um die Geburt zu beschleunigen.

Am Anfang dieser Phase fühlen Sie sich vielleicht zu Hause am wohlsten. Sie können versuchen, sich hinzulegen oder zu schlafen, oder vielleicht wollen Sie auch noch aktiv sein. Manche Frauen haben jetzt einen unwiderstehlichen Drang zu putzen oder andere Arbeiten im Haushalt zu erledigen. Falls Sie Hunger haben, nehmen Sie eine leichte Mahlzeit wie Suppe, Saft oder Toast zu sich, aber meiden Sie schwere Mahlzeiten – falls Sie später aufgrund von Geburtskomplikationen eine Narkose benötigen. Wenn Sie möchten, können Sie verfolgen, wie oft Ihre Wehen kommen, aber machen Sie sich nicht verrückt damit.

Wenn Sie sich unwohl fühlen, die Kontraktionen häufiger und schmerzhafter werden oder Ihre Fruchtblase platzt, fahren Sie ins Krankenhaus oder rufen Sie Ihren Geburtshelfer an.

Viele Frauen fühlen sich wohler, wenn sie in der Latenzphase der Geburt herumlaufen können. Außerdem lenkt sie das Herumlaufen von den Schmerzen ab. Andere ziehen es vor, im Bett zu liegen. Fragen Sie Ihren Arzt, wie viel Bewegungsfreiheit Ihnen das Krankenhaus während der Wehen lässt.

Die Aktivphase

Die Aktivphase der Eröffnungswehen ist in der Regel kürzer und vorhersehbarer als die Latenzphase. Beim ersten Kind dauert sie durchschnittlich 5 Stunden, bei Folgegeburten rund 4 Stunden. In dieser Phase kommen die Wehen alle 3 bis 5 Minuten und dauern etwa 45 bis 60 Sekunden. Ihr Muttermund öffnet sich von 4 auf 8 bis 9 cm.

In dieser Phase fühlen Sie sich wahrscheinlich zunehmend unbequemer, der Schmerz nimmt zu und vielleicht leiden Sie auch unter Rückenschmerzen. Manche Frauen haben mehr Schmerzen im Rücken als im Bauch, ein Zustand, der auch als *Rückenwehen* bekannt ist. Das kann bedeuten, dass das Kind mit dem Gesicht zu Ihrem Bauch statt zu Ihrer Wirbelsäule gewandt ist.

Mittlerweile sind Sie wahrscheinlich schon im Krankenhaus oder Geburtshaus. Manche Frauen legen sich jetzt lieber hin, während andere gerne herumlaufen. Tun Sie das, was immer für Sie am bequemsten ist, es sei denn, Ihr Arzt bittet Sie, im Bett zu bleiben, damit er Sie besser überwachen kann. Jetzt ist es an der Zeit, die in der Geburtsvorbereitung erlernten Atem- und Entspannungstechniken einzusetzen.

Wenn Sie ein Schmerzmittel brauchen, sagen Sie Ihrer Hebamme oder Ihrem Arzt Bescheid (weitere Informationen über Schmerzerleichterung finden Sie im Absatz »Mit Geburtsschmerzen umgehen« später in diesem Kapitel). Ihr Partner kann Ihnen helfen, die Schmerzen zu erleichtern, indem er Ihren Rücken massiert, eventuell mithilfe eines Tennisballs oder mit einem Rollholz.

Die Übergangsphase

Viele Ärzte zählen die Übergangsphase zur aktiven Phase, aber wir ziehen es vor, sie separat hervorzuheben. Die Wehen kommen jetzt alle 2 bis 3 Minuten und halten etwa 60 Sekunden an. Sie sind sehr intensiv und Ihr Muttermund öffnet sich von 8 bis 9 auf 10 cm.

Zusätzlich zu den sehr starken Wehen bemerken Sie jetzt möglicherweise einen vermehrten Blutabgang und einen stärkeren Druck, insbesondere auf das Rektum, während der Kopf des Babys tiefer rutscht. In diesem letzten Stadium der Eröffnungsphase haben Sie vielleicht ein ähnliches Gefühl wie beim Stuhlgang. Keine Sorge, das ist ein gutes Zeichen, das darauf hinweist, dass sich der Fetus in die richtige Richtung bewegt.

Möglicherweise sind Sie allmählich frustriert oder wollen an diesem Punkt einfach aufgeben, aber denken Sie daran, Sie haben es fast geschafft!

Wenn Sie einen Drang zum Pressen spüren, teilen Sie das der Hebamme oder dem Arzt mit. Sie sind jetzt wahrscheinlich vollständig eröffnet, sollten aber versuchen, nicht zu pressen, bis Ihnen die Hebamme oder der Arzt sagt, dass es in Ordnung ist. Wenn Sie nämlich noch nicht ganz eröffnet sind, kann zu frühes Pressen den Geburtsprozess aufhalten oder den Gebärmutterhals reißen lassen.

 Versuchen Sie, Atem- und Entspannungstechniken auszuüben, wenn Ihnen das gut tun. Wenn Sie ein Schmerzmittel oder eine Periduralanästhesie haben wollen, sagen Sie Ihrem Arzt Bescheid. Je nachdem, wie weit Ihre Geburt fortgeschritten ist und welche anderen Faktoren sich auf Ihre Gesundheit und die Ihres Babys auswirken können, wird er entscheiden, welche Schmerzmittel am besten für Sie sind.

Mögliche Probleme in der Eröffnungsphase

Die meisten Frauen durchlaufen die Eröffnungsphase ohne Schwierigkeiten. Sollte es doch zu Problemen kommen, bietet die folgende Liste Ihnen die Informationen, die Sie benötigen, um mit kühlem Kopf darauf zu reagieren:

- ✔ **Verzögerte Latenzphase:** Die Latenzphase wird als verzögert betrachtet, wenn sie bei Erstgebärenden länger als 20 und bei Mehrgebärenden länger als 14 Stunden dauert. Ihr Arzt weiß oft nicht genau, wann die Wehen eingesetzt haben, deshalb ist es nicht immer leicht festzulegen, wann eine Latenzphase verzögert ist.

  Wenn ein Arzt feststellt, dass die Eröffnungsphase zu lange dauert, hat er zwei Möglichkeiten. Er kann versuchen, Sie medikamentös, etwa mit einem Beruhigungsmittel, zu entspannen. Daraufhin kann die Wehentätigkeit ganz aufhören (was bedeutet, dass es keine richtigen Wehen waren) oder die aktive Phase setzt ein. Die andere Möglichkeit besteht darin, die Geburt durch eine *Amniotomie* (Blasensprengung) oder durch Oxytocin zu beschleunigen. Beide Vorgehensweisen sind weiter vorn in diesem Kapitel näher beschrieben.

- ✔ **Geburtsverzögerung:** Zu einer Geburtsverzögerung kommt es, wenn sich der Muttermund zu langsam öffnet und sich der Kopf des Babys nicht in normaler Geschwindigkeit in das Becken einstellt. Beim ersten Kind sollte sich der Muttermund um *mindestens* 1,2 cm pro Stunde öffnen und der Kopf des Kindes sollte sich stündlich um etwa 1 cm senken. Wenn Sie bereits ein Kind geboren haben, sollte sich Ihr Muttermund um mindestens 1,5 cm pro Stunde öffnen und der Kopf Ihres Babys stündlich um 2 cm senken.

  Eine Geburtsverzögerung kann durch ein relatives Missverhältnis (*Schädel-Becken-Missverhältnis*) verursacht werden, das bedeutet, dass der Kopf des Babys und der Geburtskanal der Mutter nicht zueinander passen. Die Geburt kann sich auch verzögern, wenn der Kopf des Babys ungünstig liegt oder die Anzahl und Intensität der Wehen nicht ausreicht. Im letzten Fall wird der Arzt Oxytocin verabreichen, um die Geburt voranzubringen.

✔ **Geburtsstillstand:** Zu einem Geburtsstillstand kommt es, wenn sich der Muttermund in der Aktivphase mindestens zwei Stunden lang nicht weiter öffnet oder der Kopf des Babys sich nicht weiter senkt. Ein Geburtsstillstand steht oft in Zusammenhang mit einem relativen Missverhältnis (siehe vorheriger Punkt). In dem Fall ist ein Kaiserschnitt erforderlich.

Die Austreibungsphase

Die zweite Phase der Geburt beginnt, wenn der Muttermund vollständig (10 cm) eröffnet ist, und endet mit der Geburt Ihres Kindes. Diese Phase ist die »Pressphase«, die bei Erstgebärenden etwa eine Stunde und bei Mehrgebärenden 30 bis 40 Minuten (oder weniger) dauert. Die Austreibungsphase kann länger dauern, wenn Sie eine Periduralanästhesie haben. Diese Phase ist in Kapitel 10 ausführlich dargestellt.

Die Nachgeburtsphase

Die Nachgeburtsphase ist die Zeit von der Geburt des Kindes bis zur Geburt der Plazenta – die normalerweise bei allen Geburten nicht länger als 20 Minuten dauert. Nähere Informationen zu dieser Phase finden Sie ebenfalls in Kapitel 10.

Mit Geburtsschmerzen umgehen

In der Eröffnungsphase werden die Schmerzen durch das Zusammenziehen der Gebärmutter und das Öffnen des Muttermundes verursacht. Diese Schmerzen können sich anfangs wie starke Menstruationskrämpfe anfühlen. In der Austreibungsphase kommt eine andere Art von Schmerz hinzu, wenn sich der Geburtskanal weitet und das Kind durch ihn durchtritt. Dieser Schmerz wird oft als starker Druck im unteren Becken oder auf das Rektum wahrgenommen. Keiner dieser Schmerzen muss unerträglich werden – dafür sorgen Atem- und Entspannungstechniken und in vielen Fällen auch moderne Schmerzmittel.

Die meisten Ärzte werden zugeben, dass trotz intensiver Geburtsvorbereitung eine Geburt für die Frau unweigerlich mit Schmerzen verbunden ist. Die Intensität dieser Schmerzen – und der Wille und die Fähigkeit, diese Schmerzen zu ertragen – sind von Frau zu Frau verschieden. Manche Frauen entscheiden, die Schmerzen bei der Geburt allein und ausschließlich mit den in der Geburtsvorbereitung erlernten Atem- und Entspannungstechniken zu bewältigen – und dagegen ist nichts einzuwenden. Viele Frauen möchten aber trotz aller guten Vorbereitung Schmerzmittel, um mit den Schmerzen umgehen zu können.

 Sie sollten nicht das Gefühl haben, dass Sie keine perfekte Mutter sind oder Ihre Schwangerschaft nicht »natürlich« ist, wenn Sie Medikamente brauchen, um die Schmerzen der Geburt zu ertragen. Jeder Mensch geht mit Schmerz anders um, sowohl emotional als auch psychologisch. Selbst wenn Ihre beste Freundin, Ihre Schwester oder Ihre Mutter die Entbindung mit wenig oder gar keinen Schmerzmitteln überstanden hat, sind Sie kein Schwächling, wenn Sie sich für Schmerzmittel entscheiden. Betrachten Sie die Dinge einmal anders: Frauen, die unter unerträglichen Schmerzen leiden, atmen nicht mehr regelmäßig. Sie spannen ihre Muskeln an und können dadurch den Geburtsprozess verlängern. Außerdem schlagen sie im Schmerz oft um sich, was eine Überwachung des Kindes erschwert.

Früher hat man Frauen in den späten Phasen der Geburt eine Vollnarkose gegeben, aber heute setzen Ärzte diese Technik nicht mehr ein. Jetzt werden in der Geburtshilfe vor allem zwei Methoden zur medikamentösen Schmerzbekämpfung eingesetzt: Die *systemische* Schmerzbekämpfung – durch Injektion in eine Blutbahn (intravenös) oder in einen Muskel (intramuskulär) – oder die *regionale* Schmerzbekämpfung durch eine Periduralanästhesie oder eine andere lokale Narkose.

Systemische Schmerzbehandlung

Die am häufigsten verwendeten systemischen Schmerzmittel sind Opiate wie Meperidin (Dolantin, Fortral), Butorphanol (Stadol) und Nabulphin (Nubain). Diese Medikamente können bei Bedarf alle zwei bis vier Stunden gegeben werden, entweder intravenös oder intramuskulär.

Alle Medikamente haben Nebenwirkungen (auch wenn Sie nicht schwanger sind) und das gilt auch für Schmerzmittel, die Sie während der Geburt bekommen. Ihr Arzt wird alles tun, um diese Nebenwirkungen zu reduzieren, oft indem er Medikamente kombiniert. Die Hauptnebenwirkungen für die Mutter sind Übelkeit, Erbrechen, Benommenheit und ein Abfall des Blutdrucks. Ob das Neugeborene ebenfalls betroffen ist, hängt davon ab, wie viel Zeit bis zur Geburt bleibt, wenn das Medikament gegeben wird. Wird eine hohe Dosis innerhalb der letzten zwei Stunden vor der Geburt verabreicht, kann das Neugeborene schläfrig oder benommen sein. In seltenen Fällen kann seine Atmung schwach sein. Sollte das Problem ernsthafte Ausmaße annehmen, kann Ihr Arzt oder der Kinderarzt ein Mittel geben, das die Wirkung des Schmerzmittels umkehrt oder bekämpft. Es liegen keine Hinweise vor, dass Schmerzmittel in angemessener Dosierung und mit entsprechender Überwachung Auswirkungen auf den Fortschritt der Geburt oder die Rate der Kaiserschnittgeburten haben.

Regionale Schmerzbehandlung

Systemisch verabreichte Medikamente verteilen sich über das Blut auf den gesamten Körper, aber der während der Geburt auftretende Schmerz konzentriert sich auf Gebärmutter, Scheide und Rektum. Daher werden manchmal regionale Anästhetika eingesetzt, damit Schmerzmittel nur diese bestimmten Bereiche erreichen. Das ist in etwa vergleichbar mit der Schmerzspritze, die Sie beim Zahnarzt ins Zahnfleisch bekommen. Zur regionalen Schmerzbekämpfung kann eine lokal wirkende Betäubung wie Lidocain eingesetzt werden oder eines der oben genannten Opiate. Außerdem können diese Mittel auch kombiniert werden. Zu den verbreiteten Techniken für die regionale Schmerzbehandlung zählen die Peridural- und Spinalanästhesie sowie der Kaudal-, Sattel- oder Pudendusblock.

Periduralanästhesie

Die *Periduralanästhesie (PDA)* ist vielleicht die populärste Form der Schmerzerleichterung. Ein allgemeiner Ausspruch von Frauen, die eine PDA hatten, ist: »Warum habe ich das nicht schon früher gemacht?« oder »Warum hatte ich überhaupt Bedenken?«. Die PDA muss von einem speziell dafür ausgebildeten Anästhesisten gesetzt werden und ist deshalb vielleicht nicht in jedem Krankenhaus zu bekommen.

Bei der PDA wird ein kleiner, flexibler Plastikkatheter durch eine Nadel in die Lendenwirbelsäule eingeführt und in den Raum über den äußeren Schutzhüllen des Rückenmarks eingeführt. Vor dem Einstich wird die Haut lokal betäubt. Vielleicht verspüren Sie beim Einstich ein Kribbeln in den Beinen, aber die meisten Frauen empfinden keine Schmerzen. Wenn der Katheter gelegt ist, kann das Schmerzmittel verabreicht werden und betäubt die Nerven, die von der unteren Wirbelsäule ausgehen – und zu Gebärmutter, Scheide und Damm führen. Der Katheter (nicht die Nadel) bleibt während der ganzen Geburt an seinem Platz, falls Sie eine weitere Dosis des Narkosemittels benötigen, um durch die Wehen und die Geburt zu kommen.

Ein Hauptvorteil der PDA ist, dass sie kleinere Mengen von Schmerzmitteln benötigt. Da aber Ihre Bewegungsnerven und Sinnesnerven eng beieinander liegen, kann eine zu hohe Dosis dazu führen, dass Sie zeitweise während der Geburt Ihre Beine nicht bewegen können.

Die Menge und Art der Medikation kann der Geburtsphase angepasst werden. In der Eröffnungsphase konzentriert sich die Schmerzerleichterung auf Gebärmutterkontraktionen, in der Austreibungsphase liegt der Schwerpunkt der Schmerzbekämpfung dagegen auf Scheide und Damm, die Bereiche, die beim Durchtritt des Kindes gedehnt werden.

Früher haben sich Anästhesisten geweigert, zu Beginn der Geburt eine PDA zu setzen, weil die Patientinnen dann für den Rest der Geburt an das Bett gefesselt waren. Seit kurzem ist es aber möglich, für diese sehr schmerzhafte Phase der Geburt PDAs zu setzen, die das Herumlaufen ermöglichen, weil die verwendeten Medikamente die Bewegungsfunktionen so gut wie gar nicht beeinträchtigen. Manche Anästhesisten zweifeln allerdings, dass diese Art PDA weniger wirksam ist.

Auch bei Kaiserschnittgeburten kann eine PDA gesetzt werden, obwohl dann andere Medikamente in höherer Dosierung gegeben werden. Tatsächlich ist die PDA beim Kaiserschnitt sehr beliebt, weil die Mutter dann während der Geburt wach ist und die Entbindung bewusst miterleben kann. Allerdings ist eine PDA bei einem Not-Kaiserschnitt oder bei Blutgerinnseln der Mutter meistens nicht möglich.

Früher waren die Ärzte der Ansicht, dass eine PDA, insbesondere wenn sie zu früh gesetzt wurde, den Geburtsverlauf verzögere und damit die Notwendigkeit für eine Zangen-, Saugglocken- oder Kaiserschnittgeburt erhöhe. Aus diesem Grund empfahlen sie die PDA nur ungern. Heute sind die meisten Ärzte davon überzeugt, dass diese Einwände keine große Rolle spielen, wenn ein erfahrener Anästhesist die PDA setzt und die Wehen bereits gut in Gang sind. Sie haben erkannt, dass die Vorteile die Risiken überwiegen.

Manchmal spüren Sie mit einer PDA nicht mehr, wann Ihre Blase voll ist, dann brauchen Sie möglicherweise einen Katheter, um Ihre Blase zu leeren. In einigen Fällen blockiert die PDA die Bewegungsnerven so stark, dass Sie nicht richtig pressen können. Außerdem kann Ihr Blutdruck schnell absacken, was zu einem zeitweiligen Rückgang der fetalen Herzfrequenz führen kann.

Alles in allem macht diese Schmerzbehandlung das ganze Erlebnis rund um Wehen und Geburt sehr viel angenehmer für die Mutter und den Partner (und natürlich auch den Geburtshelfer). Wir sind jedenfalls große Befürworter der PDA für die Schmerzbehandlung während der Geburt. Als Joanne schwanger war, scherzte sie. dass sie ihre PDA als Präventivmaßnahme schon in der 35. Woche haben wolle, damit sie erst gar keine Schmerzen ertragen müsse.

Spinalanästhesie

Die Spinalanästhesie ist einer PDA ganz ähnlich, mit dem Unterschied, dass das Schmerzmittel in den Bereich *unter* der Schutzhülle des Rückenmarks gespritzt wird statt darüber. Diese Technik kommt oft beim Kaiserschnitt zum Einsatz, insbesondere wenn dieser plötzlich erforderlich wird und vorher keine PDA gelegt wurde. Alles, was im letzten Abschnitt über die PDA gesagt wurde (in Bezug auf die Menge des verabreichten Mittels und die möglichen Risiken), gilt auch für die Spinalanästhesie.

Kaudal- und Sattelblock

Ein *Kaudalblock* wird am kaudalen oder unteren Teil des Rückenmarkskanals gesetzt, ein *Sattelblock* betäubt den Bereich Ihrer Beine und Leisten, der normalerweise mit einem Sattel in Berührung kommen würde, wenn Sie auf einem solchen sitzen. Bei beiden werden die Medikamente nur in das unterste Ende des Rückenmarkskanals gespritzt, sodass sie nur die Schmerznerven beeinträchtigen, die in die Scheide und den Damm (den Bereich zwischen Scheide und After) gehen. Bei diesen Methoden tritt die Wirkung schneller ein, hält aber nicht so lange an. Außerdem kann nur ein sehr erfahrener Anästhesist diese Blöcke setzen, deshalb werden sie nicht in jedem Krankenhaus angeboten.

Pudendusblock

Der Arzt setzt einen *Pudendusblock*, indem er ein Betäubungsmittel in die Scheide in die Nähe der Pudendusnerven spritzt. Diese Technik betäubt Scheide und Damm, erleichtert aber nicht die Schmerzen, die durch Wehen verursacht werden.

Vollnarkose

Bei einer Vollnarkose verwendet der Anästhesist verschiedene Medikamente, die Sie vollkommen bewusstlos machen. Bei der Geburt wird sie nicht mehr angewendet. Bei Kaiserschnitten kommt diese Technik alternativ zur Spinalanästhesie zum Einsatz. Mit einer Vollnarkose verschlafen Sie natürlich auch die Geburt Ihres Kindes. Wenn bei Ihnen eine Spinalanästhesie kontraindiziert (das heißt medizinisch nicht vertretbar ist), zum Beispiel unter Therapie mit blutverdünnenden Medikamenten bei Thrombose, und deshalb keine Nadel in Ihren Rückenmarkskanal eingeführt werden kann oder der Kaiserschnitt ein Notfall ist und die Zeit nicht reicht, um eine SPA zu setzen, sollte eine Vollnarkose verwendet werden.

Alternative Formen der Schmerzbehandlung

Viele Frauen greifen auf verschiedene Formen der nicht-medikamentösen Schmerzbehandlung zurück, um die Geburt zu schaffen. Einige Frauen probieren es beispielsweise mit Hypnose, bei der sie durch reine Suggestivkraft in einen geänderten Bewusstseinszustand versetzt werden, in dem ihr Körper besser mit Schmerzen umgehen kann. Ein geschulter Hypnotiseur kann Sie in diesem Zustand bringen, einige Patientinnen erlernen auch die Selbsthypnose.

 Sie müssen in den Wochen vor der Geburt viel vorbereiten und üben, um die Schmerzen bei der Geburt wirklich durch Hypnose erleichtern zu können, und sie wirkt auch nicht bei jedem – nur etwa eine von vier oder fünf Personen ist so beeinflussbar, dass sie hypnotisiert werden kann.

Zu den anderen alternativen Schmerzbehandlungsformen zählen Akupunktur, Homöopathie, verschiedene Kräutersorten und Massage, einschließlich der Fußreflexzonenmassage. Es gibt viele Bücher zu diesen Techniken in Buchhandlungen oder Ihrer Bücherei. Oder reden Sie mit jemandem, der die Technik praktiziert, die Sie interessiert.

Alternative Geburtsmethoden

Immer mehr Frauen interessieren sich für nicht-traditionelle oder alternative Geburtsmethoden und immer mehr Möglichkeiten werden in diesem Bereich angeboten.

Geburt ohne Anästhesie

Der Begriff »natürliche Geburt« bezieht sich auf eine Geburt ohne Medikamente oder Anästhesie. (Der Begriff ist nicht ganz glücklich gewählt, weil die Verwendung von Schmerzmitteln während der Geburt diese nicht unnatürlich macht.) Die Theorie hinter der natürlichen Geburt ist, dass die Geburt eines Kindes ein an sich gesunder und natürlicher Vorgang ist und der Körper der Frau darauf ausgerichtet ist, eine Geburt ohne Medikamente zu bewältigen.

Die natürliche Geburt ermöglicht Frauen eine umfassende Kontrolle über den Geburtsvorgang und ihren eigenen Körper. Sie betont, dass eine Frau selber wählen kann, welche Positionen bequem sind, wie mobil sie sein möchte und welche Techniken sie einsetzt, um die Geburt so angenehm wie möglich zu machen. Die natürliche Geburt kann in einem Krankenhaus, einem Geburtshaus und sogar zu Hause durchgeführt werden. Einige Ärzte fühlen sich nicht mit allen Aspekten der natürlichen Geburt wohl, weil sie nicht darin eingeschränkt werden möchten, was sie als medizinisch erforderlich und wichtig betrachten. Reden Sie mit Ihrem Arzt darüber, wie er denkt, damit Ihre Geburt ein möglichst schönes Erlebnis für Sie werden kann.

Die ambulante Geburt

Eine ambulante Geburt findet im Krankenhaus oder Geburtshaus statt und wird wie die reguläre Geburt medizinisch betreut. Der Unterschied ist, dass die Frau etwa vier Stunden nach der Geburt mit ihrem Baby nach Hause geht – vorausgesetzt, dass keine Komplikationen auftreten. Wichtig ist, dass Sie einen Kinderarzt organisieren, der die zweite Vorsorgeuntersuchung bei Ihrem Baby durchführt, die normalerweise vor der Entlassung aus dem Krankenhaus erfolgt.

Die Hausgeburt

Hausgeburten sind in Deutschland nicht sehr weit verbreitet, nur etwa zwei Prozent der Kinder werden im eigenen Zuhause geboren. Dennoch bietet für einige Frauen eine Hausgeburt die ideale Umgebung für die Geburt ihres Babys. Bei der Hausgeburt bestimmt die Frau selbst, wie sie ihr Kind bekommt. Normalerweise betreut eine Hausgeburtshebamme die Geburt, ein Geburtshelfer ist erreichbar, falls es zu Problemen kommt. Hausgeburtshebammen sind normalerweise sehr erfahren und erkennen, wann sich Komplikationen während der Geburt anbahnen. In diesem Fall wird die Hebamme Sie sofort in ein Krankenhaus bringen. Sie sollten außerdem einen Kinderarzt organisieren, der die erste Untersuchung des Kindes durchführt.

Hausgeburten sind sicher vor allem für Frauen geeignet, deren Komplikationsrisiko gering ist. Verfügbare Daten zur Sicherheit von Hausgeburten sind widersprüchlich: Einige behaupten, dass Hausgeburten mit größeren Risiken für Mutter und Kind verbunden sind, andere zeigen, dass Hausgeburten mindestens so sicher wie Klinikgeburten sind, wenn die Frau gesund ist und kein Risiko für Komplikationen trägt.

Falls Sie für sich eine Hausgeburt erwägen, reden Sie mit Ihrem Arzt darüber. Eine Fülle von Informationen erhalten Sie außerdem beim Bund Deutscher Hebammen, Gartenstraße 26, 76133 Karlsruhe, www.bdh.de.

Wassergeburt

Bei einer Wassergeburt verbringen Sie den größten Teil der Eröffnungsphase im Wasser und haben sogar die Option, Ihr Baby im Wasser zu gebären. Wassergeburten finden normalerweise in einem Geburtshaus mit Unterstützung einer Hebamme statt, aber auch immer mehr Krankenhäuser bieten die Möglichkeit einer Wassergeburt an. Wie bei anderen alternativen Geburtsmethoden gehen auch hier die Meinungen auseinander. Einige Ärzte halten Wassergeburten für sicher, andere nicht.

Die Geburt: Ihr Baby erblickt das Licht der Welt

In diesem Kapitel

▶ Pressen bis zum glücklichen Ende bei einer vaginalen Geburt

▶ Zange oder Saugglocke

▶ Vorbereitung auf einen Kaiserschnitt

▶ Die ersten Momente nach der Geburt

Wenn Sie das Ende der zweiten Geburtsphase erreicht haben, ist die Geburt Ihres Babys nicht mehr fern. Jetzt kommt der Punkt, auf den Sie gewartet und sich vorbereitet haben. Denken Sie daran, dass unnötige Sorgen überflüssig sind. Sie *können* sich auf die Geburt vorbereiten – zum Beispiel indem Sie an einem Geburtsvorbereitungskurs teilnehmen und dieses Buch lesen. Und vergessen Sie nicht, dass Hebamme und Arzt Ihnen während der Austreibungsphase aktiv zur Seite stehen. Nehmen Sie diese Hilfe vertrauensvoll an. Und vertrauen Sie auch auf sich selbst, lassen Sie diesen natürlichen Vorgang einen Schritt nach dem anderen machen.

Im Wesentlichen gibt es drei mögliche Entbindungsmethoden: durch den Geburtskanal und Ihr Pressen, durch den Geburtskanal mit kleiner Unterstützung (das heißt Geburtszange oder Saugglocke) oder durch einen Kaiserschnitt. Die für Sie richtige Methode hängt von vielen verschiedenen Faktoren wie Ihrer medizinischen Vorgeschichte, dem Zustand des Babys und der Größe Ihres Beckens im Verhältnis zur Größe des Babys ab.

Die vaginale Entbindung

Die meisten werdenden Mütter machen sich in den 40 Wochen der Schwangerschaft einige Gedanken über die bevorstehende Entbindung. Wenn Sie Ihr erstes Kind bekommen, haben Sie vielleicht Angst. Und selbst wenn Sie schon ein Kind haben, ist es ganz normal, wenn Sie sich einige Sorgen machen, bis Sie sehen, dass Ihr süßes Baby vollkommen in Ordnung ist. Je mehr Sie wissen, umso weniger Angst werden Sie haben, deshalb sollten Sie sich informieren, um auf alle Möglichkeiten vorbereitet zu sein.

Die häufigste Entbindungsmethode ist die vaginale Entbindung. (Abbildung 10.1 zeigt einen Überblick über den Vorgang.) Sehr wahrscheinlich werden Sie eine so genannte *spontane vaginale Entbindung* erleben, was bedeutet, dass die Entbindung aufgrund Ihres Pressens und ohne besondere Eingriffe erfolgt. Falls Sie ein wenig Unterstützung benötigen, wird diese in Form von Geburtszange oder Saugglocke gegeben. Eine Entbindung, bei der diese Hilfsmittel eingesetzt werden, um das Baby herauszuziehen, wird als *operative vaginale Entbindung* bezeichnet.

In der Eröffnungsphase weitet sich Ihr Muttermund und die Fruchtblase platzt. Wenn Ihr Muttermund vollständig *eröffnet* ist (10 Zentimeter), haben Sie das Ende der ersten Geburtsphase erreicht und sind bereit für die zweite Phase, die so genannte *Austreibungsphase*, in der Sie Ihr Baby durch den Geburtskanal (Vagina) pressen und es gebären. Am Ende der ersten Phase spüren Sie möglicherweise ein überwältigendes Druckgefühl auf Ihren Anus. Wahrscheinlich fühlen Sie sich ähnlich wie vor einem Stuhlgang, vor allem während einer Wehe. Grund für dieses Gefühl ist der Kopf Ihres Babys, der in den Geburtskanal rutscht und auf benachbarte innere Organe drückt.

Wenn Sie eine *Periduralanästhesie* (eine regionale Betäubung gegen Wehenschmerzen – siehe Kapitel 9) bekommen haben, kann es sein, dass Sie diesen Druck nicht oder wesentlich schwächer spüren. Sollten Sie den Druck doch spüren, informieren Sie Hebamme oder Arzt, denn das kann ein Hinweis darauf sein, das Ihr Muttermund fast vollständig eröffnet ist und die Austreibungsphase beginnen kann. Ihre Hebamme oder Ihr Arzt wird eine vaginale Untersuchung durchführen, um nachzusehen, ob Ihr Muttermund vollständig eröffnet ist. Ist das Fall, können Sie bald mit dem Pressen beginnen.

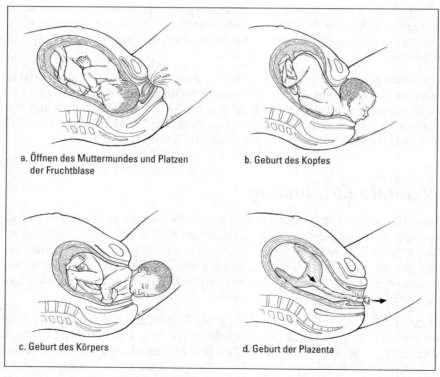

Abbildung 10.1: Ein Überblick über den Entbindungsvorgang

10 ➤ Die Geburt: Ihr Baby erblickt das Licht der Welt

 Ob eine Hebamme oder Ihr Arzt Sie durch die Austreibungsphase leitet, ist von Krankenhaus zu Krankenhaus verschieden. Wichtig ist nur, dass Ihnen jemand durch die Presswehen hilft.

In manchen Fällen hat sich der Muttermund vollständig geöffnet, aber der Kopf des Babys steht noch relativ hoch im Becken. In diesem Fall kann Ihr Arzt empfehlen, dass Sie mit dem Pressen warten, bis die Wehen den Kopf weiter gesenkt haben.

Das Baby herauspressen

Die Austreibungsphase dauert im Allgemeinen 30 bis 90 Minuten (manchmal auch bis zu 3 Stunden), abhängig von der Lage und Größe des Babys und ob Sie eine Periduralanästhesie bekommen haben und schon Kinder geboren haben. (Sollte dies nicht Ihre erste Geburt sein, kann sich Ihr Muttermund schon Wochen vor der Geburt teilweise öffnen. Nach der vollständigen Eröffnung müssen Sie dann vielleicht nur ein- oder zweimal pressen, bis das Kind geboren wird!) Hebamme oder Arzt leiten Sie beim Pressen an. Während Sie pressen, bahnt sich Ihr Baby den Weg nach unten vor. Die Presswehen beginnen oft, sobald sich der Kopf des Babys in das Becken gesenkt hat. An diesem Punkt sind normalerweise nur noch ein, zwei weitere Presswehen erforderlich, um den Kopf des Babys zu gebären. Der Mund des Babys wird abgesaugt, dann wird normalerweise mit einer weiteren Presswehe der Körper geboren.

Für die Austreibungsphase gibt es verschiedene günstige Positionen (siehe Abbildung 10.2). Die üblichste ist die *Steinschnittlage*, bei der Sie sich zurücklehnen und Ihre gebeugten Knie zur Brust ziehen. Gleichzeitig versuchen Sie, mit dem Kinn Ihre Brust zu berühren. Die Idee dabei ist, mit Ihrem Körper ein C zu formen. Die Position ist nicht die eleganteste, hilft aber, Ihre Gebärmutter und Ihr Becken in eine Position zu bringen, die das Austreiben erleichtert.

Andere mögliche Positionen sind die Hocke oder der Vierfüßlerstand. Der Vorteil beim Hocken ist, dass Sie die Schwerkraft nutzen können. Ein Nachteil ist, dass Sie vielleicht zu müde sind, um die Position lange zu halten und Überwachungsgeräte oder intravenöse Schläuche im Weg sein könnten. Beim Vierfüßlerstand pressen Sie auf allen Vieren. Diese Position ist manchmal hilfreich, wenn sich der Kopf des Babys im Geburtskanal so gedreht hat, dass das Austreiben in der Steinschnittlage oder Hocke schwierig ist. Manche Frauen fühlen sich im Vierfüßlerstand etwas unwohl und können die Position nicht lange halten. Sie müssen vielleicht mithilfe der Hebamme etwas experimentieren, bis Sie die Position gefunden haben, die für Sie am besten funktioniert.

 Wenn Sie merken, dass Sie keine Fortschritte machen, probieren Sie eine andere Position aus.

Wenn Sie spüren, dass eine Presswehe beginnt, wird Ihr Geburtshelfer Ihnen sagen, dass Sie einen tiefen, reinigenden Atemzug machen sollen. Danach atmen Sie tief ein, halten die Luft an, und pressen mit aller Kraft. Pressen Sie konzentriert in Richtung Anus und Damm (den

Bereich zwischen Scheide und Anus), versuchen Sie aber, während des Pressens die Muskeln rund um Scheide und Anus nicht zu verkrampfen. Pressen Sie wie beim Stuhlgang. Es braucht Ihnen nicht peinlich zu sein, wenn während des Pressens Stuhl abgeht. (Die Hebamme reinigt in diesem Fall den Damm ganz schnell.) Das ist eher die Regel als die Ausnahme und alle, die sich während der Geburt um Sie kümmern, haben das schon oft erlebt. Tatsächlich ist der Abgang von Stuhl ein Zeichen, dass Sie richtig pressen, Sie können also stolz auf sich sein. Wenn Sie versuchen, den Stuhl zurückzuhalten, erschweren Sie die Austreibung Ihres Babys. Sie können jedoch zu Beginn der Geburt Stuhl abführen, indem die Hebamme Ihnen einen Einlauf macht, dann haben Sie möglicherweise ein besseres Gefühl und keine Angst vor unerwünschtem Stuhlabgang beim Pressen.

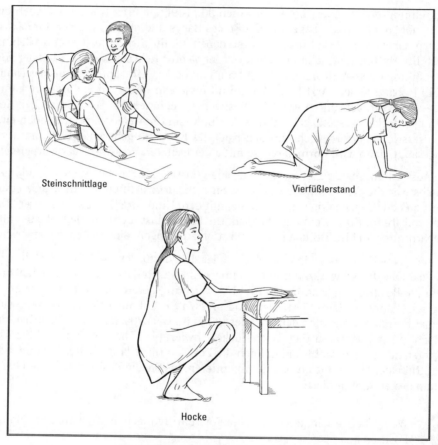

Abbildung 10.2: Positionen für die Geburt

Halten Sie jedes Pressen für etwa zehn Sekunden. Viele Hebammen zählen bis zehn oder bitten Ihre Geburtsbegleitung, bis zehn zu zählen, damit Sie die Zeit einschätzen können. Wenn

10 ➤ Die Geburt: Ihr Baby erblickt das Licht der Welt

Sie zehn erreicht haben, lassen Sie die Luft, die Sie angehalten haben, schnell heraus, atmen Sie noch einmal tief ein und pressen Sie wieder zehn Sekunden. Sie werden wahrscheinlich mit jeder Presswehe etwa dreimal pressen können, je nachdem, wie lange die Wehe dauert.

Versuchen Sie, zwischen den Wehen so gut es geht zu entspannen und sich auszuruhen, um für die nächste Wehe bereit zu sein. Vielleicht können Sie Eiswürfel lutschen oder Ihre Geburtsbegleitung kann Ihre Stirn mit einem feuchten, kühlen Tuch abwischen.

Wenn Ihr Baby weit genug durch den Geburtskanal gerutscht ist, wird der Kopf während des Pressens sichtbar. In manchen Geburtszimmern ist ein Spiegel verfügbar, damit auch Sie den Kopf Ihres Babys sehen können, auch wenn nicht alle Frauen das möchten. (Es gibt keinen Grund, sich schlecht zu fühlen, wenn Sie den Kopf Ihres Babys nicht sehen möchten – Sie haben schließlich genug zu tun.) Nach der Wehe kann der Kopf des Kindes wieder im Geburtskanal verschwinden. Dieses Zurückziehen des Kopfes ist vollkommen normal. Mit jedem Pressen rutscht das Baby ein bisschen tiefer und geht danach etwas weniger zurück.

Zusehen oder nicht?

Einige Partner möchten alles sehen, was während einer Geburt geschieht, andere fühlen sich schon unwohl, weil sie bei der Geburt dabei sind. Genauso möchten manche Frauen, dass ihr Partner alles miterlebt, und andere möchten nicht, dass ihr Partner sie in dieser Situation sieht.

Wie auch immer Sie sich fühlen, reden Sie mit Ihrem Partner über Ihre Gefühle, damit Sie sich beide so wohl wie möglich fühlen können. Das Letzte, was Sie brauchen, ist, dass Sie oder Ihr Partner mit einem schlechten Gefühl durch ein Erlebnis gehen, das eigentlich voller Freude und Glück sein sollte.

Der Dammschnitt

Kurz vor der Geburt dehnt der Kopf des Babys den *Damm* (der Bereich zwischen Scheide und Anus) und streckt die Haut um die Scheide. Während der Kopf des Babys durch die Scheidenöffnung tritt, kann das Gewebe im *hinteren* Teil der Scheidenöffnung reißen, manchmal so weit, dass der Riss bis in den Anus reicht. Um das Reißen der Haut und der Dammmuskeln so gering wie möglich zu halten, führt Ihr Arzt möglicherweise eine *Episiotomie* (auch *Dammschnitt*) durch – ein Schnitt im hinteren Teil der Scheidenöffnung, der groß genug ist, damit der Kopf des Babys durchtreten kann, ohne das Gewebe zu stark einzureißen, oder um zusätzlichen Platz für die Geburt zu schaffen. Auch wenn ein Dammschnitt die Wahrscheinlichkeit eines schlimmen Risses verringert, ist er keine Garantie, dass Ihr Gewebe nicht reißt (das heißt, der Dammschnitt kann weiter einreißen, während der Kopf des Babys geboren wird).

Ihr Arzt weiß erst, ob Sie einen Dammschnitt benötigen, wenn der Kopf des Babys fast geboren ist. Nur selten machen Ärzte routinemäßig einen Dammschnitt, zumeist warten sie ab,

Schwangerschaft für Dummies

um zu sehen, ob dieser wirklich notwendig ist. Dammschnitte werden häufiger bei Erstgebärenden gemacht als bei Frauen, die bereits ein Kind geboren haben, weil sich der Damm nach einer früheren Geburt leichter dehnt.

Welche Art von Dammschnitt vorgenommen wird, hängt von Ihrem Körper, der Position des Babykopfes und der Beurteilung Ihres Arztes ab. Ärzte haben die Wahl zwischen zwei Dammschnittarten: *mediane Episiotomie* (gerade von der Scheide zum Anus) oder *mediolaterale Episiotomie* (im 45°-Winkel vom Anus weg). Wenn Sie keine Periduralanästhesie bekommen haben, wird der Bereich lokal betäubt.

Eine mediane Episiotomie ist später weniger schmerzhaft und heilt oft leichter. (In Kapitel 12 finden Sie weitere Informationen zur Behandlung und Heilung von Dammschnitten.) Aber bei der medianen Episiotomie ist das Risiko etwas höher, dass sie bis zum Anus reißt. Eine mediolaterale Episiotomie dagegen kann schmerzhafter sein, reißt aber seltener weiter ein, wenn der Kopf des Babys durchtritt.

Werdende Mütter fragen ...

F: »Brauche ich wirklich einen Dammschnitt?«

A: Die Antwort auf diese Frage hängt von vielen Faktoren ab, unter anderem auch von der Einstellung Ihres Arztes. Es ist ein Thema, das unter Geburtshelfern viel diskutiert wird. Und wie Sie vielleicht schon wissen, reden auch Schwangere oft und ausführlich darüber. Viele Ärzte glauben, dass das Nähen eines kontrollierten Schnitts im Dammbereich einfacher ist als das Nähen eines unkontrollierten Risses durch Haut und Dammmuskeln, zu dem es ohne Dammschnitt kommen kann. Diese Ärzte sind normalerweise auch davon überzeugt, dass Dammschnitte besser heilen. Auch wenn ein Arzt die Gewebeschichten bei einem Schnitt besser sehen kann als bei einem Riss, sind sich Mediziner nicht einig, ob der Unterschied wirklich so gravierend ist. Das Problem wird noch dadurch verstärkt, dass man vor der Geburt nicht sagen kann, ob die Patientin einen Dammschnitt benötigen wird.

Während des Pressens dehnt der Kopf des Babys die Scheidenöffnung. Oft weitet sich der Geburtskanal genug, sodass der Kopf des Babys den zusätzlichen Raum eines Dammschnitts nicht benötigt. Aber manchmal ist das eben nicht der Fall. Wenn Sie den Kopf am Damm »halten« können, damit dieser sich weiter dehnen kann, ist das möglicherweise Hilfestellung genug. Aber den Kopf zu halten ist aufgrund des starken Drucks, den dieser ausübt, leichter gesagt als getan. Ein potenzieller Vorteil einer Periduralanästhesie ist, dass der Kopf langsamer geboren wird und damit die Wahrscheinlichkeit geringer ist, dass Sie einen Dammschnitt benötigen.

Verletzungen während einer Geburt kommen vor allem im Dammbereich vor, sei es durch einen Riss oder ein weiteres Einreißen eines Dammschnitts (siehe die Beschreibung weiter vorn in diesem Kapitel). Wenn das Baby außergewöhnlich groß ist oder Sie eine operative vaginale Entbindung haben, kann es gelegentlich auch zu Verletzungen in anderen Bereichen wie dem Muttermund, den Scheidenwänden, den Schamlippen oder dem Gewebe rund um die Harnröhre kommen. Ihr Arzt untersucht den Geburtskanal nach der Geburt sehr sorgfältig und näht alle Verletzungen, die behandelt werden müssen. Diese Verletzungen heilen in der Regel sehr schnell und führen so gut wie nie zu langfristigen Problemen.

Verzögerungen in der zweiten Geburtsphase

Wenn Sie Ihr erstes Kind bekommen und länger als zwei Stunden (oder drei Stunden bei einer Periduralanästhesie) in der zweiten Geburtsphase verbleiben, wird die Geburt als verzögert betrachtet. Falls Sie ein zweites oder weiteres Kind bekommen, wird die Geburt nach einer Stunde Austreibungsphase (zwei bei einer Periduralanästhesie) als verzögert angesehen.

Eine verzögerte Austreibungsphase kann durch nicht ausreichende Kontraktionen oder eine *Schädel-Becken-Disproportion* (siehe Kapitel 9) verursacht werden. Manchmal ist der Kopf des Babys in einer Position, die ein weiteres Vorrutschen verhindert. Oxytocin kann helfen oder Ihr Arzt versucht, den Kopf des Babys zu drehen. Sie können außerdem versuchen, Ihre Position zu ändern, damit das Pressen effektiver wird. Manchmal hilft die Geburtszange oder Saugglocke (siehe »Der Natur nachhelfen: Die operative vaginale Entbindung« später in diesem Kapitel), wenn der Kopf des Babys tief genug in den Geburtskanal eingetreten ist. Falls all das nichts hilft, wird Ihr Arzt möglicherweise einen Kaiserschnitt anordnen.

Der große Moment: Die Geburt Ihres Kindes

Wenn der Kopf des Babys zwischen den Presswehen sichtbar bleibt, wird die Hebamme Ihnen helfen, die endgültige Geburtsposition einzunehmen.

Wenn Sie Ihre Geburtsposition eingenommen haben, pressen Sie weiter mit jeder Presswehe mit. Die Hebamme reinigt Ihren Damm und legt sterile Tücher zwischen Ihre Beine, um den Bereich für das Neugeborene so sauber wie möglich zu halten. Während Sie pressen, wird Ihr Damm mehr und mehr gedehnt. Ob Sie einen Dammschnitt benötigen oder nicht, wird normalerweise in den letzten Momenten entschieden.

Mit jeder Presswehe rutscht der Kopf des Babys weiter nach unten, bis er schließlich aus dem Geburtskanal austritt. Nachdem der Kopf geboren wurde, wird Ihr Arzt Ihnen sagen, nicht weiter zu pressen, damit er Mund und Nase des Babys absaugen kann, bevor der Körper geboren wird.

 Es kann schwierig sein, an diesem Punkt mit dem Pressen aufzuhören, weil der Druck auf den Damm enorm ist. Hecheln kann es einfacher machen, dem Pressdrang nicht nachzugeben. Wenn Sie eine Periduralanästhesie hatten, kann es sein, dass Sie diesen intensiven Druck nicht spüren.

Ihr Arzt prüft jetzt auch, ob die Nabelschnur um den Hals des Babys gewickelt ist. Das ist gar nicht so unüblich und in der Regel kein Grund zur Sorge. Die Nabelschnurumschlingung wird entfernt, bevor der Körper des Babys entbunden wird.

Schließlich wird Ihr Arzt sie anweisen, nochmals zu pressen, um den Körper des Babys zu gebären. Weil der Kopf normalerweise der größte Teil ist, wird die Geburt des Körpers einfacher. Nachdem Ihr Baby das Licht der Welt erblickt hat, werden Mund und Nase noch einmal abgesaugt.

Normalerweise folgen Schultern und Körper nach der Geburt des Kopfes relativ leicht. Gelegentlich bleiben jedoch die Schultern des Babys hinter dem Schambein der Mutter stecken, was die Geburt des Körpers erschwert. Diese Situation wird als *Schulterdystokie* bezeichnet. Wenn es bei Ihnen zu diesem Problem kommt, hat Ihr Arzt verschiedene Möglichkeiten, um die Schultern freizusetzen, damit das Baby geboren werden kann. Dazu zählen:

✔ Druck auf Ihren Bauch direkt über dem Schambein, um die eingeklemmte Schulter freizubringen.

✔ Sie können Ihre Knie anziehen, um mehr Platz für die Geburt zu schaffen.

✔ Sie werden angeleitet, die Beine in einem zügigen Manöver zunächst maximal zu beugen und anschließend weit zu überstrecken, was die eingeklemmte Schulter freigeben kann.

✔ Die Schultern des Babys können manuell gedreht werden.

✔ Der hintere Arm wird zuerst entbunden.

Zwar kann die Schulterdystokie bei Frauen ohne jegliche Risikofaktoren auftreten, aber bestimmte Situationen machen das Problem wahrscheinlicher:

✔ Sehr große Babys

✔ Schwangerschaftsdiabetes

✔ Verzögerte Geburt

✔ Frühere Geburten sehr großer Babys oder Babys mit Schulterdystokie

Geburt der Plazenta

Nachdem Ihr Baby geboren wurde, beginnt die dritte Phase der Geburt – die Geburt der Plazenta, die auch als *Nachgeburt* bezeichnet wird (siehe Abbildung 10.1). Diese Phase dauert nur ungefähr 5 bis 25 Minuten. Sie haben immer noch Wehen, die aber wesentlich schwächer sind. Diese Kontraktionen helfen, die Plazenta von der Gebärmutterwand zu lösen. Nachdem die Abtrennung erfolgt ist und die Plazenta die Scheidenöffnung erreicht hat, wird Ihr Arzt oder Ihre Hebamme Sie bitten, noch einmal leicht zu pressen. Viele Frauen, die von der Geburt aufgeregt und erschöpft sind, schenken dieser Phase der Geburt nur wenig Aufmerksamkeit und können sich manchmal später gar nicht daran erinnern.

Nähen des Damms

Nach der Geburt der Plazenta untersucht Ihr Arzt Ihren Muttermund, die Scheide und den Damm auf Risse oder Verletzungen und näht den Dammschnitt oder eventuelle Risse. (Wenn Sie keine Periduralanästhesie hatten und Ihr Dammbereich normal empfindlich ist, erhalten Sie eine lokale Betäubung, bevor Ihr Arzt die Wunden näht.)

Wenn Ihr Arzt das Nähen abgeschlossen hat, wird der Dammbereich gereinigt und Sie erhalten eine warme Decke. Möglicherweise haben Sie immer noch leichte Kontraktionen; diese Nachwehen sind normal und helfen, Blutungen zu minimieren.

Der Natur nachhelfen: Die operative vaginale Entbindung

Wenn der Kopf des Babys tief genug in den Geburtskanal gerutscht ist und Ihr Arzt das Gefühl hat, dass das Baby so schnell wie möglich entbunden werden sollte oder Sie das Baby nicht ohne Unterstützung vaginal gebären können, empfiehlt er möglicherweise den Einsatz einer Geburtszange oder Saugglocke, um die Entbindung zu unterstützen. Der Einsatz eines dieser Instrumente bei der Geburt wird als *operative vaginale Entbindung* bezeichnet. Derartige Maßnahmen sind erforderlich, wenn

✔ Sie lange gepresst haben und zu müde sind, um weiter stark genug zu pressen, um das Kind entbinden zu können.

✔ Sie lange gepresst haben und Ihr Arzt denkt, dass Sie ohne diese Unterstützung nicht vaginal entbinden können.

✔ die Herzfrequenz des Babys darauf hinweist, dass eine schnelle Geburt erforderlich ist.

✔ die Position des Babys es Ihnen erschwert, es selbst herauszupressen.

Abbildung 10.3 zeigt die *Geburtszange*, zwei gebogene spatel-ähnliche Instrumente, die an den Seiten des Kopfes des Babys angebracht werden, um es durch den äußeren Teil des Geburtskanals zu führen. Die *Saugglocke* ist eine Saugkappe, die oben auf den Kopf des Babys angesetzt und durch Unterdruck angesaugt wird. Sie ermöglicht es dem Arzt, das Baby sanft durch den Geburtskanal zu ziehen.

Beide Techniken sind sicher für Sie und Ihr Baby, wenn das Baby weit genug durch den Geburtskanal gerutscht ist und die Instrumente richtig verwendet werden. Tatsache ist, dass diese Techniken Frauen oft helfen, einen Kaiserschnitt zu vermeiden (doch nicht immer – siehe nächster Abschnitt). Die Entscheidung für Zange oder Saugglocke hängt von der Beurteilung und Erfahrung Ihres Arztes sowie der Position des Babys ab.

Wenn Sie keine Periduralanästhesie bekommen haben, benötigen Sie wahrscheinlich eine örtliche Betäubung für den Einsatz von Zange oder Saugglocke und der Arzt macht in diesem Fall einen Dammschnitt, um zusätzlichen Platz zu schaffen. Nachdem die Geburtszange oder

Saugglocke angebracht wurde, bittet Ihr Arzt Sie, weiter zu pressen, bis der Kopf des Babys geboren ist. Die Geburtszange oder Saugglocke wird dann entfernt und der Körper des Babys wird durch Pressen geboren.

Nach einer Zangengeburt hat das Baby oft dort, wo die Zange angelegt wurde, Druckstellen am Kopf. Falls das bei Ihrem Baby der Fall ist, denken Sie daran, dass das vollkommen normal ist und nach einigen Tagen verschwindet. Bei einer Saugglockengeburt haben Babys oft einen runden, erhöhten Bereich auf dem Kopf, der durch die Saugglocke verursacht wird. Auch dieser verschwindet nach einigen Tagen.

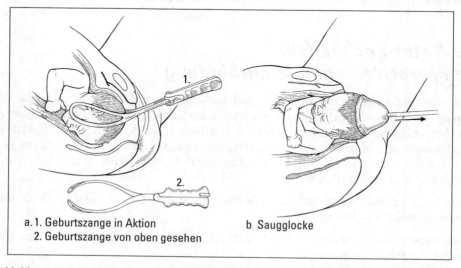

a. 1. Geburtszange in Aktion
   2. Geburtszange von oben gesehen
b. Saugglocke

Abbildung 10.3: Zwei Methoden, eine vaginale Entbindung zu unterstützen: Geburtszange (a) oder Saugglocke (b), die Ihr Baby durch den Geburtskanal führen

Die Kaiserschnittgeburt

Viele Patientinnen fragen sich, ob sie einen Kaiserschnitt benötigen werden. Manchmal kann Ihr Arzt diese Frage schon vor der Geburt beantworten – beispielsweise wenn Sie eine Plazenta praevia (siehe Kapitel 15) haben oder das Baby in *Querlage* liegt (das bedeutet, dass das Baby seitlich in der Gebärmutter liegt statt mit dem Kopf nach unten). Aber meistens wissen weder Sie noch Ihr Arzt, ob Sie einen Kaiserschnitt benötigen, bis Sie sehen, wie die Geburt voranschreitet und wie Ihr Baby die Geburt übersteht.

Weil ein Kaiserschnitt ein operativer Eingriff ist, wird er immer von einem Arzt durchgeführt. In einer Klinik ist die personelle Besetzung immer so gewählt, dass ein Team aus zwei Operateuren (Geburtshelfer und Assistenz) und Hebamme gebildet werden kann, um den Kaiserschnitt durchzuführen, auch wenn die Patientin sehr rasch eine Schnittentbindung benötigt.

10 ➤ Die Geburt: Ihr Baby erblickt das Licht der Welt

Ein Arzt führt den Kaiserschnitt im OP unter sterilen Bedingungen durch. Eine Krankenschwester legt einen intravenösen Schlauch in den Arm der Patientin und einen Katheter in die Blase. Nachdem die Krankenschwester den Bauch der Patientin mit einer antiseptischen Lösung gereinigt hat, werden sterile Tücher auf den Bauch gelegt. Eines der Tücher wird angehoben, um eine Art Schutzschild zu schaffen und den werdenden Eltern das Ansehen der Operation zu ersparen. (Auch wenn die Geburt normalerweise ein Erlebnis ist, das die werdenden Eltern miteinander teilen, ist eine Kaiserschnittgeburt immer noch ein operativer Eingriff. Die meisten Ärzte sind der Ansicht, dass werdende Eltern diesen Vorgang nicht mit ansehen sollten. Skalpelle, Blut und freigelegte innere Organe oder Gewebeteile können für manche Menschen zu viel sein.)

Viele Krankenhäuser ermöglichen es, dass der Partner oder eine andere Geburtsbegleitung während des Kaiserschnitts im OP bleiben darf, aber diese Entscheidung hängt vom Geburtsverlauf und den Krankenhausrichtlinien ab. Wenn es sich um einen Notkaiserschnitt handelt, müssen Ärzte und Hebammen schnell handeln, um die Sicherheit von Mutter und Kind zu garantieren, und das heißt, dass der Partner draußen warten muss.

Der genaue Punkt auf dem Bauch, an dem der Schnitt durchgeführt wird, hängt von der Ursache für den Kaiserschnitt ab. Meistens wird unten am Bauch schräg über dem Schambein geschnitten (senkrecht zum Torso). Dieser Schnitt wird als *Pfannenstiel-Schnitt* oder Bikinischnitt bezeichnet. Nur in Ausnahmefällen wird vertikal entlang der Mittellinie des Bauches geschnitten.

Nachdem der Arzt die Haut geschnitten hat, trennt er die Bauchmuskeln und öffnet die innere Haut der Bauchhöhle, die auch als *Peritonealhöhle* bezeichnet wird, um die Gebärmutter freizulegen. Danach macht er einen Schnitt in die Gebärmutter, durch den das Baby und die Plazenta entbunden werden können. Der Schnitt in die Gebärmutter kann quer (der üblichste Schnitt) oder selten vertikal (manchmal als *klassischer Schnitt* bezeichnet) erfolgen, was ebenfalls von der Ursache für den Kaiserschnitt abhängt. Nach der Entbindung werden Gebärmutter und Bauchdecke entweder schichtweise mit Nähten verschlossen oder es werden nur manche Schichten genäht, je nach Kaiserschnitttechnik. Eine Kaiserschnittgeburt dauert etwa 30 bis 60 Minuten.

Der Ursprung des Kaiserschnitts

Der Kaiserschnitt, bei dem das Baby durch einen Schnitt in den Bauch der Mutter geboren wird, ist keine Erfindung der modernen Medizin. Schon seit Beginn der geschichtlichen Aufzeichnungen gibt es Kaiserschnittgeburten. Tatsächlich zeigen viele berühmte Kunstwerke des Mittelalters und der Renaissance Geburten durch die Bauchdecke.

Der Ursprung des Begriffs *Kaiserschnitt* ist umstritten. Eine Legende besagt, dass Julius Caesar per Kaiserschnitt geboren wurde und der Name daher stammt. Aber die Mediziner Steve Clark und Jeffrey Phelan haben in ihrem Buch zur Geschichte des Kaiserschnitts,

Cesarean Delivery, belegt, dass dies wohl kaum der Wahrheit entsprechen kann, weil Frauen in diesen Tagen die Operation nur selten überlebten. Aber Caesars Mutter überlebte und ist in Kunstwerken der Renaissance, die das Leben von Caesar als Erwachsenen darstellen, ebenfalls abgebildet.

Eine andere Theorie ist, dass der Name von den *Lex Cesare*, den Gesetzen alter römischer Kaiser, stammt. Eines dieser Gesetze gab vor, dass Babys von Frauen, die in ihrer Schwangerschaft starben, durch einen Bauchschnitt entbunden werden sollten, damit das Kind getauft werden konnte. Diese Regel wurde später zum kanonischen Recht der katholischen Kirche. Eine dritte mögliche Erklärung für den Begriff Kaiserschnitt ist die Ableitung vom lateinischen *caedere*, was *schneiden* bedeutet.

Anästhesie verstehen

Die üblichsten Formen der Anästhesie beim Kaiserschnitt sind die Peridural- und die Spinalanästhesie. (Mehr Informationen zu diesen Anästhesieformen finden Sie in Kapitel 9.) Beide Arten der Anästhesie betäuben Sie von der Brustmitte bis zu den Zehen, ermöglichen es Ihnen aber, wach zu bleiben und die Geburt Ihres Kindes mitzuerleben. Sie spüren vielleicht ein leichtes Zerren und Ziehen während der Operation, haben aber keine Schmerzen. Manchmal injiziert der Anästhesist ein langsam wirkendes Schmerzmittel in den Peridural- oder Spinalkatheter, bevor er diesen entfernt, um Schmerzen *nach* der Operation zu vermeiden oder zu verringern.

Wenn es sich um einen Notkaiserschnitt handelt und nicht genügend Zeit für eine Periduraloder Spinalanästhesie bleibt, ist eine Vollnarkose erforderlich, die sehr schnell durchgeführt werden kann. In diesem Fall schlafen Sie während des gesamten Kaiserschnitts und bekommen die Operation nicht mit. Auch bei Komplikationen in der Schwangerschaft, bei denen eine Peridural- oder Spinalanästhesie nicht empfehlenswert ist, kann eine Vollnarkose erforderlich sein.

Gründe für einen Kaiserschnitt

Es gibt viele Gründe, die Ihren Arzt zu einer Kaiserschnittgeburt veranlassen können (siehe die Liste weiter unten in diesem Abschnitt), aber alle haben damit zu tun, die Gesundheit von Mutter und Kind zu sichern. Eine Kaiserschnittgeburt kann entweder vor der Geburt geplant sein, sich während der Geburt als Notwendigkeit ergeben (wenn der Arzt feststellt, dass die vaginale Entbindung des Babys nicht sicher ist) oder als Notkaiserschnitt angeordnet werden (wenn die Gesundheit der Mutter oder des Kindes in unmittelbarer Gefahr ist).

Wenn Ihr Arzt das Gefühl hat, dass bei Ihnen ein Kaiserschnitt erforderlich ist, wird er mit Ihnen über die Gründe reden. Wenn der Kaiserschnitt erfolgt, weil er geplant war oder weil Ihre Geburt nicht richtig vorangeht, haben Sie und Ihr Partner Zeit, Fragen zu stellen. Falls Ihr Baby in Steißlage liegt, können Sie und Ihr

Arzt gemeinsam die Vor- und Nachteile einer geplanten Kaiserschnittgeburt oder vaginalen Steißgeburt (siehe Kapitel 15) in Betracht ziehen. Beide haben gewisse Risiken und oft fragt Ihr Arzt Sie, welche Risiken Sie eher akzeptieren können. Wenn die Entscheidung für einen Kaiserschnitt in einem Notfall in letzter Minute begründet ist, fällt die Besprechung zwischen Ihnen und Ihrem Arzt verständlicherweise recht kurz aus, während Sie in den OP geschoben werden.

 Wenn die Dinge auf dem Weg zum OP für einen Notkaiserschnitt hektisch oder allzu eilig erscheinen, versuchen Sie, nicht in Panik zu geraten. Ärzte, Hebammen und Krankenschwestern sind speziell für solche Notfälle ausgebildet.

Ihr Arzt kann Ihnen aus einem oder mehreren Gründen eine geplante Kaiserschnittgeburt empfehlen. Die folgende Liste beschreibt die gängigsten Gründe:

✔ Das Baby ist in einer anormalen Lage (Steiß- oder Querlage).

✔ Plazenta praevia (siehe Kapitel 15)

✔ Sie hatten bereits eine größere Operation an der Gebärmutter wie Kaiserschnitt oder die Entfernung von Gebärmuttermyomen. (Weitere Informationen zu vaginalen Entbindungen nach einer Kaiserschnittgeburt finden Sie in Kapitel 14.)

✔ Geburt von Zwillingen, Drillingen oder mehr Kindern

Zu den Gründen für einen ungeplanten, aber nicht durch einen Notfall bedingten Kaiserschnitt zählen folgende:

✔ Das Baby ist im Verhältnis zum Becken der Frau zu groß für eine sichere vaginale Entbindung – ein Zustand, der als *Schädel-Becken-Disproportion* oder *Missverhältnis* bezeichnet wird – oder die Position des Babykopfes macht eine vaginale Entbindung unwahrscheinlich.

✔ Es gibt Zeichen, dass das Baby nicht gut mit der Geburt zurechtkommt.

✔ Die medizinische Situation der Mutter schließt eine vaginale Entbindung aus, beispielsweise bei ernsten Herzerkrankungen.

✔ Die normale Geburt kommt zum Stillstand.

Folgende Gründe können einen Notkaiserschnitt erforderlich machen:

✔ Starke Blutungen

✔ Vorzeitige Lösung der Plazenta

✔ Verdacht auf Uterusruptur, das heißt ein Einreißen der Uteruswand

✔ Die Nabelschnur des Babys drückt sich nach dem Platzen der Fruchtblase durch den Muttermund, so genannter Nabelschnurvorfall.

✔ Verlangsamte fetale Herzfrequenz über längere Zeit

Abgesehen von der Tatsache, dass Baby und Plazenta durch einen Schnitt in der Gebärmutter statt durch die Scheide entbunden wurden, macht ein Kaiserschnitt für das Baby keinen großen Unterschied. Babys, die vor Eintritt der Geburtswehen per Kaiserschnitt entbunden wurden, haben normalerweise keinen kegelförmigen Kopf. Das kann allerdings der Fall sein, wenn Sie vor dem Kaiserschnitt lange Wehen hatten. (Weitere Informationen über die typische Kegelform des Kopfes finden Sie in Kapitel 11.)

 Frauen, die eine lange Eröffnungsphase hatten und dann erfahren, dass sie einen Kaiserschnitt benötigen, sind verständlicherweise oft enttäuscht. Diese Reaktion ist vollkommen normal. Sollten Sie in diese Situation kommen, denken Sie daran, dass letztendlich Ihre Sicherheit und die des Babys Priorität haben. Eine Kaiserschnittgeburt bedeutet nicht, dass Sie in irgendeiner Weise versagt oder sich nicht genügend bemüht haben. Ärzte halten sich an bestimmte Richtlinien, wenn sie den Fortschritt der Geburt beobachten und diese Richtlinien dienen in erster Linie dazu, Ihnen und Ihrem Baby die beste Chance auf ein normales und glückliches Ende zu sichern. Außerdem bedeutet einmal Kaiserschnitt nicht immer Kaiserschnitt.

Alle operativen Eingriffe sind mit Risiken verbunden und ein Kaiserschnitt ist dabei keine Ausnahme. Glücklicherweise sind diese Probleme nicht üblich. Die Hauptrisiken einer Kaiserschnittgeburt sind:

- ✔ Starke Blutungen, selten so stark, dass eine Bluttransfusion erforderlich ist
- ✔ Infektion der Gebärmutter, der Blase oder der Schnittwunde
- ✔ Verletzung der Blase, des Darms oder benachbarter Organe
- ✔ Entwicklung von Blutgerinnseln in den Beinen oder im Becken nach der Operation

Ein paar Worte zum Thema Kaiserschnittrate

Einige Frauen wählen den Arzt oder Krankenhaus auf Basis der Anzahl von Kaiserschnittgeburten (als Prozentsatz der Gesamtgeburten) aus, die der Arzt oder das Krankenhaus durchgeführt hat. Diese Zahl ist aber bedeutungslos, es sei denn, Sie kennen auch die demografischen Daten für diesen Arzt oder das Krankenhaus. Ein auf Fetalmedizin und Risikoschwangerschaften spezialisierter Gynäkologe, der hauptsächlich ältere Frauen, Frauen mit medizinischen Risiken oder Frauen, die Zwillinge oder höhergradige Mehrlinge erwarten, behandelt, wird beispielsweise eine höhere Kaiserschnittrate aufweisen als ein Arzt oder eine Hebamme, der beziehungsweise die zum größten Teil junge, gesunde Frauen behandelt. Der wichtige Aspekt ist nicht die Kaiserschnittrate, sondern die Frage, ob die Kaiserschnitte begründet waren oder nicht.

Erholung nach einer Kaiserschnittgeburt

Nach der Operation werden Sie in einen Aufwachraum gebracht, in dem Sie ein paar Stunden bleiben, bis das Krankenhauspersonal sicher ist, dass Ihr Zustand stabil ist. Oft können Sie Ihr Baby in dieser Zeit bei sich haben.

Die Erholungszeit nach einem Kaiserschnitt ist normalerweise länger als nach einer vaginalen Geburt. Üblicherweise bleiben Sie nach einer Kaiserschnittgeburt bis zu sieben Tage lang im Krankenhaus – manchmal auch länger, falls Komplikationen auftreten. In Kapitel 12 finden Sie weitere Informationen zum Wochenbett nach einer Kaiserschnittgeburt.

Herzlichen Glückwunsch! Sie haben es geschafft!

Viele Frauen haben nach der Geburt ihres Babys alle möglichen Gefühle, deren Spektrum geradezu unendlich ist. Meistens überkommt Sie eine unglaubliche Freude, wenn Sie Ihr lange erwartetes Baby endlich im Arm halten. Vielleicht sind Sie einfach nur erleichtert, dass Ihr Baby gesund scheint und offensichtlich alles in Ordnung ist. Falls Ihr Baby aus irgendeinem Grund medizinisch betreut werden muss und Sie es nicht gleich halten können, sind Sie wahrscheinlich besorgt und zumindest enttäuscht. Denken Sie immer daran, dass Sie es bald halten und für den Rest Ihres Lebens genießen können. Manche Frauen fühlen sich zu ängstlich oder überwältigt, um sich gleich um ihr Baby kümmern zu können. Schuldgefühle wegen solcher Empfindungen sind fehl am Platz – sie sind vollkommen normal. Nehmen Sie jeden Moment, wie er kommt. Sie haben gerade ein phänomenales Ereignis durchlebt.

Zittern nach der Entbindung

Fast sofort nach der Entbindung beginnen viele Frauen unkontrolliert zu zittern. Ihr Partner denkt vielleicht, dass Ihnen kalt ist und bringt Ihnen eine Decke. Auch wenn das manchen Frauen hilft, Sie zittern nicht, weil Ihnen kalt ist. Die Ursache für dieses Phänomen ist nicht klar, aber es ist weit verbreitet – selbst unter Frauen, die einen Kaiserschnitt hatten. Einige Frauen werden nervös, wenn sie ihr Baby halten, weil sie so stark zittern. Wenn es Ihnen so geht, bitten Sie Ihren Partner oder die Hebamme, das Baby zu halten, bis Sie sich etwas entspannt haben.

 Lassen Sie sich von diesem Zittern nicht entmutigen. Normalerweise geht es innerhalb weniger Stunden nach der Geburt von allein wieder weg.

Blutungen nach der Geburt

Nach der Geburt – ob vaginal oder per Kaiserschnitt – beginnt Ihre Gebärmutter zu kontrahieren, um die Blutgefäße zu schließen und damit die Blutung zu verlangsamen. Wenn diese

Kontraktionen nicht ausreichen, kann es zu starken Blutungen kommen. Dieser Zustand ist unter dem Namen *Gebärmutteratonie* bekannt. Zu einer Gebärmutteratonie kann es kommen, wenn Sie mehrere Babys geboren haben (Zwillinge oder mehr), sich eine Gebärmutterinfektion entwickelt hat oder Plazentagewebe in der Gebärmutter verblieben ist, nachdem die Plazenta geboren wurde. Aber in einigen Fällen kommt es auch ohne erklärliche Ursachen zu starken Blutungen. Sollten Sie nach der Geburt unter starken Blutungen leiden, wird Ihr Arzt oder Ihre Hebamme zunächst Ihre Gebärmutter massieren, um Kontraktionen hervorzurufen. Wenn eine Massage das Problem nicht löst, erhalten Sie vielleicht Medikamente wie Oxytocin, Methergin oder Prostaglandin 2 alpha, die Kontraktionen fördern.

Falls Plazentagewebe in Ihrer Gebärmutter verblieben ist, muss dieses entweder per Hand oder durch eine Ausschabung aus der Gebärmutter entfernt werden. Meistens hört die Blutung ohne Probleme wieder auf. Falls dies auch mit Medikamenten und Ausschabung nicht der Fall ist, wird Ihr Arzt die weitere Vorgehensweise mit Ihnen besprechen.

Der erste Schrei

Kurz nach der Geburt nimmt Ihr Baby seinen ersten Atemzug und beginnt zu schreien. Durch dieses Schreien werden die Lungen Ihres Babys erweitert und tiefere Sekrete gelöst. Im Gegensatz zu der stereotypen Annahme geben die meisten Ärzte oder Hebammen dem Baby nach der Geburt keinen Klaps auf den Po, sondern greifen auf andere Maßnahmen zurück, um Schreien und Atmung anzuregen – beispielsweise ein kräftiges Rubbeln des Rückens oder ein leichtes Klopfen auf die Fußsohlen. Seien Sie nicht überrascht, wenn Ihr Neugeborenes nicht gleich in der ersten Sekunde nach der Entbindung schreit. Oft vergehen mehrere Sekunden oder gar Minuten, bis das Baby dieses liebliche Geräusch erstmals von sich gibt!

Den Zustand des Neugeborenen prüfen

Alle Neugeborenen werden nach dem Apgar-Test beurteilt, der nach Dr. Virginia Apgar benannt wurde, die den Test 1952 ausgearbeitet hat. Dieser Test ist eine nützliche Methode, um schnell den anfänglichen Zustand des Babys zu beurteilen und festzulegen, ob weitere medizinische Maßnahmen erforderlich sind. Fünf Faktoren werden gemessen: Herzaktion, Atmung, Muskeltonus, Reflexe und Hautfarbe. Jeder Einzeltest erhält eine Beurteilung von 0, 1 oder 2, wobei 2 die beste Note ist. Der Apgar-Test wird nach einer, nach fünf und nach zehn Minuten nach der Geburt durchgeführt. Ein Apgar-Ergebnis von 6 oder mehr Punkten ist vollkommen in Ordnung. Weil einige Eigenschaften abhängig vom Schwangerschaftsalter sind, erhalten Frühgeborene oft niedrigere Resultate. Faktoren wie eine Betäubung der Mutter können sich ebenfalls auf das Testergebnis eines Babys auswirken.

Viele frisch gebackene Eltern warten ängstlich auf das Ergebnis des Apgar-Tests. Tatsächlich bestimmt der eine Minute nach der Geburt durchgeführte Apgar-Test, ob lebenserhaltende Maßnahmen nach der Geburt erforderlich sind, aber er sagt nichts über die langfristige Gesundheit des Kindes aus. Ein nach fünf weiteren Minuten durchgeführter Apgar-Test kann zeigen, ob eventuelle medizinische Maßnahmen erfolgreich waren. Gelegentlich kann ein sehr niedriger Apgar-Wert nach fünf Minuten darauf hinweisen, dass die Sauerstoffversorgung des Neugeborenen schlecht ist, aber er ist nicht maßgebend für die zukünftige Gesundheit Ihres Kindes. Der Zweck des Apgar-Tests besteht darin, Ihren Arzt oder den Kinderarzt darin zu unterstützen, Babys zu erkennen, die möglicherweise in der sehr frühen Neugeborenenphase zusätzliche Hilfe benötigen. Er ist sicherlich kein Hinweis darauf, ob Ihr Kind später an die Universität gehen wird oder nicht. Eine routinemäßig durchgeführte Blutuntersuchung über den Säuregehalt des Nabelschnurblutes gibt Auskunft über den Stress, dem Ihr Baby während der Geburt ausgesetzt war. Ist der so genannte pH-Wert der Nabelschnurarterie normal, brauchen Sie sich keine Sorgen zu machen, dass Ihr Kind einen Sauerstoffmangel während der Geburt hatte.

Trennen der Nabelschnur

Nach der eigentlichen Geburt des Babys muss die Nabelschnur geklammert und durchschnitten werden. Einige Ärzte bieten Ihrer Geburtsbegleitung an, die Nabelschnur zu durchtrennen – aber Ihr Partner muss das nicht tun und sollte sich auch nicht dazu verpflichtet fühlen, wenn es ihm unangenehm ist. Wenn das Trennen der Nabelschnur für Sie eine wichtige Angelegenheit ist, lassen Sie Ihren Arzt das vorher wissen.

Nachdem die Nabelschnur durchschnitten wurde, legt der Arzt Ihr Neugeborenes entweder zurück auf Ihren Bauch oder gibt es an eine Kinderkrankenschwester weiter, damit es unter die Wärmelampe gelegt, gewaschen und untersucht werden kann. Das hängt vom Zustand Ihres Babys, den Gepflogenheiten Ihres Arztes und der im Krankenhaus üblichen Vorgehensweise ab.

Hallo Welt! Ihr Neugeborenes

In diesem Kapitel

▶ Die ersten Eindrücke

▶ Die ersten Lebenstage im Krankenhaus

▶ Zu Hause für das Baby sorgen

▶ Wissen, wann Sie Ihren Kinderarzt brauchen

Sie und Ihr Baby haben sich 40 Wochen lang einen Körper geteilt und wie die meisten Frauen haben Sie sich darauf konzentriert, gesund zu bleiben, damit Ihr Baby wachsen kann – und sich auf die Geburt vorbereitet, damit Ihr Baby sicher auf die Welt kommt. Jetzt ist Ihr Baby plötzlich da und Sie können es endlich zum ersten Mal sehen. Vielleicht wird Sie das Aussehen Ihres Babys auf irgendeine Weise überraschen. Aber denken Sie daran, dass Eigenheiten dieser äußeren Erscheinung – der kegelförmige Kopf, die Flecken und speziell die weiße Hautschmiere – bald verschwinden werden.

In diesem Kapitel geben wir Ihnen eine Vorstellung davon, was Sie erwartet, wenn Sie Ihrem kleinen Liebling zum ersten Mal begegnen, und wie Sie die ersten Tage zu Hause meistern.

Ihr Wonneproppen ist da – mit Schmiere, Flecken und allem

Normalerweise wird das Baby direkt nach der Geburt auf Ihren Bauch gelegt. In den ersten Momenten nach der Geburt werden Sie vielleicht von einem Gefühl der absoluten Liebe überwältigt. Der Schock und die Erleichterung nebeln Sie wahrscheinlich ebenfalls etwas ein. Wie die meisten Frauen werden möglicherweise auch Sie denken, dass Ihr Baby das schönste ist, das Sie je gesehen haben. Aber vielleicht ist das auch nicht der Fall. Im Gegensatz zu den Märchen, die Ihnen in Film und Fernsehen aufgetischt werden, kommen Babys nicht sauber und wohlriechend wie eine Frühlingswiese aus Ihrem Bauch heraus. Es ist viel wahrscheinlicher, dass Ihr Baby mit Blut, Fruchtwasser und einer weißen Schmiere bedeckt ist, der so genannten *Käseschmiere*. Die Haut des Babys kann ganz fleckig sein und möglicherweise hat Ihr Neugeborenes sogar einige Blessuren bei der Geburt davongetragen. Erwarten Sie also nicht zu viel, wenn Sie das Aussehen Ihres Babys beurteilen.

 Es ist gar nicht so unüblich, dass frisch gebackene Mütter beim Anblick Ihres Neugeborenen etwas zögern oder sich überwältigt fühlen. Oft braucht es einige Tage, bis Sie eine tiefere Bindung zu Ihrem Kind entwickelt haben. Wenn Sie zwiespältige Gefühle haben, machen Sie sich keine Sorgen. Bald wird die Realität Sie wieder einholen, Sie werden Ihr Kind kennen lernen und sich besser fühlen.

Ihnen werden viele andere äußerliche Charakteristika Ihres Babys auffallen – vom kleinen Nabelschnurstummel bis zu den unglaublich langen Finger- und Fußnägeln. Und Sie werden erste Verhaltensweisen beobachten – vom ersten Schrei bis zur Art und Weise, wie es sich bei lauten Geräuschen erschreckt. Wir werden in diesem Kapitel auf viele Eigenheiten eingehen, die Sie bei Ihrem Neugeborenen bemerken werden.

Die Käseschmiere

Normalerweise ist das Neugeborene vom Kopf bis zu den Zehen mit einer dicken, weißen, wächsernen Substanz bedeckt. Die offizielle Bezeichnung für diese Substanz lautet *Vernix caseosa*, er stammt aus dem Lateinischen und wird mit *Käseschmiere* übersetzt. Die Käseschmiere setzt sich aus Zellen, die von der äußeren Hautschicht des Babys abgestreift werden, und Fruchtwasserresten zusammen.

Experten haben verschiedene Theorien zu dieser Substanz. Manche Ärzte glauben, dass die Käseschmiere als ein Schutzmittel dient, das die zarte Haut des Babys vor Austrocknung schützt, die das Leben im Fruchtwasser mit sich bringen kann. Andere meinen, dass die Käseschmiere eine Art Gleitmittel ist, das das Baby leichter durch den Geburtskanal rutschen lässt. Einige Babys haben mehr Käseschmiere als andere, manche haben überhaupt keine. Die Menge ist nicht wichtig, sie hängt von der Tragzeit ab. Kinder, die in der 38. Woche geboren werden, haben mehr Käseschmiere als am Termin geborene. Übertragene Babys haben keine Käseschmiere mehr. Falls Ihr Baby bereits in der Gebärmutter Mekonium verloren hat (siehe Kapitel 7), kann die Käseschmiere grünlich aussehen.

Der größte Teil der Käseschmiere wird abgewischt, wenn Ihr Baby nach der Geburt abgetrocknet wird. Es gibt keinen Grund, die Käseschmiere auf der Haut des Babys zu belassen. Die Käseschmiere, die nach dem Abtrocknen eventuell auf der Haut verbleibt, wird wahrscheinlich innerhalb von 24 Stunden von der Haut aufgenommen.

Geburtsgeschwulst und andere Besonderheiten des Kopfes

Caput succedaneum wird auch als *Geburtsgeschwulst* bezeichnet und ist eine kreisförmige Schwellung am Kopf des Babys, die sich an dem Punkt findet, der während der Eröffnungswehen gegen die Öffnung des Muttermundes gedrückt wurde. Die genaue Stelle der Schwellung ist unterschiedlich, je nachdem, in welcher Position sich der Kopf des Babys befand. Der geschwollene Bereich kann einen Durchmesser von nur wenigen Millimetern bis zu mehreren Zentimetern haben. In der Regel geht die Schwellung innerhalb von 24 bis 48 Stunden nach der Geburt weg.

Bei Babys, die mit dem Kopf voran geboren werden, wird der Kopf auf dem Weg durch den Geburtskanal *verformt*, das heißt, er passt sich an die Form des Geburtskanals an (siehe Abbildung 11.1). Tatsächlich kann Ihr Arzt diese Verformung des Kopfes manchmal spüren, bevor das Baby geboren wird. Der Kopf des Babys nimmt dadurch keinen Schaden, denn Schädelknochen und Weichteile sind flexibel. Als Ergebnis dieser Anpassungsfähigkeit haben Neugeborene oft einen kegelförmigen Kopf (siehe Abbildung 11.2). Normalerweise verschwindet diese Verformung innerhalb von 24 Stunden nach der Geburt und der Kopf des Babys wird rund und glatt.

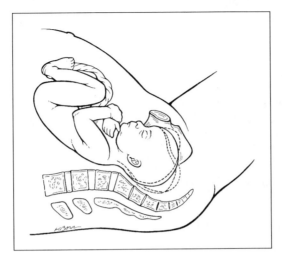

Abbildung 11.1: Der Kopf des Babys wird oft verformt, während er durch den Geburtskanal wandert.

Bei manchen Frauen, die bereits ein Kind hatten oder bei denen die Geburt sehr schnell ging, zeigen die Babys keine Verformungen. Auch Babys, die in Steißlage oder per Kaiserschnitt geboren werden, haben keine Verformungen.

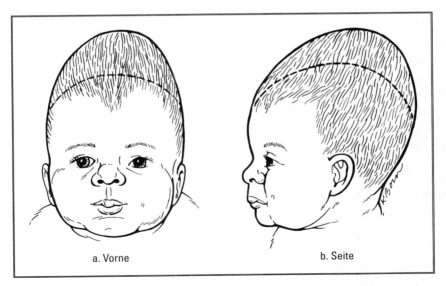

Abbildung 11.2: Die Kegelform geht meist nach etwa 24 Stunden wieder zurück.

Manchmal können auf der Reise durch den Geburtskanal auch die Ohren des Babys auf ganz seltsame Weise umknicken. Gleiches kann mit der Nase des Babys passieren, sodass Sie zunächst etwas *asymmetrisch* aussieht oder zu einer Seite gedrückt ist, aber keine Sorge, Sie müssen nicht anfangen, für einen Schönheitschirurgen zu sparen. Diese kleinen Seltsamkeiten sind nur temporär und verschwinden in den ersten Tagen nach der Geburt.

Blaue Flecken

Oft werden Babys mit blauen Flecken auf dem Kopf geboren. Diese Flecken werden durch die gewaltigen Kräfte bei der Geburt verursacht, die enormen Druck auf den Kopf ausüben. Auch Geburtszange oder Saugglocke können blaue Flecken zur Folge haben. Ein blauer Fleck heißt nicht, dass etwas Schlimmes passiert ist, er zeigt nur, wie viel Kraft bei einer Geburt im Spiel ist. Die meisten blauen Flecken verschwinden in den ersten Lebenstagen.

Pickel, Flecken und mehr

Die meisten Menschen gehen davon aus, dass die Haut eines Neugeborenen makellos ist – die Perfektion in ihrer Reinform sozusagen –, aber Babys haben alle möglichen Arten von Pickeln und Flecken, von denen die meisten innerhalb von Tagen oder Wochen verschwinden. Zu den häufigsten Hautbesonderheiten beim Neugeborenen zählen folgende:

- ✓ **Trockene Haut:** Einige Babys, besonders spät geborene, haben eine äußere Hautschicht, die wie eine verschrumpelte Rosine aussieht und sich kurz nach der Geburt abschält. Sie können bei Bedarf eine Lotion oder ein Babyöl verwenden, um die Haut mit Feuchtigkeit zu versorgen.

- ✓ **Hämangiome:** Ein rötlicher Fleck, der als *Hämangiom* bezeichnet wird, kann erst eine Woche oder so nach der Geburt auftreten. Dieser Fleck kann in verschiedenen Größen und an einer beliebigen Stelle auf dem Körper des Babys auftreten. Zwar gehen die meisten Hämangiome in der frühen Kindheit zurück, aber manche bleiben bestehen. Flecken, die (aufgrund ihres Aussehens) stören, können Sie entfernen lassen. Besprechen Sie die Behandlungsmöglichkeiten mit Ihrem Kinderarzt.

- ✓ **Mongolenfleck:** Bläulich-graue, flächige Hautflecken am unteren Rücken, Gesäß und den Oberschenkeln, die besonders häufig in Asien vorkommen, aber oft auch bei eher dunkelhäutigen Kindern auftreten, werden als *Mongolenfleck* bezeichnet; sie verschwinden meistens in der frühen Kindheit.

- ✓ **Neugeborenenakne:** Einige Babys kommen mit winzigen weißen oder roten Pickelchen um Nase, Lippen und Wangen zur Welt, andere entwickeln diese Pickelchen erst nach Wochen oder Monaten. Die Pickelchen sind vollkommen normal und werden als *Neugeborenenakne* bezeichnet. Ein Besuch beim Hautarzt ist nicht nötig, die Pickelchen verschwinden mit der Zeit von allein.

✔ **Rote Flecken:** Rötliche Verfärbungen der Haut, entweder sehr kräftig und dunkel oder hell und fast nicht sichtbar, kommen bei Neugeborenen sehr häufig vor. Meistens gehen diese Verfärbungen weg oder verblassen, aber manche bleiben als Geburtsmale bestehen. Besonders ein Typ, das *Erythem neonatorum*, kann sich weit ausbreiten. Es sieht aus wie ein schlimmer Hautausschlag und kommt und geht in den ersten Lebenstagen des Babys.

✔ **Storchenbisse:** Möglicherweise entdecken Sie kleine geplatzte Blutgefäße um Nase und Augen oder am Nacken Ihres Babys. Diese Flecken sind als *Storchenbiss* oder *Feuermal* bekannt und bei Neugeborenen sehr üblich. Sie verschwinden nach einer Weile, manchmal kann es allerdings Wochen oder Monate dauern, bis sie ganz weg sind.

Babyhaar

Manche Babys kommen glatzköpfig auf die Welt, andere sehen aus, als bräuchten sie dringend einen Haarschnitt. Wie viele Haare das Baby bei der Geburt hat, sagt nichts über den späteren Haarwuchs aus. Meistens dünnen sich die Haare des Neugeborenen aus und werden später durch neues Haar ersetzt. Wie schnell die Haare wachsen, ist ebenfalls von Baby zu Baby verschieden. Manche haben mit einem Jahr nur sehr spärlichen Haarwuchs, während andere bereits ihren ersten Friseurbesuch hinter sich haben.

 Oft ist der Körper des Babys mit einer weichen, feinen Schicht aus dunklem Haar bedeckt, insbesondere an Stirn, Schultern und Rücken. Dieses Haar wird *Lanugohaar* genannt und ist wie so viele andere äußerliche Besonderheiten des Neugeborenen vollkommen normal. Lanugohaare sind besonders verbreitet bei früh geborenen Babys und Neugeborenen von Müttern, die unter Diabetes leiden. Sie fallen in den ersten Lebenswochen aus.

Die Gliedmaßen

Neugeborene nehmen oft eine ähnliche Haltung wie im Mutterleib ein, die so genannte *Fetalposition*. Vielleicht werden Sie feststellen, dass Ihr Baby sich gern zusammenrollt, Arme und Beine anzieht und die Fäuste ballt.

Achten Sie aber auf die Finger- und Fußnägel! Diese können beim Neugeborenen erstaunlich lang und spitz sein. Einige Krankenhäuser ziehen Neugeborenen Hemdchen mit einer Art überstülpbaren Handschuhen an, damit die Hände verdeckt sind und das Baby sich nicht kratzen kann. Aus dem gleichen Grund sollten Sie die Fingernägel Ihres Babys immer relativ kurz halten. Kaufen Sie eine Babynagelschere oder einen Babynagelknipser, die Sie in Apotheken und Drogeriemärkten finden.

 Schneiden Sie Ihrem Baby Finger- und Fußnägel, wenn es tief schläft, dann bekommt es von der ganzen Sache nichts mit. Einem Neugeborenen sollte man die Nägel allerdings noch nicht schneiden, weil die Gefahr besteht, die Nagelfalz zu verletzen, was zur Entzündung des Nagelbetts führen kann.

Augen und Ohren

Bei der Geburt ist die Sehkraft Ihres Babys noch beschränkt. Neugeborene sehen Dinge am besten in einer Entfernung von 17 bis 20 cm. Sie reagieren auf Licht und sind an hellen Objekten interessiert.

Alle Neugeborenen haben dunkelblaue oder braune Augen, unabhängig von der Augenfarbe der Eltern. Bis zum Alter von 4 Monaten ändert sich die Augenfarbe in die bleibende Farbe. Gleich nach der Geburt kann der Augapfel des Babys bläulich sein, aber auch das ist normal und verschwindet mit der Zeit.

Oft wirken die Augen eines Neugeborenen etwas geschwollen oder aufgedunsen. Das wird durch den Geburtsvorgang hervorgerufen, ist vollkommen normal und verschwindet schnell. Zum Teil sind diese Schwellungen auch auf die Antibiotika zurückzuführen, die nach der Geburt in die Augen des Neugeborenen getröpfelt werden (siehe Abschnitt »Behandlung der Augen des Neugeborenen« später in diesem Kapitel).

Neugeborene können hören, sobald sie auf der Welt sind, darum werden Sie bald bemerken, dass Ihr Baby erschrocken auf laute oder plötzliche Geräusche reagiert. Neugeborene können außerdem verschiedene Geschmacksrichtungen und Gerüche unterscheiden.

Geschlechtsorgane und Brust

Oft werden Babys mit geschwollenem Hodensack oder geschwollenen Schamlippen geboren. Die Brust kann auch leicht vergrößert wirken. Diese Schwellungen werden durch Hormone der Mutter verursacht, die über die Plazenta zum Baby gelangen. Manchmal kann ein hoher mütterlicher Hormonspiegel sogar dazu führen, dass weibliche Babys ein weißliches oder rötliches Sekret aus Brüsten (die so genannte *Hexenmilch*) oder Scheide (wie bei einer Periode) absondern. Wie viele Neugeboreneneigenheiten sind auch diese normal und vorübergehend und verschwinden innerhalb weniger Wochen nach der Geburt.

Die Nabelschnur

Am kleinen Nabelschnurrest ist wahrscheinlich eine Plastikklammer angebracht, mit der die Nabelschnur nach der Geburt vor dem Durchtrennen abgeklemmt wird. Diese Klammer wird entfernt, bevor Sie mit Ihrem Baby nach Hause gehen. Danach trocknet der Nabelschnurrest schnell aus und schrumpft, sodass er wie ein hartes, dunkles Kabel aussieht. Innerhalb von einer bis drei Wochen fällt der Rest normalerweise ab. Versuchen Sie nicht, ihn abzureißen.

Säubern Sie den Nabelschnurrest mit einem in Wasser, Alkohol oder Calendula-Lösung getauchten Wattestäbchen, mit dem Sie um den Bereich unter dem Stummel wischen. Einige Kinderärzte meinen allerdings, dass es nicht erforderlich ist, diesen Bereich zu säubern – außer es sind viele klebrige Verkrustungen vorhanden.

Neugeborenenmaße

Im Allgemeinen wiegen Neugeborene zwischen 2.700 und 4.000 Gramm und sind 46 bis 56 cm lang. Die genaue Größe hängt vom Schwangerschaftsalter des Babys (wie viele Wochen die Schwangerschaft gedauert hat), genetischer Veranlagung und anderen Faktoren ab. Dazu zählen beispielsweise ein eventueller Diabetes der Mutter, Rauchen, Ernährungsweise während der Schwangerschaft und viele weitere Aspekte.

Vielleicht fällt Ihnen auf, dass der Kopf im Vergleich zum Körper unverhältnismäßig groß erscheint; das trifft auf alle Neugeborenen zu. Ihr Baby kann den Kopf noch nicht selbst halten und benötigt einige Zeit, um Muskeln zu entwickeln, die stark genug sind und den Kopf ohne Hilfe halten. Wahrscheinlich werden Sie auch die weichen Stellen auf dem Kopf und am Hinterkopf bemerken. Das sind die *Fontanellen*, die Bereiche, an denen die Schädelknochen des Babys aufeinander treffen und die ein schnelles Wachstum des Gehirns ermöglichen. Die hintere Fontanelle schließt sich normalerweise innerhalb von ein paar Monaten, die obere erst, wenn das Baby 10 bis 12 Monate alt ist.

Das Baby beginnt zu atmen

Oft beginnt das Baby nach der Geburt spontan zu schreien, doch nicht jedes Baby schreit sofort. Ein lauter Schrei ist Musik in den Ohren für jeden an der Geburt Beteiligten, weil er die ersten Atemzüge des Babys auslöst. Eine gesunde Atmung kann aber auch ohne lauten Schrei beginnen, manche Babys geben nicht mehr als ein kleines Wimmern von sich. Viele Babys atmen normal, auch wenn sie keinen lauten Brüller loslassen.

Falls sich bei Ihrem Baby die spontane Atmung verzögert, werden Arzt oder Hebamme Ihr Baby stimulieren, indem sie ihm über den Rücken reiben, es abtrocknen oder ihm leicht auf die Fußsohlen klopfen. Im Gegensatz zu der in alten Filmen üblichen Vorgehensweise wird Ihr Arzt das Baby kaum mit dem Kopf nach unten baumeln lassen und ihm einen Klaps auf den Po geben, um den ersten Schrei hervorzulocken.

In der Schwangerschaft erhält der Fetus Sauerstoff über die Plazenta. Nach der Entbindung übernimmt das Baby die Atemtätigkeit über seine eigenen Lungen. Im Mutterleib werden die Lungen des Fetus in einer speziellen Flüssigkeit gebadet, die während der Geburt herausgepresst wird. Manchmal braucht ein Baby jedoch zusätzliche Zeit und Hilfe – in Form von Absaugen oder Stimuli –, um die gesamte Flüssigkeit aus den Lungen herauszubekommen.

Sie werden bemerken, dass Ihr Baby anders atmet als Sie. Die meisten Neugeborenen atmen 30- bis 40-mal pro Minute. Bei körperlicher Aktivität kann diese Atemrate steigen. Neugeborene atmen durch die Nase statt durch den Mund. Aufgrund dieser wichtigen natürlichen Anpassung kann das Baby auch während des Stillens oder Fütterns mit der Flasche atmen.

Vielleicht finden Sie, dass der Bauch Ihres Babys irgendwie groß und vorstehend aussieht, doch das ist ein ganz normaler Neugeborenenbauch. Der Effekt wird noch dadurch verstärkt, dass sich der Bauch beim Atmen merklich hebt und senkt und sich durch verschluckte Luft etwas ausdehnt. Dieses Auf und Ab ist vollkommen normal, weil Babys beim Atmen das Zwerchfell bewegen und nicht die Brustmuskulatur wie ältere Kinder oder Erwachsene.

Was Sie im Krankenhaus erwartet

Nachdem Ärzte und Hebamme sich versichert haben, dass Ihr Baby gesund ist (was normalerweise durch einen Apgar-Test bestimmt wird – Einzelheiten siehe Kapitel 10), wird die Hebamme oder der Vater unter Anleitung Ihr Baby waschen und ihm den Übergang zum Leben außerhalb des Mutterleibs so einfach wie möglich machen. Wie Schmetterlinge, die aus ihrem Kokon schlüpfen, müssen sich auch Neugeborene auf verschiedene Weise an ein neues Leben gewöhnen. Plötzlich und zum ersten Mal können sie allein atmen und die große Welt um sich herum mit allen Sinnen wahrnehmen.

Im Krankenhaus wird Ihrem Baby ein Namensbändchen angelegt, das es als Ihr Baby identifiziert. Am Babybettchen Ihres Kindes sind sein Name, Ihr Name und Ihre Zimmernummer auf der Wochenbettstation vermerkt. In den meisten Krankenhäusern ist Unbefugten der Zugang zum Kinderzimmer untersagt. Die meisten Entbindungsstationen sind verschlossen und werden überwacht.

Vorbereitungen auf das Leben außerhalb des Mutterleibs

In den Stunden direkt nach der Geburt Ihres Babys passiert sehr viel. Ihr Baby hat viel mitgemacht und muss sich an völlig neue Lebensumstände anpassen. Das Krankenhauspersonal wird alles dafür tun, damit Ihr Baby den bestmöglichen Start in das Leben hat.

Ihr Baby warm und trocken halten

Weil die Körpertemperatur nach der Geburt rapide sinkt, ist es wichtig, das Neugeborene trocken und warm zu halten. Wenn Neugeborene auskühlen, erhöht sich ihr Sauerstoffbedarf. Aus diesem Grund wird das Baby abgetrocknet und in vorgewärmte Tücher gewickelt, bevor es der Mutter übergeben wird. Später, wenn das Baby auf die Neugeborenenstation gebracht wird, zieht eine Kinderkrankenschwester ihm normalerweise ein leichtes Hemdchen und einen Strampler an und es wird mit einer Decke zugedeckt.

Behandlung der Augen des Neugeborenen

In vielen, aber nicht allen Krankenhäusern bekommen Neugeborene routinemäßig antibiotische Augentropfen, um das Risiko einer Infektion zu verhindern, die durch Erreger der Gonorrhöe (Tripper) oder durch Chlamydien in der mütterlichen Scheide hervorgerufen werden kann. Die Augentropfen scheinen Neugeborene nicht weiter zu stören und werden innerhalb weniger Stunden vollständig absorbiert.

11 ➤ Hallo Welt! Ihr Neugeborenes

Manche Eltern sorgen sich, dass die Augentropfen die Sicht des Neugeborenen trüben und deshalb die Bindung zwischen Kind und Eltern beeinträchtigen könnten. Es gibt aber keinen Grund, sich über eventuelle Sichteinschränkungen Gedanken zu machen, da Neugeborene so oder so nicht klar sehen können (siehe Abschnitt »Augen und Ohren« weiter vorn in diesem Kapitel).

Vitamin-K-Prophylaxe

Hierzulande wird Neugeborenen routinemäßig Vitamin K gegeben, um das Risiko innerer Blutungen beim Neugeborenen zu verringern. Vitamin K ist wichtig, damit der Körper Substanzen zur Unterstützung der Blutgerinnung produzieren kann. Da Vitamin K über die Plazenta kaum weitergegeben wird und die Leber von Neugeborenen aufgrund ihrer Unreife nur sehr wenig produziert, erhalten Neugeborene diesen Nährstoff am ersten Tag nach der Geburt als orale Gabe. Zwei weitere Gaben werden bei der zweiten und dritten Vorsorgeuntersuchung des Babys fällig (siehe Abschnitt »Die ersten Arztbesuche – U1 und U2« später in diesem Kapitel).

Das Verdauungssystem des Neugeborenen entwickelt sich

Die meisten Babys haben bis zum Alter von einer Woche sechs bis zehn nasse Windeln pro Tag. Die Häufigkeit des Stuhlgangs hängt davon ab, ob Sie Ihr Baby stillen oder mit der Flasche ernähren. Normalerweise haben gestillte Kinder mindestens zweimal pro Tag Stuhlgang, Flaschenkinder dagegen nur ein- bis zweimal.

Seien Sie nicht überrascht, dass der erste Stuhlgang Ihres Babys wie dicker, klebriger, schwarzer Teer aussieht – das ist normal. Das so genannte *Kindspech* oder *Mekonium* wird von 90 Prozent aller Neugeborenen innerhalb der ersten 24 Lebensstunden und fast allen übrigen Babys innerhalb von 36 Stunden nach der Geburt ausgeschieden. Später wird die Farbe des Stuhls heller und die Beschaffenheit normal. Ein Baby, das mit Babymilch gefüttert wird, hat normalerweise einen halb geformten, gelb-grünen Stuhl, während der Stuhl gestillter Babys lockerer, eher körnig und gelb ist.

Die meisten Babys urinieren innerhalb der ersten Stunden nach der Geburt, andere erst am zweiten Tag. Die Ausscheidung von Mekonium und Urin ist ein wichtiges Zeichen, dass Magen-Darm- und Harntrakt des Babys richtig funktionieren.

Aufenthalt in einer Neugeborenenintensivstation

Während des Krankenhausaufenthalts nach der Geburt bleiben die meisten Neugeborenen im Zimmer ihrer Mutter oder teilen ihre Zeit zwischen dem Zimmer der Mutter und der regulären Neugeborenenstation. Aber manchmal brauchen Neugeborene die besondere Aufmerksamkeit, die nur in einer *Neugeborenenintensivstation* zur Verfügung steht. In einer solchen Station befinden sich spezielle Bereiche für kritische Fälle, in denen Einzelpflege, hochwertige

Schwangerschaft für Dummies

Überwachungsgeräte, Maschinen für künstliche Beatmung und so weiter verfügbar sind. Meistens gibt es auch Bereiche für weniger kritische Fälle, die zwar noch nicht so weit sind, auf die normale Neugeborenenstation zu kommen, aber nicht mehr die intensive Einzelpflege benötigen.

Falls Ihr Kinderarzt denkt, dass Ihr Baby die Betreuung auf einer Neugeborenenintensivstation benötigt, heißt das nicht automatisch, dass etwas nicht in Ordnung ist. Oft lassen Ärzte Neugeborene für kurze Zeit auf einer Neugeborenenintensivstation beobachten – aus verschiedenen Gründen. Im Folgenden sind einige der gängigsten Gründe zusammengestellt (die Liste ist bei weitem nicht vollständig):

✔ Das Baby wurde zu früh geboren.

✔ Das Baby wiegt weniger als das, was das Krankenhaus, in dem Sie entbunden haben, in seinen Richtlinien als normales Geburtsgewicht betrachtet.

✔ Das Neugeborene benötigt Antibiotika – beispielsweise weil die Mutter während der Geburt Fieber oder vor der Geburt einen Blasensprung hatte.

✔ Der Kinderarzt ist besorgt, weil die Atmung des Babys irgendwie mühsam erscheint. Neugeborene werden aus diesem Grund oft für kurze Zeit zur Beobachtung auf die Neugeborenenintensivstation gebracht.

✔ Das Neugeborene hat Fieber oder Untertemperatur.

✔ Das Neugeborene hat eine Anämie.

✔ Das Neugeborene wurde mit bestimmten angeborenen Anomalien geboren.

✔ Das Neugeborene muss operiert werden.

Die ersten Arztbesuche – U1 und U2

Nach der Geburt und der ersten Annäherung zwischen Mutter und Kind wird das Neugeborene im Rahmen seiner ersten Vorsorgeuntersuchung – der U1 – von der Hebamme, dem Geburtshelfer oder einem Kinderarzt untersucht. Neben dem Apgar-Test wird das Neugeborene gewogen, Körperlänge und Kopfumfang werden gemessen und das Blut der Nabelschnur wird auf seinen pH-Wert untersucht.

Das Vorsorgeprogramm umfasst neun Untersuchungen – U1 bis U9 –, die zwischen dem ersten Lebenstag und dem 64. Lebensmonat in immer größer werdenden Abständen durchgeführt werden, um die Gesundheit des Kindes zu sichern. Im Krankenhaus erhalten Sie das gelbe Untersuchungsheft, in dem die Ergebnisse der U1 – und eventuell der U2 – festgehalten sind. Dieses Heft müssen Sie zu jeder Vorsorgeuntersuchung mitnehmen.

Die U2 wird zwischen dem dritten und zehnten Lebenstag durchgeführt. Sollten Sie nach der Geburt länger im Krankenhaus bleiben müssen, beispielsweise nach einem Kaiserschnitt oder aufgrund von Komplikationen, kann auch die U2 vom Kinderarzt dort durchgeführt werden.

Ansonsten ist die U2 die erste Gelegenheit, bei der Sie Ihren Kinderarzt aufsuchen. Wichtiger Bestandteil dieser Basisuntersuchung ist der Guthrie-Test, eine Untersuchung auf eventuelle angeborene Stoffwechselstörungen wie Phenylketonurie, Galaktosämie, Arginin-Succinurie und Leucinose. Auch eine Schilddrüsenunterfunktion und Mukoviszidose können jetzt schon erkannt werden. Für die Untersuchung werden einige Bluttropfen aus der Ferse entnommen und ins Labor geschickt. Ihr Baby erhält außerdem die zweite Vitamin-K-Prophylaxe und Ihr Arzt wird Ihnen wahrscheinlich Vitamin D verschreiben, das Sie Ihrem Baby ab jetzt geben sollten.

Insgesamt untersucht der Kinderarzt das Kind erneut von Kopf bis Fuß. Die Organe werden abgetastet, Wirbelsäule und Hüften kontrolliert, Sinnesorgane, Motorik beziehungsweise Reflexe und Nervensystem genau geprüft und das Gewicht festgehalten. Auch die Untersuchung des Darmausgangs und der Geschlechtsorgane ist Teil der U2. Manche Ärzte führen bereits jetzt eine Ultraschalluntersuchung der Hüften durch. Sie kann aber auch erst bei der U3 gemacht werden.

Veränderungen der Herztätigkeit und des Blutkreislaufs

Erinnern Sie sich noch, wie Ihr Arzt während der Schwangerschaftsvorsorgeuntersuchungen den Herzschlag des Fetus untersucht hat? Sicher haben Sie sich darüber gewundert, wie schnell das Herz Ihres Babys schlägt. In der Gebärmutter liegt die fetale Herzfrequenz bei durchschnittlich 120 bis 160 Schlägen pro Minute und dieses Muster setzt sich in der Neugeborenenphase fort. Der Herzschlag Ihres Babys beschleunigt sich bei körperlicher Aktivität und verlangsamt sich im Schlaf.

Nach der Geburt Ihres Babys kommt es zu wichtigen Veränderungen im Blutkreislauf. Weil der Fetus in der Gebärmutter die Lunge nicht zum Atmen braucht, leitet eine Struktur namens *Ductus arteriosus* den größten Teil des Blutes von der Lunge weg. Normalerweise schließt sich diese »Umleitung« in den ersten Lebenstagen. Manchmal ist in den ersten Tagen nach der Geburt ein Rauschen zu hören, das auf Veränderungen im Blutkreislauf hinweist. Dieses Rauschen, das als *offener Ductus arteriosus* bezeichnet wird, ist für gewöhnlich normal und kein Grund zur Sorge. Aber einige Herzgeräusche erfordern weitere Untersuchungen – vor allem einen speziellen Herzultraschall, der als *Echokardiogramm* bezeichnet wird. Selbst wenn ein Herzspezialist Geräusche aufgrund kleiner struktureller Fehler (wie beispielsweise ein kleines Loch in der Herzscheidewand) findet, gehen viele dieser Geräusche von selbst wieder weg. Wenn bei Ihrem Kind ein Herzgeräusch diagnostiziert wird, reden Sie ausführlich mit Ihrem Kinderarzt oder einem Herzspezialisten über die Behandlungsmöglichkeiten.

Beobachten der Gewichtszunahme

Die meisten Neugeborenen verlieren in ihren ersten Lebenstagen an Gewicht – normalerweise etwa 10 Prozent ihres Körpergewichts –, was bei einem Gewicht von 3.2000 oder 3.600 Gramm nicht mehr als rund 450 Gramm ausmacht. Das ist vollkommen normal und wird normalerweise durch den Verlust von Flüssigkeit in Form von Urin, Kot und Schweiß verursacht. In den ersten Lebenstagen nimmt ein Neugeborenes nur wenig Nahrung und Wasser zu sich, um diesen Gewichtsverlust auszugleichen. Früh geborene Babys verlieren mehr Gewicht als voll ausgetragene Babys und wahrscheinlich brauchen sie auch länger, um diesen Gewichtsverlust wieder aufzuholen. Im Gegensatz dazu legen Babys, die klein für das Schwangerschaftsalter sind, oft schneller an Gewicht zu. Im Allgemeinen erreichen die meisten Neugeborenen um den zehnten Lebenstag wieder ihr Geburtsgewicht. Wenn sie fünf Monate alt sind, hat sich das Geburtsgewicht normalerweise verdoppelt und am Ende des ersten Jahres verdreifacht.

Das Baby kommt nach Hause

Schließlich kommt der Tag, an dem Sie aus dem Krankenhaus entlassen und Ihr Baby mit nach Hause nehmen können. Denken Sie daran, dass Sie etwas zum Anziehen für Ihr Baby brauchen. Kleidung für Neugeborene gibt es in Hülle und Fülle, vergessen Sie aber nicht, dass Sie Ihrem Baby oft die Windeln wechseln werden und deshalb Kleidungsstücke bevorzugen sollten, die sich leicht öffnen, schließen, anziehen und ausziehen lassen.

Unerlässlich ist auch ein passender Babyautositz, damit Sie Ihr Neugeborenes sicher nach Hause bringen können. In Kapitel 7 finden Sie einige Tipps für die Auswahl eines guten Autositzes.

Manchmal wird die Mutter vor dem Baby aus dem Krankenhaus entlassen, beispielsweise bei einem Frühgeborenen, das noch einige Zeit wachsen und reifen muss, bevor es das Krankenhaus verlassen kann. Ein anderer Grund ist die Neugeborenengelbsucht, die mit einer Lichttherapie im Krankenhaus behandelt werden muss. (Mehr über Gelbsucht finden Sie später in diesem Kapitel.)

Welcher Grund auch immer dahinter steckt, wenn Sie ohne Ihr Baby nach Hause kommen, fühlen Sie und Ihr Partner sich wahrscheinlich unendlich enttäuscht und leer. Diese Gefühle sind vollkommen normal. Es ist schwierig, nach all der Zeit, in der Sie sich die Heimkehr mit Ihrem Baby in den schönsten Farben ausgemalt haben, plötzlich mit leeren Händen dazustehen. Denken Sie daran, dass Sie Ihr Baby bald nach Hause holen werden und die Zeit der Trennung schnell vergessen sein wird. Ihr Kind wird noch Ihr ganzes Leben bei Ihnen sein und das bedeutet mehr als genug Zeit, um eine wunderschöne und liebevolle Beziehung aufzubauen. Das Wichtigste ist, dass Ihr Baby gesund heimkommt!

Ein Kind nach Hause zu bringen, ist ein großes Privileg und eine enorme Verantwortung. Plötzlich müssen Sie und Ihr Partner sich ohne Unterstützung der Kinderkrankenschwestern und Hebamme um Ihr Baby kümmern. Vielleicht haben Sie Familienmitglieder oder sogar eine Kinderkrankenschwester zur Hand, die Ihnen helfen können, doch letztendlich liegt die Verantwortung bei Ihnen. In diesem Abschnitt werfen wir einen Blick auf all die Dinge, die Ihnen bei der Pflege Ihres Babys begegnen werden – alle außer Füttern, das ist Thema in Kapitel 13.

Baden

 Solange die Nabelschnur nicht abgefallen ist, sollten Sie Ihr Baby nur mit einem Schwamm waschen. Bereiten Sie eine kleine Schüssel mit warmem Wasser vor und legen Sie Ihr Baby auf den Wickeltisch oder einen mit einem Handtuch gepolsterten Tisch. Auch Wickelauflagen aus Schaumstoff, die Sie in allen Babyläden bekommen, sind gut geeignet. Waschen Sie das Baby sanft mit einem sauberen Waschlappen von Kopf bis Fuß. Verwenden Sie jeweils einen Wattebausch für die Augen. Trocknen Sie Ihr Baby sofort ab, damit es nicht auskühlt. Manche Mütter finden es hilfreich, zuerst den Kopf zu waschen, ihn sofort abzutrocknen und dann mit dem Körper fortzufahren. Da über den Kopf viel Wärme verloren geht, ist es sinnvoll, während des Badens den Kopf trocken zu halten.

Nachdem der Nabelschnurrest abgefallen ist, können Sie Ihr Baby unbedenklich in einer Badewanne baden. Viele Babyläden verkaufen kleine Plastikwannen speziell für Neugeborene, die über das Spülbecken in der Küche oder die Badewanne gestellt werden. Weitere Tipps zum Baden finden Sie im Kasten »So halten Sie Ihren kleinen Zappelphilipp sauber«.

 Über die Hände können leicht Infektionen übertragen werden, stellen Sie also sicher, dass alle, die Kontakt zu Ihrem Baby haben, saubere Hände haben. Dabei sollten die Hände mit Seife, nicht nur mit Wasser gewaschen werden, damit sie so sauber wie möglich sind.

So halten Sie Ihren kleinen Zappelphilipp sauber

Vielleicht stellen Sie fest, dass es gar nicht so einfach ist, Ihr zappelndes Baby zu baden, aber folgende Tipps können dazu beitragen, dass Sie beide das Baden genießen:

✔ Testen Sie die Wassertemperatur mit Ihrem Ellbogen, um sicherzugehen, dass das Wasser nicht zu heiß ist. (Ihre Hand ist nicht hitzeempfindlich genug.)

✔ Stellen Sie sicher, dass Sie alles griffbereit haben, bevor Sie Ihr Baby in die Wanne tauchen: Waschlappen, Watte, eine milde Seife, wenn Sie möchten (ohne Seife geht es auch), ein mildes Shampoo, ein trockenes Handtuch, eine neue Windel und frische Kleidung.

✔ Achten Sie darauf, dass Sie Kopf und Körper Ihres Babys während des Bades gut stützen. Denken Sie daran, dass Ihr Baby seinen Kopf nicht selbst halten kann.

- ✔ Verwenden Sie klares Wasser – und keine Seife – für das Gesicht.
- ✔ Waschen Sie die Ohrmuschel nur mit einem Waschlappen, verwenden Sie keine Wattestäbchen, um Ohren und Nase Ihres Babys zu reinigen.
- ✔ Waschen Sie die Genitalien eines Mädchens von vorn nach hinten, um zu verhindern, dass Stuhl nach vorn in die Scheide gelangt. Bei einem Jungen waschen Sie unter dem Hodensack und reinigen den Penis ohne an der Vorhaut zu manipulieren.
- ✔ Wenn Ihr Baby sehr trockene Haut oder sogar ein Ekzem hat (eine Erkrankung, bei der die Haut chronisch trocken und schuppig ist), baden Sie es nicht so häufig – vielleicht nur alle zwei Tage –, weil zu viel Wasser zu trockener Haut beiträgt. Wenn sich der Hautzustand nicht bessert, reden Sie mit Ihrem Kinderarzt darüber.
- ✔ Wenn Ihr Baby abends nur schlecht einschläft, baden Sie es vor dem Schlafengehen, damit es sich entspannen kann.
- ✔ Falls Sie Zwillinge haben, baden Sie den einen Zwilling, wenn der andere schläft, dann müssen Sie sich nicht um ein schreiendes Baby kümmern, während Sie das andere baden.
- ✔ Natürlich ist uns bewusst, dass Sie wissen, dass Sie Ihr Baby niemals allein und ohne Aufsicht in der Badewanne lassen sollten.

Aufstoßen

Babys schlucken beim Trinken oft Luft, insbesondere wenn sie aus der Flasche trinken. Eine Ansammlung von Luft im Magen des Babys kann zu Bauchschmerzen führen. Die gute Nachricht ist, dass diese mit einem einzigen großen Bäuerchen verschwinden! In Kapitel 13 finden Sie einige Techniken, die Ihnen und Ihrem Baby beim Aufstoßen helfen können.

Legen Sie sich eine Stoffwindel oder ein Spucktuch über die Schulter, wenn Sie Ihr Baby aufstoßen lassen. Babys spucken beim Bäuerchen oft etwas Babymilch oder Muttermilch und das Tuch schützt Ihre Kleidung.

Schlafen

Wir könnten eine Fülle von Philosophien über das Schlafverhalten von Neugeborenen aufstellen. Einige Leute behaupten, dass es besser sei, dem Baby ein festes Schlaf- und Essmuster vorzugeben. Der Vorteil hierbei ist, dass Sie als Eltern Ihr Leben besser planen und Aktivitäten rund um die Bedürfnisse des Babys zeitlich einrichten können. Andere denken, dass es besser sei, einfach auf das zu achten, was Ihr Baby möchte – indem Sie darauf Rücksicht nehmen, wann Ihr Baby essen oder schlafen möchte. Falls Sie Schwierigkeiten haben, eine Meinung zu diesem Thema zu bilden, können Sie sich Hilfe aus einer Menge von Büchern holen, die sich dem Thema widmen. Falls die Gewohnheiten Ihres Babys zu einem Problem für Sie werden, wenden Sie sich an Ihren Kinderarzt.

 Denken Sie an folgende Hinweise, wenn Sie sich mit dem Schlafverhalten Ihres Babys befassen:

- ✔ Kinderärzte empfehlen, Babys auf dem Rücken – und nicht auf dem Bauch – schlafen zu lassen, weil die Bauchlage mit dem plötzlichen Kindstod in Verbindung gebracht wurde. Damit Ihr Baby auf dem Rücken liegen bleibt, rollen Sie eine Decke oder ein Handtuch zusammen und verwenden diese als Stütze, damit das Baby nicht auf den Bauch rollen kann. Es gibt auch spezielle Kissen für diesen Zweck, die in Babyläden erhältlich sind.

- ✔ Hängen Sie bunte Bilder oder ein Mobile um das Bettchen Ihres Kindes auf, damit es etwas zum Ansehen hat, wenn es in seinem Bett liegt. Aber achten Sie darauf, dass Sie keine Kissen oder Stofftiere in das Bettchen legen – das Baby könnte daran ersticken.

- ✔ Leise Musik kann Ihrem Baby dabei helfen, in Stimmung für ein Nickerchen zu kommen.

- ✔ Manche Babys schlafen leichter ein, wenn sie in den Schlaf gewiegt werden. Wenn Sie das tun, sollte Ihnen aber bewusst sein, dass Sie damit ein Muster entwickeln könnten, das später nur schwer zu durchbrechen ist.

- ✔ Lassen Sie Ihr Baby nicht mit der Milchflasche im Mund einschlafen. Diese Angewohnheit kann später zu Zahnproblemen wie Karies führen.

 Manche Babys haben einen umgekehrten Tag/Nacht-Rhythmus: Sie schlafen am Tag und sind in der Nacht hellwach. Falls sich bei Ihrem Baby ein derartiges Muster entwickelt, versuchen Sie, es tagsüber länger wach zu halten, indem Sie es mit Bildern, Spielzeugen oder anderen Aktivitäten anregen. Aber wenn ein Baby schlafen will, will es schlafen und Sie können nicht viel daran ändern. Die gute Nachricht ist, dass die meisten Kinder irgendwann aus diesem Muster herauswachsen und plötzlich ihre Gewohnheiten umstellen.

Schreien

Babys schreien, weil sie sich nur so ausdrücken können. Manche Babys schreien in der ersten Lebenswoche kaum und machen einen unglaublich glücklichen und zufriedenen Eindruck. Und in der zweiten Woche entwickeln sie sich dann zu den größten Schreihälsen der Welt. Viele Neugeborene entwickeln verschiedene Schreimuster, die jeweils eine eigene Bedeutung haben können. Sie werden bald unterscheiden können, was Ihr Baby Ihnen sagen möchte, aber manchmal schreit ein Baby auch ohne offensichtlichen Grund. Sie können verschiedene Beruhigungstechniken ausprobieren – das Baby herumtragen, es schaukeln, mit ihm reden, es auf den Knien reiten lassen, was auch immer. Falls nichts funktioniert und Sie kein wirkliches Problem erkennen können, sollten Sie nicht gleich annehmen, dass Sie als Eltern versagt haben. Babys schreien manchmal ohne wirklichen Grund, einfach nur, weil sie gerade ein bisschen schreien müssen!

K wie Kolik

Wenn Ihr Baby für drei aufeinander folgenden Wochen an mindestens drei Tagen pro Woche bis zu drei Stunden schreit, leidet es unter der so genannten *Dreimonatskolik*. Mediziner kennen die genaue Ursache nicht, aber manche denken, dass dieses Schreien durch Verdauungsstörungen verursacht wird. Vielleicht haben Sie Glück und bekommen dieses schreckliche Ungeheuer nie zu Gesicht. Oder es geht Ihnen wie vielen von uns, die sich an die Tage der Koliken erinnern können, als wäre es gestern gewesen. Koliken beginnen oft in der vierten bis sechsten Lebenswoche und verschwinden um die zwölfte Lebenswoche von allein.

Wenn Ihr Baby unter Kolik leidet, schreit und schreit und schreit es und Sie können nur wenig tun, um es zu beruhigen. Dieses Schreien beginnt oft zwischen 18 und 22 Uhr. Wenn Sie außer Haus arbeiten und dies die Zeit ist, zu der Sie endlich heim zu Ihrem Baby kommen, bekommen Sie vielleicht den Eindruck, dass Ihr Baby Sie nicht mag. Aber lassen Sie sich versichern, dass die Zeit nicht von Ihnen abhängt – es ist nur so, dass die Abendstunden ihre eigenen Gesetze haben. Sie können die Vorschläge im Kasten »Warum Babys schreien – und was Sie dagegen tun können« ausprobieren, aber verzweifeln Sie nicht, wenn nichts zu funktionieren scheint. Gott sei Dank vergehen diese Koliken fast immer von allein. Falls nicht, reden Sie mit Ihrem Kinderarzt darüber.

Warum Babys schreien – und was Sie dagegen tun können

Ein schreiendes Baby erregt unweigerlich die Aufmerksamkeit seiner Eltern. Sehr oft ist es ein Hilfeschrei und Sie können etwas tun – das Baby füttern, es halten, die Windel wechseln –, damit das Baby zu schreien aufhört. Manchmal dagegen schreit es ohne offensichtlichen Grund und Sie können nichts dagegen tun – und sollten sich deshalb nicht als schlechte Eltern fühlen. Babys schreien, wenn sie

- ✔ hungrig sind.
- ✔ eine neue Windel brauchen.
- ✔ Blähungen haben und aufstoßen müssen.
- ✔ müde sind.
- ✔ sich unwohl fühlen – weil die Kleidung zu eng ist, ihnen zu heiß ist oder sie unbequem liegen.
- ✔ Angst haben.
- ✔ überreizt sind.

11 ➤ Hallo Welt! Ihr Neugeborenes

- ✔ gehalten werden möchten.
- ✔ an etwas saugen möchten.

In den meisten Fällen können Sie mithilfe Ihres gesunden Menschenverstands herausfinden, wie Sie Ihr schreiendes Baby beruhigen können. Aber es kann helfen, eine Liste bewährter Strategien zu haben:

- ✔ Unterhalten Sie Ihr Baby mit einem Spielzeug.
- ✔ Baden Sie Ihr Baby.
- ✔ Geben Sie Ihrem Baby einen Schnuller.
- ✔ Nehmen Sie Ihr Baby in den Arm, damit es sich kuschelig warm und geliebt fühlt.
- ✔ Bringen Sie Ihr Baby in ein ruhiges Zimmer (ruhig mit Ausnahme des Schreiens), damit es sich ausruhen und entspannen kann, oder legen Sie Ihr Baby in sein Bettchen.
- ✔ Machen Sie Musik an.
- ✔ Setzen Sie Ihr Baby in seinen Baby-Autositz (Babyschale wie beispielsweise Maxi Cosi) und stellen Sie ihn auf die laufende Waschmaschine. Halten Sie die Babyschale fest, damit sie nicht herunterfallen kann. Einige Babys lassen sich von der leicht schaukelnden Bewegung beruhigen.
- ✔ Schaukeln Sie Ihr Baby in einem Schaukelstuhl oder einer Babyschaukel, gehen Sie mit Ihrem Baby spazieren (im Kinderwagen oder auf Ihrem Arm) oder machen Sie eine kleine Spazierfahrt mit dem Auto.

Falls nichts hilft und Sie sicher sind, dass Ihr Baby kein wirkliches Problem hat, lassen Sie es auch ruhig einmal schreien. Dann müssen Sie nur einen Weg finden, dass Sie das Schreien aushalten. (Kleiner Tipp: Drehen Sie das Radio lauter!)

Schluckauf

Vielleicht erinnern Sie sich noch an die Schluckaufphasen Ihres Fetus in der Schwangerschaft. Sie werden bald entdecken, dass auch Neugeborene oft Schluckauf haben. Manchmal hilft es, dem Baby Milch oder Wasser zu geben.

Neugeborenengelbsucht

Wenn Ihr Baby 2 bis 5 Tage alt ist, kann seine Haut einen gelblich-orangefarbenen Ton bekommen. Dieser Zustand wird als *Neugeborenengelbsucht* bezeichnet und entwickelt sich bei etwa einem Drittel aller Neugeborenen. Die Ursache für die Gelbsucht ist ein Anstieg der Konzentration von Bilirubin im Blut des Neugeborenen. *Bilirubin* entsteht beim Abbau des roten Blutfarbstoffs (Hämoglobin) und wird normalerweise von der Leber und den Nieren abgebaut. Da die Leber eines Babys noch nicht voll ausgereift ist, kann es zu einem Anstieg des Bilirubinwertes kommen. (Starke Gelbsucht ist vor allem bei Frühgeborenen üblich, deren Leber noch sehr unreif ist.) Das frühe Füttern des Babys kann das Risiko einer Gelbsucht verringern, weil das Baby genügend Flüssigkeit erhält und der Verdauungstrakt angeregt wird.

Falls die Gelbsucht sehr früh auftritt oder länger als üblich anhält, wird der Kinderarzt Ihr Baby näher beobachten und einmal täglich den Bilirubinwert prüfen. Falls dieser sehr hoch ist, wird der Kinderarzt eine Therapie empfehlen, bei der das Baby unter spezielle Therapielichter gelegt wird. Diese Lichter tragen dazu bei, dass sich das Bilirubin aufspaltet und schneller ausgeschieden werden kann. Auch Sonnenlicht – beispielsweise durch ein Fenster – trägt zu einem schnelleren Abbau des Bilirubins bei.

Schnuller

Frisch gebackene Eltern teilen sich beim Thema Schnuller oft in zwei Lager – die einen können ohne Schnuller nicht leben, während die anderen denken, dass der Einsatz des Schnullers langfristig Probleme mit sich bringt. Der größte Vorteil des Schnullers ist, dass er oft hilft, ein schreiendes Baby zu beruhigen. Der Nachteil ist, dass Sie Ihrem Kind den Schnuller irgendwann abgewöhnen müssen.

Bringt der Schnuller einen medizinischen Vorteil oder ein Problem mit sich? Zum Glück zeigen wissenschaftliche Daten keine langfristigen nachteiligen Auswirkungen. Einige Leute sorgen sich über einen Zusammenhang zwischen Schnuller und Karies in früher Kindheit, aber in der medizinischen Literatur finden sich keine Hinweise über einen solchen Zusammenhang. Einige Studien zeigen außerdem, dass sich das Risiko für den plötzlichen Kindstod durch die Verwendung eines Schnullers senken lässt, auch wenn es derzeit noch keine definitiven Empfehlungen für die Verwendung eines Schnullers als Schutzmaßnahme gegen den plötzlichen Kindstod gibt.

Schutzmaßnahmen gegen Verletzungen beim Neugeborenen

Wissen ist die beste Vorbeugung und wenn Sie wissen, welche Neugeborenenverletzungen üblich sind, können Sie am besten verhindern, dass Ihrem Baby Ähnliches passiert. Eine kürzlich in Kanada durchgeführte Studie hat fast 1.000 Verletzungsfälle bei Kindern unter einem Jahr festgestellt und gezeigt, dass folgende Verletzungen in der vorgegebenen Reihenfolge am weitesten verbreitet sind:

✔ Stürze

✔ Verschlucken gefährlicher Substanzen

✔ Verbrennungen

Die Kinder wurden vor allem durch Stürze von Möbelstücken, Fallenlassen des Kindes, Herausfallen aus Autositzen, Herabfallen von Treppen oder Stürze aus dem Kinderwagen verletzt. Die Art und Weise des Sturzes war je nach Alter des Kindes verschieden. Bei sehr kleinen Neugeborenen waren vor allem Stürze von Möbelstücken oder durch Fallenlassen verbreitet, während bei älteren Kindern Stürze von Stühlen oder aus dem Kinderwagen die häufigste Verletzungsursache waren. Halten Sie Ihren kleinen Liebling also immer gut fest und behalten Sie ihn im Auge, wenn er in der Nähe von Treppen, auf dem Wickeltisch oder im Kinderwagen ist. Lassen Sie Ihr Kind auf dem Wickeltisch nie allein!

Einkaufen für das Baby

Neugeborenenmode ist eine Industrie für sich. Viele Babykleider – sowohl für Jungen als auch für Mädchen – sind heute wirklich hübsch und süß und wenn Sie in Versuchung kommen, gleiche Dutzende zu kaufen, stehen Sie wahrscheinlich nicht allein da.

Aber seien Sie gewarnt: Wahrscheinlich werden Sie nicht einmal die Hälfte der Kleidungsstücke, die Sie kaufen oder geschenkt bekommen, wirklich benutzen. Neugeborene wachsen in geradezu schockierender Geschwindigkeit aus ihrer Kleidung heraus. Außerdem werden Sie feststellen, dass im Alltagsleben hübsche und süße Kleidung bald nicht mehr so wichtig ist, sondern Sie eher Praktisches bevorzugen werden. Einfache, sackartige Kleider lassen sich leichter an- und ausziehen und auch waschen und bügeln als aufwändig gestaltete Babykostümchen mit passenden Schühchen und Mützchen.

Zusätzlich zur Kleidung braucht Ihr Baby eine ganze Reihe von babyspezifischen Haushaltsartikeln, die im Allgemeinen als *Erstlingsausstattung* bezeichnet werden. Hier sind einige Vorschläge:

✔ **Pflegeartikel:** Haarbürste, Nagelschere oder -knipser, Shampoo und Seife.

✔ **Medikamente und Erste-Hilfe-Kasten:** Dinge wie eine antibiotische Salbe, ein Fieberthermometer, ein Nasensauger, Verbände und Säuglingsmedikamente sind wichtig.

✔ **Wäsche:** Sie benötigen Handtücher, Waschlappen, Decken und Bettlaken für das Babybettchen.

✔ **Möbel:** Suchen Sie nach einem stabilen Bett, einem Körbchen und einem Wickeltisch für das Babyzimmer.

✔ **Autositz:** In Kapitel 7 finden Sie Hinweise, worauf Sie achten sollten.

✔ **Kinderwagen:** Ideal ist ein Kinderwagen, der sich in die Liegeposition verstellen lässt.

Sie brauchen außerdem ein gutes Buch zum Thema Babypflege und Babygesundheit. Fragen Sie Ihren Kinderarzt nach einer Empfehlung.

Mögliche Probleme erkennen

Frisch gebackene Eltern sorgen sich über alle möglichen Zeichen, die darauf hinweisen könnten, dass etwas mit ihrem Neugeborenen nicht in Ordnung ist. Wenn Sie noch nicht viel Erfahrung mit Babys haben, wird es Ihnen vielleicht schwer fallen, Ihr Baby zu verstehen, insbesondere am Anfang. Babys spucken die ganze Zeit und entwickeln kleine Ausschläge und andere Probleme. Aber wann sollten Sie Ihren Kinderarzt aufsuchen? Wenden Sie sich in folgenden Fällen an Ihren Arzt:

- ✔ Wenn Sie eine Veränderung im Verhalten Ihres Babys bemerken – beispielsweise wenn ein Baby, das normalerweise leicht einschläft, plötzlich viel schreit, oder ein Baby, das gut gegessen hat, plötzlich jegliche Nahrung verweigert.
- ✔ Wenn die Atmung Ihres Baby schwer oder äußerst kurz, flach und schnell wird.
- ✔ Wenn Ihr Baby zwei- oder dreimal pro Tag Durchfall hat oder erbricht.
- ✔ Wenn Ihr Baby weniger als vier nasse Windeln pro Tag hat.
- ✔ Wenn die Körpertemperatur Ihres Babys über 37,8° C steigt oder unter 36,4° C sinkt.
- ✔ Wenn Ihr Baby plötzlich Ausschlag bekommt oder sich seine Haut verfärbt.

Richtig erholen im Wochenbett

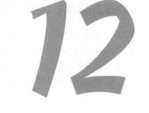

In diesem Kapitel
- Kräfte sammeln nach der Geburt
- Erholung nach einem Kaiserschnitt
- Ein Blick auf Veränderungen im Wochenbett
- Zurück zum normalen Leben

Ein altes Sprichwort besagt, dass die Rückbildung nach der Schwangerschaft, also die Zeit, in der Ihr Körper zu seiner alten Form zurückkehrt, wie die Schwangerschaft neun Monate dauert. In der Realität ist die Zeit der Rückbildung nach der Geburt von Frau zu Frau sehr verschieden. Aber die meisten Veränderungen, die Ihr Körper während der Schwangerschaft durchläuft, werden in dieser Zeit – dem so genannten *Wochenbett* – wieder rückgängig gemacht. Das Wochenbett beginnt direkt nach der Geburt der Plazenta und dauert sechs bis acht Wochen.

In dieser Zeit haben Sie wahrscheinlich viele Fragen dazu, was Sie selbst tun können, um die Wochenbettveränderungen so einfach wie möglich zu machen. In diesem Kapitel erzählen wir Ihnen, wie Ihr Leben sein kann, wenn Ihr Körper seine alte Form zurückbekommt, Sie wieder Sex haben werden und all die physischen und psychischen Herausforderungen einer frisch gebackenen Mutter meistern müssen.

Erholung nach der Geburt

Durchschnittlich bleiben Frauen nach einer unkomplizierten Geburt etwa drei bis vier Tage im Krankenhaus, bei einer ambulanten Geburt können Sie das Krankenhaus bereits nach vier Stunden Beobachtungszeit verlassen, wenn keine Komplikationen auftreten. Nach einem Kaiserschnitt verbringen Sie wahrscheinlich sechs bis acht Tage im Krankenhaus. Sie werden nach der Geburt in ein Zimmer auf der Entbindungsstation gebracht. Eine Hebamme oder Krankenschwester wird sich weiter um Ihre Vitalfunktionen (Blutdruck, Puls, Temperatur und Atmung) kümmern und den Gebärmutterstand prüfen, um sicherzustellen, dass diese fest ist und sich gut zusammenzieht. Die Vitalfunktionen Ihres Babys werden ebenfalls, meistens von einer Kinderkrankenschwester oder Hebamme, überwacht. Wenn Sie Schmerzen am Damm oder einer eventuellen Kaiserschnittnaht haben, wird Ihnen die Krankenschwester oder Hebamme oder ihr Arzt Schmerzmittel geben.

Aussehen und Fühlen wie eine frisch gebackene Mutter

Nur in Film und Fernsehen schmeißen sich Frauen in ein freches Vorschwangerschaftskleidungsstück und verlassen das Krankenhaus so, wie sie ausgesehen haben, bevor sie überhaupt an ein Baby dachten. Eine Geburt hat ihren Preis und auch wenn die meisten Veränderungen vorübergehend sind, werden Sie bemerken, dass Sie anders aussehen und sich anders fühlen als vor der Geburt.

Nach der Geburt kann Ihr Gesicht geschwollen, sehr rot und möglicherweise fleckig sein. Einige Frauen haben sogar schwarze Ränder oder geplatzte Äderchen um die Augen und sehen aus, als hätten sie gerade einen Boxkampf hinter sich. All diese kleinen Zeichen sind zu erwarten, sie entstehen dadurch, dass während des Pressens winzige Blutgefäße im Gesicht platzen können. Aber keine Angst – in ein paar Tagen werden Sie wie vorher aussehen.

Es wird nicht lange dauern, bis Sie sich wieder ganz wie Sie selbst fühlen, aber zunächst werden Sie *Nachwehen* oder Kontraktionen haben, die nach der Geburt gelegentlich andauern. Die Schmerzen sind vergleichbar mit den Wehen, die Sie während der Geburt erlebt haben und lassen nach einigen Tagen allmählich nach. Vielleicht werden bemerken, dass Sie die Nachwehen insbesondere beim Stillen auftreten.

Der Wochenfluss

Eine vaginale Blutung nach der Geburt ist ganz normal, selbst nach einem Kaiserschnitt. Der durchschnittliche Blutverlust nach einer spontanen Geburt beträgt etwa 500 ml. Nach einem Kaiserschnitt ist der durchschnittliche Blutverlust höher – beträgt jedoch selten einen Liter. Um einen übermäßigen Blutverlust zu verhindern, geben viele Ärzte Oxytocin (Markenname Syntocinon) als intravenöse oder Methylergometrinmaleinat (Methergin) als intramuskuläre Injektion. Diese Medikamente lassen die Gebärmutter weiter kontrahieren. Wenn die Gebärmutter kontrahiert, werden die Blutgefäße des Plazentabodens geschlossen, um die Blutung zu verringern. Wenn Ihre Gebärmutter nicht gut kontrahiert, wird Ihr Arzt oder Ihre Hebamme Ihre Gebärmutter durch die Bauchdecke massieren, um Kontraktionen zu fördern.

Das aus der Scheide fließende Blut, das *Lochien* oder *Wochenfluss* genannt wird, ist anfangs hellrot und kann mit Klümpchen versetzt sein. Mit der Zeit färbt sich der Wochenfluss erst rosa, dann bräunlich. Seine Stärke wird allmählich geringer, aber insgesamt kann er drei bis vier Wochen nach der Geburt andauern. Sie bemerken vielleicht, dass sich der Blutabgang bei jedem Stillen verstärkt. Der Grund dafür ist, dass die Hormone, die für die Produktion der Muttermilch zuständig sind, auch dazu führen, dass sich Ihre Gebärmutter zusammenzieht und bei diesen Kontraktionen werden Blut und Wochenfluss aus der Gebärmutter herausgedrückt. Viele Patientinnen erzählen uns, dass die Blutung stärker ist, wenn sie nach einer Bettruhe aufstehen. Diese verstärkte Blutung ist einfach darin begründet, dass sich das Blut in Gebärmutter und Scheide sammelt, wenn Sie liegen. Und wenn Sie aufstehen, wird es durch die Schwerkraft herausgezogen. Das ist vollkommen normal.

12 ➤ Richtig erholen im Wochenbett

Wenn Sie sehr starke Blutungen mit Klümpchen haben, die über Wochen nach der Geburt anhalten, sollten Sie sich an Ihren Arzt wenden.

Der Wochenfluss lässt sich am besten mit Monatsbinden auffangen. Binden sind in verschiedenen Größen erhältlich, die sich nach der Stärke der Blutung richten. Benutzen Sie keine Tampons, da diese in der Wochenbettzeit Infektionen in der Gebärmutter verursachen können. Obwohl die Blutung normalerweise nach zwei Wochen abnimmt, hält der Wochenfluss bei manchen Frauen sechs bis acht Wochen an. Gelegentlich bleiben Gewebeteile der Plazenta in der Gebärmutter zurück und das kann zu starken Blutungen führen.

Traditionell rieten Ärzte davon ab, nach der Geburt ein Vollbad zu nehmen, solange Sie noch bluten. Heute sagen einige Ärzte, dass ein Bad in Ordnung ist, und viele denken, dass Sitzbäder in flachem Wasser vollkommen akzeptabel sind. Wenn Ihnen Ihr Arzt rät, Vollbäder bis zum Versiegen des Wochenflusses zu vermeiden, denkt er wahrscheinlich daran, dass ein Vollbad die Wahrscheinlichkeit erhöhen kann, eine Infektion in der Gebärmutter zu bekommen. Das Problem ist, dass die Ärzte keine Daten zu diesem Thema haben – keine Studien belegen ein Risiko durch Vollbäder. Fragen Sie Ihren Arzt nach seiner Meinung.

Wenden Sie sich an Ihre Hebamme oder den Arzt, wenn Ihr Wochenfluss einen unangenehmen Geruch entwickelt.

Umgang mit den Schmerzen am Damm

Wie stark die Schmerzen oder das Wundgefühl an Ihrem *Damm* (dem Bereich zwischen Scheide und Anus) sind, hängt sehr davon ab, wie schwer die Geburt war. Wenn Ihr Baby ganz leicht nach wenigen Presswehen geboren wurde und Sie keinen Dammschnitt oder andere Verletzungen haben, werden Sie kaum Schmerzen spüren. Wenn Sie dagegen drei Stunden lang Presswehen hatten und einen Brummer von 10 Pfund geboren haben, werden Sie wahrscheinlich unter Schmerzen am Damm leiden. (Siehe Tipps für den Umgang mit den Schmerzen weiter unten.)

Die Schmerzen haben verschiedene Ursachen: Wenn das Baby durch den Geburtskanal tritt, wird das umliegende Gewebe gedehnt und schwellt an. Und natürlich schmerzt auch ein Dammschnitt oder Dammriss so wie eine Verletzung an einem anderen Körperteil. In den ersten zwei Tagen nach der Geburt sind die Schmerzen am schlimmsten. Danach werden sie schnell besser und sind nach etwa einer Woche fast verschwunden.

Ihr Damm kann angeschwollen sein und wenn Sie einen Dammschnitt hatten, haben Sie auch eine Dammnaht. Manchmal ist diese Naht von außen sichtbar, manchmal ist sie von der Haut bedeckt.

Viele Frauen machen sich Gedanken über den Faden, der für das Nähen des Dammschnitts oder -risses verwendet wird. Die Fäden werden nicht entfernt, sondern lösen sich in den nächsten zwei Wochen allmählich auf. Sie sind widerstandsfähig genug, um die meisten Aktivitäten zu überstehen. Machen Sie sich also keine Sorgen, dass Niesen, ein schwerer Stuhlgang oder das Heben Ihres 10-Pfund-Babys die Nähte zum Platzen bringen könnte.

Wichtig ist, den Dammbereich sauber zu halten, um Infektionen zu vermeiden. Eine derartige Infektion ist eine seltene Komplikation, aber wenden Sie sich an Ihren Arzt, wenn Sie einen übel riechenden Ausfluss oder wachsende Schmerzen und Empfindlichkeit in diesem Bereich bemerken, insbesondere wenn Fieber über 39° C dazukommt.

Nachfolgend finden Sie die besten Tipps zur Dammpflege, damit sich Ihr Damm schnell von der Geburt erholen kann:

✔ Halten Sie den Dammbereich sauber. Sie können vielleicht eine Sprühflasche mit warmem Wasser benutzen, um schwer zu erreichende Stellen sauber zu halten. Manchmal kann Ihnen die Hebamme im Krankenhaus eine für zu Hause mitgeben.

✔ Einige Frauen können ihre Schmerzen durch ein Sitzbad lindern, bei dem man nur das Gesäß in etwas warmes Wasser taucht. Im Krankenhaus erhalten Sie ein spezielles Becken für diese Sitzbäder. Zu Hause können Sie in flachem Wasser in der Badewanne sitzen. Wenn Sie sehr starke Schwellungen in diesem Bereich haben, geben Sie etwas Bittersalz in das Wasser.

✔ Es gibt verschiedene anästhetische Sprays und Binden für den Damm, die Schmerzen lindern. Oder Sie können Mullbinden mit Hamamelis (Zaubernuss) beträufeln und auf den schmerzenden Bereich legen. Einige Frauen schwören darauf, dass die Wirkung von Hamamelis durch Kühlen noch verstärkt wird. (Es gibt auch bereits mit Hamamelis getränkte Tücher zu kaufen – zum Beispiel Rectosellan.) Andere Frauen empfinden auch eine Wundsalbe oder Vaseline als lindernd. Diese halten die Haut feucht und weich und verhindern, dass die Binden am Damm kleben bleiben.

✔ Wenn Sie in den ersten 24 Stunden nach der Geburt einen Eisbeutel an den Damm legen, können Schwellungen und Schmerzen verringert werden.

✔ Rezeptfreie Schmerzmittel – wie Acetaminophen (Paracetamol ist ein bekanntes Beispiel) oder Ibuprofen (wie Dolormin oder Dolgit) – oder andere verschriebene Medikamente können die Schmerzen weiter lindern. Diese Medikamente können auch von stillenden Müttern problemlos eingenommen werden.

✔ Vermeiden Sie es, über längere Zeit zu stehen, denn das kann die Schmerzen verschlimmern.

✔ Versuchen Sie, nach dem Stuhlgang den Dammbereich nicht mit dem Toilettenpapier zu verschmutzen, das Sie zum Abwischen verwenden. Reinigen Sie den Bereich um den After mit einem separaten Toilettenpapier und wischen Sie nicht von hinten nach vorne. Wenn die Bereiche um After oder Damm empfindlich sind, versuchen Sie, den Bereich nur trocken zu tupfen statt zu wischen. Vielleicht werden Sie Gefallen an Baby-Feuchttüchern finden, denn diese reinigen den Bereich sehr gut, zerreißen nicht und sind sanft zu heilendem Gewebe.

✔ Führen Sie nichts in die Scheide ein (wie einen Tampon) und verwenden Sie in den ersten sechs Wochen keine Genitalspülung.

Wichtig ist, dass Sie den Druck der Schwerkraft auf ihren Damm ab und zu erleichtern, indem Sie sich für kurze Zeit hinlegen. Es kann schwierig sein, die Zeit dazu zu finden, da Sie jetzt von Ihrem Baby in Beschlag genommen werden, aber machen Sie diese Ruhepausen zu einer Priorität. Und trösten Sie sich – normalerweise sind die Schmerzen nach einer oder höchstens zwei Wochen verschwunden.

Wenn Sie sich extrem schlecht fühlen, können Sie Ihren Arzt bitten, Ihnen ein Schmerzmittel zu verschreiben. Wenn Ihr Dammbereich sehr rot oder lila wird und empfindlich ist, wenn Sie Fieber bekommen oder einen übel riechenden Ausfluss bemerken, sollten Sie das Ihrem Arzt oder Ihrer Hebamme mitteilen.

Wenn Sie Risse hatten, die bis zum Anus reichen, sollten Sie vielleicht einen Stuhlaufweicher (wie Obstinol), aber *kein* Abführmittel nehmen, damit der Stuhlgang nicht zu schmerzhaft ist. Zumindest sollten Sie darauf achten, dass Sie zusätzliche Flüssigkeit und Ballaststoffe zu sich nehmen, damit Ihr Stuhl weich bleibt. Wenn Sie merken, dass Sie zur Toilette müssen, können Sie auch im Voraus ein Schmerzmittel nehmen – vielleicht Acetaminophen (Paracetamol) oder ein anderes der so genannten *nicht-steroiden Entzündungshemmer* wie Ibuprofen (Dolormin oder Dolgit).

Schwellungen überstehen

Direkt nach der Geburt, besonders nach einer vaginalen Geburt, kann Ihr ganzer Körper geschwollen wirken. Keine Sorge – das ist normal. Viele Frauen haben bereits in den letzten Wochen der Schwangerschaft Schwellungen und diese bleiben oft noch einige Tage nach der Entbindung bestehen. Die Anstrengungen des intensiven Pressens können außerdem Ihr Gesicht und Ihren Hals anschwellen lassen, aber auch diese Schwellungen gehen nach einigen Tagen zurück. Im Allgemeinen kann es bis zu zwei Wochen dauern, bis alle Schwellungen ganz verschwunden sind.

Gehen Sie nicht schon am Tag nach der Entbindung auf die Waage. Sie werden sonst vielleicht feststellen, dass Sie durch das bei der Geburt angestaute Wasser sogar zugenommen haben.

Viele Patientinnen fragen, ob wir ihnen nicht etwas gegen die Schwellungen geben können, beispielsweise ein harntreibendes Mittel oder Ähnliches. Aber normalerweise ist es nicht erforderlich, Medikamente zu verschreiben, weil die Schwellungen nach einigen Tagen von allein verschwinden, wenn Sie erst einmal wieder herumlaufen. Haben Sie Geduld. Ihre angeschwollenen Fußknöchel werden bald wieder die grazilen Fesseln von früher sein.

Die Blase in den Griff bekommen

Als Sie schwanger waren, hatten Sie wahrscheinlich das Gefühl, dass Sie ständig auf der Toilette sitzen, oder? Jetzt nach der Geburt werden Sie vielleicht feststellen, dass Sie direkt nach der Entbindung nur schwer urinieren können oder Schmerzen dabei haben. Diese Schmerzen sind darauf zurückzuführen, dass Blase und Harnröhre zusammengedrückt werden, wenn Kopf und Körper des Babys sich ihren Weg durch die Scheide bahnen. Das Gewebe um die Öffnung der Harnröhre ist nach der Entbindung oft angeschwollen, was die Schmerzen beim Urinieren noch verstärken kann.

Einige Frauen müssen nach der Entbindung *katheterisiert* werden (dabei wird ein dünnes, flexibles Plastikröhrchen durch die Harnröhre in die Blase eingeführt), um die Blase entleeren zu können. Manchmal ist das Problem schlimmer bei Frauen, die eine Periduralanästhesie hatten, weil das Anästhetikum einige Stunden im Körper verbleibt und die Blasenleerung zeitweilig erschweren kann. Aber Ihre Blase wird ihren normalen Tonus einige Stunden nach der Geburt wieder zurückerhalten, sodass Beschwerden beim Urinieren normalerweise ein kurzlebiges Problem sind.

Wenn Sie vor allem während des Wasserlassens ein Brennen spüren, sollten Sie Ihren Arzt oder Ihre Hebamme informieren, da dies ein Zeichen für eine Harnwegsinfektion sein kann.

Manche Frauen erleben das genaue Gegenteil und stellen fest, dass sie keine gute Kontrolle über ihre Blasenfunktion haben – sie verlieren einige Tropfen Urin, wenn sie aufstehen oder lachen, oder müssen wie ein Wiesel flitzen, um es noch zur Toilette zu schaffen. Falls Sie unter dieser Inkontinenz leiden, machen Sie sich keine Sorgen, denn meist heilt die Zeit auch dieses Problem. In einigen Fällen kann es mehrere Wochen dauern, bis die Dinge wieder unter Kontrolle sind.

Falls das Problem bleibt, können Kegel-Übungen (siehe »Kegel-Übungen« später in diesem Kapitel) helfen. Eine andere gute Strategie ist, Ihre Blase ganz bewusst regelmäßig zu leeren, bevor es zu spät ist!

Den Hämorrhoiden-Blues bekämpfen

Das Pressen konzentriert sich vor allem auf den Anus, eine Tatsache, die bei vielen Frauen *Hämorrhoiden* verursacht – erweiterte Blutgefäße, die aus dem After heraustreten. Auch wenn Sie früher nie Hämorrhoiden hatten, gibt es keine Garantie dafür, dass Sie nach der Geburt nicht darunter leiden werden. Wenn Sie plötzlich im letzten Schwangerschaftsdrittel

Hämorrhoiden entwickeln, können sich diese nach der Entbindung verschlimmern. Manchmal können Hämorrhoiden unangenehmer sein als ein Dammschnitt und dauern auch länger an. In Kapitel 7 finden Sie Tipps zur Behandlung von Hämorrhoiden.

Die gute Nachricht ist, dass das Problem meistens nur vorübergehend ist. Hämorrhoiden nach der Entbindung verschwinden üblicherweise innerhalb weniger Wochen. Manchmal gehen sie nicht völlig zurück, sind dann aber nicht mehr so unangenehm. Manchmal kann es sein, dass Sie monatelang keine Probleme haben, bis die Hämorrhoiden erneut für einige Tage unangenehm sind und dann wieder besser werden.

Überlegen Sie, ob Sie wie schon erwähnt einen Stuhlaufweicher (wie Obstinol) einnehmen möchten, und achten Sie darauf, dass Sie viel Flüssigkeit und Ballaststoffe zu sich nehmen. Dann bleibt der Stuhlgang weich und Sie müssen nicht so stark drücken (was Hämorrhoiden schlimmer werden lässt). Ihre Hämorrhoiden werden wahrscheinlich innerhalb von ein, zwei Wochen verschwinden.

Stuhlgang nach der Geburt

Viele Frauen haben für einige Tage nach der Geburt keinen Stuhlgang. Diese mangelnde Darmfunktion ist wohl dadurch begründet, dass Sie nicht so viel gegessen haben oder eine Periduralanästhesie und andere Schmerzmittel die Darmtätigkeit ein wenig verlangsamen. Ihr System braucht einfach ein paar Tage, um wieder zur Normalität zurückzukehren.

Viele Frauen haben Angst zu drücken, weil sie glauben, dass die Dammnähte reißen könnten. Deshalb unterdrücken sie den Stuhlgang. Das sollten Sie nicht tun. Es gibt keinen Grund für die Annahme, dass die Nähte reißen könnten. Ihr Dammschnitt wird in verschiedenen Schichten mit starken Fäden genäht. Ein Reißen der Nähte ist so gut wie unmöglich, insbesondere beim Stuhlgang.

Hier sind einige Tipps, um den Stuhlgang zu erleichtern:

✔ Spazieren Sie so oft wie möglich durch die Entbindungsstation. Gehen verbessert die Blutzirkulation zum Darm und hilft, die restlichen Auswirkungen der Periduralanästhesie zu beseitigen.

✔ Nehmen Sie einen Stuhlaufweicher wie Obstinol.

✔ Denken Sie nicht zu viel über die ganze Sache nach. Manche Dinge brauchen einfach Zeit.

Wenn Sie Hämorrhoiden oder einen Dammriss haben, der bis zum Anus reicht (siehe Kapitel 10), kann der Stuhlgang schmerzhaft sein. Sie können die Schmerzen verringern, indem Sie eine lokal betäubende Creme und Stuhlaufweicher verwenden. Sie können außerdem ein Schmerzmittel einnehmen, kurz bevor Sie den Stuhlgang erwarten.

Fortsetzung des Wochenbetts zu Hause

Wenn Sie nach der Geburt aus dem Krankenhaus entlassen werden, sind die schlimmsten Schmerzen bereits überstanden. Allerdings werden Sie wohl auch zu Hause noch ein gewisses Wundsein spüren. Die größten Beschwerden werden Sie im Dammbereich haben. Ganz unabhängig von der Art und Weise der Geburt hat dieser Teil Ihres Körpers ein regelrechtes Trauma erlebt und braucht einfach Zeit zum Heilen.

Lassen Sie sich durch die anhaltenden geburtsbedingten Beschwerden nicht frustrieren. Denken Sie daran, welch erstaunliches Wunder Ihr Körper vollbracht hat. Sie müssen jetzt nicht nur mit der Behandlung der kleinen Wehwehchen zurechtkommen, sondern sich auch an einen vollkommen neuen Lebensstil anpassen – mehrmaliges Aufstehen in der Nacht, Windeln wechseln und das Neugeborene füttern.

In den ersten zehn Tagen nach der Entlassung aus dem Krankenhaus können Sie sich von einer Nachsorgehebamme versorgen lassen. Die Hebamme sieht jeden Tag nach Ihnen. Sie hilft Ihnen dabei, mit Ihren Beschwerden zurechtzukommen und das Baby zu versorgen. Sie überprüft außerdem die Fortschritte Ihrer Rückbildung und kann entsprechende Maßnahmen empfehlen, wenn etwas nicht ganz reibungslos läuft.

Von einem Kaiserschnitt erholen

Wir haben bereits erwähnt, dass man nach einem Kaiserschnitt einige Tage länger im Krankenhaus bleibt als nach einer vaginalen Geburt – normalerweise insgesamt sechs bis acht Tage. Nach einem Kaiserschnitt werden Sie zunächst auf eine Trage gelegt und in den Aufwachraum geschoben. Wahrscheinlich können Sie dabei schon Ihr Baby in den Armen halten.

Im Aufwachraum

Wenn Sie im Aufwachraum sind, überwachen Hebamme und Anästhesist ihre Lebensfunktionen. Die Hebamme überprüft in regelmäßigen Zeitabständen Ihren Bauch, um sicherzustellen, dass die Gebärmutter stabil und der Verband auf dem Schnitt trocken ist. Sie sieht auch nach Anzeichen übermäßiger Blutungen aus der Gebärmutter. Es ist mehr als wahrscheinlich, dass ein Blasenkatheter gesetzt wurde, der in der ersten Nacht bleibt, damit Sie sich keine Sorgen darüber machen müssen, wie Sie zur Toilette kommen. Sie haben auch einen intravenösen Zugang, damit Sie jederzeit mit Flüssigkeit oder von Ihrem Arzt verschriebenen Medikamenten versorgt werden können. Wenn Sie eine Peridural- oder Spinalanästhesie hatten, fühlen sich Ihre Beine vielleicht noch etwas taub oder schwer an. Dieses Gefühl verschwindet nach einigen Stunden. Wenn Sie eine Vollnarkose hatten (also »in den Tiefschlaf versetzt« wurden), fühlen Sie sich wahrscheinlich etwas angeschlagen, wenn Sie in den Aufwachraum kommen. Wie bei einer vaginalen Entbindung kann es sein, dass Sie zittern (siehe Kapitel 10). Wenn Sie dafür bereit sind und es möchten, können Sie Ihr Baby bereits im Aufwachraum stillen.

12 ➤ Richtig erholen im Wochenbett

Sehr wahrscheinlich haben Sie noch im OP Schmerzmittel bekommen und benötigen deshalb keine weiteren, solange Sie im Aufwachraum sind. In einigen Krankenhäusern injiziert der Anästhesist bei einer Peridural- oder Spinalanästhesie ein lang anhaltendes Medikament in den Katheter, das Sie ungefähr 24 Stunden fast schmerzfrei hält. Falls das Schmerzmittel jedoch nicht zu wirken scheint, sollten Sie das auf jeden Fall der Hebamme mitteilen.

Ein Schritt nach dem anderen

Wenn Hebamme und Anästhesist sicher sind, dass Ihre Vitalfunktionen stabil sind und Sie sich normal von der Narkose erholen, bleiben Sie nicht allzu lang im Aufwachraum – im Allgemeinen etwa eine bis drei Stunden nach der Geburt. Sie werden auf einer Trage in ein Krankenzimmer geschoben, in dem Sie den Rest Ihrer Erholungszeit verbringen werden.

Am Tag der Geburt

Am Tag des Kaiserschnitts bleiben Sie zunächst im Bett. Dank Ihres Katheters brauchen Sie sich nicht darum zu kümmern, auf die Toilette zu gehen. Wenn die Operation morgens stattgefunden hat, wird Ihnen am Abend zu einem ersten Aufstehen eine Krankenschwester zur Seite stehen. Wenn Sie zum ersten Mal aufstehen, sollte jemand da sein, um Ihnen zu helfen.

Es ist üblich, am Tag der Operation nichts zu essen. Tee oder Wasser wird Ihnen einige Stunden nach der Operation angeboten. Einige Ärzte denken heute, dass es in Ordnung ist, wenn die Frau kurz nach der Operation etwas isst und trinkt. Wir stellen oft fest, dass die Patientin selbst am besten beurteilen kann, was sie tun oder lassen sollte. Wenn Ihnen übel ist, sollten Sie lieber nichts essen. Wenn Sie jedoch Hunger haben, werden Ihnen etwas Flüssigkeit und kleine Mengen an fester Nahrung wahrscheinlich gut bekommen.

Genau wie bei Frauen mit einer vaginalen Entbindung sollten Sie auch nach einem Kaiserschnitt mit vaginalen Blutungen (*Lochien* oder *Wochenfluss*) rechnen (siehe »Der Wochenfluss« zu Beginn dieses Kapitels). Die Blutung kann während der ersten Tage nach der Operation ziemlich stark sein, wird aber häufig kürzer sein als nach vaginaler Entbindung. Viele Ärzte führen nach dem Entfernen der Plazenta eine Ausschabung der Gebärmutterhöhle durch, bevor sie die Gebärmutter zunähen, damit sichergestellt ist, dass keine Plazentareste verbleiben. Das verringert die Dauer des Wochenflusses.

 Die meisten Frauen, die nach einem Kaiserschnitt geklammert wurden, haben Angst, dass das Entfernen der Klammern schmerzhaft ist. Aber keine Sorge. Das Entfernen der Klammern ist ein schneller und schmerzfreier Prozess.

Der Tag danach

Am Abend oder dem ersten Tag nach Ihrer Operation wird Ihr Arzt Sie ermutigen, aus dem Bett zu steigen und umherzugehen. Die ersten ein, zwei Male kann das Gehen ganz schön unangenehm sein – und ist oft mit Schmerzen an der Bauchnaht verbunden –, deshalb sollten

243

Sie vielleicht etwa 20 Minuten vor dem Aufstehen um eine so genannte *Ergänzungsdosis* des Schmerzmittels bitten.

 Sorgen Sie dafür, dass jemand bei Ihnen ist, wenn Sie die ersten paar Male aufstehen, damit Sie nicht fallen.

Je nach Flüssigkeitsbedarf wird Ihr Arzt vielleicht Ihren intravenösen Zugang entfernen. Meistens können Sie vom ersten Tag an Flüssigkeit zu sich nehmen und viele Ärzte erlauben auch feste Nahrung.

Sehr wahrscheinlich haben Sie einen Verband über dem Bauchschnitt. Manchmal wird dieser Verband bereits am ersten Tag entfernt, in anderen Fällen lassen die Ärzte ihn noch etwas länger liegen.

Einige Frauen bitten auch nach einem Kaiserschnitt um »Rooming-In« – das heißt, dass das Baby im Zimmer der Mutter bleibt –, insbesondere nachdem sie sich einen Tag von der Operation erholt haben. Es ist sicher in Ordnung, das Baby in Ihr Zimmer zu holen, wenn Sie dazu bereit sind. Aber Sie sollten sich auf keinen Fall dazu verpflichtet fühlen. Denken Sie daran, dass Sie gerade eine Bauchoperation hinter sich haben und vielleicht in den ersten Tagen danach physisch nicht in der Lage sind, alle Bedürfnisse Ihres Babys zu erfüllen. Die Säuglingsschwestern sind dazu da, Ihnen zu helfen, damit Sie in dieser Zeit so viel Energie wie möglich in Ihre eigene Erholung stecken können. Dann werden Sie nach der Entlassung aus dem Krankenhaus viel besser für Ihr Baby sorgen können.

Schmerzen nach dem Kaiserschnitt

Wahrscheinlich werden Sie eine Art brennenden Schmerz auf der Seite des Bauchschnitts spüren. Dieser Schmerz wird schlimmer, wenn Sie aus dem Bett steigen oder Ihre Lage ändern. Mit der Zeit reduziert sich das Brennen auf eine Art Kribbeln und wird innerhalb von ein bis zwei Wochen nach der Operation wesentlich besser.

Sie werden außerdem Schmerzen aufgrund von Gebärmutterkontraktionen nach der Geburt haben – genau wie Frauen nach einer vaginalen Entbindung. Ihr Arzt wird Ihnen für die ersten Stunden nach der Operation Oxytocin (Syntocinon) geben, um Kontraktionen zu fördern und damit den Blutverlust zu minimieren. Schmerzen durch Kontraktionen werden am zweiten Tag geringer, können aber wiederkehren, wenn Sie stillen, weil das Stillen mehr Kontraktionen auslösen kann.

Es ist möglich, dass Sie Schmerzen im Gewebe tief unter der Haut haben. Ein Kaiserschnitt ist nicht nur ein einfacher Schnitt durch die Bauchdecke. Der Arzt muss durch verschiedene Gewebeschichten schneiden, um zur Gebärmutter zu gelangen. Danach müssen einige Schichten genäht werden. Und jeder genähte Schnitt kann Schmerzen verursachen, weshalb Sie nach einem Kaiserschnitt bis tief in den Bauch Schmerzen haben können. Normalerweise klingt dieser Schmerz nach ein bis zwei Wochen wieder ab. Viele Frauen berichten, dass sie auf einer Seite mehr Schmerzen empfinden als auf der anderen, möglicherweise weil die Stiche auf der einen Seite etwas fester sind als auf der anderen. Aus welchem Grund auch immer, ungleichmäßige Schmerzen sind sehr üblich und kein Grund zur Sorge.

Viele Frauen sagen, dass Blähungen die schlimmsten Schmerzen verursachen. Die Eingeweide sammeln nach einem Kaiserschnitt eine erhebliche Menge von Gasen an, zum Teil aufgrund der Art und Weise wie die Eingeweide während der Operation manipuliert werden, aber auch als Folge der Medikamente – der Anästhetika, die während der Operation gegeben werden, und der Schmerzmittel danach. Blähungsschmerzen beginnen typischerweise am zweiten oder dritten Tag nach der Geburt und bessern sich, wenn Sie den Blähungen freien Lauf lassen. Stehen Sie auf und gehen Sie so viel wie möglich umher, damit der Darmtrakt in Gang kommt.

Wenn Ihr Kaiserschnitt nach stundenlangen Wehen durchgeführt wurde, haben Sie neben allen anderen Beschwerden vielleicht auch noch Schmerzen am Damm – durch das Pressen und die zahlreichen vaginalen Untersuchungen. Diese Schmerzen vergehen bald nach der Entbindung.

Umgang mit Schmerzen nach der Operation

Wie viele Schmerzen und Beschwerden Sie nach einem Kaiserschnitt haben, ist von Frau zu Frau verschieden und hängt von den Umständen der Geburt und der Schmerztoleranz der Frau ab. Ihr Arzt kann Schmerzmittel verschreiben, wird aber wahrscheinlich anordnen, dass die Medikamente nur dann gegeben werden, wenn Sie darum bitten. (Manchmal wird das in einer Krankenhausrichtlinie geregelt.) Wenn Sie also ein Schmerzmittel brauchen, fragen Sie danach – bevor Ihre Schmerzen unerträglich werden. Bitten Sie um das Medikament kurz bevor Sie aufstehen wollen oder die nächste Medikamentendosis fällig ist (normalerweise nach drei oder vier Stunden), sodass die Krankenschwester genug Zeit hat, sie Ihnen zu bringen.

Einige Krankenhäuser bieten eine PCA-Pumpe für die durch die Patientin kontrollierte Schmerzfreiheit an, die an Ihren intravenösen Zugang angebracht wird. Wenn sich Ihre Schmerzen verschlimmern, drücken Sie einfach auf einen Knopf an der Pumpe, damit eine kleine Dosis Schmerzmittel freigegeben wird. Da Sie das Medikament intravenös erhalten, tritt die Wirkung schnell ein und weil Sie das Medikament nur bei Bedarf nehmen, kommen Sie insgesamt oft mit weniger Schmerzmitteln aus. Machen Sie sich keine Gedanken über eine mögliche Überdosierung, die Pumpe hat spezielle Einstellungen, die verhindern, dass Sie sich zu viele Medikamente verabreichen.

Vorbereitungen für die Heimreise

Nach der Operation werden Sie feststellen, dass jeder neue Tag merklich leichter und angenehmer als der vorangegangene Tag ist. Im Laufe von drei Tagen wird es Ihnen allmählich leichter fallen, aufzustehen und umherzugehen. Sie werden wieder normal essen. Und Sie können wieder duschen – für viele Frauen ist die erste Dusche nach einem Kaiserschnitt eine absolute Wohltat. Vergessen Sie aber nicht, dass Sie nicht nur eine Operation, sondern auch neun Monate Schwangerschaft hinter sich haben! Und Sie müssen sich von beidem erholen. Einige Frauen erholen sich wirklich sehr schnell und fühlen sich schon nach wenigen Tagen fit genug, um wieder nach Hause gehen zu wollen. Viele Frauen jedoch brauchen mehr Zeit, bis sie sich stark genug fühlen, das Krankenhaus zu verlassen.

Manchmal ist aufgrund von postoperativen Infektionen oder anderen Komplikationen ein längerer Krankenhausaufenthalt als üblich erforderlich. Aber normalerweise werden Sie nach etwa sieben Tagen nach Hause gehen. Hier sind einige Anzeichen dafür, dass Sie für die Heimreise bereit sind:

✔ Sie vertragen Nahrung und Getränke ohne Probleme.

✔ Sie urinieren auf normale Weise und ohne Schwierigkeiten.

✔ Ihr Darm erholt sich allmählich wieder und funktioniert fast normal.

✔ Sie haben keine Anzeichen einer Infektion.

Weitere Erholung zu Hause

Wenn Sie nach einem Kaiserschnitt aus dem Krankenhaus entlassen werden, haben Sie bereits einen guten Abschnitt des Erholungsweges hinter sich. Aber nach einem Kaiserschnitt dauert es etwas länger, bis Sie wieder auf die Beine kommen, als nach einer vaginalen Geburt. Deshalb sollten Sie sich in den ersten ein bis zwei Wochen nach Ihrer Heimkehr noch schonen.

Denken Sie an sich

Holen Sie sich die Hilfe von Familienmitgliedern und Freunden, wenn das möglich ist. Ihre Nachsorgehebamme schaut einmal täglich bei Ihnen vorbei und kümmert sich um Rückbildung, Beschwerden und Babypflege. Normalerweise zahlen die Krankenkassen nach einer Kaiserschnittgeburt eine Haushaltshilfe, damit Sie sich schonen können. Erkundigen Sie sich bereits vor der Geburt, unter welchen Umständen Ihre Krankenkasse eine Haushaltshilfe bezahlt. Versuchen Sie, anfallende Arbeiten im Haushalt auf ein Minimum zu reduzieren. Vermeiden Sie zu viel Treppensteigen. Konzentrieren Sie Ihre Energie darauf, für das Baby und sich selbst zu sorgen. Wenn Sie aufpassen, wird Ihr Körper Ihnen ganz klar mitteilen, wie aktiv Sie sein dürfen.

Einige Ärzte raten, in den ersten ein bis zwei Wochen nicht Auto zu fahren. Die Begründung hierfür sind nicht die Anästhetika, die Sie bekommen haben – diese wirken sich nicht länger als ein bis zwei Tage nach der Entbindung auf Ihre Reflexe aus. Das Problem ist einfach, dass der Restschmerz nach der Geburt es Ihnen erschwert, den Fuß schnell vom Gaspedal zu nehmen, um auf die Bremse zu treten, wenn Sie plötzlich anhalten müssen. Wenn die Schmerzen weg sind, können Sie wieder fahren.

Die meisten Ärzte raten Ihnen außerdem, Bauchübungen erst nach Ihrer Nachsorgeuntersuchung in Angriff zu nehmen, die sechs Wochen nach der Geburt stattfindet, damit die Schnitte in allen Bauchschichten vollständig abheilen können.

Die meisten Frauen haben nach sechs Wochen das Gefühl, ihr normales Leben wieder aufnehmen zu können. Einige brauchen aber auch bis zu drei Monate, um sich vollkommen von einem Kaiserschnitt zu erholen.

Bis zu dem Zeitpunkt, an dem Sie wieder nach Hause gehen, sollten Sie normal essen können. Wenn Sie während der Operation viel Blut verloren haben, fragen Sie Ihren Arzt, ob Sie zusätzlich Eisenpräparate einnehmen sollten.

Veränderungen an der Narbe

Anfangs ist die Kaiserschnittnarbe rötlich oder rosa. Mit der Zeit wird sie dunkellila oder braun, was zu einem gewissen Grad von Ihrer Hautfarbe abhängt. Im Laufe eines Jahres wird die Narbe allmählich blasser und schließlich sehr hell. Wenn Sie dunkle Haut haben, kann sie bräunlich werden. Meistens ist eine Kaiserschnittnarbe bleistiftdünn oder dünner. Die Narbe kann direkt nach der Operation sehr auffällig sein, aber nachdem sie einige Wochen geheilt ist, wird sie langsam weniger markant.

Viele Faktoren können sich auf den Heilungsprozess auswirken und so dazu beitragen, wie die Narbe letztendlich aussieht. Einige Frauen neigen dazu, eine dicke Narbe zu bilden, die als *Wulstnarbe (Keloid)* bezeichnet wird. An dieser Situation können Ärzte leider nicht viel ändern.

Möglicherweise stellen Sie fest, dass der Bereich um den Schnitt herum taub wird. Diese Taubheit entsteht, weil der Arzt beim Schneiden auch Nerven in diesem Bereich durchtrennt hat. Die Nerven regenerieren sich und manchmal verwandelt sich die Taubheit in ein Kribbeln, danach wird meistens alles wieder normal.

Einige Frauen haben eine mit Blut vermischte Sekretion, die aus der Mitte oder Seite des Schnittes austritt. Dazu kommt es, wenn sich Blut oder andere Flüssigkeiten unter dem Schnitt ansammeln und dann durchsickern. Wenn nur eine kleine Menge und danach nichts mehr kommt, ist es in Ordnung.

Wenn Sie eine anhaltende blutige oder gelbe Sekretion aus dem Schnitt bemerken, teilen Sie das Ihrem Arzt mit. Gelegentlich kann sich die Naht an der Stelle des Ausflusses öffnen. In diesem Fall sind spezielle Maßnahmen erforderlich, um die Öffnung sauber zu halten, damit sie von allein verheilt.

Mögliche Probleme erkennen

Die meisten Frauen, die einen Kaiserschnitt hatten, genesen ohne jegliche Probleme. In einigen Fällen verläuft der Heilungsprozess jedoch nicht schnell und reibungslos. Wenden Sie sich an Ihren Arzt, wenn Sie folgende Symptome bemerken:

✔ Die Schmerzen am Schnitt oder Bauch verstärken sich anstatt sich zu verringern.

✔ Eine große Menge Blut oder blutige Flüssigkeit läuft aus der Wunde.

✔ Sie haben mehr als 39° C Fieber.

✔ Die Naht öffnet sich.

Die Party ist noch nicht vorbei: Weitere Veränderungen nach der Geburt

Viele Aspekte des Lebens nach der Geburt sind unabhängig davon, ob Sie eine vaginale Entbindung oder einen Kaiserschnitt hatten. Da Sie jetzt nicht mehr schwanger sind, beginnt Ihr Körper, sich in seinen Zustand vor der Schwangerschaft zurückzuverwandeln, was viele Veränderungen mit sich bringt.

Schwitzen wie eine ... frisch gebackene Mama

Wenn Sie es schaffen, trotz eines Neugeborenen im Haus in der Nacht zu schlafen, wachen Sie vielleicht oft schweißgebadet auf. Selbst tagsüber schwitzen Sie möglicherweise wesentlich mehr als sonst. Dieses Schwitzen tritt häufig auf und wird mit Schwankungen im Hormonspiegel erklärt, zu denen es kommt, wenn Ihr Körper zu seinem nichtschwangeren Zustand zurückkehrt. Das ist vergleichbar mit den nächtlichen Schweißausbrüchen und Hitzewallungen bei Frauen in den Wechseljahren, die durch den sinkenden Östrogenspiegel begründet sind. Solange das Schwitzen nicht mit Fieber einhergeht, ist es kein Problem. Es verschwindet im Laufe des nächsten Monats oder so.

Der Milcheinschuss

Der *Milcheinschuss* findet normalerweise drei bis fünf Tage nach der Entbindung statt – die Brust schwillt an und füllt sich mit Milch. Sie werden erstaunt sein, wie groß Ihre Brüste werden können! Wenn Sie stillen, löst das Baby das Problem für Sie, wenn es trinkt, die Milchproduktion reguliert und nach und nach eine Fütterroutine entwickelt. (Weitere Informationen über das Stillen finden Sie in Kapitel 13.)

Wenn Sie nicht stillen möchten, bekommen Sie eine Einmaldosis von zwei Tabletten Dostinex direkt nach der Geburt. Es kann sein, dass Ihre Brüste 24 oder 48 Stunden lang angeschwollen sind (was ziemlich schmerzhaft sein kann), danach werden Sie sich langsam besser fühlen. Das Tragen eines festsitzenden BHs kann den Prozess weniger unangenehm machen. Wenn Sie Eisbeutel oder eine Packung tiefgefrorene Erbsen auf Ihre Brüste legen, kann die Milch »austrocknen«; auch kalte Duschen helfen. Durch Kälte ziehen sich die Blutgefäße in der Brust zusammen und die Milchproduktion wird geringer, während Wärme die Blutgefäße erweitert und die Milchproduktion anregt.

Haarverlust

Einer der sonderbaren Aspekte der Nachgeburtszeit ist der Haarverlust. Einige Wochen oder Monate nach der Entbindung bemerken die meisten Frauen, dass sie wie verrückt Haare verlieren. Dieser Haarverlust ist normal. Er ist eine der Folgen des erhöhten Östrogenspiegels während der Schwangerschaft. Dieses häufig vorkommende Problem hält nicht lange an. Normalerweise hat sich Ihr Haar etwa neun Monate nach der Entbindung wieder normalisiert.

Haarfollikel durchlaufen drei Entwicklungsphasen: eine *Ruhephase*, eine so genannte *Übergangsphase* und eine *Ausfallphase*. Der erhöhte Östrogenspiegel in der Schwangerschaft bewirkt, dass Ihre Haare sozusagen in der Ruhephase einfrieren. Innerhalb weniger Monate nach der Geburt kommt das Haar in die Ausfallphase. Plötzlich finden Sie viele Haarbüschel in Ihrer Bürste oder im Abfluss wieder.

Wie man den Baby-Blues verjagt

Die große Mehrheit der Frauen – etwa 80 Prozent, wie Studien zeigen – leiden in den ersten Tagen und Wochen nach der Geburt an einer leichten Depression – dem so genannten *Baby-Blues*. Normalerweise beginnen Sie, sich einige Tage nach der Geburt etwas melancholisch zu fühlen, und ein vages Gefühl der Traurigkeit, Unsicherheit, Enttäuschung und emotionaler Unzufriedenheit kann sich für einige Wochen bemerkbar machen. Viele Frauen sind von diesen Gefühlen überrascht, schließlich haben sie sich auf das Muttersein gefreut und sind sicher, dass sie wirklich begeistert davon sind.

Keiner weiß sicher, *warum* Frauen nach der Geburt diese Depressionen bekommen, aber es gibt einige plausible Erklärungen. Erstens können sich die Veränderungen im Hormonspiegel nach der Geburt auf die Stimmung auswirken. Außerdem muss eine Frau zum Ende der Schwangerschaft ihren gesamten Blickpunkt verändern. Nachdem sie sich viele Monate auf die Geburt konzentriert hat, ist dieses Ereignis mit einem Mal vorbei und es kann sein, dass für sie dabei ein gewisser Sinn verloren geht. Und sehen Sie den Tatsachen ins Auge – Eltern zu sein bringt auch erhebliche Ängste mit sich, besonders für eine Erstgebärende. Es ist nicht ungewöhnlich, dass eine Frau sich von der Verantwortung und den ganzen Aufgaben rund um die Neugeborenensorge überwältigt fühlt. Dazu kommt noch das körperliche Unwohlsein – Wundheilung des Dammschnitts, empfindliche Brüste, Hämorrhoiden, Müdigkeit und mehr – und man fragt sich, wie es Mütter geben kann, die keinen Baby-Blues haben.

Glücklicherweise vergeht der Baby-Blues ziemlich schnell, normalerweise nach etwa zwei bis vier Wochen nach der Geburt. Vergessen Sie nicht, dass Ihre Gefühle vollkommen normal sind und nicht bedeuten, dass Sie Ihr Kind nicht lieben oder keine gute Mutter sind. Gehen Sie offen mit Ihren Depressionen um, lassen Sie

Ihren Partner, Familienmitglieder und Freunde wissen, wie Sie sich fühlen, denn Sie brauchen jetzt Liebe und Unterstützung.

Wenn Sie merken, dass Sie unter Depressionen leiden, vergessen Sie nicht, dass Sie nicht die erste Frau sind, die so fühlt. Das Gefühl ist ebenso normal wie die Schwangerschaft selbst. Und fassen Sie sich ein Herz: Alle, die mit diesem Problem zu kämpfen haben, haben viele Wege gefunden, die traurige Stimmung zu erleichtern. Sehen Sie sich folgende Liste mit einigen der besten Strategien an:

✔ Schlafmangel verstärkt das Problem. Alles ist schlimmer, wenn Sie körperlich erschöpft sind. Wenn Sie ausgeruht sind, können Sie viel mehr Stress aushalten, als wenn Sie zu wenig schlafen. Versuchen Sie also, mehr zu schlafen. Wenn das Baby schläft, sollten Sie sich ebenfalls hinlegen und ein Nickerchen machen.

✔ Nehmen Sie die Hilfeangebote anderer Leute an. In den meisten Fällen brauchen Sie sich nicht ständig selbst um das Baby zu kümmern. Sie sind eine gute Mutter, selbst wenn Sie Tante oder Oma zum Windelnwechseln oder Bäuerchenmachen einspannen.

✔ Reden Sie mit anderen Müttern, engen Familienangehörigen und Freunden über Ihre Gefühle. Wahrscheinlich erfahren Sie, dass diese sich genauso gefühlt haben wie Sie jetzt. Sie können es Ihnen nachempfinden und haben vielleicht einige Tipps für Sie parat.

✔ Wenn möglich, versuchen Sie Zeit für sich zu finden. Oft sind Eltern überwältigt von der Erkenntnis, dass ihre Zeit nicht mehr ihnen gehört. Gehen Sie aus dem Haus, wenn es geht. Machen Sie einen Spaziergang, lesen Sie, gehen Sie ins Kino oder treiben Sie ein wenig Sport. Gehen Sie mit Ihrem Partner oder einer Freundin essen.

✔ Verwöhnen Sie sich selbst mit einer Maniküre oder Pediküre, einem Ausflug zum Friseur oder einer Massage. Oft verschlimmert sich die Depression durch die Tatsache, dass Ihr Körper noch nicht der alte ist, und wenn Sie etwas für Ihre Schönheit tun, kann Ihnen das helfen.

Wenn Sie sich nach drei oder vier Wochen nicht besser fühlen, fragen Sie Ihren Arzt um Rat. Einige Frauen entwickeln über den Baby-Blues hinaus eine ausgeprägte Wochenbettdepression.

Eine Wochenbettdepression erkennen

Eine echte *Wochenbettdepression* ist bei weitem nicht so verbreitet wie der Baby-Blues, betrifft aber mehr Frauen, als man denkt. Zwischen 10 und 15 Prozent der Frauen entwickeln innerhalb von sechs Monaten nach der Entbindung Depressionen. Die Symptome beinhalten:

✔ Große Unzufriedenheit

✔ Unfähigkeit, das Zusammensein mit dem Baby (oder das Leben im Allgemeinen) zu genießen

- ✔ Kein Interesse an der Fürsorge des Babys
- ✔ Schlaflosigkeit
- ✔ Schlechter Appetit
- ✔ Unfähigkeit, den Alltag zu bewältigen
- ✔ Extreme Ängstlichkeit oder Panikattacken
- ✔ Gedanken, das Baby oder sich selbst zu verletzen

Der Baby-Blues ist normalerweise leicht und vorübergehend, eine ausgeprägte Wochenbettdepression dagegen stark und lange anhaltend. Trotz der Schwere der Symptome bleibt die Wochenbettdepression oft unerkannt oder die Mutter ordnet das Problem einer anderen Sache zu.

Niemand weiß genau, warum die Wochenbettdepression auftritt, bestimmte Charakteristika erhöhen aber das Risiko. Zu diesen Risikofaktoren zählen:

- ✔ Vorgeschichte mit Wochenbettdepressionen
- ✔ Vorgeschichte mit Depressionen im Allgemeinen
- ✔ Ängste vor der Geburt
- ✔ Alltagsstress
- ✔ Kein gutes soziales Netz
- ✔ Unzufriedenheit in der Ehe
- ✔ Ungeplante Schwangerschaft
- ✔ Unzufriedenheit über Wehen und Geburt

Wenn Sie den Baby-Blues haben und dieser Zustand nicht nach drei oder vier Wochen vergeht, wenn das Gefühl schlimmer wird oder Sie den Baby-Blues erst nach mehr als zwei Monaten nach der Geburt bekommen, sollten Sie die Situation mit Ihrem Arzt besprechen. Ihre leichte Depression kann sich zu einer ausgeprägten Wochenbettdepression entwickeln.

Zu den Behandlungsmaßnahmen bei einer Wochenbettdepression zählen Therapie (Gruppen- oder Einzelpsychotherapie), Antidepressiva und seltener eine stationäre Behandlung. Aktuelle Studien zeigen, dass in einigen Fällen kleine Dosen von Östrogen unter der Zunge helfen können. Natürlich sollte diese Behandlung nur unter Aufsicht des Arztes durchgeführt werden. Ihr Arzt wird vielleicht sicherstellen wollen, dass Sie nicht unter einer durch Schwangerschaft und Geburt verursachten Schilddrüsenkrankheit leiden, die sich als Depression tarnen kann oder Ihre Depression verschlimmert. Besprechen Sie dies alles mit Ihrem Arzt.

Weitere Informationen über Wochenbettdepressionen erhalten Sie bei Ihrem Arzt oder Ihrer Hebamme. Diese wissen auch über eventuelle Selbsthilfegruppen in Ihrer Nähe Bescheid.

Ein Blick auf Ihren Fortschritt: Die Nachsorgeuntersuchung

Sechs Wochen nach der Geburt ist die Nachsorgeuntersuchung bei Ihrem Arzt fällig, wenn Schwangerschaft und Geburt komplikationslos waren. Wenn Sie einen Kaiserschnitt oder andere Komplikationen hatten, werden Sie Ihren Arzt schon früher aufsuchen.

Bei der Nachsorgeuntersuchung wird Ihr Arzt Sie gründlich durchchecken (einschließlich Brust- und vaginaler Untersuchung) und einen PAP-Abstrich machen. In einigen Fällen ist diese Untersuchung auch gleichzeitig Ihre jährliche Krebsvorsorgeuntersuchung. Ihr Arzt wird möglicherweise mit Ihnen auch über die verschiedenen Optionen der Verhütung reden. Besprechen Sie den Altersabstand zukünftiger Kinder (siehe Kapitel 14) und andere Maßnahmen vor einer weiteren Empfängnis – wie die Einnahme von Folsäure oder die Durchführung spezieller Bluttests, falls Sie in dieser Schwangerschaft Komplikationen hatten.

Zurück zum »normalen« Leben

Ihr Körper benötigt normalerweise sechs bis acht Wochen, bis die durch die Schwangerschaft hervorgerufenen Veränderungen wieder verschwinden – das heißt, Ihr Körper braucht nach der Geburt einige Zeit, um für Alltagsaktivitäten wieder in Form zu kommen, ganz zu schweigen von Sport oder Sex.

Wieder fit werden

Rückbildungsgymnastik nach der Geburt ist für jede Mutter wichtig. Die Übungen helfen, Ihre Gebärmutter und den Beckenboden wieder in Form zu bringen, sich von den Strapazen der Schwangerschaft zu erholen und sich ausgeglichener und wohler zu fühlen.

Nach einiger Zeit können Sie auch Ihr normales Sport- und Trainingsprogramm allmählich wieder aufnehmen. Natürlich hängt der Trainingsumfang davon ab, wie fit Sie vor und während der Schwangerschaft waren.

Nach der Schwangerschaft ist es besonders wichtig, die Bauchmuskulatur wiederherzustellen. Bei einigen Frauen führt die Schwangerschaft dazu, dass die Bauch- oder *Rektusmuskeln* auseinander gehen, wie in Abbildung 12.1 zu sehen ist. Der medizinische Ausdruck für diesen Zustand ist *Diastase*. Deshalb ist es wichtig, Bauchübungen zu machen, um die Bauchmuskeln zu kräftigen und wieder zusammenzuführen.

Wenn Sie sich wieder besser fühlen, können Sie Ihr Fitnessprogramm allmählich erweitern, bis Sie wieder ganz aktiv sind. Die Zeit dafür zu finden, kann natürlich ein Problem sein. Aber es lohnt sich, ein wenig Sport in Ihren Alltag einzuplanen. Für ein Neugeborenes zu sorgen, ist zwar oft ebenso anstrengend wie ein Marathonlauf, aber Ihr Körper braucht richtigen Sport. Tatsächlich kann Sport aufgrund der Tatsache, dass er Ihr allgemeines Wohlbefinden steigert, dazu beitragen, dass Ihnen die Herausforderungen der Neugeborenensorge viel leichter von der Hand gehen.

Spazierengehen ist eine großartige Bewegungsmöglichkeit, die für jeden geeignet ist. Während der ersten zwei Wochen nach der Entbindung sollten Sie es langsam angehen. Aber danach werden Sie vielleicht feststellen, dass lange oder flotte Spaziergänge für Sie und Ihr Baby angenehm sind – und ein toller Sport.

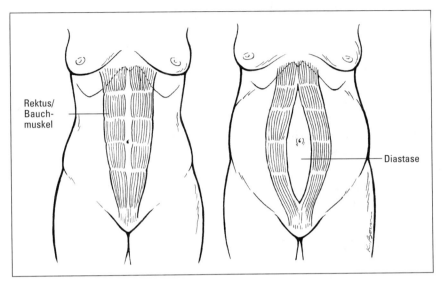

Abbildung 12.1: Nach der Schwangerschaft können Ihre Bauchmuskeln von einer Seite zur anderen auseinander weichen.

Abnehmen

Wahrscheinlich möchten Sie direkt nach der Geburt auf eine Waage springen, um festzustellen, wie viel Gewicht Sie verloren haben. Aber seien Sie vorsichtig. Einige Frauen verlieren nach der Geburt schnell sehr viel an Gewicht, aber manche nehmen durch die Wassereinlagerungen tatsächlich zu. Sie dürfen damit rechnen, dass Sie schon bald weniger wiegen als vor der Geburt, möglicherweise 15 Pfund weniger, aber die Gewichtsabnahme macht sich oft erst eine bis zwei Wochen nach der Entbindung bemerkbar.

In Tabelle 12.1 sehen Sie, was diesen anfänglichen Gewichtsverlust bewirkt.

Baby	2.700 bis 4.000 g
Plazenta	450 bis 900 g
Fruchtwasser	450 bis 900 g
Flüssigkeit	1.800 bis 3600 g
Schrumpfende Gebärmutter	450 g

Tabelle 12.1: Gewichtsverlust nach der Geburt

Ihre Gebärmutter zieht sich einige Wochen lang weiter zusammen. Sofort nach der Geburt steht sie immer noch etwa in Höhe des Bauchnabels – wie in der 20. Schwangerschaftswoche. Wegen des Hautüberschusses sehen Sie wahrscheinlich immer noch schwanger aus, wenn Sie aufstehen. Lassen Sie sich von Ihrem Aussehen nicht unterkriegen! Ihre Gebärmutter kontrahiert weiter und Ihre Haut erhält ihren Tonus weitestgehend zurück, wenn Ihr Bauch nach etwa zwei Monaten nach der Entbindung wieder die gleiche Größe wie vor der Schwangerschaft erreicht hat.

Die meisten Frauen brauchen zwei bis drei Monate, bis sie ihr normales Gewicht erreichen, aber natürlich hängt der Zeitraum von dem Gewicht ab, das Sie in der Schwangerschaft zugenommen haben. Wenn Sie 25 Kilo zugenommen (und nur ein Baby bekommen) haben, dürfen Sie nicht erwarten, dass Sie sechs Wochen nach der Geburt im Bikini wieder klasse aussehen. Manchmal braucht eine Frau ein ganzes Jahr, um ihre alte Form zurückzubekommen. Eine gesunde Ernährung und regelmäßiger Sport helfen Ihnen dabei, Gewicht zu verlieren.

Versuchen Sie, Ihr Vor-Schwangerschaftsgewicht – oder Ihr Idealgewicht (siehe Kapitel 4) – nach der Geburt so schnell zu erreichen, wie es Ihnen möglich ist. Eine Schwangerschaft muss nicht zu anhaltendem Übergewicht führen. Wenn Sie bei jeder Schwangerschaft etwas mehr Gewicht ansammeln, kann Ihre Gesundheit langfristig darunter leiden.

Ein Blick auf Ihre Ernährung nach der Geburt

Jede Frau, die gerade ein Baby bekommen hat, sollte sich ein paar Gedanken zu ihrer Ernährung machen. Wenn Sie stillen, sollten Sie wie in der Schwangerschaft sicherstellen, dass Ihre Ernährung ausgewogen ist, damit Sie und Ihr Baby genügend Vitamine und Nährstoffe bekommen. Denken Sie auch an ausreichend Flüssigkeit. (Weitere Informationen zu einer ausgewogenen und nahrhaften Ernährungsweise finden Sie in Kapitel 4.)

Die besten Maßnahmen zum Abnehmen sind Bewegung und eine ausgewogene Ernährung, die wenig Fett, sondern eine Mischung aus Eiweiß, Kohlenhydraten, Obst und Gemüse beinhaltet. Vielleicht werden Sie feststellen, dass ein Programm wie die Weight Watchers, die es seit Jahren gibt und die eine vernünftige und ausgewogene Methode zum Abnehmen anbieten, Ihnen die Motivation und Unterstützung geben können, die Sie zum Abnehmen brauchen. Das Programm von Weight Watchers basiert nicht darauf, schnell an Gewicht zu verlieren, sondern Ihre Ernährungsweise so zu ändern, dass Sie sich gesund ernähren und dabei trotzdem abnehmen können. Falls Sie an weiteren Informationen interessiert sind und einen Internetzugang haben, schauen Sie einmal unter www.weightwatchers.de vorbei.

Vitamine

Egal ob Sie stillen oder nicht, Sie sollten in jedem Fall Ihre Schwangerschaftsvitamine sechs bis acht Wochen nach der Geburt weiter einnehmen. Wenn Sie stillen, nehmen Sie die Vitamine, bis Sie abgestillt haben. Die Sorge für Ihr Neugeborenes macht es Ihnen vielleicht schwerer, richtig zu essen, und die Geburt kann eine Anämie verursacht haben. Wenn Sie während der

Geburt besonders viel Blut verloren haben, wird Ihr Arzt Ihnen ein Eisenpräparat verschreiben, um die Anzahl der roten Blutkörperchen wieder zu normalisieren. Kalzium ist für jede Frau wichtig, besonders wenn Sie stillen, um Ihre Knochen zu stärken. Ein Nahrungsergänzungsmittel mit Kalzium oder mehr Kalzium in Ihrer Ernährung ist empfehlenswert.

Kegel-Übungen

Kegel-Übungen sind Übungen, bei denen Sie die Muskeln des Beckenbodens, die Scheide und Anus umgeben, anziehen und loslassen, um sie zu stärken. Diese Muskeln unterstützen die Blase, den Anus, die Gebärmutter und die Scheide. Es ist wichtig, diese Muskeln zu stärken, um die nachteiligen Auswirkungen zu verringern, die Schwangerschaft und Geburt auf diesen Bereich haben können. Wenn die Beckenbodenmuskeln sehr schwach sind, ist die Wahrscheinlichkeit höher, dass Sie eine Harninkontinenz – bei der Sie Urin verlieren, wenn Sie husten, niesen, lachen oder springen – oder einen Anus-, Scheiden- oder Gebärmuttervorfall entwickeln – bei denen das entsprechende Organ langsam unter den Beckenboden sinkt.

Durch die Schwangerschaft müssen die Beckenbodenmuskeln zusätzliches Gewicht tragen und durch eine vaginale Entbindung wird stärkerer Druck auf die Muskeln gelegt und sie werden stark gedehnt. Das Gesamtergebnis ist eine allgemeine Schwächung. Einige Frauen haben eine natürlich starke Beckenbodenmuskulatur, der auch eine Geburt nicht viel anhaben kann. Aber andere bemerken erste Symptome einer Beckenbodenschwäche: eine leichte Harninkontinenz, das Gefühl, dass die Scheide locker ist, oder Druck auf den Beckenboden von einer hängenden Gebärmutter, Scheide oder Anus. Kegel-Übungen tragen dazu bei, die Beckenbodenmuskeln zu stärken – und diese Symptome zu vermeiden oder zu verringern.

Sie führen diese Übungen durch, indem Sie die Muskeln rund um Scheide und Anus zusammenziehen. Hier ist eine einfache Methode, um herauszufinden, wie es sich anfühlt, wenn Sie die Übungen korrekt durchführen: Wenn Sie urinieren, versuchen Sie ab und zu, den Urinstrahl mittendrin festzuhalten. Oder führen Sie einen Finger in Ihre Scheide ein und ziehen Sie die Muskeln um Ihren Finger zusammen. Wenn Sie die Kegel-Übungen korrekt durchführen, spüren Sie, wie Ihr Finger von den Muskeln umschlossen wird. (Beide Techniken sind einfache Methoden, um herauszufinden, wie Sie die Muskeln zusammenziehen müssen. Sie sind nicht die normale Übungsform.)

Wenn Sie die ersten Kegel-Übungen durchführen, ziehen Sie die Muskeln zehn Sekunden lang zusammen und lassen sie dann los. Ziehen Sie die Muskeln fünf bis zehnmal pro Übungseinheit zusammen und versuchen Sie, drei bis vier Übungseinheiten pro Tag zu machen. Letztendlich können Sie bis zu dem Punkt arbeiten, an dem Sie die Muskeln 25-mal pro Übungseinheit für zehn Sekunden zusammenziehen. Führen Sie Ihre Kegel-Übungen über längere Zeit viermal pro Tag durch. Sie können die Übungen im Sitzen, Stehen oder Liegen machen, während Sie andere Dinge tun – zum Beispiel beim Baden, Kochen, Telefonieren, Fernsehen, Autofahren oder wenn Sie an der Kasse im Supermarkt anstehen.

Der erste Sex nach der Geburt

Wahrscheinlich ist Sex nach der Geburt wie bei den meisten Frauen zunächst das Letzte, woran Sie denken. Viele Frauen stellen fest, dass Ihr Interesse an Sex in den ersten Wochen und Monaten nach einer Geburt erheblich sinkt. Aber irgendwann lassen Müdigkeit und der emotionale Stress der Geburt nach und Ihre Gedanken werden sich wahrscheinlich wieder der Liebe zuwenden. Bei einigen Frauen (und ihren glücklichen Partnern) kommt dieser Umschwung relativ schnell, bei anderen kann es sechs bis zwölf Monate dauern.

Die drastischen Hormonveränderungen nach der Geburt wirken sich direkt auf Ihre Geschlechtsorgane aus. Der steile Abfall des Östrogenspiegels führt zu einem Verlust der Feuchtigkeit in der Scheide und einem geringeren Anschwellen der Blutgefäße. (Die steigende Blutversorgung der Scheide ist eine wichtige Voraussetzung für sexuelles Verlangen und Orgasmus.) Aus diesen Gründen kann Geschlechtsverkehr nach einer Geburt schmerzhaft und manchmal nicht besonders befriedigend sein. Mit der Zeit kehrt der Hormonspiegel zu seinem Vor-Schwangerschaftsstand zurück und das Problem löst sich von selbst. In der Zwischenzeit kann ein speziell für diesen Zweck angebotenes Gleitmittel helfen.

Erschöpfung und Stress, die bei der Neugeborenensorge unerlässlich sind, führen bei manchen Frauen zu einem geringeren Verlangen nach Sex. Ihre Aufmerksamkeit und wahrscheinlich auch die Ihres Partners konzentriert sich stärker auf das Baby als auf die Beziehung zwischen den Eltern. Nehmen Sie sich Zeit für sich als Paar. Diese gemeinsame Zeit muss nicht einmal Sex einschließen – es reicht schon aus, wenn Sie sich umarmen, miteinander schmusen und Ihre Gefühle teilen.

Die meisten Ärzte empfehlen, vier bis sechs Wochen nach der Geburt des Babys auf Geschlechtsverkehr zu verzichten, damit Scheide, Gebärmutter und Damm heilen und die Blutung nachlassen kann. Fragen Sie Ihren Arzt bei der Nachsorgeuntersuchung nach sechs Wochen, welche Verhütungsmittel empfehlenswert sind (siehe auch nächster Abschnitt).

Verhütungsmittel

Viele Leute glauben, dass Stillen eine erneute Schwangerschaft verhindert. Zwar ist es richtig, dass Stillen den ersten Eisprung (und damit auch die Periode) *normalerweise* verzögert, aber einige Frauen, die stillen, haben einen Eisprung – und werden wieder schwanger (siehe Kapitel 13). Es kann sein, dass Sie während der gesamten Stillzeit keinen Eisprung haben, aber genauso gut ist es möglich, dass Ihr erster Eisprung schon nach zwei Monaten stattfindet. Und wenn Sie nicht stillen, kommt es im Durchschnitt zehn Wochen nach der Geburt zum ersten Eisprung. Es hat allerdings auch schon Fälle gegeben, in denen der erste Eisprung bereits vier Wochen nach der Geburt stattfand. Wenn Sie weniger als 28 Tage lang stillen, wird Ihr erster Eisprung zum gleichen Zeitpunkt stattfinden wie bei nicht stillenden Müttern. Deshalb ist es wichtig, die Möglichkeiten zur Verhütung abzuklären, bevor Sie wieder Sex haben. Für die meisten Frauen sind eine Menge Optionen zur Verhütung möglich. Aber einige Frauen leiden unter bestimmten Erkrankungen, die einige Verhütungsmethoden ausschließen. Reden Sie bei der Nachsorgeuntersuchung mit Ihrem Arzt über Ihre Möglichkeiten.

Ihr Baby füttern

In diesem Kapitel

▶ Brust oder Flasche – die Entscheidung muss für Sie richtig sein

▶ So wird Stillen zur Routine

▶ Die Grundlagen des Fütterns mit der Flasche

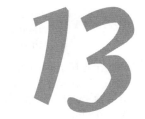

Eine der ersten wichtigen Entscheidungen, die alle frisch gebackenen Eltern treffen müssen, dreht sich um die Ernährung des Babys – Stillen oder Flasche. Zwar entscheiden sich die meisten Eltern heutzutage für das Stillen, aber die Entscheidung ist keinesfalls einfach. Falls Ihnen die Wahl schwer fällt, trösten Sie sich damit, dass beide Entscheidungen gut und richtig sind. In diesem Kapitel setzen wir uns mit den ersten grundlegenden Schritten auseinander, unabhängig davon, welchen Weg Sie einschlagen.

Die Entscheidung zwischen Muttermilch und Flaschennahrung

Fast alle – Ihr Geburtshelfer, Ihr Kinderarzt, Ihre Freunde oder völlig Fremde – werden Ihnen raten, zu stillen. Diese Meinung ist teilweise eine Rückkehr zu den Werten des frühen 19. Jahrhunderts, schließt aber andererseits neueste medizinische Erkenntnisse ein. Die Flaschennahrung wurde in den Fünfzigerjahren des 20. Jahrhunderts zum letzten Schrei, als Wissenschaftler Techniken zum Pasteurisieren und Konservieren von Kuhmilch in einer Form entwickelten, die für die Ernährung von Babys geeignet war. Das Stillen hat vor allem deshalb seine Popularität zurückerlangt, weil verschiedene Personen und Organisationen (darunter die Deutsche Gesellschaft für Ernährung und das Bundesamt für Gesundheit) seine vielen Vorteile erkannt haben.

Aber die Entscheidung für oder gegen das Stillen ist nicht nur eine medizinische. Sie ist in gleichem Maße eine Frage der Bequemlichkeit, der Ästhetik, des Körperbewusstseins und sogar der Umstände rund um die Geburt. Die Entscheidung, wie das Baby ernährt wird, ist eine ganz persönliche, die jede Mutter für sich selbst treffen muss. Es ist schon ein gewisses Engagement erforderlich, um das Stillen zu »lernen«. Sie sollten sich nicht unter Druck setzen lassen, wenn Ihr Herz nicht bei der Sache ist. Wenn Sie entscheiden, dass die Ernährung mit der Flasche das Beste für Sie und Ihr Baby ist, brauchen Sie keine Schuldgefühle zu haben.

 Vielleicht hören Sie, dass das Stillen die beste Möglichkeit ist, eine enge Bindung zwischen Mutter und Kind zu schaffen, doch auch wenn Sie Ihrem Kind die Flasche geben, können Sie auf sehr warme und liebende Art Kontakt zu Ihrem Baby halten – und in diesem Fall gilt das nicht nur für die Mutter, sondern auch für den

Partner oder andere Personen, die sich um das Baby kümmern. Auch wenn das Stillen einige unwiderlegbare Vorteile bringt, ist – und bleibt – die große Mehrheit der mit der Flasche ernährten Babys vollkommen gesund und glücklich.

Wie auch immer Ihre Entscheidung ausfallen mag, sollten Sie diese vor der Geburt treffen, damit Sie genügend Zeit haben, um sich für den Moment vorzubereiten, an dem die Ernähung Ihres Babys beginnt. Einige Frauen entscheiden, das Stillen zunächst für eine gewisse Zeit auszuprobieren, um zu sehen, ob es ihnen gefällt. Andere entscheiden sich von Anfang an für eine Kombination aus Brust und Flasche (sie füllen die Flasche entweder mit Babynahrung oder mit Muttermilch, die sie abgepumpt und gekühlt oder sogar eingefroren haben).

Die Vorteile des Stillens

Muttermilch ist nicht nur eine maßgeschneiderte Ernährung für Ihr Baby, sondern noch viel mehr:

✔ Muttermilch stärkt das Immunsystem des Babys und hilft, Allergien, Asthma und den plötzlichen Kindstod zu vermeiden. Sie kann außerdem die Zahl von Infektionen der oberen Atemwege während des ersten Lebensjahres vermindern.

✔ Muttermilch enthält Nährstoffe, die ideal auf das Verdauungssystem des Babys abgestimmt sind. Kuhmilch lässt sich nicht so leicht verdauen, und Ihr Baby kann die darin enthaltenen Nährstoffe nicht ohne weiteres aufnehmen.

✔ Muttermilch enthält außerdem Substanzen, die das Baby vor Infektionen schützen, bis sein eigenes Immunsystem ausgereift ist. Diese Substanzen sind besonders konzentriert im *Kolostrum* enthalten, einer Art Vormilch, die in den ersten Tagen nach der Geburt in der Brust der Mutter produziert wird.

✔ Kuhmilch verursacht häufiger allergische Reaktionen beim Kind als Muttermilch.

✔ Stillen ist emotional bereichernd. Viele Frauen haben das Gefühl, durch das Stillen eine besondere Bindung zu ihrem Baby zu haben und genießen die Innigkeit der gesamten Erfahrung.

✔ Stillen ist bequem. Sie haben immer alles dabei, wenn Sie unterwegs sind. Sie müssen weder Flaschen noch Milchpulver mitnehmen.

✔ Muttermilch ist billiger als Milchpulver und Flaschen.

✔ Muttermilch muss nicht aufgewärmt werden, sie hat immer die perfekte Temperatur.

✔ Stillen bietet einen gewissen Grad der Verhütung (ist allerdings nicht hundertprozentig zuverlässig – weitere Informationen finden Sie im Abschnitt »Ein Blick auf mögliche Verhütungsmethoden«).

✔ Durch die *Laktation* (Milchbildung) verbrennen Sie zusätzliche Kalorien, was dazu beiträgt, dass Sie das in der Schwangerschaft zugelegte Gewicht schneller verlieren.

✔ Der Stuhlgang eines gestillten Babys riecht angenehmer als der von Flaschenbabys.

✔ Muttermilch ist organisch – ohne Zusätze und Konservierungsmittel.

✔ Einige Studien zeigen, dass bei Frauen, die gestillt haben, das Risiko geringer ist, an Brustkrebs zu erkranken.

Die Vorteile der Flaschenernährung

Die Flaschenernährung bietet ebenfalls viele Vorteile. Folgende Gründe sprechen für die Wahl dieser Option:

✔ Sie wollen nicht stillen. Wenn Sie nicht mit dem Herzen dabei sind, wird es nicht klappen. Für jemanden, der nicht vollkommen von den Vorteilen des Stillens überzeugt ist, sind zu viele Experimente erforderlich, bis das Stillen klappt.

✔ Sie haben versucht zu stillen, doch Ihre Brüste produzieren zu wenig Milch, um Ihr Baby (oder Ihre Babys) zu ernähren.

✔ Die Ernährung mit der Flasche passt besser zu Ihrem Lebensstil. Obwohl viele berufstätige Mütter stillen, haben andere das Gefühl, dass das »Jonglieren« zwischen den Anforderungen im Beruf und denen des Stillens zu schwierig ist.

✔ Einige Frauen empfinden das ganze Konzept, dem Baby ein »Körpersekret« zu füttern, als unangenehm.

✔ Ein Flaschenbaby kann auch von anderen Personen gefüttert werden.

✔ Wenn Sie eine chronische Infektion – HIV beispielsweise – haben, können Sie durch die Flaschenernährung sicherstellen, dass Sie Ihr Baby nicht über die Muttermilch anstecken. Frauen, die das Hepatitis-B-Virus tragen, können ihr Baby stillen, wenn das Baby gegen Hepatitis B geimpft wurde.

✔ Wenn Sie oder Ihr Baby nach der Geburt sehr krank sind, ist die Ernährung mit der Flasche vielleicht Ihre einzige Option. Falls Mutter oder Kind aufgrund einer komplizierten Geburt auf der Intensivstation liegen müssen, kann das Stillen oft nicht in Gang gebracht werden. Die Mutter kann die Milch mit einer Milchpumpe aus der Brust abpumpen und dann einfrieren. Diese Milch kann dem Baby bis zu sechs Monate später gegeben werden. Auch wenn das Baby die abgepumpte Milch im Moment nicht trinken kann, wird immerhin die Milchproduktion aufrechterhalten. Manchmal kann die Mutter die Milchproduktion später wieder in Gang bringen, wenn sie oder ihr Baby sich erholt haben, aber das ist nicht immer möglich und erfordert oft die Hilfe eines Laktationsspezialisten.

✔ Falls Sie früher einen chirurgischen Eingriff an Ihrer Brust hatten, ist die Flaschenernährung möglicherweise Ihre beste Option (es kann sein, dass Ihre Milchproduktion nicht in Gang kommt). Es gibt keine medizinischen Beweise, dass die Milchproduktion irgendeine Auswirkung auf einen bereits diagnostizierten Brustkrebs hat, aber einige Frauen, die aufgrund von Brustkrebs behandelt oder operiert wurden, können keine

Milch produzieren. Außerdem haben einige Studien gezeigt, dass Frauen mit Brustimplantaten weniger Milch produzieren. Viele dieser Frauen haben jedoch etwas Milch und können stillen.

✓ Wenn Sie bestimmte Medikamente einnehmen müssen, kann die Flaschenernährung ebenfalls die bessere Entscheidung sein, weil bestimmte Medikamente über die Muttermilch weitergegeben und negative Auswirkungen auf das Baby haben können. Zu diesen Medikamenten gehören Mittel gegen Krebs und Leukämie (wie Cyclophosphamid, Doxorubicin, Methotrexat und Cyclosporin), Lithium und einige Migränemedikamente (insbesondere Ergotamin). Reden Sie mit Ihrem Arzt über die Medikamente, die Sie regelmäßig einnehmen müssen.

Entscheidung für das Stillen

Die Schwangerschaft bereitet Ihren Körper über lange Zeit auf das Stillen vor. Die Hauptschwangerschaftshormone bewirken, dass sich die Brust vergrößert und sich die Milchdrüsen auf die Milchproduktion einstellen. Aber Sie können sich auch selbst auf das tägliche Stillen vorbereiten. Dazu gehört beispielsweise eine Abhärtung der Brustwarzen – um späterem Wundwerden vorzubeugen.

✓ Tragen Sie einen Still-BH mit geöffneten Klappen (damit Ihre Kleidung an den Brustwarzen reibt).

✓ Rollen Sie Ihre Brustwarzen täglich etwa eine Minute lang zwischen Daumen und Zeigefinger.

✓ Reiben Sie Ihre Brustwarzen nach dem Baden oder Duschen mit einem rauen Frottiertuch ab.

Beachten Sie dabei aber, dass eine Stimulierung der Brustwarzen gegen Ende der Schwangerschaft Gebärmutterkontraktionen hervorrufen kann. Fragen Sie in den letzten Wochen der Schwangerschaft Ihren Arzt, bevor Sie Ihre Brustwarzen stimulieren. Sie können dieses Problem vermeiden, indem Sie nicht die Brustwarzen selbst massieren, sondern den Warzenhof mit Vaseline, einer antibakteriellen Salbe oder Babyöl einreiben.

Einige Frauen haben Schlupfwarzen und befürchten, dass ihre Brustwarzen das Stillen erschweren werden. Normalerweise korrigiert sich dieses Problem vor der Geburt des Babys von selbst, doch ein paar Techniken können dabei helfen:

✓ Benutzen Sie Daumen und Zeigefinger einer Hand, um die Haut um den Warzenhof zurückzuziehen. Wenn Sie die Brustwarze so nicht herausbringen, greifen Sie die Warze behutsam mit Daumen und Zeigefinger der anderen Hand, ziehen Sie sie heraus, und halten Sie sie ein paar Minuten lang wie in Abbildung 13.1 gezeigt. Führen Sie diese Übung mehrmals pro Tag durch.

13 ➤ Ihr Baby füttern

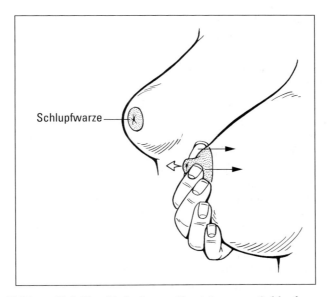

Abbildung 13.1: Eine Methode zum Korrigieren von Schlupfwarzen

✔ Sie können auch versuchen, spezielle Brusthütchen aus Plastik (gibt es in Apotheken und Drogerien) zu verwenden, die mit der Zeit die Brustwarze herausziehen.

Beginnen Sie im zweiten Schwangerschaftsdrittel mit diesen Vorbereitungsmaßnahmen. Üben Sie zunächst nur kurz und verlängern Sie dann nach und nach die Zeitspanne, in der Sie Ihre Brustwarzen behandeln oder Brusthütchen tragen, bis Ihre Brustwarzen von allein vorstehen.

Ein Blick auf die Mechanismen der Milchbildung

Der hohe Anstieg von Östrogen und Progesteron in der Schwangerschaft lässt Ihre Brüste wachsen – manchmal auf eine geradezu erstaunliche Größe. Dieses Wachstum beginnt früh, innerhalb der dritten oder vierten Woche nach der Empfängnis, weshalb bei vielen Frauen empfindliche Brüste das erste Anzeichen einer Schwangerschaft sind. Mit fortschreitender Schwangerschaft können kleine Mengen einer serumsartigen Flüssigkeit aus den Brustwarzen austreten. Die wirkliche Milchproduktion aber beginnt erst nach der Geburt des Babys.

In den ersten Tagen nach der Geburt sondern die Brüste eine gelbliche Flüssigkeit ab, das so genannte *Kolostrum*, das nicht viel Milch enthält, dafür aber reich an Antikörpern und schützenden Zellen aus dem Blutkreislauf der Mutter ist. Diese Substanzen helfen dem Neugeborenen Infektionen abzuwehren, bis sein eigenes Immunsystem ausgereift ist und das Ruder in die Hand nehmen kann. Das Kolostrum wird nach und nach durch Milch ersetzt.

Machen Sie sich keine Sorgen, wenn Ihr Baby in den ersten paar Tagen nicht genug Milch zu bekommen scheint. Das Kolostrum ist absolut ausreichend. Ihr Baby hat bis zum Alter von drei oder vier Tagen wahrscheinlich nicht einmal besonders viel Appetit. Und es braucht die ersten Tage wahrscheinlich, um das Saugen zu üben.

Wenn Ihr Baby an der Brust saugt, wird Ihrem Gehirn signalisiert, dass die Brust Milch produzieren soll. Etwa drei bis vier Tage nach der Entbindung setzt die Milchproduktion ein. Wenn die Milch in die Gänge eintritt, schwellen Ihre Brüste mit Milch an (siehe Abbildung 13.2). Dieser so genannte *Milcheinschuss* kann so stark sein, dass sich ihre Brüste steinhart anfühlen und sehr empfindlich werden. Aber machen Sie sich keine Sorgen. Sobald Ihr Baby regelmäßig trinkt und Ihre Milch zu fließen beginnt, schwellen die Brüste nicht mehr so stark an. Der *Milchspendereflex* (das ist der Eintritt der Milch in die Gänge) erfolgt jedes Mal, wenn Sie das Baby stillen. Nachdem Sie einige Zeit gestillt haben, werden Sie vielleicht feststellen, dass dieser Reflex schon ausgelöst wird, wenn Ihr Baby schreit oder Sie mit ihm kuscheln.

 Bis zum Ende der ersten Woche nach der Geburt produzieren stillende Frauen im Durchschnitt 600 Milliliter Milch pro Tag. Nach drei Wochen werden etwa 800 Milliliter und später eine maximale Menge von 1,5 bis 2 Litern erreicht.

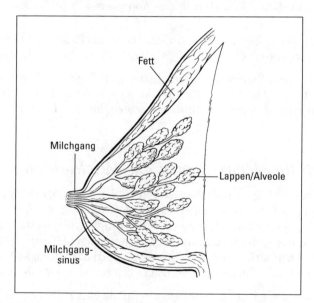

Abbildung 13.2: In Ihren Brüsten ist ein Netz von Milchgängen, die in den ersten Tagen nach der Geburt das Kolostrum liefern.

Verschiedene Stillpositionen

Es gibt drei Grundpositionen für das Stillen, die in Abbildung 13.3 dargestellt sind. Probieren Sie aus, welche Position für Sie und Ihr Baby am bequemsten ist und gut funktioniert. Viele Frauen wechseln zwischen den Positionen.

✔ **Wiegegriff:** Die einfachste Methode ist, Ihr Baby in Ihren Armen zu wiegen, wobei der Kopf des Babys an Ihrer Ellbogenbeuge liegt und leicht zur Brust hin geneigt ist (siehe Abbildung 13.3a).

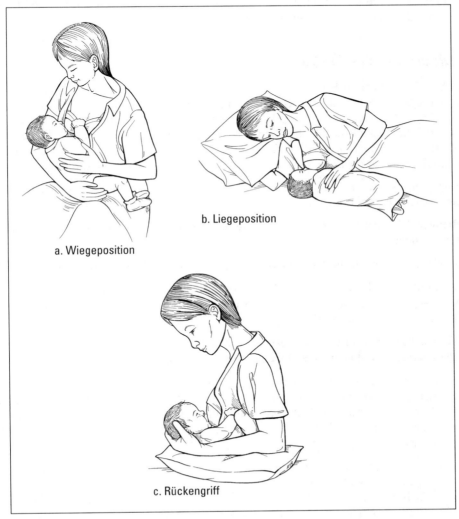

Abbildung 13.3: Die drei grundlegenden Positionen für das Stillen

✔ **Liegeposition:** Legen Sie sich im Bett auf die Seite, das Baby liegt neben Ihnen. Unterstützen Sie das Baby mit Ihrem Unterarm oder einem Kopfkissen, sodass sich sein Mund neben Ihrer unteren Brust liegt, und benutzen Sie den anderen Arm, um den Mund des Babys zu Ihrer Brustwarze zu führen (siehe Abbildung 13.3b). Diese Position eignet sich gut für das nächtliche Stillen oder nach einem Kaiserschnitt, wenn das Sitzen noch schmerzhaft ist.

✔ **Rückengriff:** Legen Sie den Kopf Ihres Baby auf Ihre Handfläche und unterstützen Sie den Körper mit Ihrem Unterarm. Ein Kopfkissen unter Ihrem Arm bietet eine zusätzliche Stütze, die in dieser Position sehr hilfreich ist. Mit der freien Hand können Sie Ihre Brust am Mund des Babys halten (siehe Abbildung 13.3c).

»Andocken« des Babys

Wenn Sie sich für das Stillen entscheiden, können Sie unmittelbar nach der Geburt damit beginnen, egal wo Sie sind – im Geburtszimmer, im Kreißsaal oder in einem Erholungszimmer. Legen Sie das Baby an, sobald es untersucht wurde und sich ein wenig von den Strapazen der Geburt erholt hat. Wahrscheinlich werden Sie sich zuerst etwas unsicher fühlen, aber lassen Sie sich nicht frustrieren. Viele Babys möchten nicht sofort gestillt werden. Haben Sie Geduld – Sie und Ihr Baby werden letztendlich mit dem Stillen klarkommen.

Babys werden mit einem Saugreflex geboren, doch viele sind nicht von Beginn an begeisterte Sauger. Manche Babys müssen erst davon überzeugt werden, die Brust richtig anzunehmen:

1. **Bringen Sie sich und Ihr Baby in eine der grundlegenden Stillpositionen (siehe Abschnitt oben).**

2. **Streicheln Sie sanft die Lippen oder Wange des Babys mit Ihrer Brustwarze.**

    Daraufhin wird Ihr Baby wahrscheinlich den Mund öffnen. Falls nicht, streichen Sie etwas Milch – oder besser Kolostrum – heraus (indem Sie sanft auf die Brust drücken) und verreiben sie auf den Lippen des Babys.

3. **Wenn der Mund des Babys weit geöffnet ist, bringen Sie seinen Kopf zu Ihrer Brust und legen seinen Mund sanft über Ihre gesamte Brustwarze.**

    Dieser kleine Stups führt normalerweise dazu, dass das Baby zu saugen beginnt. Stellen Sie sicher, dass das Baby den gesamten Warzenhof in den Mund nimmt, denn andernfalls erhält es nicht genug Milch und Sie bekommen wunde Brustwarzen. Stopfen Sie Ihre Brust aber nicht in den Babymund. Bringen Sie stattdessen den Mund zu Ihrer Brustwarze und lassen Sie den Säugling die Brust annehmen.

Die Nasenspitze des Babys sollte die Haut um Ihre Brust kaum berühren. Das Baby kann während des Stillens nur durch die Nase atmen, deshalb sollten Sie darauf achten, dass Sie die Nase des Babys nicht vollkommen mit Ihrer Brust verdecken. Falls Ihre Brust die Nase des Babys blockiert, drücken Sie die Brust vor der Nase etwas herunter, damit das Baby Luft bekommt.

Mahlzeiten organisieren

Nach dem Anlegen können Sie erkennen, dass Ihr Baby saugt, wenn sich Wangen und Kinn regelmäßig und rhythmisch bewegen. Möglicherweise muss Ihr Kind einige Minuten saugen, bevor der Milchspendereflex einsetzt. Legen Sie Ihr Baby am Anfang bei jeder Mahlzeit etwa fünf Minuten an jede Brust an. Im Laufe der ersten drei oder vier Tage erhöhen Sie die Stilldauer an jeder Brust auf 10 bis 15 Minuten. Beharren Sie allerdings nicht zu sehr auf diesen Zeitangaben, denn Ihr Baby lässt Sie wissen, wann es genug hatte, indem es aufhört zu saugen und Ihre Brustwarze aus seinem Mund gleiten lässt.

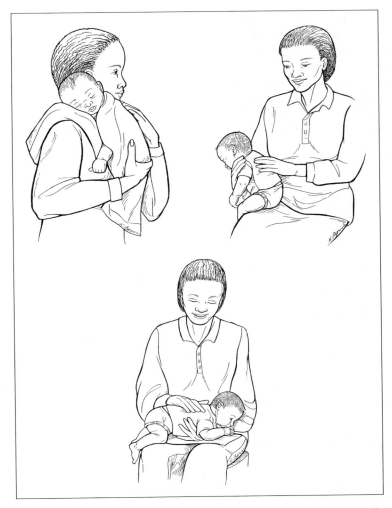

Abbildung 13.4: Sie können Ihr Baby auf verschiedene Arten halten, um ihm beim Aufstoßen zu helfen. Hier sind einige der erprobten Positionen.

Wenn Ihr Baby aufhört zu saugen, Ihre Brustwarze aber nicht loslässt, stecken Sie einen Finger in den Mundwinkel des Babys, um den Sog zu lösen. (Wenn Sie Ihre Brust einfach wegziehen, bekommen Sie wunde Brustwarzen.)

Wenn Sie von einer Brust zur anderen wechseln, machen Sie eine kleine Pause, damit Ihr Baby aufstoßen kann. Legen Sie es dafür entweder über Ihre Schulter oder Ihren Schoß und klopfen Sie sanft seinen Rücken. Abbildung 13.4 zeigt Ihnen verschiedene Positionen, in denen das Baby leicht aufstoßen kann. Wenn Sie die Mahlzeit abgeschlossen haben, sollten Sie Ihr Baby noch einmal aufstoßen lassen.

Normalerweise stillen Mütter etwa acht- bis zwölfmal pro Tag (durchschnittlich zehn Mahlzeiten). Mit diesem Muster kann Ihr Körper die optimale Menge an Milch produzieren und Ihr Baby erhält die richtige Nahrungsmenge für ein gesundes Wachstum und eine gute Entwicklung. Versuchen Sie die Essenszeiten gleichmäßig über den Tag zu verteilen. Natürlich nimmt auch Ihr Baby Einfluss auf diesen Zeitplan. Sie müssen Ihr Baby zum Stillen nicht aufwecken – es sei denn, dass Ihr Kinderarzt Ihnen das ausdrücklich empfiehlt. Sie müssen Ihr Baby insbesondere nachts nicht wecken. Falls Ihr Baby durchschläft, können Sie sich glücklich schätzen. Ebenso gibt es keinen Grund, eine Mahlzeit hinauszuzögern, wenn Ihr Baby hungrig ist – auch wenn seit der letzten Mahlzeit erst eine Stunde vergangen ist. (Beachten Sie auch, dass die Anzahl der täglichen Mahlzeiten pro Tag geringer als der Durchschnitt sein kann, wenn Sie das Stillen durch Flaschennahrung ergänzen.)

Sie können davon ausgehen, dass Ihr Baby genug Milch bekommt, wenn es

- ✔ durchschnittlich zehnmal pro Tag gestillt wird,
- ✔ an Gewicht zunimmt,
- ✔ sechs bis acht nasse Windeln pro Tag hat,
- ✔ zwei- bis dreimal täglich Stuhlgang hat,
- ✔ hellgelben Urin produziert (nicht dunkel und konzentriert).

 Falls Ihr Baby diese Kriterien nicht erfüllt oder wenn Sie sich Sorgen machen, dass Ihr Baby nicht genug Milch bekommt, wenden Sie sich an Ihren Kinderarzt. Manche Frauen können trotz großer Gewissenhaftigkeit nicht genügend Milch produzieren, um den Ansprüchen ihres Babys gerecht zu werden, und müssen die Muttermilch durch Flaschennahrung ergänzen.

Ein Blick auf Ihre Ernährung

Während des Stillens ist Ihre Ernährung wie auch in der Schwangerschaft eine Angelegenheit des gesunden Menschenverstandes. Die Qualität Ihrer Milch wird kaum von Ihrer Ernährungsweise beeinflusst, es sei denn, Ihre Essgewohnheiten sind sehr unausgeglichen. Wenn Sie allerdings nicht genügend Kalorien zu sich nehmen, wird Ihr Körper Probleme haben, ausreichend Milch zu produzieren. Außerdem werden Sie wahrscheinlich feststellen, dass Ihr Baby auf gewisse Nahrungsmittel unterschiedlich reagiert. Es kann zum Beispiel Blähungen bekommen, wenn Sie bestimmte Dinge gegessen haben. Wenn Sie darauf achten, wie Ihr Baby auf verschiedene Nahrungsmittel reagiert, können Sie herausfinden, worauf Sie verzichten sollten.

Stillende Mütter sollten täglich 400 bis 600 Kalorien mehr als sonst zu sich nehmen. Die genaue Menge hängt von Ihrem Gewicht und den während der Schwangerschaft entstandenen Fetteinlagerungen ab. Da die Milchproduktion Fett verbrennt, hilft Ihnen das Stillen, einige zusätzliche Fettpölsterchen loszuwerden. Vermeiden Sie jedoch eine schnelle Gewichtsabnahme, da Ihre Milchproduktion darunter leiden könnte. Vermeiden Sie aber auch, während des Stillens zuzunehmen. Wenn Sie merken, dass Sie zunehmen, ist Ihre Kalorienzufuhr wahrscheinlich zu hoch.

Sie benötigen außerdem zusätzliche Vitamine und Mineralstoffe – inbesondere Vitamin D, Kalzium, Jodid und Eisen. Nehmen Sie während des Stillens weiter Ihre Schwangerschaftsvitamine oder ein anderes ausgewogenes Nahrungsergänzungsmittel ein. Achten Sie außerdem auf zusätzliches Kalzium – entweder durch ein Präparat oder eine Extraportion Milch, Joghurt und andere Milchprodukte.

Muttermilch besteht hauptsächlich aus Wasser (87 Prozent). Um genügend Muttermilch zu produzieren, müssen Sie täglich mindestens 2 Liter mehr Flüssigkeit zu sich nehmen, was etwa neun Gläsern Milch, Fruchtsaft oder Wasser entspricht. Aber übertreiben Sie nicht, denn wenn Sie zu viel Wasser trinken, kann Ihre Milchproduktion beeinträchtigt werden. Sie können leicht feststellen, ob Sie die richtige Flüssigkeitsmenge zu sich nehmen, indem Sie Ihren Urin beobachten. Wenn Sie nicht oft Wasser lassen müssen oder die Farbe Ihres Urins dunkelgelb ist, trinken Sie wahrscheinlich zu wenig. Wenn Sie die ganze Zeit zur Toilette rennen müssen, trinken Sie zu viel.

Wenn Ihr Baby unruhig ist und nicht gut schläft, nehmen Sie vielleicht zu viel Koffein zu sich. Versuchen Sie, möglichst wenig Kaffee oder Cola zu trinken, bis Sie herausgefunden haben, wie viel Koffein Ihr Baby tolerieren kann.

Ein Blick auf mögliche Verhütungsmethoden

Zwar verringert das Stillen die Wahrscheinlichkeit eines Eisprungs, aber es ist auf keinen Fall eine hundertprozentige Verhütungsmethode. Frauen, die nicht stillen, haben durchschnittlich zehn Wochen nach der Geburt ihren ersten Eisprung – das heißt, sie sind wieder fruchtbar. Von stillenden Frauen haben etwa zehn Prozent zehn Wochen nach der Geburt wieder einen Eisprung und etwa 50 Prozent nach 25 Wochen – also nach sechs Monaten. Deshalb ist das Stillen keine gute Verhütungsmethode.

Wenn Sie nach der Geburt wieder Geschlechtsverkehr haben, sollten Sie eine effektive Verhütungsmethode in Betracht ziehen, weil Sie wahrscheinlich nicht gleich wieder schwanger werden wollen. Sie können die Pille, Barrieremethoden (Kondom, Diaphragma usw.) oder lang anhaltende Progesteron-Spritzen (wie Depo-Provera) verwenden. Besprechen Sie die Möglichkeiten bei Ihrer Nachsorgeuntersuchung, die sechs Wochen nach der Geburt stattfindet, mit Ihrem Arzt.

Werdende Mütter fragen ...

F: »Kann ich während des Stillens die Pille nehmen?«

A: Ja, obwohl die Pille die Menge der Milchproduktion beeinträchtigen kann. Pillen, die Östrogen enthalten, verringern die Milchproduktion und wenn Sie diese zu schnell nach der Geburt nehmen, können sie Ihrem Körper den Beginn der Milchproduktion erschweren. Aber wenn das Stillen erst einmal in Gang gekommen ist, sollte die Einnahme der Pille keine Probleme verursachen. Einige Frauen halten neuere Pillen, die nur Progesteron enthalten, für eine bessere Alternative – sie haben eine geringere Auswirkung auf die Milchproduktion, sind allerdings auch etwas weniger effektiv.

Herausfinden, welche Medikamente sicher sind

Die meisten Medikamente gelangen in die Muttermilch, normalerweise aber nur in sehr geringen Mengen. Wenn Sie in der Stillzeit ein Medikament benötigen, versuchen Sie es mit der kleinstmöglichen Dosierung und machen Sie es sich zur Regel, das Medikament nach dem Stillen einzunehmen. Auf diese Weise hat Ihr Körper den größten Teil des Medikaments bereits abgebaut, bevor Sie wieder stillen. Allgemein gilt, dass Sie Medikamente, die Sie wirklich benötigen, nicht einfach absetzen sollten, weil Sie befürchten, dass etwas zum Baby gelangen und Schaden anrichten könnte. Sprechen Sie mit Ihrem Arzt über Ihre Medikamente, um sicherzugehen, dass Sie diese auch während des Stillens bedenkenlos einnehmen können.

Folgende Medikamente gelten auch in der Stillzeit als sicher:

✔ Acetaminophen (wie Paracetamol)

✔ Säurebindende Mittel

✔ Antibiotika wie Penicilline, Cephalosporin und Erythromycin

✔ Antihistamine wie Dimentinden, Cetirizin und Meclozin

✔ gelegentliche Einnahme von Aspirin

✔ Asthmamedikamente wie Fenoterol, Salbutamol und Terbutalin

✔ Blutdrucksenkende Medikamente wie Hydralazin, alpha-Methyldopa und Nifedipin

✔ Ibuprofen (wie Dolormin oder Dolgit)

✔ Insulin

✔ Medikamente gegen epileptische Anfälle wie Valproat und Phenytoin sind vertretbar

Mit typischen Problemen klarkommen

Eines der größten Missverständnisse in Bezug auf das Stillen ist, dass es für jede Frau eine einfache und natürliche Angelegenheit ist. Stillen muss geübt werden. Die Probleme reichen von wunden Brustwarzen bis hin zu Infektionen der Milchgänge, was allerdings relativ selten ist.

Wunde Brustwarzen

Viele Frauen leiden in den ersten Tagen des Stillens vorübergehend an wunden Brustwarzen. Bei den meisten Frauen ist der Schmerz nur gering und geht von allein wieder weg. Bei anderen hingegen verschlimmert sich das Wundsein und führt zu rissigen und blutigen Brustwarzen mit mittleren bis starken Schmerzen. Wenn Ihre Brüste in diese Richtung gehen, handeln Sie, bevor der Schmerz unerträglich wird. Die folgende Liste bietet einige Vorschläge:

✔ Überprüfen Sie Ihre Stilltechnik, um sicherzustellen, dass Sie Ihr Baby richtig angelegen. Wenn Ihr Baby nicht die gesamte Brustwarze und den Warzenhof in den Mund nimmt, werden Ihre Brustwarzen wahrscheinlich wund bleiben. Versuchen Sie, die Position des Babys bei jeder Stillmahlzeit zu wechseln.

✔ Erhöhen Sie die Anzahl der Mahlzeiten und stillen Sie dafür kürzer. Dann ist Ihr Baby nicht so hungrig und saugt weniger stark.

✔ Stillen Sie in jedem Fall auch mit der wunden Brust weiter, mindestens einige Minuten, damit die Brust weiter an das Stillen gewöhnt bleibt. Wenn Sie die Brustwarze erst ganz ausheilen lassen, wird sie später wieder wund werden. Versuchen Sie, Ihr Baby zu Beginn der Mahlzeit an die weniger wunde Brust zu legen, weil es am Anfang energischer saugt.

✔ Drücken Sie etwas Milch aus der Brust heraus, bevor Sie das Baby anlegen. Damit wird der Milchspendereflex ausgelöst und Ihr Baby muss nicht so lange und stark saugen, um die Milchproduktion anzuregen.

✔ Verwenden Sie keine reizenden Chemikalien oder Seifen für Ihre Brustwarzen.

✔ Wenn Sie Ihr Baby gestillt haben, sollten Sie die Brustwarzen nicht abwischen, sondern so lange wie möglich an der Luft trocknen lassen. Das Abwischen mit einem Tuch kann unnötige Reizungen hervorrufen.

✔ Lassen Sie Luft an Ihre Brustwarzen, denn das härtet die Haut ab. Versuchen Sie, zu Hause so oft wie möglich mit nackten Brustwarzen herumzulaufen. Wenn Sie einen Still-BH tragen, lassen Sie zu Hause die Klappen geöffnet. Ihre Brustwarzen werden so durch das Reiben des Stoffes Ihrer Kleidung abgehärtet.

- ✔ Wenn Sie Stilleinlagen tragen, wechseln Sie diese, sobald sie feucht sind, denn Feuchtigkeit begünstigt wunde Brustwarzen.

- ✔ Versuchen Sie, ein Vitamin-E-haltiges Öl, eine Salbe, Olivenöl oder Lanolinsalbe in Ihre wunden Brustwarzen einzumassieren, und lassen Sie sie an der Luft trocknen. Eutersalbe und -balsam, Produkte, die zur Behandlung rissiger Kuheuter (ja, Kühe) entwickelt wurden, erfreuen sich neuer Beliebtheit bei stillenden Müttern und sind in Apotheken oder im Zoohandel erhältlich.

- ✔ Behandeln Sie Ihre Brustwarzen mehrmals täglich mit trockener Wärme (nicht zu heiß). Sie können beispielsweise eine Wärmflasche mit warmem Wasser auf Ihre Brust legen.

Schmerzen beim Milcheinschuss

Wie bereits erwähnt, können die Brüste richtig wehtun, wenn die Milch in Ihre Brust einschießt. Sie können dazu beitragen, dass der Milcheinschuss nicht schmerzhaft wird, indem Sie gleich nach der Geburt des Babys mit dem Stillen beginnen. Es hilft auch, einen festen, aber nicht zu engen BH zu tragen oder die Brust vor der Stillmahlzeit zu massieren. Dadurch wird der Milchspendereflex angeregt und die Brust schwillt nicht so stark an. Sie können außerdem versuchen, warme Kompressen auf Ihre Brüste zu legen. (Einige Frauen haben das Gefühl, dass kalte Kompressen besser funktionieren – probieren Sie beides aus und sehen Sie selbst, was besser für Sie ist.)

Milchstau

Manchmal verstopfen Milchgänge in der Brust. Dann kann sich ein kleiner, fester, roter Klumpen in der Brust bilden. Dieser so genannte *Milchstau* kann berührungsempfindlich sein, ist aber normalerweise nicht mit Fieber oder starken Schmerzen verbunden. Die beste Behandlungsmethode gegen Milchstau ist, die Brust nach jeder Stillmahlzeit vollkommen zu entleeren. Legen Sie das Baby zuerst an die gestaute Brust an, wenn es sehr hungrig ist. Wenn das Baby die Brust nicht vollkommen entleert, pumpen Sie die restliche Milch mit einer Milchpumpe ab. Es hilft auch, den Milchstau mit Wärme und Massagen zu behandeln. Das Wichtigste ist, dass Sie weiterhin stillen.

Wenn der Milchstau länger als ein paar Tage anhält, wenden Sie sich an Ihren Arzt, um sicherzustellen, dass sich kein Abszess entwickelt.

Mastitis (Brustentzündung)

Brustentzündungen (Mastitis) treten bei zwei Prozent aller stillenden Frauen auf. Die Infektion wird normalerweise durch Bakterien im Mund des Babys verursacht und entsteht üblicherweise zwei bis vier Wochen nach der Geburt (kann aber auch früher oder später auftreten). Eine Infektion ist wahrscheinlicher bei Frauen, die zum ersten Mal stillen, wunde Brustwarzen mit Rissen oder Fissuren haben und ihre Brust nach den Stillmahlzeiten nicht vollständig entleeren.

Zu den Symptomen einer Mastitis zählen eine warme, harte, rote Brust, Fieber (normalerweise über 38 Grad) und Unwohlsein (wie bei einer Grippe, wenn Ihr ganzer Körper schmerzt). Die Infektion kann über die ganze Brust verteilt sein oder sich auf einen bestimmten Bereich der Brust beschränken (der als *Lobulus* oder *Läppchen* bezeichnet wird). Wenn die Infektion lokal begrenzt ist, erscheint die Rötung als keilförmige Fläche über dem infizierten Bereich der Brust (siehe Abbildung 13.5). Wenn Sie diese Symptome an sich bemerken, wenden Sie sich an Ihren Arzt. Wahrscheinlich wird er Ihnen ein Antibiotikum verschreiben und Sie vielleicht sogar in der Praxis untersuchen wollen.

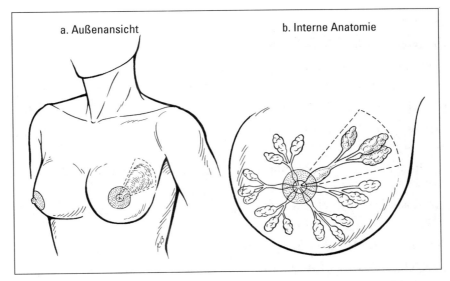

Abbildung 13.5: Eine keilförmige Mastitis von innen und außen gesehen

Stillen Sie Ihr Baby während der Infektion weiter. Sie ist nicht gefährlich für das Baby, schließlich kamen die Bakterien wahrscheinlich aus seinem Mund. Wenn Sie nicht weiterstillen, wird die Brust immer stärker anschwellen, was die Sache für Sie noch unangenehmer macht. Acetaminophen (wie Paracetamol), Ibuprofen oder warme Kompressen können den Schmerz etwas lindern, bis die Antibiotika wirken (gewöhnlich nach zwei Tagen). Trinken Sie ausreichend Flüssigkeit und ruhen Sie sich so viel möglich aus, damit die natürlichen Abwehrkräfte Ihres Körpers aktiviert werden. Nehmen Sie die Medikamente über die gesamte verschriebene Zeit ein, damit die Infektion völlig ausheilen kann und nicht wiederkehrt.

Brustabszess

Wenn eine Mastitis nicht richtig behandelt wird oder ein Milchgang verstopft bleibt, kann sich ein Brustabszess bilden. Etwa zehn Prozent aller Mastitis-Erkrankungen enden mit einem Brustabszess. Die Symptome für einen Brustabszess sind sehr starke Schmerzen, Hitze und Schwellungen über der Stelle des Abszesses und hohes Fieber (über 38 Grad). Manchmal kann der Arzt einen Abszess mit Antibiotika behandeln, meistens ist aber ein chirurgischer Eingriff erforderlich.

Wenn Sie einen Brustabszess entwickeln, können Sie mit der gesunden Brust weiterstillen. Mit der betroffenen Brust sollten Sie erst wieder stillen, wenn die Erkrankung geheilt ist. Fragen Sie Ihren Arzt, bevor Sie das Stillen auf der betroffenen Seite wieder aufnehmen.

Informationsquellen zum Thema Stillen

Wenn Sie spezielle Probleme haben oder weitere Informationen zum Thema Stillen möchten, wenden Sie sich an eine der folgenden Organisationen:

- ✔ La Leche Liga Deutschland, Dannenkamp 25, 32479 Hille, www.lalecheliga.de
- ✔ Aktionsgruppe Babynahrung, Untere Maschstr. 21, 37073 Göttingen, www.babynahrung.org
- ✔ Arbeitsgemeinschaft Freier Stillgruppen, Rüngsdorfer Straße 17, 53173 Bonn, www.afs-stillen.de
- ✔ Berufsverband der Kinder- und Jugendärzte, Mielenforster Straße 2, 51069 Köln, www.kinderaerzteimnetz.de
- ✔ Bund Deutscher Hebammen, Gartenstraße 26, 76133 Karlsruhe, www.bdh.de
- ✔ Verband Europäischer Laktationsberaterinnen, Ortsbruchstr. 4, 38228 Salzgitter, www.stillen.org

Weitere Quellen für Informationen und Unterstützung beim Stillen sind:

- ✔ Das Krankenhaus, in dem Sie entbunden haben, oder andere Krankenhäuser in Ihrer Nähe. Fragen Sie nach einer Stillberaterin oder einer Laktationsexpertin.
- ✔ Fragen Sie Ihren Arzt oder Ihre Hebamme nach Informationen zum Stillen.
- ✔ Reden Sie mit Freundinnen und Familienmitgliedern, die bereits gestillt haben.

Zwillinge stillen

Auch wenn es fast unmöglich scheinen mag, schaffen es einige Frauen mit Zwillingen zu stillen. Ihr Körper kann ausreichend Milch für zwei Babys produzieren, insbesondere wenn Sie beharrlich sind und Ihre Milchproduktion auf eine hohe Menge steigern. In jedem Fall werden Sie ein wenig experimentieren müssen, bevor Sie ein System finden, das für Sie funktioniert. Sie können beide Babys gleichzeitig oder getrennt stillen. Der Vorteil der ersten Methode ist, dass Sie Ihre Zeit nicht ausschließlich mit Stillen verbringen, die zweite hingegen ist einfacher. Denn dann müssen Sie sich nicht um das Baby kümmern, das zuerst fertig ist und aufstoßen sollte, während das andere noch saugt. (Es kann ganz schön knifflig sein, ein Baby über Ihre Schulter und das andere an Ihrer Brust zu halten, egal, wie viele Kissen und Stützen Sie benutzen.) Sie können auch ein Baby stillen, dem anderen die Flasche geben und bei der nächsten Mahlzeit das Ganze umgekehrt machen. Sie können jedem Baby anfangs die Brust geben und die Mahlzeit dann durch Flaschennahrung ergänzen. Oder Sie können beide Babys tagsüber stillen und vor dem Schlafen eine Flasche geben, wenn Ihre Milchproduktion nicht mehr so hoch ist.

Frauen, die Zwillinge stillen, sollten noch mehr Kalorien und Flüssigkeit zu sich nehmen. Sie brauchen etwa 400 bis 600 zusätzliche Kalorien pro Tag für jedes Baby, das Sie stillen. (Stellen Sie sich vor, wie viel Sie essen müssten, wenn Sie Drillinge stillen würden!) Sie müssen außerdem Ihre Flüssigkeitsaufnahme von acht bis zehn Gläsern auf zehn bis zwölf Gläser täglich erhöhen.

 Wenn Sie entscheiden, dass Sie Ihre Zwillinge stillen möchten, stellen Sie sich darauf ein, dass Sie Hilfe von Familienmitgliedern und Freunden brauchen. Haben Sie keine Angst, darum zu bitten.

Flaschenernährung für Anfänger

Nehmen wir an, Sie haben entschieden, dass Sie Ihr Baby lieber mit der Flasche ernähren als stillen wollen. Oder Sie haben eine Weile gestillt und möchten jetzt auf die Flasche umsteigen. In diesem Abschnitt geben wir Ihnen einen Überblick über alles Wissenswerte rund um Flaschenbabys.

Beenden der Milchproduktion

Wenn Sie sich für eine Ernährung mit der Flasche und einer Babynahrung entschieden haben, müssen Sie den Prozess der Milchproduktion in Ihrer Brust unterbrechen. Die Milchproduktion wird durch Wärme und Stimulation der Brust ausgelöst. Wenn Sie diesen Prozess beenden möchten, müssen Sie eine entgegengesetzte Situation schaffen. Hier sind einige Vorschläge:

- ✔ Tragen Sie einen eng anliegenden BH.

- ✔ Legen Sie Eisbeutel auf Ihre Brüste, wenn die Milch einschießt (normalerweise am dritten oder vierten Tag nach der Geburt des Babys).

- ✔ Legen Sie Eisbeutel in ihren BH oder verwenden Sie kleine Päckchen mit tiefgefrorenem Gemüse wie Erbsen oder Mais, die Sie zusammenfalten können, sodass sie leicht in Ihren BH passen. (Allerdings können wir Ihnen nicht empfehlen, so auf die Straße zu gehen.)

- ✔ Stecken Sie kalte Kohlkopfblätter in Ihren BH. Kohl besitzt einen chemischen Wirkstoff, der die Milchproduktion reduziert.

- ✔ Lassen Sie während des Duschens kaltes Wasser über Ihre Brust laufen.

- ✔ Fragen Sie Ihren Arzt nach der Möglichkeit, medikamentös abzustillen.

Wenn Sie nur kurze Zeit stillen möchten (6 bis 12 Wochen), sollten Sie Ihrem Baby vielleicht täglich eine Flasche mit Babynahrung geben, um den Übergang zu vereinfachen.

Durch den Milcheinschuss angeschwollene Brüste können sehr unangenehm werden. Wenn der Milcheinschuss bei Ihnen sehr schmerzhaft ist, fragen Sie Ihren Arzt nach einem Schmerzmittel. Glücklicherweise dauert diese Phase in der Regel aber nur 36 bis 48 Stunden.

Die besten Flaschen und Sauger auswählen

Sie werden keine Probleme haben, eine große Auswahl an Flaschen und Saugern zu finden. Einige Babys zeigen eine klare Vorliebe für einen bestimmten Typ Fläschchen oder Sauger. Möglicherweise müssen Sie ein wenig experimentieren, bis Sie die richtigen Utensilien für sich und das Baby gefunden haben. 125-ml-Fläschchen sind für die ersten Wochen oder Monate ausreichend. Später, wenn Ihr Baby mehr trinkt, können Sie auf die größeren 250-ml-Fläschchen umsteigen.

- ✔ Es gibt speziell geformte, abgewinkelte Flaschen, die dafür sorgen sollen, dass das Baby weniger Luft schluckt, das hilft gegen Blähungen.

- ✔ Sauger gibt es in vielen verschiedenen Formen. Sauger für Neugeborene haben ein kleineres Loch, die Größe des Saugerlochs wächst dann mit dem Alter des Babys (es gibt jeweils Sauger für Neugeborene, Babys ab 6 Monaten und Kleinkinder). Kiefergerechte Sauger sorgen für ein natürlicheres Gefühl. Einige Sauger werden aus Latex, andere aus Silikon hergestellt. Silikonsauger sind durchsichtig und riechen weniger. Ihr Baby bevorzugt vielleicht einen bestimmten Typ oder macht überhaupt keinen Unterschied.

Das Baby mit der Flasche füttern

Ihre Mutter, Großmutter oder Freunde mit den besten Absichten sagen Ihnen vielleicht, dass Sie die Flaschen mit kochendem Wasser sterilisieren müssen. Doch wir – und die meisten Kinderärzte – glauben, dass dieser Schritt unnötig ist. Schließlich muss eine stillende Mutter auch nicht ihre Brustwarzen abkochen!

Viele Eltern wärmen die Flasche für das Baby auf, aber starkes Erhitzen ist nicht notwendig. Sie können die Flasche auf verschiedene Arten wärmen, beispielsweise indem Sie sie in einen mit heißem Wasser gefüllten Behälter stellen oder einen Flaschenwärmer benutzen.

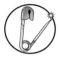

Falls Sie die Flasche Ihres Babys in der Mikrowelle aufwärmen, müssen Sie vorsichtig sein. Die Flaschenmilch wird möglicherweise unregelmäßig erwärmt und könnte an einigen Stellen zu heiß für das Baby sein. Schütteln Sie die Flasche deshalb nach dem Erwärmen gut durch und prüfen Sie die Temperatur, indem Sie etwas Milch auf Ihr Handgelenk spritzen.

Das Aufbewahren übrig gebliebener Fertigmilch ist im Allgemeinen nicht empfehlenswert. Einige Kinderärzte meinen dagegen, dass es in Ordnung ist, eine Flasche einmal wieder zu verwenden, besprechen Sie das also mit Ihrem Kinderarzt. Bewahren Sie aber auf keinen Fall eine mit Babynahrung gefüllte Flasche über längere Zeit außerhalb des Kühlschranks auf, da die Wärme die Entwicklung von Bakterien begünstigt, die den Magen Ihres Babys verderben können.

Babynahrung gibt es fertig in Flaschen oder in Form eines Pulvers, dem Sie Wasser hinzufügen müssen. Fertigmilch ist zwar praktisch, aber auf Dauer zu teuer. Milchpulver ist wesentlich günstiger und in Supermärkten und Drogerien von verschiedenen Herstellern und für verschiedene Altersstufen (unter anderem auch als hypoallergenes Milchpulver) verfügbar.

Einige Baby reagieren allergisch auf ihre Milchnahrung. Zu den allergischen Reaktionen zählen Magenprobleme oder Hautausschlag. Wenn Ihr Baby allergisch reagiert, sprechen Sie mit Ihrem Kinderarzt. Er schlägt Ihnen vielleicht eine auf Soja basierende oder hypoallergene Nahrung vor.

Kinderärzte sprechen sich im Allgemeinen dagegen aus, einem Baby die Flasche unbeaufsichtigt zu geben, indem die Flasche auf ein Kissen neben dem Mund des Babys gelegt wird, denn dadurch erhält das Baby zu wenig Zuwendung. Außerdem besteht die Gefahr, dass das Baby erstickt, wenn es mit der Flasche im Mund flach auf dem Rücken liegt. Diese Form des Fütterns kann außerdem die Entstehung von Karies fördern.

Die üblichste Position für die Flaschenernährung ist wie beim Stillen der Wiegegriff, bei dem Sie Ihr Baby im Arm wiegen und es eng an Ihren Körper halten. Legen Sie ein Kissen auf Ihren Schoß, um eine Anspannung von Armen und Nacken zu vermeiden. Vielen Eltern fällt es leichter, das Baby immer im gleichen Arm und in derselben Richtung zu halten. Wenn Sie Rechtshänder sind, sollten Sie das Baby beispielsweise im linken Arm und die Flasche in der rechten Hand halten. Wenn das Baby älter ist und Kopf- und Nackenmuskeln bereits besser kontrollieren kann, können Sie es vor sich auf Ihre Beine legen, um für ein wenig Abwechslung zu sorgen. Auf diese Weise schaffen Sie außerdem Augenkontakt zwischen Ihnen und Ihrem Baby.

Hier sind einige weitere Tipps für Mütter von Flaschenbabys:

✔ Wickeln Sie Ihr Baby während des Fütterns nicht zu eng und warm ein, sonst fühlt es sich so bequem, dass es während der Mahlzeit einschläft statt zu essen.

✔ Wechseln Sie dem Baby nach der Hälfte der Mahlzeit die Windel. Damit wecken Sie es auf, sodass es den Rest der Flasche trinken kann.

✔ Wenn Ihr Baby Schwierigkeiten hat, den Sauger zu finden, streicheln Sie seine Wange und es wird sich in diese Richtung drehen.

✔ Wenn Sie wissen wollen, ob Ihr Baby hungrig ist, stecken Sie Ihre Fingerspitze (eine saubere Fingerspitze) in seinen Mund, um zu sehen, ob es zu saugen beginnt.

✔ Neigen Sie die Flasche so, dass sich der ganze Sauger mit Milch füllt, damit Ihr Baby weniger Luft einsaugt.

Lassen Sie das Baby mindestens einmal während der Mahlzeit und noch einmal danach aufstoßen. (Siehe Abbildung 13.4 für verschiedene Positionen, in denen das Baby leicht aufstoßen kann.) Babys schlucken beim Trinken oft etwas Luft und das Aufstoßen hilft ihnen, sich davon zu befreien. Sie fühlen sich wohler und können mehr essen.

Tipps für den Umgang mit dem Verdauungssystem des Babys

Ihr Baby hat ein funkelnagelneues Verdauungssystem, das sich erst in die neue Füttersituation einarbeiten muss. Um eine lange Geschichte kurz zu fassen: Babys spucken. Viel. Egal, ob Neugeborene gestillt oder mit der Flasche ernährt werden, sie spucken oft bis zu zwei Mal pro Tag. Probieren Sie folgende Vorschläge aus, um mit diesem Phänomen zurechtzukommen:

✔ Legen Sie ein Tuch über Ihre Schulter, wenn Sie Ihr Baby aufstoßen lassen oder es halten, damit Sie sich nicht ständig umziehen müssen und Ihre Kleidung nicht ruinieren.

✔ Binden Sie Ihrem Baby während und nach der Mahlzeit ein Lätzchen um, damit Sie es nicht ständig umziehen müssen und seine Kleidung nicht ruinieren.

✔ Lassen Sie Ihr Baby nach jeder Mahlzeit aufstoßen. In Abbildung 13.4 finden Sie einige der üblichsten Positionen, die dem Baby dabei helfen.

✔ Wenn Sie Ihrem Baby die Flasche geben, machen Sie nach der Hälfte der Mahlzeit eine Pause, damit es aufstoßen kann. Geben Sie ihm nicht die ganze Flasche auf einmal.

13 ➤ Ihr Baby füttern

✔ Spielen Sie nach dem Trinken nicht zu viel mit dem Baby. Wenn Sie es kitzeln oder viel bewegen, kann sich das Spucken noch verstärken.

✔ Wenn Ihr Baby viel spuckt oder das Spucken sehr heftig ist, wenden Sie sich an Ihren Kinderarzt.

Manchmal kann mehrmaliges Spucken oder Erbrechen pro Tag ein Zeichen einer Erkrankung sein, die als *gastroösophageale Refluxkrankheit* (GERD) bezeichnet wird. Bei dieser Verdauungsstörung läuft saurer Mageninhalt in die Speiseröhre zurück. Die Erkrankung ist bei Babys üblich, kann aber in jedem Alter auftreten. Falls Ihr Neugeborenes Symptome wie Schmerzen beim Spucken, Empfindlichkeit, untröstliches Schreien, Würgen, Erstickungsanfälle oder Nahrungsverweigerung zeigt, sollten Sie sich sofort an Ihren Kinderarzt wenden.

Ihr Arzt kann GERD durch eine medizinische Anamnese, physische Untersuchungen und bestimmte diagnostische Tests erkennen. Zu diesen Tests gehören beispielsweise eine gastrointestinale Untersuchung, eine *Endoskopie* (Einführung eines flexiblen Schlauchs mit einem Licht und einer Kameralinse in das obere Verdauungssystem), pH-Tests und Magenentleerungsstudien.

Ob eine Behandlung der Refluxkrankheit erforderlich ist, hängt vom Alter Ihres Babys, seinem Allgemeinzustand und der medizinischen Vorgeschichte, dem Ausmaß des Problems und der Toleranz Ihres Babys gegenüber bestimmten Medikamenten, Prozeduren und Behandlungsformen ab. Manchmal kann die Refluxkrankheit durch Veränderungen beim Füttern verbessert werden. Probieren Sie folgende Vorschläge aus:

✔ Legen Sie Ihr Baby nach dem Füttern auf seinen Bauch und heben Sie seinen Oberkörper im 30-Grad-Winkel an. Oder halten Sie es etwa 30 Minuten lang in einer sitzenden Position.

✔ Wenn Sie Ihr Baby mit der Flasche füttern, halten Sie den Sauger mit Milch gefüllt, damit es nicht zu viel Luft schluckt.

✔ Einige Leute glauben, dass eine Nahrungsverdickung beispielsweise mit Reisflocken älteren Babys helfen kann.

✔ Lassen Sie Ihr Baby während der Mahlzeit häufig aufstoßen.

Teil IV
Besondere Situationen

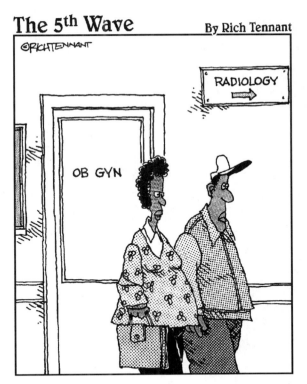

»Ich weiß zwar nichts über Genetik, aber ich weiß, dass ich überfällig bin und es immer deine Seite der Familie ist, die zu spät zu Familienfeiern kommt.«

In diesem Teil ...

Vielleicht werden Sie in Ihrer gesamten Schwangerschaft nie auf diesen Teil des Buches zurückgreifen müssen, insbesondere, wenn Sie Ihr erstes Kind bekommen, keine Zwillinge (oder mehr) erwarten und nichts – nicht einmal das kleinste bisschen – schief läuft und Sie sich immer wohl fühlen. Aber sehr oft gibt es kleine Probleme. Sie bekommen eine Erkältung und fragen sich, wie sich diese auf Ihre Schwangerschaft auswirkt. Sie entwickeln einen störenden Ausschlag. Sie erwarten Zwillinge oder mehr. Sie haben ein bedeutendes medizinisches Problem oder eine Komplikation, mit der Sie umgehen müssen. Egal was Ihre Sorge ist, wir haben alle möglichen Dinge in diesem Teil zusammengefasst. Mehr als jeder andere Bereich des Buches ist dieser Teil so aufgebaut, dass Sie je nach Ihrer besonderen Situation nur den für Sie interessanten Abschnitt lesen können.

Schwangerschaften unter besonderen Voraussetzungen

14

In diesem Kapitel

▶ Späte Elternschaft

▶ Die besonderen Herausforderungen einer Mehrlingsschwangerschaft

▶ Das zweite Kind – oder dritte, vierte, fünfte ...

▶ Teil einer durch und durch modernen Familie sein

▶ Ältere Kinder auf den Neuankömmling vorbereiten

Keine zwei Schwangerschaften verlaufen genau gleich. Wie die meisten Frauen werden Sie ziemlich bald feststellen, dass Ihre Erfahrung in gewisser Hinsicht anders ist als die Ihrer Freundinnen und Verwandten, mit denen Sie reden. Sie haben weniger mit Übelkeit zu kämpfen als Ihre Schwester in den ersten drei Monaten – oder bei Ihnen ist die Morgenübelkeit zwanzigmal schlimmer als bei Ihrer besten Freundin. Sie können in Ihrer Schwangerschaft problemlos Sport treiben, während Ihre Kusine Bettruhe verordnet bekam. Es gibt viele verschiedene Varianten innerhalb dessen, was als normale, »durchschnittliche« Schwangerschaft angesehen wird. Aber manche Schwangerschaften sind mit ganz eigenen Voraussetzungen und Herausforderungen verbunden.

Welche Rolle spielt das Alter?

Sowohl beim werdenden Vater als auch bei der werdenden Mutter kann das Alter von Bedeutung sein – wie viele Menschen jetzt feststellen, die der Generation der »Babyboomer« angehören. Wenn Männer und Frauen mit Ende 30 Kinder haben möchten, stehen sie vor besonderen Problemen und Fragen. Auch jugendliche Mütter haben ganz eigene Herausforderungen zu meistern.

Mütter über 30 und älter

Die Tage sind lange vorbei, in denen fast alle schwangeren Frauen Anfang 20 waren – und viele sogar unter 20. Heute verschieben immer mehr Frauen die Familienplanung auf einen späteren Zeitpunkt, weil sie zuerst ihre Ausbildung beenden und sich wenigstens zehn Jahre Zeit nehmen, um sich im Berufsleben zu etablieren. Steigende Scheidungsraten führen außerdem dazu, dass viele Frauen mit einem zweiten Ehepartner weitere Kinder bekommen – und dann oft schon weit in den Dreißigern oder Vierzigern sind.

Ab wann ist man zu alt? Früher war man als schwangere Mittdreißigerin schon bemerkenswert alt und ein Kinderwunsch mit 40 war gesellschaftlich geächtet. Die Antwort lautet mit Einsetzen der Wechseljahre – oder sogar schon ein paar Jahre früher, wenn Ihr Körper keine gesunden Eizellen mehr produziert, die befruchtet und zu Embryos werden können. Allerdings können heutzutage aufgrund der Fortschritte in assistierten Reproduktionstechniken mit der Möglichkeit der Eizellspende (Eizellen einer anderen Frau werden dann befruchtet und der Kinderwunschpatientin eingesetzt) selbst Frauen schwanger werden, die die Wechseljahre schon hinter sich haben. Die Fremdeispende ist in Deutschland nicht möglich, wird jedoch in Amerika und einigen europäischen Staaten durchaus mit Erfolg praktiziert, also ist die Schwangerschaft einer über 50-Jährigen »technisch machbar«.

Heute lautet die Frage deshalb eher: »Ab welchem Alter muss man auf besondere Probleme achten?« Und darauf gibt es schon eine genauere Antwort. Jede Frau, die zum Zeitpunkt der Schwangerschaft mindestens 35 Jahre alt ist, gehört in die medizinische Kategorie der *Spätgebärenden*. (Das klingt recht unpersönlich, aber vielleicht ist es immer noch weniger verletzend als manch andere Wörter, die man gelegentlich zu hören bekommt, wie beispielsweise ältere Gebärende oder reife Gebärende.) Der Grund dafür, dass ältere Mütter mit einem besonderen Terminus bezeichnet werden, besteht darin, dass das Risiko bestimmter Chromosomenstörungen beim Kind mit zunehmendem Mutterschaftsalter wächst. So liegt beispielsweise das Risiko für das Down-Syndrom zum Zeitpunkt der Geburt bei einer 20-jährigen Schwangeren bei 1 zu 1.667, bei einer 35-Jährigen bei 1 zu 356 und bei einer 40-Jährigen bei 1 zu 97 und bei einer 45-Jährigen bereits bei 1 zu 23.

Mit 35 ist das Risiko einer Chromosomenstörung beim Fetus genauso hoch wie das Risiko einer Fehlgeburt nach einer Amniozentese (etwa 0,5 Prozent). In den meisten Ländern werden Frauen über 35 routinemäßig genetische Tests angeboten – entweder eine Amniozentese oder eine Chorionzottenbiopsie (CVS). In anderen Ländern ist für die routinemäßige Durchführung dieser Untersuchungen unter Umständen ein anderes Mindestalter definiert. (In England ist es beispielsweise auf 37 Jahre festgelegt.)

Die gute Nachricht ist, dass abgesehen von dem höheren Risiko bestimmter Chromosomenstörungen Babys von Müttern über 35 oder sogar 40 genauso gute Chancen haben, gesund zu sein wie andere Babys auch. Die Mütter selbst haben allerdings ein höheres Risiko, Präeklampsie oder Schwangerschaftsdiabetes zu entwickeln (siehe Kapitel 15 und 16) oder das Kind per Kaiserschnitt entbinden zu müssen. Aber diese Risiken sind nicht so schrecklich hoch und in den meisten Fällen gibt es keine größeren Probleme. Wie die Schwangerschaft bei Frauen im fortgeschrittenen Alter verläuft, hängt natürlich auch vom allgemeinen Gesundheitszustand der werdenden Mutter ab.

Nicht mehr ganz junge Väter

Wie schon erwähnt, erfordern Schwangerschaften bei älteren Frauen besondere Vorsichtsmaßnahmen wegen des erhöhten Risikos genetischer Komplikationen. In gewissem Maße

14 ➤ Schwangerschaften unter besonderen Voraussetzungen

sollten auch Schwangerschaften mit älteren Vätern besonders beobachtet werden. Es gibt keine genauen Grenzen für das »fortgeschrittene Vaterschaftsalter«, aber oft sind damit Väter ab 45 oder 50 Jahren gemeint (manche Experten sprechen sich sogar dafür aus, das Alter wie bei den Frauen auf 35 Jahre festzusetzen).

Während das Hauptrisiko bei Frauen in einem Fetus mit Chromosomenfehlern besteht (meistens ein zusätzliches Chromosom), liegt das Risiko bei Männern in spontanen Genmutationen im Sperma, die beim Kind zu einer *autosomalen dominanten Störung* wie *Achondroplasie* (eine Art Kleinwuchs) oder der Huntington-Krankheit führen können. Eine einzige Kopie von einem anormalen Gen kann das Problem verursachen. (Für die so genannten *rezessiven genetischen Störungen* – zystische Fibrose und Sichelzellenanämie beispielsweise – sind zwei Kopien des abnormen Gens erforderlich.) Autosomale dominante Störungen sind jedoch sehr selten und viele dieser Störungen können nicht durch Tests nachgewiesen werden, darum gibt es keine Routinetests, die bei fortgeschrittenem Vaterschaftsalter durchgeführt werden können.

Ein paar kritische Bemerkungen zu alternativen Empfängnismethoden

Dank assistierter Reproduktionstechniken können immer mehr Frauen über 40 schwanger werden, manche von ihnen sogar mit Zwillingen oder Drillingen. Bei der in Amerika möglichen Methode der Fremdeispende werden eine ganze Reihe von Frauen mit einer fremden Eizelle schwanger. Diese Frauen müssen sich mit ganz einzigartigen Fragen auseinander setzen, beispielsweise was sie ihren künftigen Kindern, Freunden und Verwandten sagen werden. Manche Frauen leiden während der Schwangerschaft an einem inneren Konflikt über die genetische Identität des Kindes. Sie fragen sich, was es bedeuten wird, dass ihr Kind genetisch mit jemand anderem verwandt ist. Die Erfahrung dort hat gezeigt, dass diese Sorgen nachlassen, sobald die Frau die Bewegungen des Babys in sich spürt oder spätestens, wenn das Kind geboren wurde. Fremdeispende ist hierzulande unmöglich, auch die Samenspende wird bei uns sehr kritisch bewertet und selten praktiziert. Eltern, die mit »ihrem Kind« nicht verwandt sind, sollten sich sicherlich sehr bewusst mit dieser Problematik auseinander setzen. Da in Deutschland die Fremdeispende gesetzlich verboten ist, suchen manche Frauen Hilfe im europäischen Ausland und lassen dort eine Eizellspende durchführen.

Eltern – auch Eltern von auf herkömmliche Weise gezeugten Kindern – entdecken bei der persönlichen Begegnung mit ihrem neugeborenen Baby oft, dass die Identität jedes Kindes einzigartig ist und dass die genaue genetische Herkunft entgegen ihren Befürchtungen eigentlich gar nicht so wichtig ist. Deshalb ist es nur logisch, dass sich Frauen, die ihre Kinder mit Spendereizellen oder Spendersamen empfangen haben, normalerweise nach wenigen Tagen mit ihrem Neugeborenen genauso mütterlich fühlen wie jede »biologische« Mutter, Männer fühlen entsprechend wie jeder biologische Vater.

Sehr junge Mütter

Bei Jugendlichen gibt die Schwangerschaft Anlass zu anderen möglichen Sorgen. Diese Altersgruppe hat zwar kein erhöhtes Risiko für Chromosomenstörungen, dafür kommen aber bestimmte Geburtsfehler häufiger vor. Da jugendliche Mütter zu einer nicht gerade optimalen Ernährung neigen, ist bei ihnen die Rate von Babys mit niedrigem Geburtsgewicht erhöht. Jugendliche Mütter haben außerdem ein höheres Risiko für eine Präeklampsie oder einen Kaiserschnitt. Die Zahl der nicht stillenden Mütter ist bei Jugendlichen höher. Wegen ihrer speziellen Situation brauchen diese jungen Mütter besondere Hilfe und Beratung. Wenn Sie eine jugendliche Mutter sind, empfehlen wir Ihnen, während der Schwangerschaft gut auf sich zu achten, sich gesund zu ernähren und über die Vorteile des Stillens nachzudenken.

Zwillings- oder Mehrlingsschwangerschaften

Zwillinge zu bekommen mag einfach erscheinen – aber nur für diejenigen, die das nie selbst erlebt haben. Entweder es ist ein »doppeltes Vergnügen« oder ein lebendiger Alptraum (doppelt so viel Arbeit und halb so viel Schlaf). Zwillinge sind kompliziert. Das kann Ihnen jede Mutter von Zwillingen bestätigen – stundenlang, wenn Sie so lange zuhören können. Man könnte Bände füllen mit guten Ratschlägen für Eltern von Zwillingen und Drillingen. Und wenn jemals ein solches Buch geschrieben würde, so müsste ein wesentlicher erster Teil dem Schwangerschaftsverlauf bei Müttern gewidmet sein, die Zwillinge oder höhergradige Mehrlinge erwarten.

Wenn Sie drei oder mehr Kinder erwarten, gilt für Sie im Wesentlichen dasselbe wie für Zwillingsmütter, nur in wesentlich ausgeprägterem Maße.

Wenn auch die überwiegende Mehrheit der Zwillingsschwangerschaften problemlos verläuft und mit der Geburt zweier hübscher, gesunder Babys endet, so gibt es doch einige Risiken für Babys und Mütter. Deshalb werden die meisten Ärzte bei Frauen, die Zwillinge erwarten, häufigere Untersuchungen durchführen als bei anderen Frauen, und es kann sein, dass sie wesentlich mehr Ultraschalluntersuchungen in Ihre Vorsorge einplanen.

Tatsächlich werden wesentlich mehr Zwillinge empfangen als geboren. Viele Schwangerschaften, die als Zwillingsschwangerschaft beginnen, enden als Einlingsgeburt, weil einer der beiden Embryonen sich nicht entwickelt. In vielen Fällen stirbt einer der beiden Embryonen schon ab, bevor die Schwangerschaft festgestellt wird. Zwillingsgeburten machen etwa ein Prozent aller Geburten aus. Aber die Anzahl steigt, was im Wesentlichen mit der wachsenden Verbreitung und Nutzung von Fertilitätstechniken zusammenhängt.

Ihre Herkunft und familiäre Vorgeschichte können Ihre Chancen auf Zwillinge steigern, manche Frauen neigen zu mehr als einem Eisprung pro Zyklus. Falls es in Ihrer Familie Zwillinge gibt, lassen Sie das Ihren Arzt wissen.

Spontane Drillinge kommen wesentlich seltener vor – die Rate liegt bei etwa 1 zu 7.000. Spontane Vierlinge und Schwangerschaften mit mehr als vier Kindern sind extrem selten. Aber die Zahl der Drillingsschwangerschaften hat sich in den letzten Jahren wegen der zunehmenden Fertilitätsbehandlungen verzehnfacht.

Verschiedene Arten von Mehrlingen

Zwillinge können eineiig oder zweieiig sein. Diese altmodischen Begriffe beschreiben mehr oder weniger genau, wie es zu Zwillingen kommt. Eineiige Zwillinge sehen sich sehr ähnlich und haben immer dasselbe Geschlecht. Sie stammen aus einem einzigen Embryo, das heißt, sie sind das Produkt der Vereinigung von nur einer Eizelle mit einer Samenzelle. (Man nennt das auch *monozygotisch* – die Zwillinge sind aus einer Zygote hervorgegangen.) Ihre Ähnlichkeit ist darauf zurückzuführen, dass sie haargenau die gleichen Gene haben. Etwa ein Drittel aller Zwillinge sind eineiig. Eine Eizelle kann sich dreiteilen, sodass es zu eineiigen Drillingen kommt, aber das ist äußerst selten.

Eine Frau empfängt zweieiige Zwillinge, wenn sie mehr als einen Eisprung hat, zwei verschiedene Spermien die beiden Eizellen befruchten und diese sich dann gleichzeitig in der Gebärmutter einnisten. Diese *dizygotischen* Zwillinge – die aus zwei Zygoten entstehen – haben nicht die gleichen Gene. Stattdessen ist ihre genetische Struktur ähnlich verschieden wie bei anderen Geschwistern mit gleichen Eltern, nur dass sie eben gleichzeitig geboren werden. Sie können sowohl gleichen als auch verschiedenen Geschlechts sein. Etwa zwei Drittel aller spontan empfangenen Zwillinge sind zweieiig. Wenn drei Eizellen befruchtet werden, kommt es zu dreieiigen Drillingen. Eine Drillingsschwangerschaft kann auch aus zwei eineiigen Feten und einem aus einer zweiten befruchteten Eizelle entstandenen Fetus hervorgehen. In dem Fall kommt es zu zwei eineiigen Babys und einem einzelnen Baby.

Die Chance, eineiige Zwillinge zu bekommen, steigt für Frauen ab 35. Dagegen steigt die Wahrscheinlichkeit, zweieiige Zwillinge zu bekommen (aus mehrfachem Eisprung in einem Zyklus), bis 35 an und fällt dann ab. Einige Familien haben mehr als ihren statistisch zu erwartenden Anteil an zweieiigen Zwillingen. Zweieiige Zwillinge sind wahrscheinlicher, wenn die Frau Fruchtbarkeitshormone bekommt, weil diese Medikamente dazu führen können, dass in einem Zyklus mehr als ein Eisprung stattfindet. Natürlich kann auch eine Frau, die sich mit Fertilitätshormonen behandeln lässt, nur eine Eizelle produzieren, die sich dann zu eineiigen Zwillingen teilt.

Erkennen, ob es eineiige oder zweieiige Mehrlinge sind

Viele Frauen, die Zwillinge erwarten, fragen ihren Arzt oder Ultraschallspezialisten während einer Ultraschalluntersuchung, ob sich die Eineiigkeit oder Zweieiigkeit ihrer Zwillinge schon feststellen lässt. In den meisten Fällen kann der Arzt das erkennen. Wenn man beispielsweise sehen kann, dass die Feten unterschiedlichen Geschlechts sind, weiß man, dass sie zweieiig sind. Wenn sie dasselbe Geschlecht haben, können sie sowohl eineiig als auch zweieiig sein. In dem Fall, oder wenn das Geschlecht der Feten nicht sichtbar ist, können andere auf dem Ultraschallbildschirm erkennbare Details darauf hinweisen, ob die Zwillinge eineiig sind:

✔ Ein Ei, das sich sehr früh nach der Befruchtung teilt (in den ersten ein bis drei Tagen), bringt zwei Embryos mit getrennten Mutterkuchen und Fruchthöhlen hervor. Diese Situation wird auch als *dichorisch-diamniotisch* bezeichnet (siehe Abbildung 14.1a). Im Ultraschallbild sieht dies genauso aus wie zweieiige Zwillinge, die aus zwei verschiedenen befruchteten Eizellen stammen.

✔ Wenn die Eizelle sich zwischen dem 3. und 8. Tag nach der Befruchtung spaltet, liegen die Zwillinge in verschiedenen Fruchthöhlen, haben aber eine gemeinsame Plazenta (siehe Abbildung 14.1b). Ihr Arzt spricht dann von *monochorisch-diamniotischen* Zwillingen. Wenn Ihr Arzt auf dem Ultraschall erkennen kann, dass die Zwillinge dieselbe Plazenta teilen, ist die Wahrscheinlichkeit hoch, dass sie eineiig sind. (Allerdings ist es manchmal auf dem Ultraschallbild nur schwer zu erkennen, ob eine oder zwei eng beieinander liegende Plazenten vorliegen.) Ein weiterer Hinweis ist die Dicke der Trennwand, die die Fruchthöhlen voneinander trennt – bei zwei separaten Plazenten trennt eine dicke Trennwand die beiden Fruchthöhlen, während die Trennwand sehr dünn ist, wenn sich nur eine Plazenta gebildet hat.

✔ Wenn sich die Eizelle zwischen dem 8. und 13. Tag nach der Befruchtung in Zwillinge aufspaltet, haben diese nicht nur eine gemeinsame Plazenta, sondern auch eine gemeinsame Fruchthöhle (siehe Abbildung 14.1c). Diese Art von Zwillingen heißen *monochorisch-monoamniotisch*. Wenn Ihr Arzt bei der Ultraschalluntersuchung sieht, dass die Zwillinge sich eine Fruchthöhle teilen, kann er sicher sein, dass sie eineiig sind. Das kommt ziemlich selten vor (bei einem Prozent aller Zwillinge oder einer von 60.000 Schwangerschaften).

✔ Eine Eizelle, die sich nach dem 13. Schwangerschaftstag in Zwillinge aufspaltet, bringt »siamesische Zwillinge« hervor. Dieser Fall ist äußerst selten.

Ein Ultraschallspezialist kann sehr subtile Anzeichen für die verschiedenen Arten von Zwillingen erkennen. In den meisten Fällen, wenn auch nicht in allen, sind diese Anzeichen definitiv. Der Ultraschallspezialist stellt fest, ob die Zwillinge getrennte Plazenten haben und, was weniger wichtig ist, ob sie eineiig oder zweieiig sind. Die Art der Plazentabildung (monochorisch oder dichorisch) lässt sich am leichtesten im ersten Schwangerschaftsdrittel bestimmen.

 Verschiedene Arten von Zwillingen sind mit unterschiedlichen Problemen und Risiken verbunden, darum ist es so wichtig festzulegen, welche Art von Zwillingsschwangerschaft besteht. Wenn das Ultraschallbild keine eindeutigen Ergebnisse liefert (was selten ist, zum Beispiel bei spät entdeckter Schwangerschaft) und die medizinischen Umstände dafür sprechen, dass es besonders wichtig ist, die Art der Zwillingsschwangerschaft zu bestimmen, kann eine Amniozentese durchgeführt

14 ➤ Schwangerschaften unter besonderen Voraussetzungen

werden, damit die Frage in speziellen Tests geklärt werden kann. Diese Tests werden als *Zygositätstests* bezeichnet und erfordern invasive Methoden wie die Amniozentese, die Chorionzottenbiopsie (CVS) oder die Fetalblutentnahme (siehe Kapitel 8).

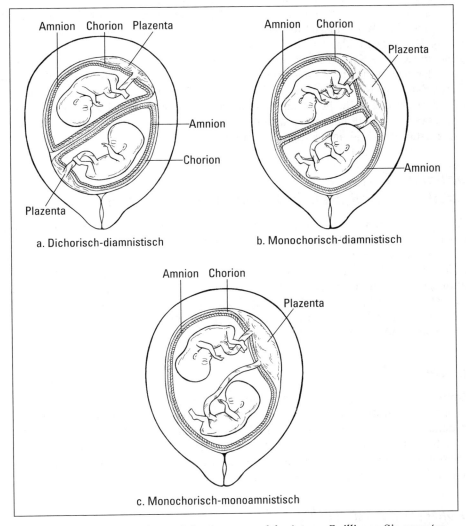

Abbildung 14.1: Ihr Arzt kann oft bestimmen, welche Art von Zwillingen Sie erwarten, indem er sich während einer Ultraschalluntersuchung die Plazenta beziehungsweise Plazenten und die Fruchthöhle(n) ansieht.

Screening für das Down-Syndrom bei Zwillings- und Mehrlingsschwangerschaften

Viele Jahre lang war die verbreitetste Form des Schwangerschaftsscreenings für das Down-Syndrom das Messen verschiedener Werte im mütterlichen Blut in der 16. Schwangerschaftswoche (siehe Kapitel 8). Dieser Test liefert recht genaue Ergebnisse für Einlingsschwangerschaften, aber bei Mehrlingsschwangerschaften bringt er überhaupt nichts. Die neuere Screening-Methode für das Down-Syndrom im ersten Schwangerschaftsdrittel (*Nackenfaltenmessung*, siehe Kapitel 8) scheint besonders vielversprechend für Mütter mit Mehrlingen, weil der Arzt Nackenfaltenmessungen für jeden Embryo oder Fetus durchführen und so das Down-Syndrom-Risiko für jeden Mehrling einzeln bestimmen kann. Allerdings ist noch nicht geklärt, welche Rolle die Serumwerte im mütterlichen Blut bei dieser Diagnostik spielen. Sie mögen bei Zwillingen zur Klärung beitragen, aber bei Drillingen oder mehr Kindern wird einzig die Nackenfaltenmessung Aufschluss geben können.

Genetische Tests in Zwillings- und Mehrlingsschwangerschaften

Die Chorionzottenbiopsie und die Amniozentese sind bei Zwillingen und Mehrlingen etwas komplizierter. Die beiden Hauptschwierigkeiten bestehen darin, jeden Fetus einzeln zu testen und zu vermeiden, dass das von einem Fetus entnommene Gewebe das des anderen verfälscht. Im Falle eineiiger Zwillinge ist das nicht so entscheidend, weil die Feten dieselbe genetische Struktur haben. Wenn bei einem Fetus eine genetische Störung (oder auch das Fehlen jeglicher genetischer Störungen) festgestellt wird, gilt das gleiche Ergebnis automatisch für den anderen Fetus. Aber bei zweieiigen Zwillingen, Drillingen und anderen Mehrlingen ist es wichtig, jeden Fetus einzeln zu testen.

Amniozentese

Die Amniozentese (siehe Kapitel 8) ist die am häufigsten praktizierte Methode, um multifetale Schwangerschaften genetisch zu testen. Nach Darstellung der trennenden Eihaut (Amnion) wird zunächst aus einer Fruchthöhle eine Probe entnommen und die Punktionsnadel dann unter Sicht in die zweite »Kammer« vorgeschoben (oder zurückgezogen), um eine Probe aus der anderen Fruchthöhle zu gewinnen. Das Einbringen von blauem Farbstoff in eine Fruchthöhle mit Probenentnahme mit zwei separaten Nadeln (blaue und klare Probe) ist veraltet.

Chorionzottenbiopsie (CVS)

Die Chorionzottenbiopsie, abgekürzt CVS (siehe Kapitel 8), kann bei multifetalen Schwangerschaften etwas komplizierter sein, aber für Ärzte mit ausreichend Erfahrung ist das kein Problem. In einigen Fällen liegt die Plazenta so ungünstig, dass die CVS nicht durchgeführt werden kann. Dann kann die Schwangere entscheiden, ob sie zu einem späteren Zeitpunkt der

Schwangerschaft eine Amniozentese durchführen lassen möchte (etwa in der 15. bis 18. Schwangerschaftswoche, während die CVS in der 12. Woche erfolgt).

Die Entwicklung jedes Zwillings im Auge behalten

Ihr Arzt benennt Ihre Babys vor der Geburt als Zwilling 1 und Zwilling 2 (oder Drilling 1, 2, 3). Auf diese Weise kann Ihr Arzt mit Ihnen und anderen (Krankenschwestern, anderes medizinisches Personal) darüber reden, welches Baby welches ist und den Entwicklungsprozess jedes Kindes separat und konstant während der Schwangerschaft überwachen. Es ist üblich, den Fetus, der am nächsten am Muttermund liegt, als Zwilling (oder Drilling) 1 zu bezeichnen. Dieses Kind wird in der Regel als Erstes geboren. In Drillingsschwangerschaften wird der am höchsten liegende Drilling (also derjenige, der Ihrer Brust am nächsten liegt) als Drilling 3 bezeichnet. (Manche Patientinnen erfinden auch selbst ein paar gute Namen. Wir hatten eine Patientin mit Drillingen, die ihre Babys vor der Geburt Itsy, Bitsy und Ditsy nannte, um sie auseinander halten zu können.)

Das tägliche Leben in einer Mehrlingsschwangerschaft

Wenn Sie Mehrlinge erwarten, gilt vieles von dem, was in diesem Buch steht, auch für Sie. In vielerlei Hinsicht verläuft Ihre Schwangerschaft wie jede andere auch. Aber Sie haben vielleicht schon gespürt, dass Ihre Erfahrung in einigen Dingen intensiver ist: Ihr Bauch wird dicker, Sie haben vielleicht stärker unter Übelkeit zu leiden, Ihre Amniozentese (sofern Sie eine durchführen lassen) ist etwas komplizierter (wie wir weiter oben in diesem Kapitel schon beschrieben haben) und die Geburt zieht sich vielleicht länger hin. Bei Drillingen oder mehr Kindern sind diese körperlichen Veränderungen und Symptome noch wesentlich ausgeprägter. Davon abgesehen kommen bestimmte Komplikationen bei Mehrlingen häufiger vor als bei nur einem Baby. In der folgenden Liste beschreiben wir viele Aspekte, in denen sich Ihre Erfahrung möglicherweise von Einlingsschwangerschaften unterscheidet:

✔ **Bewegung:** Früher haben Ärzte Frauen mit Zwillingsschwangerschaften ab der 24. bis 28. Woche Bettruhe verordnet. Aber mittlerweile wurde statistisch erwiesen, dass die Chancen für eine Frühgeburt oder niedriges Geburtsgewicht bei Frauen mit Bettruhe nicht geringer sind. Ob Sie Ihre Bewegung einschränken müssen, hängt von Ihrer geburtshilflichen Vorgeschichte ebenso ab wie vom Verlauf Ihrer Schwangerschaft von Woche zu Woche. Wenn bei Ihnen vorzeitige Wehen einsetzen oder die Feten Wachstumsprobleme haben, wird Ihr Arzt Ihnen möglicherweise empfehlen, sich körperlich nicht anzustrengen und so viel wie möglich zu entspannen. Bei Drillingen oder mehr Kindern ist der positive Effekt von Bettruhe zwar nicht nachgewiesen, aber viele Geburtshelfer empfehlen routinemäßig Bettruhe vom zweiten Schwangerschaftsdrittel an, um die Gedeihbedingungen zu verbessern. Die Überwachung von Drillingen wird häufig ab dem dritten Schwangerschaftsdrittel stationär durchgeführt.

✔ **Ernährung:** Viele Experten empfehlen Frauen, die Zwillinge erwarten, eine Extraration von 300 Kalorien pro Tag zusätzlich zu der Kalorienmenge, die für Einlingsschwangere empfohlen wird (mit anderen Worten, täglich 600 Kalorien mehr als vor der Schwangerschaft). Für Drillinge und andere höhergradige Mehrlinge gibt es keine einhellige Meinung, aber es ist logisch, dass Sie noch etwas mehr Nahrung zu sich nehmen sollten.

✔ **Eisen und Folsäure:** Frauen, die Zwillinge, Drillinge oder mehr Kinder erwarten, neigen eher zu Schwangerschaftsanämie (siehe Kapitel 4) und haben einen erhöhten Bedarf an Eisen und Folsäure. Ärzte empfehlen zusätzliche Eisenpräparate und Folsäure für Frauen, die zwei oder mehr Feten haben.

✔ **Übelkeit:** Die meisten Frauen mit einer Zwillings- oder Mehrlingsschwangerschaft leiden zu Beginn der Schwangerschaft eindeutig stärker an Übelkeit und Erbrechen als andere Frauen. Diese Übelkeit hat mit einem erhöhten HCG-Spiegel (einem Schwangerschaftshormon) im Blut zu tun. Bei zwei oder mehr Feten ist die Konzentration von HCG im Blut noch höher. Zum Glück gehen Übelkeit und Erbrechen auch bei Mehrlingsschwangeren gegen Ende des ersten Schwangerschaftsdrittels vorüber.

✔ **Vorsorgeuntersuchungen:** Ihr Schwangerschafsbetreuer wird bei Ihnen im Wesentlichen dieselben Routineuntersuchungen durchführen wie bei Schwangeren mit einem Kind. Das heißt, bei jedem Arztbesuch werden Ihr Blutdruck, Gewicht und Urin untersucht. Aber weil Sie mehr als einen Fetus haben, wird Ihr Betreuer Sie möglicherweise häufiger in seine Praxis bestellen. Manche Ärzte führen routinemäßig vaginale Untersuchungen durch, um sicherzugehen, dass Ihr Muttermund sich nicht vorzeitig öffnet, andere wiederum schlagen vielleicht vor, Ihren Muttermund per Ultraschall zu untersuchen. Aber es ist auch möglich, dass Ihr Arzt diese Untersuchungen nicht für nötig befindet, sofern Sie keine vorzeitigen Wehen haben.

✔ **Ultraschall:** Die meisten Ärzte empfehlen, dass Schwangere mit Zwillingen oder Mehrlingen alle vier Wochen eine Ultraschalluntersuchung durchführen lassen sollten, um das Wachstum der Feten zu überprüfen. Falls bei Ihnen Probleme auftreten, können diese Untersuchungen auch häufiger erforderlich sein. Die regelmäßigen Ultraschalluntersuchungen sind sehr wichtig, weil das Risiko fetaler Wachstumsrestriktion bei Frauen mit Zwillingen, Drillingen oder mehr Kindern erhöht ist (siehe »Intrauterine Wachstumsrestriktion« später in diesem Kapitel).

✔ **Gewichtszunahme:** Die durchschnittliche Gewichtszunahme liegt bei 15 bis 20 kg. Aber wie viel Sie genau zunehmen, hängt von Ihrem Gewicht vor der Schwangerschaft ab. Einige Forschungsinstitute empfehlen, dass Schwangere mit Zwillingen im zweiten und dritten Schwangerschaftsdrittel rund 500 Gramm pro Woche zunehmen sollten. Neueste Studien belegen, dass Sie Ihre optimale Gewichtszunahme berechnen können, indem Sie Ihren Body Mass Index (siehe Kapitel 4) vor der Schwangerschaft berücksichtigen. Außerdem ist die Gewichtszunahme in den ersten beiden Schwangerschaftsdritteln besonders wichtig. Ärzte empfehlen Gewichtszunahmen von 20 bis 23 kg bis zur 34. Woche für Drillinge und über 23 kg für Vierlinge.

Wehen und Geburt von Zwillingen

Drillinge werden fast immer per Kaiserschnitt entbunden. Neuere Studien haben jedoch belegt, dass unter sehr spezifischen Voraussetzungen und unter Beachtung strengster Kriterien die vaginale Geburt von Drillingen durchaus möglich ist. Da fast sämtliche Drillinge mit Kaiserschnitt entbunden werden, richtet sich der folgende Abschnitt über Kindslagen und Geburt vor allem an Frauen, die Zwillinge erwarten.

Die Schwangerschaft ist für Frauen, die Zwillinge erwarten, oft komplikationslos, aber Wehen und Geburt können recht schwierig sein. Aus diesem Grund empfehlen wir Frauen, die mehr als ein Kind erwarten, in einem Krankenhaus zu entbinden, wo zusätzliches Personal vorhanden ist, falls Komplikationen auftreten.

Voll ausgetragene Babys können zur Geburt in verschiedenen Positionen in der Gebärmutter liegen. Im Wesentlichen gibt es dabei die folgenden drei Möglichkeiten:

✔ Beide Feten können mit dem Kopf nach unten liegen (Schädellage), wie es in etwa 45 Prozent aller Zwillingsschwangerschaften der Fall ist (siehe Abbildung 14.2a). Diese Kinder können zu 60 bis 70 Prozent vaginal entbunden werden.

✔ Der erste Fetus liegt mit dem Kopf nach unten, der zweite nicht. Das ist in 35 Prozent der Zwillingsschwangerschaften der Fall. Ein Kaiserschnitt ist dann wahrscheinlich, sofern es Ihrem Geburtshelfer nicht gelingt, das zweite Kind in die Schädellage zu drehen. Ob es Sinn macht, das Baby in dieser Weise zu manipulieren, ist ein Thema, das von Geburtshelfern heiß debattiert wird. Die Entscheidung Ihres Arztes für eine äußere Wendung oder eine Steißgeburt hängt von seiner Ausbildung, Erfahrung und Neigung ab.

✔ Der erste Fetus liegt in Steißlage oder quer, der zweite befindet sich in Steiß-, Schädel- oder Querlage. Dies gilt für 20 Prozent der Fälle (siehe Abbildung 14.2b und 14.2c). Dann ist die Kaiserschnittentbindung unumgänglich.

Wenn die Babys vor dem Termin entbunden werden, sind bei jeder Kombination dieser Geburtslagen unterschiedliche Optionen verfügbar. Auf jeden Fall sollten Sie die Möglichkeiten mit Ihrem Arzt vor der Entbindung durchsprechen.

Besondere Maßnahmen für Mehrlingsschwangere

Wenn Sie Zwillinge oder Drillinge (oder mehr Kinder) erwarten, wird Ihr Arzt Sie strenger beobachten, weil das Risiko bestimmter Komplikationen in multifetalen Schwangerschaften größer ist. Ihr Arzt muss dabei auf die folgenden möglichen Komplikationen achten.

Lassen Sie sich durch diese Liste nicht erschrecken. Das Wichtigste ist, dass Sie sich eventuell auftretender Probleme bewusst sind, damit Sie und Ihr Arzt diese frühzeitig erkennen und gegebenenfalls entsprechend darauf reagieren können.

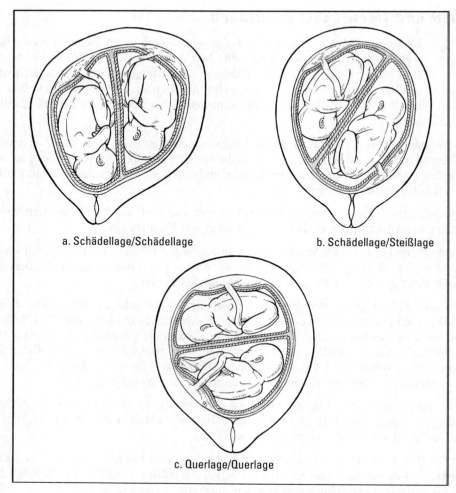

Abbildung 14.2: Drei mögliche Geburtslagen bei Zwillingen

Vorzeitige Wehen

Ihr größtes Risiko bei einer Mehrlingsschwangerschaft sind vorzeitige Wehen und eine daraus folgende Frühgeburt. Eine Einlingsschwangerschaft dauert durchschnittlich 40 Wochen, aber eine Zwillingsschwangerschaft dauert im Schnitt nur 36 Wochen. Drillinge werden in der Regel nach 33 bis 34 Wochen geboren und Vierlinge nach rund 31 Wochen. Eine Schwangerschaft gilt als voll ausgetragen, wenn sie mindestens 37 Wochen dauert. Von einer Frühgeburt spricht man bei Entbindungen in der 24. bis 37. Woche, obwohl die meisten in der 35. oder 36. Woche geborenen Kinder in der Regel genauso gesund sind wie Babys, die nach 37 Wochen entbunden werden.

Viele Frauen haben vorzeitige Wehen, ohne dass es zu einer Frühgeburt kommt. Etwa 80 Prozent der Mütter von Drillingen und 40 Prozent der Mütter von Zwillingen haben vorzeitige Wehen, aber nicht alle haben eine Frühgeburt. (Details über vorzeitige Wehen und Frühgeburt finden Sie in Kapitel 15.)

Chromosomenstörungen

Wenn Sie mehr als einen Fetus haben und diese mehreiig sind, ist das Risiko von genetischen Störungen bei einem der beiden Feten etwas erhöht. Aber im Grunde genommen hat jedes Baby sein eigenes individuelles Risiko für irgendeine Art von Fehlbildung und bei Mehrlingen summieren sich die Risiken. Mütter von Einlingen gelten ab 35 als Spätgebärende, wie wir weiter oben in diesem Kapitel beschrieben haben, während bei zweieiigen Zwillingsschwangerschaften das Alter der Spätgebärenden schon bei 33 Jahren beginnt und bei Drillingen sogar schon bei 31 oder 32 Jahren. Diese Altersdefinitionen sind von Bedeutung, wenn es darum geht, ob Sie sich genetischen Tests unterziehen sollten.

Diabetes

Da bei Zwillingen oder Mehrlingen häufiger Schwangerschaftsdiabetes vorkommt, empfehlen viele Ärzte ein Diabetes-Screening für alle Zwillings- und Mehrlingsschwangere (siehe Kapitel 16).

Bluthochdruck und Präeklampsie

Bluthochdruck (Hypertonie) kommt in multifetalen Schwangerschaften häufiger vor. Das Risiko steigt proportional zur Anzahl der Feten. Einige Frauen entwickeln nur Bluthochdruck ohne andere Symptome oder körperliche Beschwerden. Andere entwickeln eine *Präeklampsie,* ein Krankheitsbild, das nur in der Schwangerschaft vorkommt und Bluthochdruck in Verbindung mit *Ödemen* (Schwellungen) oder Proteinen im Urin umfasst (eine Beschreibung der Präeklampsie finden Sie in Kapitel 15). 40 Prozent der Mütter, die Zwillinge erwarten, und 60 Prozent derjenigen, die Drillinge erwarten, bekommen eine Form des Bluthochdrucks während der Schwangerschaft. Aus diesem Grunde wird Ihr Arzt Ihren Blutdruck regelmäßig überprüfen.

Intrauterine Wachstumsrestriktion

Fetale Wachstumsprobleme können bei 15 bis 50 Prozent aller Zwillinge auftreten. Dieses Problem ist noch verbreiteter bei Drillingen und Feten mit gemeinsamer Plazenta. Wenn die Feten zusammen nur eine Plazenta haben, wird das Blut unter Umständen nicht gleichmäßig auf beide Zwillinge verteilt und das kann dazu führen, dass ein Zwilling mehr Nährstoffe bekommt als der andere. Bei Mehrlingen mit verschiedenen Plazenten kann es zu Wachstumsstörungen kommen, wenn eine Plazenta sich in einer günstigeren Position in der Gebärmutter eingenistet hat und darum besser ernährt wird als die andere. Ihr Arzt wird regelmäßige Ultraschalluntersuchungen während Ihrer Schwangerschaft durchführen, um zu überprüfen, ob beide (oder alle drei) Feten ausreichend wachsen.

Zwillingstransfusionssyndrom

Das *Zwillingstransfusionssyndrom* kommt nur bei Zwillingen vor, die eine gemeinsame Plazenta haben (monochorische Zwillinge). In einigen Fällen enthält diese Plazenta Blutbahnen, über die die beiden Feten miteinander verbunden sind. Diese Verbindung führt zum Blutaustausch zwischen den Feten – und zu einer ungleichen Verteilung des Blutes. Der Fetus, der mehr Blut bekommt, wird größer und produziert mehr Fruchtwasser, während derjenige, der weniger Blut bekommt, möglicherweise weniger wächst und wesentlich weniger Fruchtwasser in seiner Fruchthöhle hat. Diese Situation kann sehr ernst werden, zum Glück betrifft sie aber nur knapp ein Drittel der monochorischen Zwillinge.

Mehrlingsreduktion

Einige Ärzte führen eine *Mehrlingsreduktion* durch, um die Anzahl der auszutragenden Feten zu verringern und damit die Chancen für die Lebensfähigkeit der verbleibenden Kinder zu verbessern. Dieses Verfahren wird vor allem bei Frauen angewendet, die als Konsequenz einer Fertilitätsbehandlung mindestens drei lebensfähige Feten haben. Auf diese Weise soll das hohe Frühgeburtsrisiko verringert werden, das besteht, wenn alle Feten ausgetragen werden. Es gibt auch Frauen, die Zwillinge erwarten, aber ihre Schwangerschaft auf eine Einlingsschwangerschaft verringern wollen. Die Reduktion auf Einlingsschwangerschaft wird nur bei ausgewählten Schwangeren mit hoher Risikokonstellation durchgeführt und nicht der Schwangeren zuliebe. Die Mehrlingsreduktion wird in der Regel von einem Spezialisten für Geburtshilfe und Fetalmedizin in den letzten Wochen des ersten Schwangerschaftsdrittels zwischen der 9. und 13. Woche in einem spezialisierten Zentrum durchgeführt. Das damit verbundene Risiko ist relativ gering, wenn ein speziell dafür ausgebildeter und erfahrener Arzt das Verfahren durchführt. Wichtig ist, dass Sie sich über alle Möglichkeiten ausreichend informieren, um die für Sie beste Entscheidung treffen zu können.

Mehrlingsreduktion durch Fetozid

Eine selektive Abbruchprozedur kann bei multifetalen Schwangerschaften angewendet werden, wenn einer der Feten eine signifikante Fehlbildung aufweist. Dieses Verfahren wird von einem Spezialisten für Geburtshilfe und Fetalmedizin durchgeführt, sofern die Feten separate Plazenten haben. Im Falle eineiiger Zwillinge mit einer gemeinsamen Plazenta gibt es einige andere Möglichkeiten. Fragen Sie dazu Ihren Arzt. Derzeit gibt es nur wenige Zentren, die dieses Verfahren durchführen.

Erneut schwanger werden

Ärzte und Patientinnen sind sich bis jetzt nicht einig darüber, wann der optimale Zeitpunkt für eine erneute Schwangerschaft ist. Dies hängt vermutlich vor allem von Ihrem gesamtgesundheitlichen Zustand ab. Wenn Sie nach der Geburt schnell Ihr Vor-Schwangerschaftsgewicht oder Idealgewicht wiedererlangen und Sie Ihren Nährstoff- und Vitaminhaushalt wieder ausgeglichen haben (insbesondere Eisen und Kalzium), können Sie wahrscheinlich ohne weiteres eine erneute Schwangerschaft planen – innerhalb von sechs oder zwölf Monaten. Aber wenn Sie eine komplizierte Schwangerschaft und schwierige Entbindung hatten oder viel Blut verloren haben, sollten Sie warten, bis Sie wieder besser in Form sind, bevor Sie es erneut versuchen.

Überlegen Sie auch, welcher Altersabstand zwischen den Kindern für Sie ideal ist. Manche Eltern finden es besser, wenn ihre Kinder in kurzen Abständen geboren werden, weil sich dadurch das ältere Kind nicht so lange an die Einzelkindrolle gewöhnt und vielleicht weniger eifersüchtig ist, wenn das neue Baby geboren wird. Andere halten es für günstiger, größere Abstände zwischen den Kindern einzuhalten, damit das ältere Kind reif genug ist, um sich auf das neue Geschwisterchen einzustellen. Die Hauptsache ist, wie Sie und Ihr Partner sich fühlen und ob Sie schon für ein weiteres Kind bereit sind. In die Entscheidung können emotionale, finanzielle und auch körperliche Aspekte hineinspielen. Überlegen Sie sich, ob Sie dem höheren Druck, den Mehrkosten und der zusätzlichen Arbeit gewachsen sind, die mit einem weiteren Kind verbunden sind.

Jede Schwangerschaft ist anders

Natürlich vergleicht jede Mutter ihre zweite Schwangerschaft mit der ersten, aber jede Schwangerschaft ist anders. Wenn Ihre letzte Schwangerschaft problemlos war, meinen Sie bei jeder kleinsten Abweichung von der Norm vielleicht, dass etwas nicht in Ordnung ist. Und umgekehrt heißt eine schwierige erste Schwangerschaft nicht, dass Sie dieselben Komplikationen auch in der zweiten Schwangerschaft erleben. Und egal, was andere Leute Ihnen erzählen, denken Sie immer daran, dass andere Symptome nicht heißen müssen, dass das Kind ein anderes Geschlecht haben wird als Ihr erstes Kind. In Kapitel 19 finden Sie einige weit verbreitete Ammenmärchen, mit denen sich angeblich das Geschlecht eines Babys vorhersagen lassen.

Folgende Dinge können in der zweiten (dritten, vierten usw.) Schwangerschaft ganz anders sein als in der ersten:

✔ Viele Frauen haben das Gefühl, dass ihr Bauch schon früher zu wachsen beginnt oder zumindest gewölbter und größer ist. Das liegt daran, dass die Bauchmuskeln in der ersten Schwangerschaft gedehnt wurden und jetzt schlaffer sind.

✔ Viele Frauen leiden weniger an Übelkeit als in der ersten Schwangerschaft, andere wiederum leiden stärker daran.

- ✔ In der Regel spüren Sie fetale Bewegungen früher.
- ✔ Die Eröffnungswehen sind in der Regel kürzer und die Entbindung ist einfacher.
- ✔ Viele Frauen meinen, früher und häufiger Braxton-Hicks-Wehen zu spüren als beim ersten Kind. (Weitere Informationen über Braxton-Hicks-Wehen finden Sie in Kapitel 7.)
- ✔ Die meisten Frauen sind beim zweiten Mal weniger ängstlich.

Eine Sache bleibt aber immer gleich: Auch wenn Sie es kaum glauben mögen, Sie werden Ihr zweites Kind genauso sehr lieben wie Ihr erstes.

 In einer dritten Schwangerschaft haben viele Frauen eine besondere Sorge: Sie meinen, dass es in der dritten Schwangerschaft zu Problemen kommen wird, nachdem die ersten beiden Schwangerschaften komplikationslos und gesund verlaufen sind. Viele haben das Gefühl, dass es ein Glück war, zwei gesunde Kinder hintereinander zu bekommen, und der dritte Versuch das Glück herausfordert. Wenn Sie sich so fühlen, glauben Sie uns, Sie sind nicht die Einzige. Denken Sie immer daran, dass die Chancen einer problematischen Schwangerschaft nicht automatisch größer sind, wenn es die dritte ist, selbst wenn die ersten beiden problemlos verlaufen sind.

Geburt nach einem früheren Kaiserschnitt

Wenn Sie einen Kaiserschnitt hatten und wieder schwanger werden, fragen Sie sich vielleicht, ob Sie dieses Mal vaginal entbinden können oder wieder einen Kaiserschnitt brauchen. In gewisser Weise hängt die Antwort davon ab, welchen der folgenden Kaiserschnitte Sie hatten:

- ✔ **Unterer Transversalschnitt:** Die meisten Kaiserschnittentbindungen werden mit einem unteren Transversalschnitt durchgeführt (in die untere Gebärmutter), wie in Abbildung 14.3a zu sehen ist. Frauen, die diese Art von Schnitt hatten, können in einer späteren Schwangerschaft in der Regel vaginal entbinden – solange sie keine anderen Komplikationen haben.
- ✔ **Uteruslängsschnitt:** Beim Kaiserschnitt mit Uteruslängsschnitt wird vertikal in die obere Gebärmutter geschnitten (siehe Abbildung 14.3b). Nach einem solchen Kaiserschnitt sollten Sie es nicht auf eine vaginale Entbindung ankommen lassen, weil diese Art von Narbe leichter reißen kann. Vertikale Schnitte werden manchmal bei extrem Frühgeborenen, einer Plazenta praevia (siehe Kapitel 15), einer anormalen Form der Gebärmutter oder großen Myomen durchgeführt.

 Der Schnitt auf Ihrer Haut sagt nichts darüber aus, welche Art von Schnitt an Ihrer Gebärmutter vorgenommen wurde. Mit anderen Worten, selbst wenn Sie einen transversalen Schnitt auf Ihrer Haut haben (einen Bikini-Schnitt), können Sie durchaus einen vertikalen Schnitt in der Gebärmutter haben.

14 ➤ Schwangerschaften unter besonderen Voraussetzungen

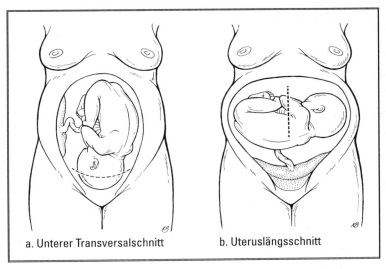

a. Unterer Transversalschnitt   b. Uteruslängsschnitt

Abbildung 14.3: Verschiedene Arten von Gebärmutterschnitten

Ärzte meinten früher, dass Frauen, die einen Kaiserschnitt hatten, alle nachfolgenden Kinder auf dieselbe Weise entbinden müssen und dass der Versuch einer vaginalen Geburt zum Bruch der Gebärmutter an der durch den Kaiserschnitt verursachten Narbe führen könnte. Aber Studien haben belegt, dass das Risiko eines solchen Risses tatsächlich ziemlich gering ist – es beträgt weniger als ein halbes Prozent. Andere neuere Studien zeigen, dass Frauen in 70 Prozent der Fälle nach einem Kaiserschnitt ein Kind erfolgreich vaginal entbinden können. Natürlich hängt die Erfolgswahrscheinlichkeit in gewisser Weise davon ab, warum beim ersten Kind ein Kaiserschnitt durchgeführt wurde. Wenn Ihr Arzt den Kaiserschnitt vorgenommen hat, weil Ihr Kind eine Steißlage hatte, liegen die Chancen für eine erfolgreiche vaginale Entbindung beim nächsten Kind bei fast 90 Prozent. Wenn der Kaiserschnitt durchgeführt wurde, weil das Kind zu groß für das Becken der Mutter war, sinken die Chancen einer künftigen erfolgreichen vaginalen Entbindung auf 50 bis 60 Prozent. Einige kleinere Krankenhäuser können keine vaginale Entbindung nach einem Kaiserschnitt anbieten, weil sie bestimmte Voraussetzungen nicht erfüllen (wie beispielsweise einen rund um die Uhr verfügbaren Anästhesisten).

Was spricht überhaupt dafür, das nächste Kind vaginal zu entbinden? Der größte Vorteil besteht darin, dass Sie sich von einer erfolgreichen vaginalen Entbindung schneller erholen. Wenn Sie allerdings versuchen, das Baby vaginal zu bekommen, also die Eröffnungsphase durchlaufen und am Ende doch einen Kaiserschnitt machen lassen müssen, ist die Wahrscheinlichkeit von Komplikationen laut wissenschaftlichen Studien höher, als wenn Sie sich direkt für einen Kaiserschnitt entschieden hätten. Ein weiterer Vorteil der vaginalen Entbindung besteht darin, dass sie oft mit weniger Schmerzen nach der Geburt einhergeht. Aber obwohl die meisten Patientinnen die Schmerzen nach einer vaginalen Entbindung als weniger unangenehm empfinden als nach einem Kaiserschnitt, können auch vaginale Entbindungen manchmal mit schmerzhaften Komplikationen verbunden sein. Zu diesem Thema finden Sie mehr in Kapitel 10.

Eine vaginale Geburt bietet folgende weitere Vorteile:

✔ Ein geringeres Risiko für mit der Bauchchirurgie verbundene Komplikationen. Hierzu gehören:

- Anästhesieprobleme

- Unbeabsichtigte Verletzungen an benachbarten Organen

- Infektionen

- Blutgerinnselgefahr wegen länger anhaltender Bewegungslosigkeit

✔ Für manche Frauen ist die Erfahrung einer vaginalen Geburt ein psychologisch wichtiges Erlebnis

✔ Kürzerer Krankenhausaufenthalt

✔ Die in einigen Studien erwähnte Möglichkeit, dass das Baby seine Sekretionen effizienter reinigt, wenn es vaginal geboren wurde

Aber Sie gehen auch ein gewisses Risiko ein: Wenn Sie nach einem Kaiserschnitt eine vaginale Entbindung versuchen wollen und diese scheitert, brauchen Sie länger, um sich zu erholen, als wenn Sie von vornherein einen Kaiserschnitt hätten durchführen lassen.

Ein Blick auf allein erziehende Mütter

Allein lebende Frauen, die Kinder aufziehen, werden immer üblicher. Wenn Sie dazugehören, ist es wichtig, dass Sie Ihre Situation mit Ihrem Schwangerschaftsbetreuer besprechen. Sie brauchen eine gute Schwangerschaftsbetreuung, um nicht durch vermeidbare Komplikationen ihre schwierige Situation mit alleiniger Verantwortung für das Kind zusätzlich zu belasten.

In vielen Schwangerschaften allein erziehender Mütter ist der Vater des Kindes nicht präsent. Versuchen Sie trotzdem, so viele Informationen wie möglich über die Familie und Krankengeschichte des Vaters in Erfahrung zu bringen, damit Sie und Ihr Schwangerschaftsbetreuer eventuelle genetische Auswirkungen besprechen können (siehe Kapitel 5).

Falls der Kindsvater nicht anwesend ist, müssen Sie Ihr eigenes soziales Netz aufbauen. Wenn Sie eine allein erziehende Mutter sind, können Sie eine oder mehrere Personen (Familienmitglieder oder enge Freunde) auswählen, die Ihre Schwangerschaft und Geburt begleiten. Denken Sie daran: Sie sind nicht die erste allein stehende Schwangere und Mutter. Es funktioniert, besonders mit einem guten Maß an Vertrauen in die eigenen Fähigkeiten.

So bereiten Sie Ihr älteres Kind (oder Kinder) auf den Neuankömmling vor

Viele Eltern freuen sich insbesondere deshalb auf ein zweites Kind, weil sie ihrem ersten die Gelegenheit geben möchten, mit Geschwistern aufzuwachsen. Aber Ihr erstes Kind wird dieses Argument möglicherweise nicht so problemlos akzeptieren. Es ist vielleicht vollkommen zufrieden in seiner Rolle als Einzelkind und es kann Monate oder Jahre dauern, bis das erste Kind das zweite Kind schätzen lernt. All diejenigen, die ihr zweites Kind – oder drittes oder viertes (oder mehr) – erwarten, finden in den nächsten Abschnitten einige Tipps dazu, wie sie ihr älteres Kind auf den Neuankömmling vorbereiten können.

Erklären Sie die Schwangerschaft

Wie einfach oder schwierig es ist, ein neues Baby in die Familie einzubringen, hängt zu einem großen Teil davon ab, wie alt Ihr älteres Kind ist. Es ist relativ einfach, einem 15-Jährigen ein neues Baby zu präsentieren, während das Ganze relativ schwer werden kann, wenn Ihr älteres Kind gerade 15 Monate alt ist. Und die Herausforderung beginnt bereits zu der Zeit, zu der Sie Ihrem älteren Kind erzählen, dass Sie schwanger sind. Ein 2-jähriges Kind hat noch keine richtige Zeitvorstellung und kann vielleicht nicht verstehen, dass Mama monatelang schwanger sein wird, bevor das Baby kommt. Möglicherweise ist es frustriert, wenn das Baby nicht sofort kommt. Warten Sie deshalb bis zum zweiten oder letzten Schwangerschaftsdrittel, bevor Sie einem jüngeren Kind von Ihrer Schwangerschaft erzählen, außer es macht Ihnen nichts aus, jeden Tag gefragt zu werden, wann das neue Baby denn nun endlich kommt.

Wenn Ihr Kind alt genug ist – mindestens zwei oder drei Jahre alt –, können Sie es zu Vorsorgeterminen, Ultraschalluntersuchungen oder Einkäufen für das neue Baby mitnehmen. (Bei diesen Einkäufen sollten Sie vielleicht auch Ihrem älteren Kind etwas schenken, damit es sich nicht vernachlässigt fühlt.) Ein Kind, das alt genug ist, kann auch in Diskussionen über einen Namen für das neue Baby Mitspracherecht erhalten.

 Wenn Sie planen, dass Ihr Kind ein neues Zimmer bekommen oder vom Gitterbettchen in ein großes Bett umziehen soll, vollziehen Sie die Veränderungen vor der Ankunft des Babys. So kann sich Ihr älteres Kind an die neue Situation gewöhnen und bringt diese nicht mit der Ankunft des neuen Babys in Zusammenhang.

Seien Sie nicht überrascht, wenn Ihr Kind gegen Ende der Schwangerschaft etwas aufmüpfig oder auch ungewöhnlich anhänglich wird. Viele Kinder ahnen, dass sich etwas verändern wird, wenn sie sehen, wie ihre Mutter immer runder wird oder sie Gespräche über die bevorstehende Geburt hören. Schenken Sie Ihrem Kind in dieser Zeit besonders viel Aufmerksamkeit und Liebe. Beteiligen Sie Ihr Kind so viel wie möglich an den Vorbereitungen. Und denken Sie daran, dass die Ankunft eines Geschwisterchens fast alle Kinder auf bestimmte vorhersehbare Art und Weise beeinflusst, aber jedes Kind einzigartig ist und es zu einem großen Teil von der Persönlichkeit Ihres Kindes abhängt, wie es darauf reagiert.

Organisieren Sie einen Babysitter für die Geburt

Es ist selbstverständlich, dass Sie Vorbereitungen treffen müssen, damit jemand bei Ihrem Kind bleibt, wenn Sie und Ihr Partner zur Geburt des Babys gehen. Wenn Ihre Geburt geplant ist (das heißt, Sie einen geplanten Kaiserschnitt oder eine Einleitung haben), ist die Planung relativ einfach. Aber die meisten Frauen wissen nicht genau, wann der große Moment da sein wird. Wenn mitten in der Nacht spontane Wehen einsetzen, sollte Ihr Kind darauf vorbereitet sein, was passiert und wer da sein wird, um sich in Ihrer Abwesenheit um es zu kümmern. Versichern Sie Ihrem Kind, dass alles in Ordnung sein wird und es Sie und das neue Baby bald im Krankenhaus besuchen kann. Wenn möglich, rufen Sie Ihr Kind aus dem Krankenhaus an, um ihm zu sagen, dass alles gut läuft, insbesondere wenn Ihre Geburt ungewöhnlich lange dauert. Viele Krankenhäuser haben heute spezielle Besuchszeiten für Geschwister, klären Sie solche Dinge im Voraus mit Ihrem Krankenhaus ab.

Packen Sie einige kleine Geschenke in Ihren Krankenhauskoffer – eins, das Ihr älteres Kind dem neuen Geschwisterchen überreichen kann, und eins, das vom Baby für Ihr älteres Kind kommt.

Nach Hause kommen

In den ersten Tagen des Zusammenlebens der neuen Geschwister werden Sie vielleicht überrascht sein, wie lieb, glücklich und aufgeregt Ihr älteres Kind ist. Teil dieses Verhaltens ist echte Begeisterung. Aber denken Sie daran, dass es auch ein Versuch Ihres älteren Kindes sein kann, das Rampenlicht mit dem neuen Baby zu teilen. Einige Kinder haben kurze Phasen, in denen sie nur schwer mit der neuen Situation umgehen können, andere machen anfangs keine Probleme, entwickeln aber später eine lang anhaltende Rivalität. Seien Sie nicht überrascht, wenn Ihr Kind in Bezug auf einige Entwicklungen Rückschritte macht. Ein vorher sauberes Kind kann beispielsweise plötzlich wieder das Bett einnässen. Ein anderes Kind nuckelt wieder am Daumen oder schläft nicht mehr durch. Möglicherweise stellen Sie fest, dass Ihr älteres Kind besonders eifersüchtig wird, wenn Sie das Baby stillen. Sie müssen verstehen, dass Ihr Kind in dieser Zeit eine zusätzliche Bestätigung braucht, dass Sie es immer noch lieben und das neue Baby niemals seinen Platz in Ihrem Herzen einnimmt.

Erklären Sie, dass Ihr Herz groß genug ist, um mehrere Kinder zu lieben. Wenn möglich, lassen Sie Ihr älteres Kind an der Pflege des Babys teilhaben. Wie viel »Hilfe« Ihr Kind bieten kann, hängt von seinem Alter ab, aber selbst kleine Kinder können eine Windel holen oder beim Baden des Babys helfen. Seien Sie nicht überrascht, wenn Ihr älteres Kind dem Baby gegenüber ab und zu aggressiv ist. Normalerweise sind diese Aggressionen harmlos, aber lassen Sie Ihr älteres Kind in diesen anfänglichen Phasen der Gewöhnung nicht ohne Aufsicht mit dem Baby allein. Das Kind realisiert vielleicht nicht, dass es das Baby durch bestimmte Handlungen verletzen kann.

14 ➤ Schwangerschaften unter besonderen Voraussetzungen

 Es können mehrere Monate vergehen, bis sich Ihr älteres Kind sicher fühlt, aber letztendlich werden die meisten Kinder erfolgreich mit der neuen Situation fertig. Oft überschütten Freunde, Nachbarn und Familienmitglieder das neue Baby mit Geschenken. Auch hier kann es eine gute Idee sein, ein paar kleine neue Spielzeuge für Ihr älteres Kind bereitzuhalten, um übermäßige Eifersucht zu verhindern. Mit einer Extraportion Liebe und Verständnis können Sie Ihrem älteren Kind durch diese möglicherweise schwierige Phase helfen.

Wenn die Dinge kompliziert werden

In diesem Kapitel

▶ Vorzeitige Wehen

▶ Probleme rund um den Blutdruck

▶ Plazentafunktion und Fruchtwassermenge

▶ Das Wachstum des Babys im Auge behalten

▶ Blutuntersuchungen

▶ Was geschieht bei Steißlage?

▶ Warten auf das Baby: Wenn die Geburt nicht rechtzeitig beginnt

---

Die überwiegende Mehrheit der Schwangerschaften verläuft völlig normal und unkompliziert – perfekt arrangiert von Mutter Natur. Aber es kann zu Komplikationen in der Schwangerschaft kommen. Aber selbst wenn Probleme auftreten, bleiben in den meisten Fällen Mutter und Kind letztendlich gesund. Wenn Ihre Schwangerschaft unkompliziert verläuft und Sie auch vor der Schwangerschaft keine wesentlichen gesundheitlichen Probleme hatten, können Sie dieses Kapitel genauso gut überschlagen. Es sei denn, Sie gehören zu den Menschen, die sich über jede Möglichkeit informieren möchten, ohne sich von den Informationen gleich verrückt machen zu lassen. Einen guten Rat sollten Sie in jedem Fall beherzigen: Nehmen Sie sich das, was Sie hier lesen, nicht zu sehr zu Herzen.

Wir haben viele Patientinnen, die nach der Lektüre anderer Bücher zum Thema Schwangerschaft aufgeregt bei uns anrufen, weil sie überzeugt sind, dass sie unter jeder Komplikation leiden, die das Buch beschreibt. Mit den Informationen in diesem Kapitel wollen wir Ihnen vergewissern, dass Ihre Schwangerschaft sicher ist – und falls Sie ein bestimmtes Problem haben, finden Sie hier nützliche Informationen, die Ihnen helfen, das Problem besser zu verstehen.

 Wir wollten nicht einfach noch irgendein Buch über Geburtshilfe- und Fetalmedizin schreiben. Deshalb behandeln wir einige Krankheiten nur kurz und andere weniger übliche Probleme gar nicht. Die folgenden Informationen sollen Ihnen zeigen, was passieren kann, damit Sie wissen, was Sie tun können, wenn es bei Ihnen zu Problemen kommt.

Vorzeitige Wehen

Normalerweise kommt es in der zweiten Hälfte der Schwangerschaft zu periodisch auftretenden Gebärmutterkontraktionen. Gegen Ende der Schwangerschaft werden diese Kontraktionen häufiger. Schließlich werden sie regelmäßig und bewirken die Öffnung des Muttermundes. Wenn diese Kontraktionen mit Öffnung des Muttermundes vor der 37. Schwangerschaftswoche auftreten, spricht man von *vorzeitigen Wehen*. Einige Frauen haben Phasen mit regelmäßigen Kontraktionen vor der 37. Woche. Aber solange sich der Muttermund nicht öffnet oder reift, handelt es sich nicht um vorzeitige Wehen.

Je früher vorzeitige Wehen auftreten, umso mehr Probleme können sie verursachen. Die Schwierigkeiten, die ein nach 34 Wochen Frühgeborenes haben kann, sind in der Regel wesentlich geringfügiger als die eines Babys, das schon nach 24 Wochen geboren wird. Bei Geburten vor der 32. Woche besteht das Hauptproblem darin, dass die Lungen des Babys noch nicht reif sind, aber es kann auch andere Komplikationen geben. Wie dem auch sei, die Mehrheit der Babys, die zwischen der 26. und 32. Woche geboren werden, kann gesund sein, insbesondere wenn sie auf einer modernen Intensivstation für Neugeborene betreut werden. Zu früh geborene Babys haben vor allem ein höheres Risiko, an einer Infektion zu erkranken. Außerdem können Probleme am Gastrointestinaltrakt (Magen-Darm-Trakt) oder *intraventrikuläre Blutungen* (Blutungen in einem Bereich des Gehirns) auftreten.

Die folgenden Symptome sind Anzeichen für vorzeitige Wehen:

✔ Ständiger Austritt einer dünnen Flüssigkeit durch die Scheide

✔ Zunahme eines schleimartigen vaginalen Ausflusses

✔ Intensiver und anhaltender Druck im Becken- oder Vaginalbereich

✔ Menstruationsartige Krämpfe

✔ Anhaltende Schmerzen im unteren Rücken

✔ Regelmäßige Kontraktionen, die durch Ruhe oder verminderte körperliche Bewegung nicht nachlassen

Es ist nicht bekannt, was genau die vorzeitigen Wehen auslöst, aber es ist offensichtlich, dass einige Patientinnen ein höheres Risiko haben als andere. Wenn Sie zu einer der Risikogruppen gehören, wird Ihr Arzt Sie vermutlich sorgfältiger beobachten als andere Schwangere. Er wird Sie vielleicht häufiger in seine Praxis bestellen und Ihnen bestimmte Untersuchungen verordnen. Die nachfolgende Liste enthält einige der Faktoren, die das Risiko für eine Frühgeburt erhöhen:

✔ Anormale Form der Gebärmutter

✔ Drogenmissbrauch

✔ Blutungen während der Schwangerschaft, insbesondere in der zweiten Hälfte (Hinweis: Das gilt nicht für die gelegentlichen Bluttropfen im ersten Schwangerschaftsdrittel.)

15 ➤ Wenn die Dinge kompliziert werden

- ✔ Frühgeburt in einer früheren Schwangerschaft
- ✔ Infektionen der Scheide und des Gebärmutterhalses
- ✔ Rauchen
- ✔ Zwillinge oder höhergradige Mehrlinge

Auf Anzeichen von vorzeitigen Wehen achten

Ärzte haben verschiedene Möglichkeiten, vorzeitige Wehen zu erkennen, aber die Techniken sind nicht immer effizient. Die übliche Methode ist eine vaginale Untersuchung zur Überprüfung des Muttermundes sowie die Beobachtung auf Kontraktionen.

Einige Ärzte greifen für die Suche nach Anzeichen vorzeitiger Wehen auf den transvaginalen Ultraschall zurück (dabei wird ein kleiner Schallkopf durch die Scheide in die Nähe des Muttermundes gebracht), um ein Bild vom Muttermund zu erhalten. Ihr Arzt misst Ihren Muttermund und kann so bestimmen, ob er sich öffnet oder reift (siehe Kapitel 9), was Anzeichen für vorzeitige Wehen wären. Es sind noch weitere Studien notwendig, um Ärzten zu zeigen, wie sie den transvaginalen Ultraschall am besten nutzen können.

Bei einem relativ neuen Test wird ein Abstrich aus der hinteren Vagina entnommen und auf ein Eiweißprodukt, das *fetale Fibronektin*, untersucht. Fällt der Test negativ aus, ist das ein gutes Zeichen dafür, dass eine Frühgeburt innerhalb der nächsten Wochen unwahrscheinlich ist. Ist der Test hingegen positiv, ist das Risiko für eine Frühgeburt erhöht. Eine genaue Vorhersage, ob es in der nächsten Zeit zu einer Frühgeburt kommt oder nicht, kann jedoch nicht getroffen werden.

Vorzeitige Wehen hemmen

Abhängig davon, wie weit Ihre Schwangerschaft bei Einsetzen vorzeitiger Wehen fortgeschritten ist, wird Ihr Arzt möglicherweise versuchen, die Kontraktionen zu hemmen und Sie in ein Krankenhaus einweisen. Ihr Arzt kann dann verschiedene Medikamente anwenden (so genannte *Tokolytika*), um die vorzeitigen Wehen zu blockieren. Auch wenn diese Medikamente für einige Zeit helfen, glauben manche Ärzte nicht, dass die Mittel auch langfristig wirken. Die meisten Tokolytika haben außerdem Nebenwirkungen für die Schwangere. Fenoterol kann beispielsweise die Herzfrequenz erhöhen und Nervosität verursachen. Magnesiumsulfat kann zu Übelkeit, Erröten oder Schwindel führen. Indomethacin wird gut vertragen, kann aber aufgrund der eventuellen schädlichen Auswirkungen auf den Fetus nicht langfristig angewendet werden. Nifedipin, ein Mittel gegen Bluthochdruck, kann bei vorzeitigen Wehen eingesetzt werden; es scheint Wehen ohne unerwünschte Nebeneffekte zu hemmen.

Wenn Ihr Arzt den Eindruck hat, dass Ihre vorzeitigen Wehen zu einer Frühgeburt vor der 34. Woche führen könnten, wird er Ihnen wahrscheinlich Injektionen mit Steroiden verordnen. Es hat sich gezeigt, dass diese das Risiko von Atemproblemen und anderen Komplikationen beim Frühgeborenen verringern. Die Risiken für die Mutter sind unbedeutend. Und umfassende Studien haben gezeigt, dass die positive Wirkung der Steroide für das Baby etwa zehn Tage andauert. Patientinnen, die nach der Behandlung immer noch vorzeitige Wehen haben und bei denen die Behandlung mehr als zehn Tage zurückliegt, sollten bei drohender Frühgeburt die Gabe von Steroiden wiederholen.

Vorbeugende Maßnahmen gegen vorzeitige Wehen

Frauen mit Kontraktionsneigung sollten sich körperlich schonen und keinen Sport treiben. Schlafen und Faulenzen ist hier angesagt! Regelmäßige Einnahme von Magnesium kann die Neigung der Gebärmutter zu Wehentätigkeit verringern. Eine Scheideninfektion sollte als Ursache ausgeschlossen werden. Die Schwangere kann den Säuregehalt des Scheidensekrets mittels pH-Messung überprüfen. Dabei zeigt ein besonders präparierter Papierstreifen durch Verfärbung nach Kontakt mit Scheidensekret den pH-Wert an, der an einer Farbskala abgelesen werden kann. Eine normale Scheidenflora hat einen hohen Säuregehalt, der vor Scheideninfektion schützt. Eine Scheideninfektion ist sehr häufig Ursache vorzeitiger Wehen.

Wenn das Baby früh zur Welt kommt

Manchmal ist es sinnvoll, das Baby früh zur Welt zu bringen. Wenn eine Frau beispielsweise in der 35. oder 36. Woche vorzeitige Wehen bekommt, ist es in der Regel das Beste, sie einfach entbinden zu lassen, denn das Baby hat so gute Aussichten, dass es keinen Grund gibt, die Mutter den Nebenwirkungen der wehenhemmenden Medikamente auszusetzen. Unabhängig vom Schwangerschaftsalter kann eine Frühgeburt auch dann die beste Alternative sein, wenn das Baby ein gesundheitliches Problem hat, das sich innerhalb der Gebärmutter nicht behandeln lässt, oder wenn die Mutter eine Komplikation hat, die sich verschlechtert, beispielsweise eine Präeklampsie (siehe nächster Abschnitt), sodass das Fortsetzen der Schwangerschaft ein Risiko bedeuten würde.

Präeklampsie

Eine *Präeklampsie*, die auch als *Toxämie* oder durch die Schwangerschaft verursachter Bluthochdruck (Schwangerschaftsinduzierte Hypertonie, SIH) bezeichnet wird, entsteht, wenn eine Frau erhöhten Blutdruck gemeinsam mit Ödemen oder Proteinen (Eiweiß) im Urin aufweist. Dieses Problem ist durchaus verbreitet und betrifft etwa 7 Prozent aller Schwangeren. Erstgebärende sind in der Regel besonders anfällig.

15 ➤ Wenn die Dinge kompliziert werden

Zur Präeklampsie kommt es in der Regel gegen Ende der Schwangerschaft, aber sie kann sich auch schon am Ende des zweiten oder zu Beginn des dritten Schwangerschaftsdrittels entwickeln. Nach der Geburt geht die Präeklampsie von selber wieder weg.

Ärzte wenden unterschiedliche Kriterien an, um das Problem zu diagnostizieren, aber im Allgemeinen gilt der Blutdruck als erhöht, wenn er über 140/90 liegt, sofern Sie in Ihrer Vorgeschichte keine Probleme mit Bluthochdruck hatten.

Die folgenden Anzeichen können auf eine Präeklampsie hinweisen:

✔ Abweichungen in bestimmten Bluttests (verminderte Thrombozytenanzahl und damit verbundenes Blutgerinnselrisiko) und erhöhte Leberwerte

✔ Unscharfes Sehen oder Punkte vor den Augen

✔ Übelkeit, Erbrechen und Schmerzen im oberen Mittelbauch

✔ Schmerzen im oberen rechten Teil des Bauches in der Nähe der Leber

✔ Starke Kopfschmerzen, die sich nicht mit Schmerzmitteln behandeln lassen

✔ Plötzliches Anschwellen der Hände, des Gesichts oder der Beine

✔ Plötzliche Gewichtszunahme (2,5 Kilo in einer Woche)

Die meisten dieser Symptome können ganz harmlos sein, wenn sie während der Schwangerschaft auftreten. Sofern sie nicht mit erhöhtem Blutdruck oder Proteinen im Urin zusammenfallen, sind sie relativ normal. Wenn Sie also eines Tages Kopfschmerzen haben oder für einen Moment Punkte sehen, müssen Sie nicht gleich meinen, Sie hätten Präeklampsie. Wenn die Symptome anhalten, informieren Sie Ihren Arzt.

Eine Präeklampsie birgt die, wenn auch geringe, Gefahr in sich, zu einer Eklampsie zu führen. Die Eklampsie ist durch zerebralen Krampfanfall (Aussetzen der Gehirntätigkeit) mit extremer Blutdruckerhöhung gekennzeichnet und eine Notfallsituation für Mutter und Kind.

Es ist nicht genau bekannt, was die Präeklampsie auslöst. Aber Ärzte wissen, dass einige Frauen ein höheres Risiko haben als andere. Hier die Risikofaktoren für die Präeklampsie:

✔ Bestehender chronischer Bluthochdruck (so genannte Propf-Präeklampsie)

✔ Erstgebärende, vor allem junge Erstgebärende

✔ Präeklampsie in einer früheren Schwangerschaft

✔ Diabetikerin

✔ Alter über 40

✔ Signifikantes Übergewicht

- Bestimmte gesundheitliche Probleme, wie schwere Erkrankungen der Nieren oder Leber, Lupus oder andere Gefäßkrankheiten
- Drillinge oder mehr Kinder (bei Zwillingen besteht das Risiko zwar auch, aber in geringerem Maße)

Obwohl die medizinische Forschung intensiv im Bereich Präeklampsie forscht, weiß niemand genau, wie man sie vermeiden kann. Die einzige wirksame Behandlung der Präeklampsie ist die Geburt. Wann entbunden werden soll, hängt davon ab, wie gravierend die Präeklampsie ist und wie weit Ihre Schwangerschaft fortgeschritten ist. Wenn der Geburtstermin nah ist, kann es das Beste sein, die Geburt einzuleiten. Wenn Sie erst in der 28. Woche sind, wird Ihr Arzt Ihnen vielleicht zunächst Bettruhe verordnen und Sie sorgfältig beobachten, sei es zu Hause oder im Krankenhaus. Bei der Entscheidung über eine vorzeitige Entbindung wägen Ärzte die Risiken für die Gesundheit der Mutter gegen die mit einer Frühgeburt verbundenen Risiken für das Kind ab.

Probleme mit der Plazenta

Im späteren Teil der Schwangerschaft kann es zu zweierlei Problemen mit der Plazenta kommen: Plazenta praevia und Plazentaablösung. In diesem Abschnitt werden wir beide beschreiben.

Plazenta praevia

Eine *Plazenta praevia* bedeutet, dass die Plazenta teilweise oder ganz den Muttermund verdeckt (siehe Abbildung 15.1). In vielen Fällen wird die Plazenta praevia bei einem Routine-Ultraschall festgestellt, aber manchmal macht sie sich auch durch Blutungen gegen Ende des zweiten oder zu Beginn des letzten Schwangerschaftsdrittels bemerkbar.

 In der Frühschwangerschaft liegt die Plazenta oft in der Nähe des Muttermundes und verdeckt diesen teilweise sogar, was in der Regel keine Gefahr für Mutter oder Kind mit sich bringt. Tatsächlich kommt dies bei einem Fünftel aller Schwangerschaften vor. Bei der überwiegenden Mehrheit der Frauen (95 Prozent) verlagert sich die Plazenta nach oben, wenn sich die Gebärmutter mit dem wachsenden Kind ausdehnt. Darum brauchen Sie sich überhaupt keine Sorgen zu machen, wenn Ihre Plazenta in der frühen Schwangerschaft den Muttermund verdeckt.

Sogar wenn diese Situation bis zum Ende des zweiten oder Beginn des letzten Schwangerschaftsdrittels anhält, kann sie immer noch unbedenklich sein. Viele Frauen mit einer Plazenta praevia haben keine Blutungen. Aber die Hauptsorge bei einer Plazenta praevia besteht darin, dass es zu schweren Blutungen kommen kann. Wenn die Blutungen sehr stark sind, muss möglicherweise ein Kaiserschnitt erfolgen. Manchmal lösen Blutungen vorzeitige Wehen aus. Dann wird Ihr Arzt zunächst versuchen, die Kontraktionen zu hemmen, wodurch oft auch die Blutungen aufhören.

15 ➤ Wenn die Dinge kompliziert werden

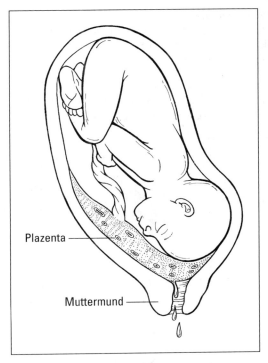

Abbildung 15.1: Plazenta praevia

Wenn Sie im letzten Schwangerschaftsdrittel eine Plazenta praevia haben, wird Ihr Arzt möglicherweise regelmäßige Ultraschalluntersuchungen durchführen, um zu überprüfen, ob sich die Plazenta eventuell von selbst verschiebt. Er empfiehlt Ihnen möglicherweise, Geschlechtsverkehr und vaginale Untersuchungen zu vermeiden, um das Blutungsrisiko zu senken. Wenn die Plazenta praevia bis zur 36. Woche anhält, wird Ihr Arzt Ihnen einen Kaiserschnitt empfehlen, weil das Baby nicht durch den Geburtskanal gleiten kann, ohne die Plazenta abzureißen, was zu schweren Blutungen führen kann.

Plazentaablösung

Bei manchen Frauen löst sich die Plazenta von der Gebärmutterwand, bevor die Schwangerschaft zu Ende ist. Dieser Zustand wird als *Plazentaablösung (Abruptio placentae)* bezeichnet und ist in Abbildung 15.2 zu sehen.

Die Plazentaablösung ist häufig der Grund für Blutungen im letzten Schwangerschaftsdrittel. Da Blut den Gebärmuttermuskel reizt, können außerdem vorzeitige Wehen und Bauchschmerzen ausgelöst werden. Eine Plazentaablösung ist bei einer Ultraschalluntersuchung nur schwer zu erkennen, es sei denn, sie ist ziemlich groß. Darum können Ärzte die Diagnose oft erst dann stellen, wenn sie alle anderen möglichen Ursachen für die Blutungen ausgeschlossen haben. Die Plazentaablösung passiert nur selten ganz plötzlich und wenn die Ablösung groß genug ist, kann eine schnelle Entbindung erforderlich sein. Andere Ursachen für Blutungen im letzten Schwangerschaftsdrittel finden Sie in Kapitel 7.

Bei einer kleinen Plazentaablösung empfiehlt Ihr Arzt Ihnen Bettruhe oder eine Überwachung im Krankenhaus. Er wird außerdem Ihre Schwangerschaft genauer beobachten, um sicherzugehen, dass das Problem keine schädlichen Nebenwirkungen für den Fetus hat.

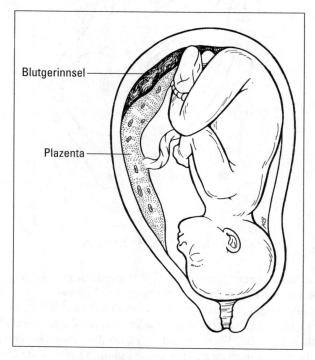

Abbildung 15.2: Plazentaablösung

Probleme rund um Fruchtwasser und Fruchthöhle

Wie Sie wissen, wächst der Fetus in einer »Wasserblase« heran, die man als *Fruchtblase* oder *Fruchthöhle* bezeichnet und die das *Fruchtwasser* (amniotische Flüssigkeit) enthält. Diese Flüssigkeit nimmt während des ersten Teils der Schwangerschaft kontinuierlich zu und erreicht in der 34. Woche ihren maximalen Stand. Danach nimmt die Fruchtwassermenge langsam ab. Die medizinische Forschung hat noch nicht herausgefunden, welcher Mechanismus die Fruchtwassermenge reguliert, aber man weiß, dass der Fetus selbst dabei eine Rolle spielt. Während

15 ➤ Wenn die Dinge kompliziert werden

der zweiten Hälfte der Schwangerschaft besteht die amniotische Flüssigkeit hauptsächlich aus fetalem Urin. Der Fetus uriniert in die Fruchthöhle und schluckt dann die Flüssigkeit wieder. Die Zirkulation der Flüssigkeit durch die fetale Lunge trägt zur Entwicklung der Lunge bei.

Manchmal vermutet ein Arzt, dass Ihre Fruchtwassermenge über oder unter dem Durchschnitt liegt. In diesem Fall führt er eine Ultraschalluntersuchung durch, um den Fruchtwasserstand zu prüfen. Geringfügige Abweichungen der Fruchtwassermenge sind in der Regel unproblematisch. Aber starke Abweichungen können ein Symptom für ein anderes Problem sein.

Zu viel Fruchtwasser

Der medizinische Fachbegriff für zu viel Fruchtwasser ist *Polyhydramnie* oder *Hydramnion*. Dieses Phänomen ist relativ häufig und betrifft etwa 1 bis 10 Prozent aller Schwangerschaften. Oft ist die Menge nur geringfügig vermehrt. Man weiß nicht immer genau, wodurch das verursacht wird, aber sicher ist, dass eine geringe Abweichung unproblematisch ist. Ist die Fruchtwassermenge wesentlich höher, kann das mit gesundheitlichen Problemen der Schwangeren zusammenhängen, beispielsweise Diabetes oder bestimmte Viruserkrankungen. In einigen seltenen Fällen kann die zu große Produktion von Fruchtwasser auch mit fetalen Problemen zusammenhängen. Zum Beispiel kann der Fetus Schwierigkeiten beim Schlucken der Flüssigkeit haben, sodass sich eine größere Menge davon in der Fruchthöhle ansammelt.

Zu wenig Fruchtwasser

Wenn eine Frau zu wenig Fruchtwasser hat, nennt man das *Oligohydramnie*. Wie wir schon erwähnt haben, geht die Fruchtwassermenge normalerweise nach 34 bis 36 Wochen zurück. Wenn sie bei Ihnen unter einen bestimmten Grenzwert sinkt, wird Ihr Arzt den Fetus genauer beobachten und bestimmte Tests durchführen. Ein häufiger Grund für zu wenig Fruchtwasser ist ein Riss in der Fruchtblase, durch den das Fruchtwasser auslaufen kann.

Werdende Mütter fragen ...

F: »Hat die Fruchtwassermenge etwas damit zu tun, wie viel Wasser ich trinke?«

A: Nein. Die Flüssigkeitszufuhr der Schwangeren hat wenig damit zu tun. Einige neuere Studien haben darauf hingewiesen, dass die Schwangere eine geringfügige Vermehrung der Fruchtwassermenge bewirken kann, indem sie reichlich Flüssigkeit zu sich nimmt, aber die Wirkung ist nicht wirklich so bedeutend. Unabhängig davon ist es immer gut, wenn Sie auf einen ausgeglichenen Flüssigkeitshaushalt achten.

Wenn die Fruchtwassermenge vor der 34. Schwangerschaftswoche bedeutend sinkt, kann das auf ein Problem bei der Mutter oder beim Kind hinweisen. Zum Beispiel haben einige Frauen mit Bluthochdruck oder Lupus einen geringeren Blutfluss zur Gebärmutter, sodass die Plazenta und das Baby mit weniger Blut versorgt werden. Wenn das Baby weniger Blut bekommt, produzieren seine Nieren weniger Urin und das wiederum führt zu einer geringeren Fruchtwassermenge.

Wenn die Fruchtwassermenge nur wenig reduziert ist, wird das Kind sorgfältig beobachtet. Außerdem werden Tests durchgeführt, um seine gesunde Entwicklung zu überprüfen. Manchmal weist Oligohydramnie auf eine Wachstumsrestriktion beim Fetus hin (siehe »Fetale Wachstumsprobleme« später in diesem Kapitel) oder, was seltener vorkommt, auf Fehlbildungen im Harntrakt des Kindes. Manchmal ist die geringe Fruchtwassermenge ein Zeichen dafür, dass die Plazenta nicht optimal funktioniert.

Wenn Sie zu wenig Fruchtwasser haben, wird Ihr Arzt Ihnen möglicherweise vorschlagen, sich mehr auszuruhen und weniger auf den Beinen zu sein. Dadurch können Sie den Blutfluss in die Gebärmutter und die Plazenta unterstützen und so die Harnausscheidung des Kindes fördern. (Seien Sie froh, dass Sie noch keine Windeln wechseln müssen!)

Blasensprung

Ein vorzeitiger Riss der Trennwände oder der Fruchtblase, der auch als *Blasensprung* oder *PROM* (vom englischen *Premature Rupture of the Membrames*) bezeichnet wird, bezieht sich auf das »Platzen der Fruchtblase« kurz bevor die Wehen einsetzen. Dies kann kurz vor dem Geburtstermin geschehen oder manchmal vor der 37. Woche. Wenn Sie bemerken, dass Fruchtwasser durch die Scheide abläuft, sollten Sie sich auf den Weg ins Krankenhaus machen.

✔ Wenn Sie einen vorzeitigen Blasensprung in Terminnähe haben, wird Ihr Geburtshelfer einfach warten, bis die Wehen von selber einsetzen. Bei Ausbleiben der Wehen wird die Geburt eingeleitet, um das Risiko einer Infektion innerhalb der Gebärmutter zu vermeiden.

✔ Wenn Sie einen vorzeitigen Blasensprung vor Erreichen der kindlichen Reife haben, können die Wehen beginnen oder auch nicht, je nachdem, wie weit Ihre Schwangerschaft fortgeschritten ist. Bei einem vorzeitigen Blasensprung vor der 37. Woche gehören Sie ins Krankenhaus. Wenn der Geburtstermin noch sehr weit weg ist und Sie keine Infektion in der Gebärmutter haben, kann der Arzt bestimmte Medikamente verabreichen (Antibiotika, Tokolytika und Steroide), um die Schwangerschaft so lange wie möglich fortzusetzen. Er wird wahrscheinlich auch häufige Ultraschalluntersuchungen durchführen und die fetale Herzfrequenz beobachten, um sicherzugehen, dass mit dem Baby alles in Ordnung ist.

Wenn Sie den Eindruck haben, dass Ihre Fruchtblase gesprungen sein könnte und Sie die 37. Schwangerschaftswoche noch nicht erreichen haben, informieren Sie unverzüglich Ihren Arzt. Er kann Tests durchführen, um den Verdacht zu überprüfen.

Fetale Wachstumsprobleme

Einer der Hauptgründe für die vorgeburtliche Vorsorge ist die Versicherung, dass Ihr Kind gut wächst. Das Wachstum wird durch Messen des Fundusstandes überprüft (siehe Kapitel 3). Als Faustregel für Einlingsschwangerschaften gilt, dass die Größe in Zentimetern von der Spitze des Beckenknochens bis zur Spitze der Gebärmutter in etwa der Anzahl der Schwangerschaftswochen entsprechen soll. Weitaus genauer wird das Wachstum des Fetus durch die Ultraschallmessung ermittelt. Bei der Untersuchung werden verschiedene Körperteile des Fetus gemessen, um das fetale Gewicht zu schätzen. Dieser geschätzte Wert wird dann mit dem Durchschnittsgewicht für Feten des gleichen Schwangerschaftsalters verglichen und einer bestimmten Perzentile zugewiesen. Die 50. Perzentile markiert den Durchschnitt. Aber da Feten (genau wie Babys, Kleinkinder, Kinder, Jugendliche und Erwachsene) unterschiedliche Größen haben, gibt es eine Spanne von Gewichten, die als normal angesehen werden. Alles, was zwischen der 10. und der 90. Perzentile liegt, gilt als normal (weitere Informationen über das fetale Gewicht finden Sie in Kapitel 7).

 Diese Ober- und Untergrenzen sind natürlich etwas willkürlich. Sie beruhen darauf, dass etwa 10 Prozent der Bevölkerung überdurchschnittlich groß und 10 Prozent unterdurchschnittlich klein sind, aber diese Behauptung stimmt natürlich nicht ganz. Die meisten Feten unterhalb der 10. Perzentile oder oberhalb der 90. Perzentile sind völlig normal. Andererseits kann es sein, dass einige von ihnen nicht normal wachsen und eine besonders sorgfältige Beobachtung erfordern.

Unterdurchschnittlich kleine Babys

Ein Fetus, dessen geschätztes Gewicht unterhalb der 10. Perzentile liegt, kann eine *intrauterine Wachstumsrestriktion (IUGR)* haben. IUGR kann dazu führen, dass ein für das Schwangerschaftsalter zu kleines Kind geboren wird. Es gibt viele mögliche Gründe für eine intrauterine Wachstumsrestriktion, beispielsweise folgende:

- ✔ **Das Baby hat kleine Körpermaße, ist aber ansonsten normal.** Genauso wie gesunde Erwachsene in allen Größen vorkommen, gibt es auch bei Feten verschiedene Größen.

- ✔ **Chromosomenstörungen.** Diese Ursache führt oft zu einer intrauterinen Wachstumsrestriktion im zweiten Schwangerschaftsdrittel.

- ✔ **Umweltgifte.** Rauchen verursacht ein geringeres Geburtsgewicht von durchschnittlich 200 bis 300 Gramm. Chronischer Alkoholkonsum (mindestens ein bis zwei alkoholische Getränke am Tag) und Kokainkonsum können ebenfalls zu einem niedrigen Geburtsgewicht führen.

- ✔ **Genetische Faktoren.** Einige genetische Faktoren führen dazu, dass das Wachstum des Fetus unter dem Durchschnitt bleibt.

- ✔ **Abweichungen im Herz-Kreislauf-System des Fetus.** Hierzu gehören ein angeborener Herzfehler sowie Fehlbildungen der Nabelschnur.

Schwangerschaft für Dummies

✔ **Schlechte Ernährung der Mutter.** Eine gesunde und ausgewogene Ernährung ist im letzten Schwangerschaftsdrittel besonders wichtig.

✔ **Infektionen wie Zytomegalievirus (CMV), Röteln und Toxoplasmose.** Weitere Informationen hierzu finden Sie in Kapitel 16.

✔ **Mehrlingsschwangerschaft.** 15 bis 25 Prozent der Zwillinge haben eine intrauterine Wachstumsrestriktion, bei Drillingen ist der Anteil noch höher. Zwillinge wachsen bis zur 28. bis 32. Woche genauso viel wie Einlinge, danach lässt das Zwillingswachstum häufig deutlich nach.

✔ **Plazentafaktoren und Probleme der Gebärmutter oder Plazenta.** Da die Plazenta den Fetus mit Nahrung und Sauerstoff versorgt, kann dieser nicht so gut wachsen, wenn die Plazenta nicht richtig funktioniert oder das Blut nicht reibungslos von der Gebärmutter in die Plazenta fließen kann. Frauen mit Anti-Phospholipid-Antikörper-Syndrom (ein Blutgerinnselproblem), wiederholten Blutungen, Gefäßkrankheiten oder chronischem Bluthochdruck haben ein Risiko für eine intrauterine Wachstumsrestriktion, weil all diese Probleme die Plazentafunktion beeinträchtigen. Auch eine Präeklampsie kann sich auf die Plazentafunktion auswirken und zu einer intrauterinen Wachstumsrestriktion führen.

Wie Ihr Arzt mit einer intrauterinen Wachstumsrestriktion umgeht, hängt von Ihrer individuellen Situation ab. Feten mit einer geringen IUGR, normalen Chromosomen und keinerlei Anzeichen für eine Infektion geht es wahrscheinlich gut. Manchmal ist jedoch eine vorzeitige Einleitung der Geburt sinnvoll, weil der Fetus möglicherweise besser im Brutkasten wachsen kann als in der Gebärmutter. Die Entscheidung Ihres Arztes hängt sowohl von der Ursache des Problems als auch vom Schwangerschaftsalter ab. Er wird Sie wahrscheinlich häufiger in seine Praxis bestellen, Bettruhe und regelmäßige Ultraschalluntersuchungen verordnen sowie regelmäßig die fetale Herzfrequenz überprüfen und dopplersonografische Untersuchungen durchführen. Über die Dopplersonografie kann der Blutfluss Ihres Kindes gemessen werden. Sollte zur Wachstumsrestriktion eine veränderte Durchblutung festgestellt werden, werden Sie zur engmaschigen Betreuung in ein Krankenhaus überwiesen. Wenn das Problem gravierend und die Schwangerschaft weit genug fortgeschritten ist, kann Ihr Arzt auch zur Entbindung, zumeist durch Kaiserschnitt, raten.

In vielen Fällen erweisen sich Babys, die klein für ihr Schwangerschaftsalter sind, als vollkommen gesund. Aber leider wurden schwere Fälle mit Lernbehinderungen und sogar fetalem Tod in Verbindung gebracht, weshalb die sorgfältige Beobachtung durch Ihren Geburtshelfer so wichtig ist.

Werdende Mütter fragen ...

F: »Wächst mein Baby normal, wenn ich mehr esse?«

A: Die Antwort lautet leider Nein. Mit mehr Essen können Sie das Problem nicht in den Griff bekommen, es sei denn, Sie sind signifikant unterernährt.

Überdurchschnittlich große Babys

Ein Baby, dessen geschätztes Gewicht über der 90. Perzentile liegt, hat möglicherweise *Makrosomie* (»Riesenbaby«) und ist zu groß für das Schwangerschaftsalter. Es gibt viele verschiedene Gründe dafür, dass eine Frau ein außergewöhnlich großes Kind bekommt. Dazu gehören die folgenden:

- ✔ Frühere Entbindung eines sehr großen Kindes
- ✔ Übermäßige Gewichtszunahme während der Schwangerschaft
- ✔ Übergewicht der Mutter
- ✔ Ein Elternteil oder beide wurden sehr groß geboren
- ✔ Die Schwangerschaft dauert über 40 Wochen
- ✔ Unzureichend kontrollierter Diabetes der Mutter

Das Hauptrisiko für die Mutter besteht natürlich darin, dass die Entbindung schwieriger ist. Bei einer Vaginalgeburt kann sie ein stärkeres Trauma des Geburtskanals erleiden und es ist wahrscheinlicher, dass das Kind mit Kaiserschnitt entbunden werden muss. Das Hauptrisiko für das Kind besteht in der Verletzungsgefahr während der Geburt. Geburtsbedingte Verletzungen sind wahrscheinlicher, wenn das Kind vaginal entbunden wird, können aber auch bei einer Kaiserschnittgeburt vorkommen. Zu den Geburtsverletzungen gehören vor allem das Überstrecken der Nerven im oberen Arm und im Nacken des Kindes aufgrund einer Schulterdystokie (siehe Kapitel 10) während der Geburt.

Wenn Ihr Schwangerschaftsbetreuer Ihr Kind aufgrund einer fetalen Gewichtsschätzung mit Ultraschall für außergewöhnlich groß hält, und Ihr Becken gleichzeitig relativ klein ist, werden Sie gemeinsam verschiedene Möglichkeiten für die Geburt durchsprechen. Die Wahrscheinlichkeit für ein relatives Missverhältnis ist groß und damit die Entbindung durch Kaiserschnitt wahrscheinlich.

Blutgruppenunverträglichkeiten

Wenn die Eltern des Kindes verschiedenen Blutgruppen angehören, kann sich die Blutgruppe des Kindes von der Blutgruppe der Mutter unterscheiden. Normalerweise verursacht diese Situation überhaupt keine Probleme für Mutter und Kind. In einigen seltenen Fällen können diese Blutgruppenunterschiede jedoch für eine besondere Vorsorge sprechen. Selbst dann besteht nur in den seltensten Fällen ein signifikantes Problem.

Der Rhesusfaktor

Die meisten Menschen sind Rh-positiv, das heißt, sie tragen den Rhesusfaktor auf ihren roten Blutkörperchen. Diejenigen, die den Rhesusfaktor nicht haben, werden als Rh-negativ be-

Schwangerschaft für Dummies

zeichnet. Wenn ein Rh-positiver Mann und eine Rh-negative Frau ein Kind zeugen, kann der Fetus Rh-positiv sein, sodass es zu einem Unterschied zwischen Mutter und Kind kommt.

Dieser Unterschied ist normalerweise in Erstschwangerschaften kein Problem. Wenn jedoch Blut vom Baby in den Kreislauf der Mutter gerät, kann ihr Immunsystem Antikörper gegen den Rhesusfaktor produzieren. Und wenn diese Antikörper in einer späteren Schwangerschaft eine bedeutende Menge erreichen, können sie über die Plazenta in den Blutkreislauf des Kindes gelangen und dort die roten Blutkörperchen des Kindes zerstören. Wir sind uns darüber im Klaren, dass das ganz schön beängstigend klingt. Aber das Problem ist nicht unüberwindbar. Ihm kann vorgebeugt werden, indem der Arzt der Schwangeren in bestimmten Abständen Anti-D-Immungluboline (auch als Rhesogam bezeichnet) injiziert, um die Bildung von Antikörpern zu verhindern. Derartige Injektionen sind zu den folgenden Zeitpunkten fällig, wenn der Vater des Kindes Rh-positiv ist und Sie Rh-negativ sind:

✔ Innerhalb von 72 Stunden nach der Entbindung (vaginal oder per Kaiserschnitt). Eine Krankenschwester injiziert das Mittel nach der Entbindung, um Probleme in späteren Schwangerschaften zu vermeiden.

✔ Routinemäßig etwa in der 28. Schwangerschaftswoche (als Vorsichtsmaßnahme für den Fall, dass schon Blut durch die Plazenta gewandert ist) und noch einmal 12 oder 13 Wochen später, sofern Sie bis dahin noch nicht entbunden haben.

✔ Nach einer Amniozentese, einer Chorionzottenbiopsie oder sonstigen invasiven Verfahren (siehe Kapitel 8).

✔ Nach einer Fehlgeburt, Abtreibung oder ektoper Schwangerschaft (Kapitel 5 enthält weitere Informationen zu Extrauterinschwangerschaften).

✔ Nach signifikanten Bauchverletzungen in der Schwangerschaft, sofern Ihr Arzt befürchtet, dass Blut vom Kind in Ihren Kreislauf gelangt sein kann.

✔ Nach signifikanten Blutungen während der Schwangerschaft.

In außergewöhnlichen Fällen – wenn beispielsweise Rhesogam injiziert werden sollte, dies aber nicht geschehen ist (sehr selten) oder wenn das Mittel nicht gewirkt hat (extrem selten) – produziert die Schwangere Antikörper gegen den Rhesusfaktor. Dann besteht bei einer späteren Schwangerschaft das Risiko, dass ein Rh-positiver Fetus Anämie bekommt (Mangel an roten Blutkörperchen), abhängig davon, wie stark die Antikörper im Blut der Mutter konzentriert sind und ob sie in den Blutkreislauf des Kindes gelangen. Die Anämie kann einen schwachen Verlauf haben, dann wird das Baby auf der Neugeborenenstation unter spezielle Blaulichtlampen gelegt, um den Überschuss an *Bilirubin* zu reduzieren (ein Farbpigment, das von abgebauten roten Blutkörperchen freigesetzt wird).

In einigen Fällen sind häufige Ultraschalluntersuchungen notwendig, um den Schweregrad der Anämie festzustellen. Wenn die Schwangere schon kurz vor dem Geburtstermin steht, empfiehlt der Geburtshelfer möglicherweise eine vorzeitige Entbindung. In schwersten Fällen braucht das Baby eine Bluttransfusion, während es in der Gebärmutter ist. Dieses Verfahren wird als *fetale Bluttransfusion* bezeichnet (siehe Kapitel 6) und von einem Spezialisten für

Geburtshilfe und Fetalmedizin durchgeführt. Eine Transfusion ist der schlimmste aller möglichen Fälle, aber selbst wenn die Situation so ernst ist, hat ein Baby, das rechtzeitig seine Transfusionen erhält, Chancen, gesund geboren zu werden. Allerdings sind mit diesem Verfahren auch gewisse kleine Risiken verbunden.

Sonstige Blutgruppenunverträglichkeiten

Es gibt auch noch andere Formen der Blutgruppenunverträglichkeit. Kell, Duffy und Kidd sind einige der Blutgruppensysteme, die zwischen Mutter und Kind unterschiedlich ausfallen können. Zum Glück sind all diese Faktoren sehr selten. Für diese Art von Differenzen gibt es allerdings keine Medikamente wie Rhesogam. Aber in den sehr wenigen Fällen, in denen das Problem auftritt, kann Ihr Arzt Vorsorgemaßnahmen für das Baby treffen, die den vorhin beschriebenen Maßnahmen bei der Rhesusunverträglichkeit entsprechen (Speziallampen, frühe Entbindung oder Bluttransfusion). Auch diese Kinder werden in der Regel gesund geboren. Schließlich gibt es noch einige Blutgruppenantikörper, wie Lewis, Lutheran und P, die sich unterscheiden können, dem Fetus aber keinen Schaden zufügen. In diesen Fällen sind normalerweise keine besonderen Maßnahmen erforderlich.

Was geschieht bei einer Steißlage?

Ein Baby befindet sich in Steißlage, wenn es mit den Beinen oder dem Gesäß nach unten liegt, das heißt, sich die Beine oder das Gesäß dem Muttermund am nächsten befinden. Die Steißlage kommt bei 3 bis 4 Prozent aller Einlingsgeburten vor. Je länger die Schwangerschaft dauert, umso geringer wird das Risiko einer Steißlage. Die folgenden Faktoren begünstigen eine Steißlage des Fetus:

✔ Der Fetus ist eine Frühgeburt oder besonders klein.

✔ Die Fruchtwassermenge ist erhöht (dadurch hat das Baby mehr Platz, sich zu drehen).

✔ Die Fruchtwassermenge ist verringert (dadurch hat das Baby zu wenig Platz, sich zu drehen, und verbleibt in Steißlage).

✔ Die Gebärmutter hat eine angeborene Fehlbildung (beispielsweise zwei Hörner oder eine T-Form).

✔ Es sind Myome vorhanden, die in die Gebärmutterhöhle hineinwachsen.

✔ Sie haben eine Plazenta praevia (siehe weiter vorne in diesem Kapitel).

✔ Sie bekommen Zwillinge oder höhergradige Mehrlinge.

✔ Ihre Gebärmuttermuskulatur ist als Folge mehrerer Schwangerschaften erschlafft.

Wenn Ihr Baby in Steißlage liegt, wird Ihr Arzt Sie über die möglichen Risiken und Vorteile einer vaginalen Steißgeburt beraten. Folgendes muss dabei bedacht werden:

✔ Der Kopf des Kindes (der bei einer Steißgeburt zuletzt kommt) kann im Muttermund stecken bleiben, weil dieser sich für den Körper des Kindes nur unvollständig geöffnet hat, da der Körper kleiner ist als der Kopf. (Dies ist vor allem dann problematisch, wenn das Kind sehr klein oder eine Frühgeburt ist.)

✔ Trauma als Folge eines *überstreckten Kopfes des Babys* (der Kopf ist nach hinten gebogen).

✔ Schwierigkeiten bei der Entbindung der Arme, was zu Armverletzungen führen kann.

Wegen dieser möglichen Komplikationen empfehlen viele Geburtshelfer, Babys in Steißlage per Kaiserschnitt zu entbinden. Dabei sind einige Babys in Steißlage durchaus gute Kandidaten für eine Vaginalgeburt. Die folgenden Bedingungen sollten erfüllt sein, damit Sie und Ihr Arzt eine vaginale Steißgeburt in Betracht ziehen können:

✔ Sie haben bereits eine normale Geburt gehabt.

✔ Das geschätzte Gewicht des Kindes liegt zwischen 2.200 und 3.600 Gramm.

✔ Das Baby liegt in *einfacher* Steißlage, das heißt, das Gesäß liegt so, dass es zuerst geboren wird und nicht die Beine.

✔ Das Gesäß passt durch das Becken.

✔ Sowohl die klinische Untersuchung als auch der Ultraschall weisen darauf hin, dass der Kopf des Kindes ohne Probleme durch den Geburtskanal passen wird.

✔ Auf dem Ultraschall ist zu erkennen, dass der Kopf des Kindes entweder gebogen oder in gerader Lage (geradeaus gerichtet, nicht nach hinten gebogen) ist.

✔ Die notwendigen Voraussetzungen für eine Anästhesie sind unmittelbar verfügbar, sodass im Notfall ein Kaiserschnitt durchgeführt werden kann.

✔ Der Geburtshelfer hat Erfahrung mit vaginalen Steißgeburten.

Einige wenige ausführlichere Studien haben gezeigt, dass vaginal entbundene Kinder in Steißlage ein höheres Risiko für bestimmte Komplikationen haben. Tatsächlich sind die Daten so überzeugend, dass viele Geburtshelfer aufgehört haben, vaginale Steißgeburten durchzuführen. Wenn Sie und Ihr Geburtshelfer sich gegen eine vaginale Steißgeburt entscheiden, gibt es auch noch eine andere Möglichkeit. Der Arzt kann versuchen, das Kind durch eine *äußere Wendung* in eine normale Geburtslage zu drehen, indem er den Bauch der Mutter von außen manipuliert. Das ist ein denkbares und in der Regel auch sicheres Verfahren. Manchmal ist das ganz schön unbequem, aber es funktioniert in etwa 50 bis 70 Prozent der Fälle. Unter bestimmten Voraussetzungen ist dieses Verfahren nicht ratsam, beispielsweise bei Blutungen, zu geringer Fruchtwassermenge oder Mehrlingsgeburten.

15 ➤ Wenn die Dinge kompliziert werden

Wenn das Kind schon über den Termin ist

Im Durchschnitt dauert eine Schwangerschaft etwa 40 Wochen (oder 280 Tage) nach der letzten Menstruation, aber nur etwa 5 Prozent aller Frauen entbinden genau am Geburtstermin. Einige entbinden ein paar Wochen früher, andere ein paar Wochen später und alle diese Kinder gelten als »zum Termin geboren«. Nach der medizinischen Definition sind Sie erst überfällig, wenn Sie die 42. Woche überschritten haben. Nur eine geringe Anzahl von Schwangerschaften dauert länger als 42 Wochen und es ist nicht bekannt, warum das der Fall ist.

Warum ist es wichtig, darauf zu achten, ob Sie den Geburtstermin überschreiten? Weil die Wahrscheinlichkeit bestimmter Komplikationen mit fortschreitender Zeit zunehmen. Von der 40. bis zur 42. Woche erhöht sich die Wahrscheinlichkeit nur geringfügig, aber nach der 42. Woche steigt sie in besorgniserregender Weise an. Die schlimmste Komplikation ist der perinatale Tod (auch *perinatale Mortalität* genannt). Das Risiko eines perinatalen Todes steigt nach der 41. bis 42. Woche an und verdoppelt sich bis zur 43. Woche.

 Diese Situation ist aber längst nicht so beängstigend, wie sie sich anhört, denn die Anzahl der Todesfälle ist ziemlich gering. Die überwiegende Mehrheit der spät geborenen Kinder ist gesund. Sogar nach 44 Wochen, wenn das Risiko des perinatalen Todes bereits auf das Vierfache angestiegen ist, kommen 95 Prozent der Kinder ohne Probleme zur Welt, sofern vorher die entsprechenden Untersuchungen durchgeführt worden sind.

Der Anstieg der Sterberate in Schwangerschaften mit überschrittenem Termin wird durch verschiedene Faktoren verursacht, darunter folgende:

✔ Die Plazenta kann nur etwa 40 Wochen lang effizient funktionieren. Zum Glück haben die meisten Plazenten eine gewisse »Reserve« und arbeiten auch über die 40. Woche hinaus. In Einzelfällen allerdings halten sie nicht so lange durch. Wenn die Plazenta das Kind nicht ausreichend mit Nährstoffen versorgt, kann es zu Durchblutungsstörungen kommen, solange es noch in der Gebärmutter ist.

✔ Bei einer Schwangerschaft mit überschrittenem Termin kann die Fruchtwassermenge erheblich abnehmen. Wie wir weiter oben in diesem Kapitel schon ausgeführt haben, erreicht die Fruchtwassermenge in der 34. bis 36. Schwangerschaftswoche ihren Höhepunkt und nimmt danach kontinuierlich ab. In den meisten Fällen ist nach 40 Wochen noch genug Fruchtwasser vorhanden. Aber manchmal reicht die Fruchtwassermenge nicht mehr aus. Dann kann die Nabelschnur zwischen dem Körper des Kindes und der Gebärmutterwand eingeklemmt sein und bei Wehen zusammengedrückt werden.

✔ Manche Babys sondern die ersten Darminhalte ab, noch während sie in der Gebärmutter sind, und je länger die Schwangerschaft dauert, umso wahrscheinlicher ist dies. In seltenen Fällen kann das Baby dieses dicke Mekonium (Kindspech) einatmen, entweder vor oder während der Geburt, was zu Problemen mit der Atmung in den ersten Tagen oder Wochen nach der Geburt führen kann (weitere Informationen hierzu finden Sie in Kapitel 9).

✔ In einer Schwangerschaft, die über den Geburtstermin hinausgeht und in der die Plazenta weiter normal funktioniert, wächst auch das Kind weiter. Darum sind spät geborene Kinder oft sehr groß (makrosomisch, siehe »Fetale Wachstumsprobleme« weiter vorn in diesem Kapitel) oder zu groß für das Schwangerschaftsalter. Dadurch werden sie zu Risikokandidaten für all die Probleme, die überdurchschnittlich große Kinder betreffen.

Geburtshelfer wenden verschiedene Strategien an, um mit Schwangerschaften umzugehen, die den Geburtstermin überschreiten, und keine ist besser als die andere. Manche Ärzte bestehen darauf, dass alle Kinder nach der 40. Woche so bald wie möglich geboren werden und leiten gegebenenfalls die Geburt ein. (Weitere Informationen zu diesem Thema finden Sie in Kapitel 9.) Andere warten etwas länger, um zu sehen, ob die Wehen spontan einsetzen. Der Vorteil der ersten Methode besteht darin, dass Sie keine der oben erwähnten Komplikationen zu befürchten haben. Bei der zweiten Strategie sind dafür die Chancen geringer, dass es zu einem Kaiserschnitt kommt. In der Regel werden Schwangere bei Terminüberschreitung engmaschig beobachtet und die Geburt wird gegen Ende der 42. Woche eingeleitet.

Schwangerschaft in guten und in schlechten Zeiten

16

In diesem Kapitel

▶ Infektionen von einfachen Erkältungen bis hin zu Blasenentzündungen behandeln

▶ Asthma, Diabetes und andere bereits bestehende Krankheiten

Die Schwangerschaft gibt Ihnen ein ganz spezielles »Leuchten« und das Gefühl, dass etwas Magisches mit Ihrem Körper geschieht. Aber blicken Sie den Tatsachen ins Auge: Eine Schwangerschaft verwandelt Sie nicht in ein übermenschliches Wesen. Sie können trotzdem die gleichen Krankheiten und gesundheitlichen Probleme bekommen wie jede andere, die kein Baby erwartet. Wenn Sie in der Schwangerschaft krank werden, kann das besondere Folgen haben. In diesem Kapitel erklären wir Ihnen, wie sich verschiedene Erkrankungen auf Schwangere auswirken können.

Infektionen in der Schwangerschaft

Auch wenn Sie sich noch so sehr bemühen, wird es kaum möglich sein, in Ihrer Schwangerschaft jede Person zu meiden, die eine Infektion hat. Denken Sie daran, dass die meisten Infektionen dem Baby keinen Schaden zufügen, nur Sie werden sich vorübergehend unwohler fühlen. In diesem Abschnitt werden wir sowohl häufig vorkommende Infektionen als auch einige weniger verbreitete Krankheiten darstellen.

Blasen- und Nierenentzündungen

Es gibt im Wesentlichen zwei Arten von Blasenentzündung: mit Symptomen oder ohne. Die »stille« (oder asymptomatische) Harnwegsinfektion ist sehr verbreitet und betrifft etwa 6 Prozent der Schwangeren. Die symptomatische Form der Blasenentzündung heißt *Zystitis* und ist unter anderem mit folgenden Symptomen verbunden:

✔ Ständiger Harndrang

✔ Unangenehmes Gefühl oberhalb des Beckenknochens (dort, wo die Blase sitzt)

✔ Häufigere Ausscheidung kleinerer Harnmengen

✔ Brennende Schmerzen bei der Harnausscheidung

Wenn Sie eine der beiden Formen von Blasenentzündung bekommen, wird Ihr Arzt Sie mit Antibiotika behandeln.

Ohne Behandlung kann sich eine Blasenentzündung zu einer Nierenentzündung entwickeln, die als *Pyelonephritis* bezeichnet wird. Eine Nierenentzündung ruft die gleichen Symptome hervor wie eine Zystitis, hinzu kommen aber hohes Fieber und Schmerzen in der Seite – oberhalb einer oder beider Nieren (siehe Abbildung 16.1). Schmerzen in der Seite können allerdings auch bei Patientinnen mit Nierensteinen vorkommen. Der Unterschied ist folgender: Bei der Nierenentzündung ist der Schmerz ständig vorhanden, während Nierensteine stärkere, aber unterbrochene Schmerzen verursachen. Bei Nierensteinen kommt es auch häufiger zur Ausscheidung kleiner Mengen Blut im Urin.

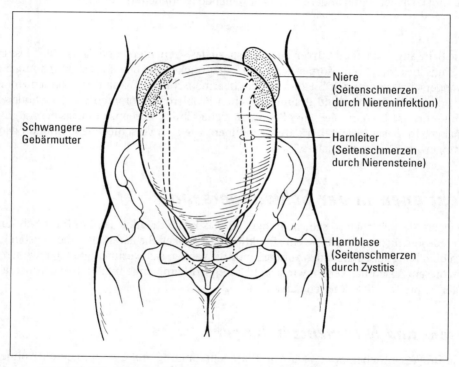

Abbildung 16.1: Blasenentzündungen, Nierenentzündungen und Nierensteine haben alle ähnliche Symptome

Wenn Ihr Arzt eine Pyelonephritis feststellt, weist er Sie möglicherweise für ein paar Tage ins Krankenhaus ein, damit Sie intravenös mit Antibiotika behandelt werden können. Weil Nieren- und Blasenentzündungen in einer Schwangerschaft oft wiederkehren, sollten Sie darauf achten, ausreichend zu trinken, und Dinge vermeiden, die eine Blasenentzündung begünstigen (zum Beispiel das Sitzen auf kaltem Untergrund, leichte Kleidung bei kalter Witterung). Die tägliche Einnahme von Vitamin C kann den Urin ansäuern und so einer Zystitis vorbeugen.

Windpocken

Das Varicella-Zoster-Virus verursacht Windpocken. Wer zum ersten Mal von diesem Virus befallen wird, was normalerweise in der Kindheit geschieht, erkrankt an Windpocken. Windpocken kommen bei Erwachsenen nur selten vor, und das Risiko, an Windpocken zu erkranken, ist bei Schwangeren nicht höher als bei Nicht-Schwangeren.

Wenn Sie schon Windpocken hatten, ist es sehr unwahrscheinlich, dass Sie die Krankheit noch einmal bekommen, weil Ihr Körper Antikörper produziert hat, die Sie immun gegen die Krankheit machen. Selbst wenn Sie noch nie Windpocken hatten, ist die Wahrscheinlichkeit hoch, dass Sie diese schützenden Antikörper im Blut haben, weil Sie wahrscheinlich irgendwann einmal dem Virus ausgesetzt waren, ohne dass die Krankheit bei Ihnen ausgebrochen ist. Wenn Sie sicher sind, dass Sie noch nie Windpocken ausgesetzt waren und sich in letzter Zeit nicht dagegen haben impfen lassen (vor ein paar Jahren wurde ein Impfstoff gegen das Virus entwickelt), oder wenn Sie nicht sicher sind, ob Sie mit der Krankheit schon einmal in Berührung gekommen sind, sollten Sie eine Blutuntersuchung machen lassen, um Ihre Immunität gegen Windpocken zu prüfen.

Weil die Windpockenimpfung noch relativ neu ist, haben wir nur sehr wenige Informationen darüber, wie sicher der Impfstoff für Schwangere ist. Aus diesem Grund empfiehlt der Hersteller des Impfstoffes, dass sich schwangere Frauen nicht impfen lassen sollten. Weiter wird empfohlen, dass Frauen nach der Impfung drei Monate warten sollten, bevor sie schwanger werden. Wenn Sie sich impfen lassen und dann plötzlich feststellen, dass Sie bereits schwanger waren, informieren Sie Ihren Arzt. Die wenigen Erfahrungen, die Schwangere mit der Impfung hatten, sprechen dafür, dass sich das Risiko für Geburtsfehler durch die Impfung nicht erhöht und bis jetzt ist kein Fall von kongenitalem Varicella-Syndrom beim Baby nachgewiesen worden (siehe nachfolgende Auflistung).

Wenn Sie nicht gegen Windpocken immun sind und mit jemandem in Berührung kommen, der die Infektion hat, informieren Sie sofort Ihren Arzt, damit er Ihnen eine Injektion mit dem Namen *Zosterhyperimmunglobulin (ZIG, Varicellon)* geben kann. Diese kann das Risiko senken, dass Sie und Ihr Baby an Windpocken erkranken. Die Injektion sollte nach Möglichkeit spätestens drei Tage nach dem Kontakt mit dem Virus durchgeführt werden. Wenn Sie wenige Tage vor oder nach der Geburt an Windpocken erkranken, sollte Ihr Baby mit Varicellon behandelt werden. Bei Windpocken um den Geburtstermin sollte auf jeden Fall versucht werden, die Geburt um möglichst fünf Tage hinauszuzögern (zum Beispiel durch Wehenhemmung). Dann haben die Immunglobuline, die der Schwangeren verabreicht wurden, ausreichend Zeit, über die Plazenta das Kind zu erreichen und es vor Windpocken zu schützen.

Windpocken können während der Schwangerschaft drei mögliche Probleme verursachen:

✔ Die Mutter kann an grippeähnlichen Symptomen und dem charakteristischen Hautausschlag (viele kleine rote Punkte) erkranken. In seltenen Fällen kann es nach dem Auftreten des Ausschlags zu einer Lungenentzündung kommen. Wenn Sie Windpocken haben und Symptome wie Kurzatmigkeit oder trockenen Husten entwickeln, sollten Sie sofort Ihren Arzt informieren.

✓ Wenn Sie in den ersten vier Monaten der Schwangerschaft an Windpocken erkranken, besteht eine geringe Gefahr, dass auch der Fetus an der Infektion erkrankt, was zum so genannten *kongenitalen Varicella-Syndrom* führt. Dieses Syndrom kann beim Fetus Vernarbungen der Haut (dieselbe Art von Narben, die kleine Kinder von Windpocken bekommen), Fehlbildungen der Gliedmaßen, Wachstumsprobleme, Krampfleiden und Entwicklungsverzögerungen verursachen.

Zum Glück ist das kongenitale Varicella-Syndrom sehr selten. (Es kommt in weniger als 1 Prozent der Fälle vor, in denen die Infektion im ersten Schwangerschaftsdrittel auftritt, und in 2 Prozent der Fälle, bei denen die Infektion zu Beginn des zweiten Schwangerschaftsdrittels ausbricht.)

✓ Wenn Sie innerhalb eines Zeitraums von fünf Tagen vor und nach der Geburt an Windpocken erkranken, besteht die Gefahr eines schweren Verlaufs von Windpocken beim Neugeborenen. Sie können dieses Risiko deutlich verringern, indem Sie dem Baby ZIG injizieren lassen.

Dasselbe Varicella-Zoster-Virus, das die Windpocken verursacht, kann auch zu einer wiederkehrenden Form der *Gürtelrose (Herpes zoster)* führen. Die meisten Babys, deren Mütter in der Schwangerschaft an Gürtelrose erkranken, sind vollkommen normal. Da die Gürtelrose während der Schwangerschaft wesentlich seltener vorkommt als Windpocken, wissen Ärzte nicht genau, wie häufig Geburtsfehler auf eine Gürtelrose in der Schwangerschaft zurückzuführen sind, aber man geht davon aus, dass die Rate niedriger ist als bei durch Windpocken ausgelöste Fehlbildungen, also unter 1 bis 2 Prozent liegt.

Wenn Sie wissen, dass Sie für Windpocken anfällig sind, vermeiden Sie den direkten Kontakt mit Personen, die Gürtelrose oder Herpes zoster haben, weil in ihren Wunden das Varicella-Zoster-Virus vorkommt und das kann bei anfälligen Frauen Windpocken verursachen.

Werdende Mütter fragen ...

F: »Kann ich mich während der Schwangerschaft ohne Risiko gegen Grippe impfen lassen?«

A: Ja, die Impfung ist vollkommen sicher. Wenn es wahrscheinlich ist, dass Sie viel Kontakt zu kranken Leuten haben werden oder Ihre Gesundheitsbehörde vor Ort eine besonders schwere Grippewelle voraussagt, sollten Sie erwägen, sich gegen Grippe impfen zu lassen. Bedenken Sie jedoch, dass die Impfung Sie nicht gegen alle Grippeviren schützt, sondern nur gegen diejenigen, die nach wissenschaftlichen Erkenntnissen in Ihrer Gegend verbreitet sind.

Erkältung und Grippe

Die meisten Menschen erkälten sich etwa einmal im Jahr, deshalb ist es nicht weiter überraschend, dass viele Frauen auch in der Schwangerschaft unter Erkältungen leiden. In einer Schwangerschaft gibt es nichts, was Sie anfälliger für Erkältungsviren macht, aber die in der Schwangerschaft typische Müdigkeit oder eine sowieso schon verstopfte Nase können die Erkältung schlimmer erscheinen lassen. Auf jeden Fall ist die gewöhnliche Erkältung völlig harmlos für den sich entwickelnden Fetus. Wie wir alle wissen, gibt es keine Heilung, man kann nur die Symptome behandeln. Entgegen weit verbreiteter Befürchtungen können die meisten Erkältungsmedikamente – Antihistamine, hustenstillende Medikamente und Ähnliche – bedenkenlos von Schwangeren eingenommen werden, solange die empfohlenen Dosen eingehalten werden.

Im Folgenden geben wir Ihnen ein paar Ratschläge zum Umgang mit Erkältungs- und Grippesymptomen:

- ✔ **Trinken Sie so viel wie möglich.** Alle Viruserkrankungen fördern die Austrocknung des Körpers und in der Schwangerschaft kann sich dieser Effekt noch verstärken. Trinken Sie reichlich Wasser oder Saft, wenn Sie eine Erkältung oder Grippe haben.

- ✔ **Nehmen Sie ein fiebersenkendes Mittel.** Die Einnahme von Acetaminophen (Paracetamol) in den vorgeschriebenen Dosen ist in Ordnung, um Fieber zu senken (Fieber kann auch zu Wehen führen). Das reicht oft schon aus, damit man sich besser fühlt. Wenn das Fieber mehr als ein paar Tage anhält, informieren Sie Ihren Arzt.

- ✔ **Nehmen Sie ein abschwellendes Mittel.** Für Schwangere ist Oxymetazolin (Nasivin) das geeignete abschwellende Mittel. Es gibt keinerlei Hinweise darauf, dass Nasivin in normalen Dosen nach dem ersten Schwangerschaftsdrittel eine schädliche Wirkung haben könnte. Dasselbe gilt wahrscheinlich auch für das erste Schwangerschaftsdrittel, ist aber bis jetzt noch nicht ausreichend erforscht.

- ✔ **Nehmen Sie ein Nasenspray, aber nicht zu lange.** Nasensprays können nur über kürzere Dauer bedenkenlos angewendet werden, was übrigens auch für Nicht-Schwangere gilt. Wenn die Sprays mit Unterbrechungen angewendet werden, können sie Ihnen das Atmen erleichtern. Wenn sie hingegen täglich über längere Zeit benutzt werden, zieht sich das Problem nur umso länger hin. Nasensprays mit Kochsalzlösung können auch längerfristig verwendet werden, helfen aber oft nicht so gut, die Nase freizubekommen.

- ✔ **Essen Sie stärkende Kost, zum Beispiel Hühnersuppe.** Wissenschaftliche Studien haben ergeben, dass Hühnersuppe Eigenschaften hat, die Erkältungen lindern, obwohl niemand genau weiß, was das für Eigenschaften sind. (Eine Empfehlung ist das Rezept von Joannes Mutter im nachfolgenden Kasten.)

Sie können gewöhnliche Erkältungen und Grippeinfektionen auf die gleiche Weise behandeln. Eine Grippe verläuft in der Schwangerschaft nicht anders als sonst auch.

Mutter Reginas Hühnersuppe

Verlassen Sie sich auf die folgende klassische Genesungssuppe, die Ihnen durch eine Erkältung oder Grippe hilft:

4 Liter Wasser

1 Suppenhuhn, in große Stücke geschnitten

3 Zwiebeln, geschält und geviertelt

4 Pastinaken, geschält und halbiert

6 Selleriestangen, halbiert

6 Karotten, geschält und halbiert

4 Teelöffel frisch gehackte Petersilie

4 Teelöffel frischer Dill

Salz und Pfeffer zum Abschmecken

2 bis 4 Würfel Hühnerbrühe

1   Bringen Sie das Wasser und das Suppenhuhn in einem großen Topf zum Kochen. Schöpfen Sie den Schaum ab.

2. Fügen Sie Zwiebeln, Pastinaken, Sellerie, Karotten sowie Salz und Pfeffer hinzu.

3. Decken Sie den Topf zu und lassen Sie alles zwei Stunden auf kleiner Flamme kochen.

4. Fügen Sie die Hühnerbrühwürfel hinzu (je nach Geschmack 2 bis 4).

5. Fügen Sie Petersilie und Dill hinzu.

6. Lassen Sie die Suppe eine weitere Stunde auf kleiner Flamme kochen.

7. Sieben Sie die Brühe durch. Das Huhn und das Gemüse können Sie beiseite legen, beispielsweise können Sie aus dem Hühnerfleisch einen leckeren Hühnersalat machen.

8. Essen Sie die heiße Brühe sofort oder stellen Sie sie über Nacht in den Kühlschrank und nehmen Sie das fest gewordene Fett ab, das sich oben auf der Brühe sammelt.

Tipp: Fügen Sie ein paar gekochte Nudeln hinzu, wenn Sie eine Hühner-Nudelsuppe möchten.

Saisonbedingte Allergien und Heuschnupfen

Wer an saisonbedingten Allergien leidet, lässt sich in der Regel mit Antihistaminen behandeln. Medikamente der ersten Generation, wie Clemastin (Tavegil) oder Dimetinden (Fenistil) beispielsweise, sind seit vielen Jahren gängige Mittel zur Behandlung von Allergien und Ärzte verschreiben diese ohne Bedenken auch für Schwangere. Neuere Antihistamine, wie Cetirizin (Zyrtec), haben den Vorteil, dass sie nicht so müde machen. Es gibt zwar noch nicht viele wissenschaftliche Untersuchungen über die Verwendung dieser Medikamente bei Schwangeren, aber uns sind andererseits auch keine Berichte über ein erhöhtes fetales Fehlbildungsrisiko oder sonstige schädliche Wirkungen bekannt. Eine Möglichkeit zur Behandlung des allergischen Asthmas und des Heuschnupfens ist Dinatrium-Cromoglycinsäure (DNCG) als Aerosol oder Nasenspray, das bedenkenlos verwendet werden kann. Niedrig dosierte Steroide, die als Aerosol inhaliert werden können, sind unbedenklich und können ebenfalls sehr gut helfen.

Viele unserer Patientinnen fragen uns, was wir von der Einnahme von Echinacea während der Schwangerschaft halten. In Asien wird dieses Mittel seit Jahrhunderten verwendet, um Entzündungen und gewöhnliche Erkältungen zu bekämpfen. In der Regel nimmt man ein Echinacea-haltiges pflanzliches Präparat oder synthetisches Medikament ein, wenn man die ersten Anzeichen einer Erkältung spürt. Es gibt keinerlei Hinweise darauf, dass die Einnahme von Echinacea während der Schwangerschaft Probleme verursacht. Die einzige Untersuchung, die wir darüber gefunden haben, wurde mit nur wenigen Patientinnen durchgeführt. Auch wenn keine schädlichen Nebenwirkungen nachgewiesen wurden, ist es schwierig, auf der Grundlage einer solchen begrenzten Studie eine allgemein gültige Aussage zu treffen.

 Wenn Sie länger als ein paar Tage Fieber haben, einen Husten mit grünlichem oder gelbem Schleimauswurf entwickeln oder unter Atemnot leiden, konsultieren Sie Ihren Arzt, um auszuschließen, dass Sie eine beginnende Lungenentzündung haben.

Zytomegalievirus-Infektionen (CMV)

Zytomegalievirus (CMV) ist eine Viruserkrankung, die vor allem bei Kindern im Vorschulalter vorkommt. Die Symptome sind denen einer Grippe sehr ähnlich: Müdigkeit, Unwohlsein sowie Kopf- und Gliederschmerzen. In den meisten Fällen jedoch ruft diese Infektion keine Symptome hervor. Bis sie ins gebärfähige Alter kommen, hatten mehr als die Hälfte der Frauen bereits irgendwann eine Zytomegalievirus-Infektion, was sich durch Antikörper im Blut nachweisen lässt.

Die meisten Ärzte führen den Antikörpertest nicht routinemäßig durch, weil es eher unwahrscheinlich ist, dass eine Frau während der Schwangerschaft an der Infektion erkrankt. Außerdem verläuft die Infektion in der Regel ohne Symptome, sodass man immer wieder testen müsste. Aber es kann nicht schaden, Frauen mit einem erhöhten Risiko – beispielsweise weil sie engen Kontakt zu Vorschulkindern haben – auf ihre Anfälligkeit für die Infektion, das heißt auf Antikörper, zu untersuchen.

Eine CMV-Infektion während der Schwangerschaft kann dazu führen, dass das Virus auf den Fetus übergeht und bei ihm eine kongenitale Infektion bewirkt. Derzeit ist das kongenitale CMV die häufigste intrauterin erworbene virale Infektion und kommt bei 1 Prozent aller Neugeborenen vor. Allerdings sind die meisten Kinder, die mit dieser Infektion geboren werden, bei ihrer Geburt gesund.

 Wenn Sie sich in der Schwangerschaft mit CMV infizieren (und das trifft überhaupt nur auf 2 Prozent der anfälligen Schwangeren zu), sollten Sie wissen, dass nur bei etwa einem Drittel der Fälle die Infektion auf den Fetus übertragen wird. Der Verdacht auf fetale Infektion wird meistens durch Auffälligkeiten in der Ultraschalluntersuchung geäußert. Die Diagnose für eine fetale Infektion kann durch die Amniozentese oder die Fetalblutanalyse erfolgen. Selbst von den Babys, die CMV bekommen, zeigen 90 Prozent bei ihrer Geburt keine Symptome der Infektion (obwohl ein geringer Prozentsatz später im Leben Symptome aufweist, zu denen Hörschäden oder Entwicklungsstörungen gehören können).

Wenn Ihr Baby sich in der Gebärmutter mit CMV infiziert, hängt die Wahrscheinlichkeit, dass es ernste Probleme bekommt, von folgenden Faktoren ab:

✔ dem Schwangerschaftsalter zum Zeitpunkt der Infektion

✔ der Tatsache, ob die Mutter während der Schwangerschaft zum ersten Mal an CMV erkrankt ist (Primärinfektion) oder ob sie die Krankheit früher schon einmal hatte (wiederkehrende Infektion)

Wenn die Mutter nach dem zweiten Schwangerschaftsdrittel an der Infektion erkrankt oder wenn es sich um eine wiederkehrende Infektion handelt, ist die Wahrscheinlichkeit ernster Probleme deutlich geringer.

Die schwere kongenitale CMV-Infektion ist selten und kommt bei 10 Prozent der intrauterin infizierten Kinder vor. Sie kann zu Hörschäden, Augendefekten und sogar geistiger Behinderung führen. CMV ist ein Virus, darum können Antibiotika nicht helfen. Ein Impfstoff steht nicht zur Verfügung.

Röteln (Rubellavirus)

Röteln werden durch das Rubellavirus verursacht und können sich schwerwiegend auf eine Schwangerschaft auswirken. Wenn Sie sich im ersten Schwangerschaftsdrittel an Röteln anstecken, liegt die Gesamtwahrscheinlichkeit, dass das Baby das *kongenitale Rubellasyndrom* entwickelt, bei 20 Prozent. Die Infektion in der Frühschwangerschaft bis zur 6. Woche ist jedoch mit einer Erkrankungswahrscheinlichkeit des Embryos mit über 50 Prozent sehr hoch (so genannte Rötelnembryopathie). Über die Chorionzottenbiopsie kann die Infektion des Embryos festgestellt werden. Bei Infektion ist aufgrund der schweren kindlichen Erkrankung der Abbruch der Schwangerschaft möglich. Zum Glück ist die akute Rötelninfektion während der Schwangerschaft extrem ungewöhnlich. Zur Verhinderung der Rötelnerkrankung während der Schwangerschaft wird hierzulande die Impfung gegen Röteln bei allen Mädchen im Schulalter durchgeführt.

Hepatitis

Es gibt verschiedene Formen der Hepatitis, die sich in unterschiedlicher Weise auf Mutter und Kind auswirken.

✔ **Hepatitis A** wird durch den Kontakt mit infizierten Personen und durch verseuchtes Essen oder Wasser übertragen. Ernste Komplikationen in der Schwangerschaft als Folge von Hepatitis A sind selten. Das Virus wird nicht auf das Kind übertragen. Wenn Sie in der Schwangerschaft dem Hepatitis-A-Erreger ausgesetzt sind, nehmen Sie innerhalb von zwei Wochen nach dem Kontakt mit dem Erreger Immunglobulin.

✔ **Hepatitis B** wird durch Geschlechtsverkehr, intravenösen Drogengebrauch oder Bluttransfusion übertragen. Bei einem kleinen Prozentsatz von Frauen ist die Hepatitis B chronisch, was zu Leberschäden führen kann. Auch wenn es nicht sehr oft vorkommt, kann die Hepatitis B grundsätzlich während der Geburt auf das Kind übertragen werden. In Deutschland ist in den Mutterschaftsrichtlinien ein generelles Hepatitis-B-Screening nach der 32. Woche vorgesehen. Wenn bei Ihnen eine Hepatitis-B-Infektion nachgewiesen wurde, wird Ihr Kind direkt nach der Geburt mit einem Doppelimpfschutz behandelt, der eine Erkrankung des Kindes in über 90 Prozent der Fälle verhindern kann.

✔ **Hepatitis C** wird auf demselben Weg übertragen wie Hepatitis B. Hepatitis C ist hierzulande sehr selten und betrifft zumeist Drogenabhängige. Weniger als 10 Prozent der Frauen, bei denen Hepatitis C nachgewiesen wird, übertragen die Infektion auf das Kind. Wenn Sie das Virus tragen, sollten Sie nicht stillen.

✔ **Hepatitis D, E und G** sind weit weniger verbreitet. Für weitere Informationen fragen Sie Ihren Arzt.

Herpesinfektionen

Herpes ist ein weit verbreitetes Virus, das Mund, Hals, Haut und den äußeren Genitaltrakt befällt. Falls Sie vor der Schwangerschaft öfter unter Herpes gelitten haben, lassen Sie sich versichern, dass die Infektion keinerlei Gefahr für den sich entwickelnden Fetus darstellt. Das Hauptproblem ist, dass Sie eine aktive Herpesverletzung im Genitalbereich haben können, wenn die Wehen beginnen oder Ihre Fruchtblase platzt. In diesem Fall besteht ein geringes Risiko, dass die Infektion während der Geburt auf das Kind übertragen wird, die zur Gehirnentzündung des Neugeborenen durch die Herpesviren führen kann. Wenn Sie zum ersten Mal eine Herpesinfektion haben, ist die Wahrscheinlichkeit, dass das Neugeborene das Virus bekommt, höher, weil Sie noch keine Antikörper haben. Im Fall einer sichtbaren Herpesinfektion der Schamlippen, des Scheideneingangs oder des Muttermundes wird ein Kaiserschnitt durchgeführt, damit das Neugeborene keinem Viruskontakt während der Geburt ausgesetzt ist. Ihr Baby ist so vor Infektion geschützt. Bei einer Erstinfektion mit genitalem Herpes erhält Ihr Baby zur Sicherheit *Aciclovir* bei Erkrankungsverdacht.

Wenn Sie bei Einsetzen der Wehen oder einem Blasensprung Verletzungen von einem aktiven Genitalherpes haben, informieren Sie Ihren Geburtshelfer. Er wird einen Kaiserschnitt durchführen, um eine mögliche Infektion des Kindes zu vermeiden. Wenn Sie keine Verletzungen sehen, aber spüren, dass sich welche entwickeln, teilen Sie Ihrem Arzt auch das mit. In diesem Fall kann ein Kaiserschnitt ebenfalls empfehlenswert sein.

AIDS (HIV)

In den letzten Jahren haben Studien gezeigt, dass einige der Medikamente, die für die Behandlung von HIV-Infektionen verwendet werden, die Wahrscheinlichkeit erheblich verringern, dass das Virus von der Mutter auf das Kind übertragen wird. Aus diesem Grund empfehlen Ärzte, dass Frauen zu Beginn der Schwangerschaft einen HIV-Test machen und HIV-positive Frauen diese Medikamente während der Schwangerschaft bis zur Geburt einnehmen sollten. In einigen Bundesstaaten der USA ist der Test für Schwangere sogar obligatorisch – in Deutschland ist er derzeit noch freiwillig.

Um die Wahrscheinlichkeit einer HIV-Infektion für das Kind zu verringern, vermeiden Sie alle invasiven Testmethoden, die zu Blutungen führen können (Amniozentese oder Chorionzottenbiopsie), es sei denn, diese Untersuchungen müssen unbedingt durchgeführt werden. Viele Ärzte empfehlen, dass die Mutter direkt vor einem Eingriff eine intravenöse Dosis antiviraler Medikamente bekommt, um die Wahrscheinlichkeit einer fetalen Infektion zu verringern. Die HIV-Infektion für das Kind lässt sich durch Kaiserschnittentbindung deutlich verringern. Der Kaiserschnitt und Ihre Behandlung sollten in jedem Fall in einem Zentrum mit Erfahrung in der geburtshilflichen Betreuung HIV-positiver Schwangerer erfolgen.

 Stillen Sie nicht, wenn Sie HIV-positiv sind, weil sich das Virus auf das Baby übertragen könnte. Unabhängig von Ihrer Verhütungsmethode sollten Sie bei jedem Geschlechtsverkehr unbedingt Kondome benutzen.

Wenn Sie HIV-positiv sind, sollten Sie engen Kontakt zu einem HIV-Spezialisten halten, um Zugang zu den jeweils neuesten und besten Behandlungsmethoden zu haben.

Lyme-Borreliose

Die *Lyme-Borreliose* ist eine Infektion, die durch Zecken übertragen wird. In der Schwangerschaft sind Sie nicht anfälliger für Lyme-Borreliose und die Erkrankung verläuft bei Schwangeren auch nicht schwerer. Die gute Nachricht ist, dass nichts darauf hinweist, dass Lyme-Borreliose Schäden beim Fetus hervorruft. Das Problem besteht im Wesentlichen darin, dass Sie krank werden können.

Wenn Sie glauben, dass eine Zecke Sie gebissen hat, informieren Sie Ihren Arzt. Er wird Ihnen wahrscheinlich Blut entnehmen, um zu prüfen, ob Sie sich mit Lyme-Borreliose angesteckt haben. Falls ja, wird er Ihnen möglicherweise Antibiotika verschreiben, um die langfristigen Folgen der Infektion zu verhindern.

Parvovirus-Infektion (Ringelröteln, 5. Krankheit)

Die Parvovirus-Infektion oder Ringelröteln ist eine verbreitete Kinderkrankheit, die sich durch Fieber, rote Wangen und ringförmigen Hautausschlag bemerkbar macht. Bei Erwachsenen verläuft die Infektion mit grippeähnlichen Symptomen: Fieber, Kopf- und Gliederschmerzen, Halsschmerzen, laufende Nase und Gelenkschmerzen. Aber sie kann auch vollkommen ohne Symptome verlaufen. Die Hälfte aller schwangeren Frauen ist immun gegen das Parvovirus; selbst wenn sie in Kontakt mit jemandem kommen, der daran erkrankt ist, ist das dann kein Problem.

Wenn Sie nicht immun gegen das Parvovirus oder sich nicht sicher sind, sollten Sie nach dem Kontakt mit infizierten Personen Ihren Arzt konsultieren, um Ihre Immunität testen zu lassen. Schwangere, die viel mit Vorschulkindern oder Schulkindern zu tun haben (Lehrerinnen und Kindergärtnerinnen beispielsweise), sollten sich vor der Schwangerschaft oder spätestens zu Beginn des ersten Schwangerschaftsdrittels einem Routinetest unterziehen.

Selbst wenn Sie an dieser Infektion erkranken, ist die Wahrscheinlichkeit hoch, dass Ihr Baby gesund auf die Welt kommt. Es spricht nichts dafür, dass das Parvovirus Geburtsfehler verursacht. Die Erkrankungswahrscheinlichkeit des Fetus über die Plazenta beträgt 30 Prozent. Das Problem liegt in seltenen Fällen darin, dass der Fetus eine Anämie entwickeln kann, weil die Viren die Zellen der Blutbildung befallen. Das kann unerkannt zu einer Fehlgeburt oder Totgeburt führen. Aus diesem Grund wird Ihr Arzt Ihnen vermutlich empfehlen, sich regelmäßigen Ultraschalluntersuchungen zu unterziehen, um Anzeichen fetaler Anämie feststellen zu können. Falls es zu einer Anämie kommt, wird eine fetale Bluttransfusion durchgeführt (siehe Kapitel 6). Falls Sie kurz vor dem Geburtstermin stehen, kann die Geburt eingeleitet werden. Nach einer fetalen Bluttransfusion ist die Gefahr beseitigt und die Schwangerschaft entwickelt sich im Regelfall ganz normal weiter.

Die gute Nachricht: Aktuelle Studien haben gezeigt, dass Babys, die in der Schwangerschaft mit dem Parvovirus infiziert wurden, trotz Anämie wahrscheinlich ebenso gesund geboren werden wie andere Babys, vorausgesetzt, sie werden angemessen behandelt.

Magen-Darm-Viren (Gastroenteritis)

An Magen-Darm-Grippe können Sie jederzeit erkranken, unabhängig davon, ob Sie schwanger sind oder nicht. Zu den Symptomen gehören Magenkrämpfe, Fieber, Durchfall und Übelkeit, mit oder ohne Erbrechen. Die Symptome dauern in der Regel zwischen 24 und 72 Stunden an. Die Viren, die Gastroenteritis verursachen, schädigen Ihr Baby in der Regel nicht.

Machen Sie sich keine Sorgen, dass Ihr Baby möglicherweise nicht gut ernährt wird, wenn Sie ein paar Tage nichts essen können. Dem Fetus geht es gut, selbst wenn die Mutter mal ein paar Mahlzeiten ausfallen lassen muss.

Wenn Sie eine Mageninfektion bekommen, achten Sie darauf, dass Sie viel trinken. Austrocknung kann zu vorzeitigen Wehen führen und Müdigkeit und Schwindel verursachen. Versuchen Sie, die vorher erwähnte Hühnersuppe zu essen und reichlich zu trinken – Wasser, Tee oder Brühe. Behandeln Sie Ihre Erkrankung genauso als wären Sie nicht schwanger. Wenn die Symptome länger als 72 Stunden anhalten, wenden Sie sich an Ihren Arzt.

Toxoplasmose

Die *Toxoplasmose* wird durch einen Parasiten hervorgerufen, der sich in rohem Fleisch und Katzenkot ansiedelt. Wenn der Parasit in den menschlichen Blutfluss gelangt, kann das zu grippeähnlichen Symptomen führen oder in einigen Fällen auch keine Symptome hervorrufen. Viele machen die Toxoplasmose unbemerkt zu einer früheren Phase durch und die Verbreitung und Immunität ist je nach Land und sogar Region sehr unterschiedlich. In Deutschland liegt die Durchseuchung bei 40 Prozent. Bei etwa einem halben Prozent der Schwangeren kann es zu einer Erstinfektion mit Toxoplasmose kommen

Wenn eine Schwangere die Infektion bekommt, hängen die Möglichkeit einer Übertragung auf das Ungeborene und die möglichen Folgen vor allem vom Zeitpunkt der Ansteckung ab. Wenn Sie sich im ersten Schwangerschaftsdrittel anstecken, liegt die Wahrscheinlichkeit, dass das Baby infiziert wird, bei weniger als 2 Prozent. Tritt die Krankheit zu einem späteren Zeitpunkt in der Schwangerschaft auf, ist das Infektionsrisiko für das Baby höher, aber die Folgen der Infektion sind weniger schwerwiegend. Die frühe Toxoplasmose kann beim Fetus Fehlbildungen des zentralen Nervensystems und des Sehvermögens verursachen.

Wenn Sie die Infektion zu einem früheren Zeitpunkt durchgemacht und deshalb Antikörper im Blut haben, ist es sehr unwahrscheinlich, dass Sie noch einmal daran erkranken. Ein generelles Toxoplasmose-Screening ist in den Mutterschaftsrichtlinien in Deutschland nicht vorgesehen. Sollten sich Hinweise darauf ergeben, dass Sie vor kurzem infiziert worden sind (zum Beispiel bei engem Kontakt mit Katzen, die nicht nur im Haus gehalten werden, etwa in landwirtschaftlichen Betrieben), wird Ihr Arzt höchstwahrscheinlich eine Blutuntersuchung in einem Speziallabor durchführen lassen (viele Tests sind zunächst einmal falsch positiv). Wenn das Laborergebnis eindeutig positiv ist und außerdem nachgewiesen wird, dass Sie sich infiziert haben, als Sie schon schwanger waren, wird Ihr Arzt Ihnen eine Kombination aus Antibiotika, antiparasitären Medikamenten und Folsäure verschreiben, um das Risiko einer Infektion beim Fetus zu verringern. Im zweiten Schwangerschaftsdrittel wird Ihr Arzt dann vermutlich eine Amniozentese durchführen, um zu prüfen, ob der Fetus infiziert wurde. In dem Fall müssen Sie die Medikamente für den Rest der Schwangerschaft einnehmen. Ihr Arzt wird Ihnen möglicherweise außerdem empfehlen, einen Spezialisten für Geburtshilfe und Pränatalmedizin aufzusuchen, um alle Möglichkeiten durchzusprechen.

Wenn Sie an Toxoplasmose erkranken, bedenken Sie, dass neuere Studien aus Frankreich darauf hinweisen, dass die große Mehrheit der mit dem Parasiten infizierten Feten eine hervorragende Prognose hat, wenn mit der richtigen Therapie behandelt wird.

 Es gibt keine Impfung gegen Toxoplasmose. Die beste Möglichkeit, sich vor der Krankheit zu schützen, besteht darin, rohes oder nicht durchgebratenes Fleisch zu vermeiden. Verzichten Sie auf Mett, Carpaccio und anderes rohes Fleisch. Bestellen Sie Ihre Steaks gut durchgebraten oder zumindest medium. Vermeiden Sie außerdem jeglichen Kontakt mit Katzenkot. Wenn Sie eine Katze haben, die draußen lebt, bitten Sie jemand anderen, die Katzenstreu zu wechseln. (Bei Katzen, die im Haus leben, nie draußen waren und keinen Kontakt mit Mäusen oder Ratten hatten, ist es äußerst unwahrscheinlich, dass sie von den Parasiten befallen sind.) Wenn Ihnen bei der Reinigung des Katzenklos niemand helfen kann, benutzen Sie Gummihandschuhe. Tragen Sie außerdem Handschuhe, wenn Sie in einem Garten arbeiten, in dem Katzen aus der Nachbarschaft spielen.

Vaginale Infektionen

Bakterien und andere Organismen siedeln sich gern in der Scheide an, sobald sie die Gelegenheit dazu bekommen. Sie finden dort die idealen Bedingungen – warm und feucht –, um zu wachsen und sich zu vermehren. Frauen können jederzeit Infektionen bekommen, auch wenn sie schwanger sind.

Bakterielle Vaginosis (BV)

Die *bakterielle Vaginosis (BV)* ist eine weit verbreitete Vaginalinfektion. Zu den Symptomen gehört ein weißlich-gelber, riechender Ausfluss, der sich nach Geschlechtsverkehr verstärkt. In der Forschung wird BV mit einem erhöhten Frühgeburtsrisiko in Verbindung gebracht, darum führen manche Ärzte ein Screening für BV bei Patientinnen mit Frühgeburtsrisiko durch. Die Behandlung erfolgt mit antibiotischen Vaginalcremes.

Chlamydien

Eine *Chlamydien-Infektion* ist eine der am weitesten verbreiteten Geschlechtskrankheiten. Sie verursacht oft keine Symptome. Einige Ärzte legen routinemäßig eine Zellkultur vom Muttermund für eine Untersuchung auf Chlamydien an, wenn sie den Krebsabstrich (PAP-Test) machen. Wenn die Zellkultur bei Ihnen positiv ausfällt, wird Ihr Arzt Ihnen ein Medikament verschreiben, um die Infektion zu behandeln. Chlamydien können bei der Geburt auf das Neugeborene übertragen werden, was das Risiko erhöht, dass das Baby an einer *Konjunk-*

tivitis (Bindehautentzündung) oder, wenn auch weniger wahrscheinlich, einer Lungenentzündung erkrankt. In den meisten Krankenhäusern werden Neugeborenen routinemäßig kurz nach der Geburt vorbeugend Augentropfen gegeben, unabhängig davon, ob die Mutter Chlamydien hat oder nicht.

Pilzinfektionen

Pilzinfektionen sind bei Schwangeren sehr häufig. Die große Menge Östrogen, die während der Schwangerschaft im Blutfluss zirkuliert, fördert das Wachstum von Hefepilzen in der Scheide. Die Symptome der Infektion sind vaginaler Juckreiz und ein dicker, weißlich-gelber Ausfluss. Viele Frauen bekommen diese Infektionen aber auch ohne jegliche Symptome. Oft genügt als Behandlung die kurzfristige Anwendung von Vaginalzäpfchen oder Cremes.

Pilzinfektionen verursachen in der Regel keine Probleme beim Fetus oder Neugeborenen.

Bereits bestehende Krankheiten in der Schwangerschaft weiterbehandeln

Die folgenden Abschnitte befassen sich ausführlicher mit chronischen Krankheiten, die Sie eventuell haben, bevor Sie schwanger werden. Wir stellen außerdem dar, wie sich diese Vorerkrankungen auf Ihre Schwangerschaft auswirken und umgekehrt.

Asthma

Es ist schwer vorauszusagen, wie sich eine Schwangerschaft auf Asthma auswirkt. Einige Frauen fühlen sich während der Schwangerschaft besser, andere schlechter. Etwa die Hälfte aller Schwangeren mit Asthma bemerkt keinen Unterschied.

Frauen mit Asthma fragen sich vor allem, ob sie während der Schwangerschaft bedenkenlos ihre Medikamente weiter nehmen können. Denken Sie daran, dass die größte Gefahr nicht etwa in den Medikamenten, sondern in einer nicht ausreichenden Behandlung der Schwangeren besteht. Wenn Sie Atemnot haben, bekommt das Baby möglicherweise nicht genug Sauerstoff. Die meisten gängigen Asthmamedikamente sind weitestgehend unschädlich für das Baby. Hierzu gehören die folgenden:

- ✔ Beta2-Sympathomimetika (Berotec, Sultanol, Bronchospasmin, Bricanyl)
- ✔ Cortikosteroide (Prednison)
- ✔ Cromoglycinsäure (DNCG)

16 ➤ Schwangerschaft in guten und in schlechten Zeiten

✔ Theophyllin (Bronchoretard)

✔ Steroide zur Inhalation (Pulmicort, Sanasthmyl, Auxiloson usw.)

Sie können vorbeugende Maßnahmen ergreifen, um akute Anfälle unter Kontrolle zu bringen. Durch Selbstbeobachtung können diese Anfälle vorhergesehen werden, beispielsweise indem die Schwangere ihre Peak-Flow-Werte verfolgt (die meisten Asthmapatienten wissen, was das ist, falls nicht, sollten sie ihren Lungenfacharzt dazu befragen). Natürlich ist es auch gut, Situationen zu vermeiden, die Anfälle auslösen.

Chronischer Bluthochdruck

Bei chronischem Bluthochdruck ist der Blutdruck unabhängig von der Schwangerschaft erhöht. Viele Frauen wissen schon vor ihrer Schwangerschaft, dass sie diese Krankheit haben, aber bei einigen wird sie auch erst in der Schwangerschaft diagnostiziert. Wenn Sie eine milde oder gemäßigte Form von Bluthochdruck haben, haben Sie gute Aussichten auf eine unproblematische Schwangerschaft. Aber Ihr Arzt wird Sie auf jeden Fall auf bestimmte Faktoren hin beobachten, die Ihnen oder Ihrem Kind Probleme verursachen könnten.

Frauen mit chronischem Bluthochdruck haben ein erhöhtes Risiko für Präeklampsie, sodass Ihr Arzt Sie auf Anzeichen dieser Komplikation beobachten wird. Die größte Gefahr für das Kind besteht in einer intrauterinen Wachstumsrestriktion (IUGR) oder einer Plazentaablösung (siehe Kapitel 15). Ihr Arzt wird eine Reihe von Ultraschall- und Doppleruntersuchungen durchführen oder Sie dafür zu einem Ultraschallspezialisten überweisen, um Auffälligkeiten der Gebärmutterdurchblutung festzustellen und das Wachstum des Kindes zu überprüfen. Außerdem kann er einige Tests für eine spätere Phase der Schwangerschaft anordnen, mit denen er Ihren Blutdruck (zum Beispiel 24-Stunden-Blutdruckmessung) und die regelrechte Entwicklung des Kindes überprüft (über die dopplersonografische Kontrolle der fetalen Durchblutung). Alles in allem hängt der Verlauf Ihrer Schwangerschaft davon ab, wie gut Ihr Bluthochdruck unter Kontrolle ist und ob Sie eine Präeklampsie entwickeln.

Werdende Mütter fragen ...

F: »Sind Medikamente gegen Bluthochdruck sicher?«

A: Die meisten Medikamente sind sicher, aber viele wurden noch nicht ausführlich in Schwangerschaften untersucht. Reden Sie mit Ihrem Arzt über diese wichtige Frage. Es gibt einige Medikamente, die Sie vermeiden sollten. ACE-Hemmer können beim Fetus Nierenprobleme verursachen. Betablocker, die im Allgemeinen als ziemlich sicher gelten, bringen ein geringes Risiko für eine intrauterine Wachstumsrestriktion mit sich. Auch entwässernde Mittel sollten lieber vermieden werden, es sei denn, sie sind das einzige Mittel, mit dem Ihr Bluthochdruck behandelt werden kann.

Tiefe Venenthrombose und Lungenembolie

Eine *tiefe Venenthrombose (DVT vom englischen Deep-Vein Thrombosis)* ist ein Blutgerinnsel, das sich in einer tiefen Vene entwickelt, meistens im Bein. Eine *Lungenembolie* ist ein Blutgerinnsel in der Lunge. Häufig handelt es sich hierbei um ein Gerinnsel, das sich aus einer der tiefen Beinvenen gelöst hat und in die Lunge gewandert ist. Beide Probleme sind selten und betreffen weniger als 1 Prozent aller Schwangeren.

Zu den Symptomen der Thrombose gehören Schmerzen, Schwellungen und Empfindlichkeit normalerweise in der Wade und stärker hervortretende Venen, die sich hart wie ein Seil anfühlen, am hinteren unteren Bein. Es ist wichtig, dass die Thrombose frühzeitig diagnostiziert wird, damit sich keine Lungenembolie daraus entwickeln kann. Bei einer Thrombose gehören Sie ins Krankenhaus.

Denken Sie daran, dass Muskelschmerzen, Krämpfe und Schwellungen zu den allgemeinen Symptomen einer normalen Schwangerschaft gehören und eine Thrombose relativ selten ist. Wenn Sie plötzlich diese Symptome bei sich feststellen, informieren Sie Ihren Arzt, aber geraten Sie nicht in Panik. Wenn Sie zusätzlich unter plötzlicher Atemnot leiden, sollten Sie sich sofort in ein Krankenhaus begeben, es könnte sich dann um eine Lungenembolie handeln.

Diabetes

Diabetes kann in der Schwangerschaft in zweierlei Weise auftreten:

✔ Sie hatten schon Diabetes, bevor Sie schwanger wurden.

✔ Sie entwickeln einen so genannten Schwangerschaftsdiabetes, der nur in der Schwangerschaft vorkommt und normalerweise nach der Schwangerschaft wieder abklingt.

Diabetes vor der Schwangerschaft

Wenn Sie eine Diabetes-Vorgeschichte haben, reden Sie mit Ihrem Arzt darüber, bevor Sie schwanger werden. Wenn Sie Ihren Blutzuckerspiegel vor der Empfängnis gut unter Kontrolle haben, werden Sie in der Schwangerschaft wahrscheinlich keine Komplikationen erwarten. Bei Frauen, die schon vor der Schwangerschaft unter Diabetes leiden, ist das Risiko erhöht, dass der Fetus Geburtsfehler entwickelt, aber dieses Risiko kann auf ein normales Niveau verringert werden, wenn Sie es schaffen, den Blutzuckerspiegel ausgeglichen zu halten.

Es gibt Ärzte, die eine Blutuntersuchung namens Hämoglobin A1C empfehlen, um zu testen, wie gut Ihr Blutzuckerspiegel in den letzten Monaten unter Kontrolle war. Ihr Arzt empfiehlt Ihnen möglicherweise auch eine *fetale Echokardiographie*, um sicherzustellen, dass mit dem Herzen Ihres Babys alles in Ordnung ist. Wenn Sie ein orales Medikament einnehmen, um den Blutzuckerspiegel zu senken, wird Ihr Arzt Ihnen stattdessen raten, Insulin zu spritzen, um den Blutzuckerspiegel im Normbereich zu halten. Einige Frauen mit Diabetes leiden an Komplikationen der Niere, aber es ist nicht wahrscheinlich, dass dieses Problem sich während der

16 ➤ Schwangerschaft in guten und in schlechten Zeiten

Schwangerschaft verschlimmert. Wenn Sie durch Diabetes verursachte Augenprobleme haben (*proliferative Retinopathie*), sollte Ihr Arzt Sie regelmäßig beobachten und eventuell während der Schwangerschaft Ihre Augen behandeln.

Die überwiegende Mehrheit der Frauen mit Diabetes genießt ihre Schwangerschaft ohne Probleme. Dennoch muss Ihr Arzt möglicherweise die Insulindosis anpassen, die sich mit fortschreitender Schwangerschaftsdauer erhöht. Er wird außerdem das Wachstum Ihres Kindes mit regelmäßigen Ultraschalluntersuchungen überprüfen und darauf achten, dass Sie keinen Bluthochdruck entwickeln. Im letzten Schwangerschaftsdrittel wird Ihr Arzt den Fetus mittels Ultraschall näher beobachten, um die adäquate Gewichtszunahme und die Fruchtwassermenge zu überprüfen.

Bei der Geburt wird Ihr Arzt Ihren Blutzuckerspiegel genau beobachten und Ihnen eventuell Insulin geben. Die meisten Frauen mit Diabetes haben beste Aussichten für die Schwangerschaft, wenn sie ihren Blutzuckerspiegel optimal kontrollieren und sich und ihr Baby regelmäßig beobachten lassen.

Schwangerschaftsdiabetes

Schwangerschaftsdiabetes ist eine der häufigsten medizinischen Komplikationen während der Schwangerschaft und betrifft 2 bis 3 Prozent aller Schwangeren. Ihr Arzt kann den Schwangerschaftsdiabetes mithilfe eines bestimmten Bluttests – dem oralen Glukosetoleranztest – erkennen. (Weitere Informationen zu diesem Test finden Sie in Kapitel 8.)

Wenn Sie Schwangerschaftsdiabetes haben und Ihren Blutzuckerspiegel nicht kontrollieren, kann Ihr Baby ein höheres Risiko für bestimmte Probleme haben. Wenn Ihr Blutzuckerspiegel hoch ist, ist der des Fetus automatisch ebenfalls hoch. Und ein hoher Blutzuckerspiegel führt dazu, dass der Fetus bestimmte Hormone produziert, die das fetale Wachstum stimulieren. Dadurch kann er zu groß werden (so genannte Makrosomie, siehe Kapitel 15). Außerdem kann ein Fetus, der in der Gebärmutter hohe Blutzuckerwerte hatte, auch nach der Geburt vorübergehend Probleme mit dem Blutzuckerhaushalt haben. Wenn der Blutzuckerspiegel von Mutter und Kind während der Schwangerschaft unter Kontrolle gehalten werden, ist das Risiko in Bezug auf diese Komplikationen deutlich niedriger.

Wenn Sie einen Schwangerschaftsdiabetes haben, müssen Sie Ihren Blutzuckerspiegel unter Kontrolle halten. Meistens genügt es, die Ernährung umzustellen. (Die meisten Frauen lassen sich von einer Krankenschwester oder einer Ernährungsberaterin helfen, einen individuellen Ernährungsplan aufzustellen.) Auch körperliche Bewegung ist hilfreich. Es kommt nur selten vor, dass Frauen Medikamente einnehmen müssen, um ihren Blutzuckerspiegel zu normalisieren. Es ist zum gegenwärtigen Zeitpunkt üblich, dass Ärzte Insulinspritzen verordnen. Ob ein oraler Wirkstoff namens Glyburid ebenfalls sicher und wirksam ist, wird derzeit in neueren Studien diskutiert. Wenn Sie Schwangerschaftsdiabetes entwickeln, kann es sein, dass Sie Ihren Blutzuckerspiegel mehrmals am Tag oder in der

Woche messen müssen. Sie werden in der Blutzuckerselbstmessung angelernt. Das geht ganz einfach: Sie stechen sich in den Finger und streichen den austretenden Bluttropfen in einen kleinen tragbaren Apparat, der Ihnen sofort das Ergebnis berechnet. Darüber führen Sie Tagebuch; so kann der Arzt gezielt Ausreißer im Tagesprofil korrigieren.

Myome

Myome sind gutartige Wucherungen der Muskelzellen Ihrer Gebärmutter. Sie kommen sehr häufig vor und Ihr Arzt diagnostiziert sie oft bei Routine-Ultraschalluntersuchungen. Der hohe Östrogen-Spiegel in der Schwangerschaft kann dazu beitragen, dass Myome weiter wachsen. Es ist schwer vorauszusehen, ob die Myome während der Schwangerschaft wachsen, gleich bleiben oder sich zurückbilden werden. Meistens verursachen Myome in der Schwangerschaft keinerlei Probleme.

In Extremfällen können sie folgende Schwierigkeiten hervorrufen:

✔ Myome können so schnell wachsen, dass die Blutversorgung stockt und sie zu degenerieren beginnen. Das kann in manchen Fällen zu Schmerzen, Gebärmutterkontraktionen und sogar vorzeitigen Wehen führen. Degenerationssymptome sind beispielsweise Schmerzen und Empfindlichkeit direkt an der Stelle, an der das Myom sitzt (im unteren Bauch). Kurzfristige Behandlung mit entzündungshemmenden Medikamenten (wie Voltaren) können Linderung schaffen.

✔ Sehr große Myome im unteren Teil der Gebärmutter oder in der Nähe des Muttermundes können dem Baby Probleme beim Weg durch den Geburtskanal bereiten. Darum können sie das Risiko für eine Kaiserschnittgeburt erhöhen. Das kommt allerdings nicht häufig vor.

✔ Große Myome in der Gebärmutter können unter Umständen die Wahrscheinlichkeit einer Steiß- oder Querlage erhöhen. Aber auch das kommt nur selten vor. In den meisten Fällen machen Myome keine Probleme und schrumpfen nach der Geburt.

Immunologische Krankheiten

Bei *immunologischen Krankheiten* produziert das Immunsystem atypische Antikörper, was zu einer Reihe von Problemen führen kann. In den meisten Fällen wissen Frauen schon vor der Schwangerschaft von ihrem immunologischen Problem. Wenn Sie zu diesen Frauen gehören, sprechen Sie mit Ihrem Arzt entweder vor oder gleich zu Beginn Ihrer Schwangerschaft darüber.

Anti-Phospholipid-Antikörper

Anti-Phospholipid-Antikörper kommen im Blut mancher Frauen vor. Die beiden häufigsten Arten sind *Lupus-antikoagulans* und *Anti-Cardiolipin-Antikörper*. Sie kommen bei Frauen

16 ➤ Schwangerschaft in guten und in schlechten Zeiten

mit *vaskulitischen Neuropathien und Kollagenosen* (wie Lupus) vor. Manchmal sind auch Frauen betroffen, bei denen keine bekannten gesundheitlichen Probleme bestehen. Sie sind für die Schwangerschaft insofern von Bedeutung, als dass sie mit wiederholten Fehlgeburten, ungeklärtem fetalen Tod, frühem Beginn von Präeklampsie und intrauterinen Wachstumsrestriktionen in Verbindung gebracht werden. Eine routinemäßige Untersuchung auf diese Antikörper ist nicht üblich, weil sie bei den meisten Frauen keine Probleme verursachen. Aber falls auf Sie einer der folgenden Faktoren zutrifft, wird Ihr Arzt Sie vermutlich testen wollen:

- ✔ Autoimmune Thrombozytenstörungen
- ✔ Ein falsch positiver Syphilis-Test
- ✔ Spontane Blutgerinnsel in Beinen oder Lunge in Ihrer Vorgeschichte
- ✔ Schlaganfall oder vorübergehende Ischämie (eine Art »vorübergehender« Schlaganfall) in Ihrer Vorgeschichte
- ✔ Lupus (oder andere vaskulitische Neuropathien oder Kollagenosen)

Auch wenn Sie in der Vergangenheit eins der folgenden geburtshelferischen Probleme hatten, wird Ihr Arzt Sie testen:

- ✔ Früh beginnende Präeklampsie
- ✔ Probleme mit dem fetalen Wachstum (intrauterine Wachstumsrestriktion)
- ✔ Wiederholte Fehlgeburten
- ✔ Ungeklärte Totgeburt oder fetaler Tod

Das Anti-Phospholipid-Antikörper-Syndrom wird diagnostiziert, wenn eine Frau Anti-Phospholipid-Antikörper im Blut hat und einen der aufgelisteten Risikofaktoren zeigt. Wenn Sie das Syndrom haben, kann Ihr Arzt je nach Schweregrad empfehlen, dass Sie Babyaspirin, Heparin, orale Steroide oder eine Kombination aus mehreren dieser Medikamente einnehmen. Er wird Ihnen wahrscheinlich auch empfehlen, regelmäßige Ultraschalluntersuchungen durchzuführen, um das fetale Wachstum zu prüfen, sowie Tests zur Beobachtung der gesunden Entwicklung des Kindes (siehe Kapitel 8) anordnen. Er wird Sie auf Entwicklung einer Präeklampsie untersuchen. Bei drohenden Komplikationen in der Schwangerschaft werden Sie ins Krankenhaus überwiesen.

Zugegeben, dieses Syndrom hört sich erschreckend an, aber die gute Nachricht ist, dass die meisten Frauen mit der richtigen Gesundheitsvorsorge ganz normale Schwangerschaften und gesunde Babys haben können.

Lupus

Der *systemische Lupus erythematodes* (SLE oder Lupus) ist eine der so genannten vaskulären Kollagenosen. Die Schwangerschaft verschlimmert die Krankheit nicht, aber bei einigen Frauen flackert die Krankheit während der Schwangerschaft häufiger auf.

Schwangerschaft für Dummies

Lupus kann sich in einigen Fällen auf die Schwangerschaft auswirken, je nachdem, wie ausgeprägt das Problem zu Beginn der Schwangerschaft ist. Wenn Sie eine milde Verlaufsform von Lupus haben, sind kaum Auswirkungen auf Ihre Schwangerschaft zu erwarten. Einige Frauen mit schwereren Formen von Lupus haben ein erhöhtes Risiko für Fehlgeburten, fetale Wachstumsprobleme und Präeklampsie (siehe Kapitel 15). Ihr Kind kann durch Herzrhythmusstörungen auffallen. Manchmal sind fetale Bradykardien (Verlangsamung der fetalen Herzfrequenz) das erste Symptom, das bei Ihnen zum Nachweis der Erkrankung führt. Je nach Ihrer individuellen medizinischen Vorgeschichte wird Ihr Arzt Ihnen möglicherweise bestimmte Medikamente empfehlen, beispielsweise Heparin, Babyaspirin oder orale Steroide. Er wird außerdem häufigere Ultraschalluntersuchungen und andere Maßnahmen zur Beobachtung der gesunden Entwicklung des Kindes anordnen. Das Beste ist, Ihre Krankheit so gut wie möglich unter Kontrolle zu haben, bevor Sie schwanger werden. Häufig ist die engmaschige Beobachtung unter stationären Bedingungen erforderlich, um Schwangerschaft und Geburt so optimal wie möglich zu führen.

Chronisch entzündliche Darmerkrankungen

Die zwei Arten der chronisch entzündlichen Darmerkrankungen sind *Morbus Crohn* und *Colitis ulcerosa*. Zum Glück trägt die Schwangerschaft nicht zur Verschlimmerung dieser beiden Krankheiten bei. Wenn Sie an einer chronisch entzündlichen Darmerkrankung leiden, Ihre Symptome in den Monaten vor der Empfängnis aber geringfügig sind oder Sie keine Symptome haben, bestehen gute Aussichten, dass Ihr Zustand auch während der Schwangerschaft so bleibt. Oft empfehlen Ärzte Frauen, bei denen die Symptome schwer und häufig auftreten, dass sie die Schwangerschaft auf einen späteren Zeitpunkt verschieben sollten, wenn die Krankheit abgeklungen oder unter Kontrolle ist. Die meisten Medikamente, mit denen die Symptome behandelt werden können, gelten als sicher und wirksam für Schwangere.

Störungen der Gehirntätigkeit (Epilepsie)

Die meisten Frauen mit Epilepsie können eine völlig komplikationslose Schwangerschaft haben und ein gesundes Kind zur Welt bringen. Aber bei Epilepsie ist es nötig, dass der Geburtshelfer und der Neurologe der Schwangeren sich abstimmen, um die richtige Strategie zur Behandlung der Anfälle zu entwickeln. Wenn Sie an Epilepsie leiden, sollten Sie versuchen, Ihre Anfälle schon vor der Empfängnis mit einer möglichst niedrigen Medikamentendosis unter Kontrolle zu bringen. Studien haben gezeigt, dass Frauen, die ihre Anfälle vor Beginn der Schwangerschaft mit einer Minimaldosis eines einzigen Medikaments gut unter Kontrolle haben, sehr gute Aussichten für die Schwangerschaft haben. Darum sollten Sie auf jeden Fall Ihren Neurologen zu Rate ziehen, bevor Sie schwanger werden, und auf keinen Fall Ihr Medikament ohne ärztliche Anweisung absetzen.

Alle Medikamente, die für die Behandlung der Anfälle verwendet werden, bringen ein gewisses Risiko für Geburtsfehler mit sich. Die durch die Medikamente möglicherweise verursachten Probleme sind je nach Medikament unterschiedlich und umfassen Fehlbildungen im Gesicht,

340

Lippen-Kiefer-Gaumenspalte, angeborene Herzfehler und Neuralrohrdefekte. Darum müssen Frauen, die solche Medikamente nehmen, eine Ultraschalluntersuchung durchführen lassen, bei der die Anatomie des Fetus überprüft wird. Außerdem sollte eine fetale Echokardiographie (siehe Kapitel 8) vorgenommen werden, mit dem Herzfehler des Kindes erkannt werden können.

Frauen mit Störungen der Gehirntätigkeit sollten drei Monate vor der geplanten Empfängnis beginnen, zusätzlich Folsäure einzunehmen, weil einige Medikamente den Folsäurespiegel beeinträchtigen.

Verändern Sie Ihre Medikamenteneinnahme nie auf eigene Faust, vor allem nicht, nachdem Sie schwanger geworden sind. Die Häufigkeit und Intensität der Anfälle könnte zunehmen, was vermutlich viel schädlicher für das Kind ist als die Medikamente selbst.

Störungen der Schilddrüsenfunktion

Probleme mit der Schilddrüsenfunktion sind bei Frauen im gebärfähigen Alter relativ weit verbreitet und wir haben viele Patientinnen, die in der Schwangerschaft unter einer Schilddrüsenüber- oder -unterfunktion leiden. Diese Erkrankungen werden nur durch eine besondere Untersuchung nachgewiesen und verursachen in der Regel keine wesentlichen Probleme für die Schwangerschaft.

Schilddrüsenüberfunktion

Es gibt viele verschiedene Ursachen für die Schilddrüsenüberfunktion, aber die bei weitem häufigste ist die Autoimmunerkrankung *Morbus Basedow*, bei der eine bestimmte Art von Antikörper im Blut (*thyreoidstimulierende Immunglobuline, TSI*) vorhanden ist. Diese Antikörper bewirken die Produktion zu vieler Hormone in der Schilddrüse. Frauen mit Schilddrüsenüberfunktion müssen sich während der Schwangerschaft behandeln lassen (oder besser noch vor der Empfängnis), um das Risiko von Komplikationen wie Fehlgeburt, vorzeitige Wehen und niedriges Geburtsgewicht zu verringern.

Wenn Sie eine Schilddrüsenüberfunktion haben, wird Ihr Arzt Ihnen wahrscheinlich empfehlen, bestimmte Medikamente zu nehmen, mit denen die Menge der Schilddrüsenhormone im Blut reduziert wird, es sei denn, Ihre Schilddrüsenüberfunktion ist sehr gering. Einige dieser Medikamente können in die Plazenta geraten, sodass Ihr Arzt den Fetus genau beobachten wird. Dies geschieht in der Regel durch regelmäßige Ultraschalluntersuchungen, bei denen Ihr Arzt nach Anzeichen sucht, die darauf hinweisen, dass der Schilddrüsenhormonspiegel des Kindes zu stark gesenkt wird. Insbesondere werden das Wachstum des Kindes und seine Herzfrequenz beobachtet, um sicherzugehen, dass diese Faktoren normal sind. Außerdem wird geprüft, ob das Kind einen Kropf entwickelt (eine vergrößerte Schilddrüse).

Ihr Arzt überwacht wahrscheinlich auch die Menge der schilddrüsenstimulierenden Antikörper in Ihrem Blut, denn diese Antikörper können in seltenen Fällen in die Plazenta gelangen und die Schilddrüse des Babys ebenfalls stimulieren. Nach der Geburt wird der Kinderarzt Ihr Kind weiter sorgfältig auf Anzeichen von Schilddrüsenproblemen beobachten.

Schilddrüsenunterfunktion

Frauen mit Schilddrüsenunterfunktion können eine ganz gesunde Schwangerschaft haben, wenn sie sich richtig behandeln lassen. Tun sie das nicht, ist das Risiko für bestimmte Komplikationen wie ein zu niedriges Geburtsgewicht erhöht. Zur Behandlung der Unterfunktion wird eine Hormonersatztherapie mit L-Thyroxin durchgeführt. Dieses Medikament ist für das Baby unbedenklich, weil nur sehr geringe Mengen davon in die Plazenta gelangen. Wenn Sie an Schilddrüsenunterfunktion leiden, wird Ihr Arzt Ihren Hormonspiegel regelmäßig überprüfen, um zu sehen, ob die Dosierung Ihrer Medikamente angepasst werden muss.

Wenn Unerwartetes passiert

In diesem Kapitel

- Mit wiederholten Fehlgeburten umgehen
- Ein Verlust in der späten Schwangerschaft
- Eine Entscheidung treffen, wenn das Baby Fehlbildungen hat
- Hilfe finden: Wohin können Sie sich wenden?
- Heilen – und sich bereitmachen, es noch einmal zu versuchen

Wir wünschen, wir hätten keinen Grund, dieses Kapitel zu schreiben. Wir wünschen, jedes Paar könnte seine Schwangerschaft mit der Geburt eines gesunden Kindes beenden. Meistens ist das auch der Fall, aber nicht jeder hat so viel Glück. Und es gibt Zeiten, in denen Paare wissen müssen, was passiert und wie sie damit umgehen können, wenn die Dinge nicht gut laufen. Wenn Sie mit irgendeinem der Probleme konfrontiert sind, die wir in diesem Kapitel darstellen, hoffen wir, dass Ihnen diese Informationen helfen.

Vielleicht fühlen Sie sich von diesem Kapitel angesprochen, weil Sie in der Vergangenheit mehrere erfolglose Schwangerschaften erlebt haben. Wenn das der Fall ist, haben Sie vielleicht Angst, was Ihre jetzige Schwangerschaft betrifft. Das ist vollkommen normal. Wir haben viele Patientinnen, die schlechte Erfahrungen in ihren Schwangerschaften gemacht haben und wir wissen, dass das Einzige, was ihre Ängste beseitigen kann, ein gesundes Baby ist.

Ein Weg, um Ihre Sorgen zumindest ein wenig zu verringern, ist ein ausführliches Gespräch über Ihre Situation mit Ihrem Schwangerschaftsbetreuer. Bitten Sie ihn, eine Art Plan für Ihre aktuelle Schwangerschaft aufzustellen, mit dem sich die Chancen für einen glücklichen Abschluss maximieren lassen. Wenn Sie sicher sind, dass Sie alles nur Erdenkliche tun, um ein wiederkehrendes Problem zu vermeiden, sind Sie vielleicht schon ein wenig beruhigter. Ihre Sorgen werden möglicherweise nicht vollkommen verschwinden, aber denken Sie daran, dass zwar ein bestimmter Teil des Vorgangs in den Händen von Mutter Natur liegt, Sie aber medizinische Möglichkeiten haben, um Ihre Chancen auf ein gesundes Baby zu erhöhen.

Wiederholte Fehlgeburten

Leider ist eine Fehlgeburt im ersten Schwangerschaftsdrittel ein relativ verbreitetes Ereignis. Ärzte schätzen, dass etwa 15 bis 20 Prozent aller erkannten Schwangerschaften – das heißt mit positivem Schwangerschaftstest – mit einer Fehlgeburt enden. Und noch mehr frühe Embryonen (auch als *Conceptus* bezeichnet) gehen verloren, bevor ihre Existenz überhaupt bekannt ist – das heißt, bevor eine Frau einen Schwangerschaftstest durchführt. Etwa in der

Hälfte aller Fälle wird die Fehlgeburt im ersten Schwangerschaftsdrittel durch Chromosomenanomalien im Embryo verursacht. Weitere 20 Prozent liegen an strukturellen Fehlbildungen im Embryo.

 Zum Glück bekommen 80 bis 90 Prozent der Frauen, die schon einmal eine frühe Fehlgeburt hatten, in einer späteren Schwangerschaft ein gesundes Baby.

Wiederholte Fehlgeburten – medizinisch bedeutet das einen Verlust von drei aufeinander folgenden Schwangerschaften – sind wesentlich seltener. Dieses Problem betrifft nur etwa ein halbes bis ein Prozent der Frauen. Es gibt verschiedene Ursachen für wiederholte Fehlgeburten, darunter folgende:

✔ Genetische Ursachen

✔ Anomalien an der Gebärmutter

✔ Immunologische Ursachen (obwohl nicht alle Mediziner glauben, dass diese eine Rolle spielen)

✔ Unzulängliche Progesteron-Produktion

✔ Bestimmte Infektionen (auch diese Ursache ist umstritten)

✔ Anti-Phospholipid-Antikörper-Syndrom (siehe Kapitel 16)

✔ Thrombophilie, also genetisch bedingte Veränderungen der Blutgerinnung, die eine Thrombose begünstigen und bei Schwangeren zu Fehlgeburten führen können

✔ Bestimmte Umweltgifte oder Medikamente (wie Anti-Malaria-Mittel und einige Anästhetika)

Die meisten Ärzte empfehlen bestimmte Tests für Frauen nach drei Fehlgeburten, einige führen die Tests auch schon früher durch. Da Chromosomenanomalien die häufigste Ursache für Fehlgeburten sind, ist die Untersuchung der Chromosomen im embryonalen Gewebe ein wichtiger erster Schritt in der Diagnose.

Es gibt verschiedene Behandlungsstrategien für wiederholte Fehlgeburten, aber Ärzte sind sich nicht einig, welche, wenn überhaupt, die beste ist. Es ist einfacher, sich für eine Strategie zu entscheiden, wenn Sie wissen, worin das Problem besteht. So kann Ihr Arzt es beispielsweise schaffen, eine anormal geformte Gebärmutter chirurgisch zu korrigieren. Wenn Ärzte keine Ursache für die wiederholten Fehlgeburten finden, ist die Entscheidung dagegen schwieriger, welche Behandlung die beste ist. Denken Sie aber daran, dass selbst bei Frauen, die nicht behandelt werden, eine mindestens fünfzigprozentige Wahrscheinlichkeit besteht, dass sie eine normale und erfolgreiche Schwangerschaft haben werden.

17 ➤ Wenn Unerwartetes passiert

Verluste in der Spätschwangerschaft

Späte Verluste in der Schwangerschaft schließen fetalen Tod, Totgeburt oder Tod eines Kindes im Neugeborenenstadium ein. Zum Glück sind diese Verluste nicht häufig und kommen nur selten mehr als einmal vor. Zu den Ursachen für späte Verluste zählen:

✔ Chromosomenanomalien

✔ Andere genetische Syndrome

✔ Strukturelle Defekte und Fehlbildungen

✔ Eine massive Plazentaablösung (siehe Kapitel 15)

✔ Anti-Phospholipid-Antikörper (siehe Kapitel 16)

✔ Thrombophilie

✔ Nabelschnurkompression

✔ Ungeklärte Ursachen, was leider sehr üblich ist

Frauen, die einen Verlust in der Schwangerschaft erleiden, fragen sich oft: »Habe ich irgendetwas getan, was den Verlust verursacht hat?«. Die Antwort ist meistens Nein. Sie haben also keinen Grund, Ihre Trauer durch Schuldgefühle zu verstärken. Viele Patientinnen empfinden es als hilfreich, nach Überwinden des ersten Schmerzes, ihre Schwangerschaftsunterlagen einschließlich eventueller pathologischer Berichte mit Ihrem Arzt oder einem Spezialisten zu besprechen. Manchmal kann Ihr Arzt eine Ursache erkennen, manchmal nicht. In jedem Fall profitieren die meisten Patientinnen davon, sich mit ihrem Arzt zusammenzusetzen und eine Strategie zur Verhinderung zukünftiger Verluste auszuarbeiten. Die Patientinnen fühlen sich weniger hilflos, wenn sie sich auf einen Plan konzentrieren können. Selbsthilfegruppen können ebenfalls helfen (siehe »Wo Sie Hilfe finden können« später in diesem Kapitel).

In Folgeschwangerschaften empfiehlt Ihr Arzt vielleicht die Durchführung von Bluttests, um gewisse Anomalien zu prüfen, die mit fetalen Verlusten in Zusammenhang gebracht werden. Wenn Sie in einer früheren Schwangerschaft einen späten Verlust erlitten haben, wird Ihr Arzt Ihren Fortschritt und die Gesundheit des Babys durch regelmäßige Ultraschalluntersuchungen überprüfen wollen. Außerdem kann Ihr Arzt Ihnen empfehlen, etwas früher zu entbinden, bevor die Wehen losgehen. Wahrscheinlich werden Sie in einer Folgeschwangerschaft oft Angst haben, was vollkommen normal ist. Aber denken Sie daran, dass es sehr unwahrscheinlich ist, ein zweites Mal einen späten Schwangerschaftsverlust zu erleben.

Mit fetalen Anomalien umgehen

Alle werdenden Eltern fragen sich, ob ihr Baby »normal« sein wird. Und bei den meisten lautet die Antwort Ja. Dennoch leiden zwei bis drei Prozent aller Babys unter folgeschweren Abweichungen. Einige dieser Anomalien können behandelt werden und haben nur geringe Auswirkungen auf die allgemeine Lebensqualität für das Kind. Gelegentlich aber kann eine strukturelle, genetische oder chromosomale Anomalie schwere Behinderungen nach sich ziehen oder mit dem Leben außerhalb der Gebärmutter nicht vereinbar sein.

Wenn es zu Anomalien kommt, fragen uns Frauen oft als Erstes: »Ist das mein Fehler?«. Und die Antwort lautet Nein. Wenn man aus dem schließt, was über fetale Anomalien bekannt ist, sind die meisten das, was als *sporadisch* bezeichnet wird, was bedeutet, dass sie zufällig auftreten und keine erkennbare Ursache haben. Wenn Ihr Arzt keine Ursache erkennen kann, ist die Wahrscheinlichkeit gering, dass es in einer Folgeschwangerschaft zum gleichen Problem kommen wird. (Ist die Ursache dagegen genetisch, kann die Anomalie eventuell noch einmal auftreten.)

Wenn bei Ihrem Fetus durch eine Ultraschalluntersuchung oder einen anderen Test eine Anomalie diagnostiziert wurde, wird Ihr Arzt weitere Tests empfehlen, um nach anderen Faktoren zu suchen, die mit dieser bestimmten Anomalie in Zusammenhang stehen. Vielleicht wird er Ihnen empfehlen, sich an einen genetischen Berater zu wenden, mit dem Sie über die Auswirkungen der Anomalie reden können. Wenn die Anomalie eine Fehlbildung ist, der chirurgisch korrigiert oder auf sonstige Weise behandelt werden kann, sollten Sie den Spezialisten treffen, der Ihr Baby nach der Geburt behandeln kann. Diese Gespräche werden Ihnen helfen, sich auf das vorzubereiten, was vor Ihnen liegt, sowohl in der Neugeborenenphase als auch im späteren Leben des Kindes.

Keine Schwangere möchte gern hören, dass ihr Fetus nicht gesund ist, aber die Information ist aus verschiedenen Gründen hilfreich:

✔ Einige Störungen wie beispielsweise fetale Anämie oder Probleme des Harntrakts lassen sich behandeln, wenn man davon weiß.

✔ Das Wissen hilft Ihnen, sich auf die Zeit nach der Geburt des Kindes vorzubereiten.

✔ Die Informationen helfen Ihnen, Ihre Schwangerschaft fortzusetzen und alle möglichen Optionen in Betracht zu ziehen.

✔ Die Informationen können Ihnen wichtige Einblicke in eine mögliche Behandlung zukünftiger Schwangerschaften geben.

Wo Sie Hilfe finden können

Wenn Ihre Schwangerschaft nicht wie erhofft verläuft, ist die erste und wichtigste Anlaufstelle für Unterstützung natürlich Ihr Partner. Familienmitglieder, Freunde und Geistliche können ebenfalls sehr hilfreich sein. Professionelle Beratung oder Behandlung durch einen Psychotherapeuten oder Sozialarbeiter kann für manche Paare sinnvoll sein. Selbsthilfegruppen bieten Verständnis und ganz neue Einblicke in Ihre Situation. Falls Sie einen Internetzugang haben, finden Sie derartige Selbsthilfegruppen und viele Informationen im Internet. Außerdem gibt es einige sehr hilfreiche Bücher zum Thema:

- ✔ *Rosen im Dezember*, Marilyn Willett Heavilling (Francke-Verlag)

- ✔ *Der frühe Verlust eines Kindes*, Manfred Beutel (Hogrefe-Verlag)

- ✔ *Gute Hoffnung, jähes Ende*, Hannah Lothrop (Kösel-Verlag)

Beginnende Heilung

Paare fühlen natürlich schon früh eine starke emotionale Bindung zu ihrem ungeborenen Kind, oft schon ab dem ersten Schwangerschaftsdrittel. Deshalb empfinden viele Paare nach dem Verlust eines Fetus die gleiche Trauer wie nach dem Verlust eines Familienmitglieds oder eines guten Freundes. Der Verlust eines Fetus ist nicht weniger bedeutsam als der eines Kindes. Eltern, die sich aufgrund einer schwerwiegenden Anomalie für einen Schwangerschaftsabbruch entscheiden, machen ebenfalls eine Zeit der großen Trauer durch.

Beide Elternteile sollten ihr Bedürfnis – und ihr Recht – auf Trauer nach einem Schwangerschaftsverlust ausleben können. Die emotionale Reaktion braucht Zeit und durchläuft üblicherweise verschiedene Phasen, beginnend mit Schock und Verleugnung, übergehend in Wut und schließlich endend mit Akzeptanz und der Fähigkeit, das Leben weiterzuleben.

Wenn Sie die Phasen der Trauer durchlebt und das Gefühl haben, dass Sie körperlich und psychisch wieder stark sind, sind Sie wahrscheinlich bereit, es noch einmal zu versuchen. Bei einigen Paaren verläuft der Trauerprozess bei einem Partner schneller als beim anderen. vergewissern Sie sich, dass Sie beide bereit sind, bevor Sie versuchen, erneut schwanger zu werden. Und denken Sie daran, dass eine erfolgreiche Schwangerschaft zwar voller Glück sein mag, aber eine verlorene nicht ersetzen kann – deshalb ist der Trauerprozess unbedingt notwendig. Aus medizinischer Sicht sollten Sie sicherstellen, dass Sie die Suche nach möglichen Ursachen abgeschlossen und einen Aktionsplan für die nächste Schwangerschaft aufgestellt haben. Ihnen sollte klar sein, dass Ihre nächste Schwangerschaft stressreicher wird und Sie zusätzliche Aufmerksamkeit und Mitgefühl von Ihrer Familie, Freunden und Medizinern benötigen.

Teil V

Der Top-Ten-Teil

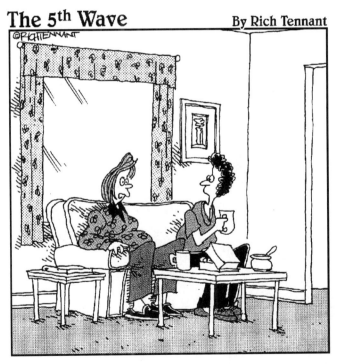

»Ich glaube wirklich, es ist ein Junge. Warum sollte ich sonst bei der Lindenstraße gelangweilt abschalten und zwei Stunden die Fernbedienung mit Beschlag belegen, um mir ein Fußballländerspiel anzusehen?«

In diesem Teil ...

In diesem Teil fassen wir die Dinge kurz und bündig zusammen. Wir beschreiben, wie das Baby im Laufe der Schwangerschaft wächst und wie Ihr Arzt Wachstum und Entwicklung Ihres Babys per Ultraschall überprüfen kann. Wir erzählen Ihnen außerdem zehn Dinge, die Schwangere weder von Freunden noch von Verwandten und auch nicht von ihrem Arzt zu hören bekommen. Und um unseren wiederholten Rat zu bestärken, dass Sie sich während Ihrer Schwangerschaft nicht von grundlosen Sorgen die Laune verderben lassen sollen, enthüllen wir einige Ammenmärchen zum Thema Schwangerschaft.

Zehn Dinge,
die Ihnen niemand sagt

18

In diesem Kapitel

▶ Das verwirrende System der neunmonatigen Schwangerschaft

▶ Müdigkeit und andere Beschwerden in der Schwangerschaft

▶ Plötzlich ist Ihr Bauch öffentliches Eigentum

▶ Was nach der Geburt auf Sie zukommt

Keine Sorge. Es ist keine Verschwörung mit dem Ziel im Gange, dass Sie nicht alles erfahren sollen, was es zum Thema Schwangerschaft zu wissen gibt. Aber Ihre Freundinnen, Schwestern, Cousinen – oder wer auch immer Ihnen erzählt, was Sie in Ihrer Schwangerschaft erwartet – vergessen oft die kleinen Details, insbesondere die eher unangenehmen. Auch andere Bücher gehen gern über diese Dinge hinweg, vielleicht aus falschem Anstandsgefühl. Nun, auch auf die Gefahr hin, dass Sie uns für ungehörig halten, werden wir Ihnen diese Informationen nicht vorenthalten.

Eine Schwangerschaft dauert länger als neun Monate

Unsere Patientinnen fragen oft: »Im wievielten Monat bin ich?« und es fällt uns schwer, darauf eine exakte Antwort zu geben. Der Volksmund sagt, dass eine Schwangerschaft neun Monate dauert, aber das ist nicht ganz richtig. Die durchschnittliche Schwangerschaft dauert 280 Tage oder 40 Wochen vom ersten Tag der letzten Menstruationsblutung gerechnet. (Sie glauben, 40 Wochen sind lang? Dann seien Sie froh, dass Sie kein Elefant sind, denn eine Elefanten-Schwangerschaft dauert 22 Monate!) Wenn ein Monat vier Wochen hat, ergibt das 10 Monate. Auf dem Kalender jedoch sind die meisten Monate zwei oder drei Tage länger als vier Wochen und deshalb sind neun Kalendermonate in etwa 40 Wochen. Ärzte und Hebammen errechnen das Gestationsalter in Wochen, weil diese Angabe genauer und weniger verwirrend ist.

Andere Leute können Sie wahnsinnig machen

Freunde, Verwandte, Bekannte, Fremde und selbst Ihr Partner geben Ihnen ungebetene Ratschläge und äußern Meinungen und müssen Ihnen unbedingt jede Horrorgeschichte rund um Schwangerschaft und Geburt erzählen, die sie je gehört haben. Vielleicht sagen diese Leute Ihnen, dass Ihr Hinterteil zu groß ist, Sie zu dick (oder zu dünn) sind oder dass Sie das, was Sie sich gerade in den Mund stecken wollten, auf keinen Fall essen sollten.

Natürlich verfolgen diese Leute meistens nur die besten Absichten, wenn sie Ihnen erzählen, dass die Schwangerschaft ihrer Schwester schlimm endete oder die Freundin einer Freundin enorme Probleme hatte. Sie realisieren einfach nicht, dass sie durch derartige Geschichten Ihre Ängste ins Unermessliche steigern. Hören Sie nicht zu. Versuchen Sie, höflich zu lächeln, und ignorieren Sie diese Leute. Sagen Sie ihnen, dass Sie diese Geschichte jetzt eigentlich nicht hören wollen. Falls Sie wirkliche Probleme oder Sorgen haben, reden Sie mit Ihrem Arzt oder Ihrer Hebamme darüber.

Im ersten Schwangerschaftsdrittel werden Sie hundemüde sein

Sie haben vielleicht schon gehört, dass Sie im ersten Schwangerschaftsdrittel oft müde sein werden, aber bevor es so weit ist, haben Sie wirklich keine Vorstellung davon, wie überwältigend diese Müdigkeit sein kann. Vielleicht werden Sie jede Gelegenheit für ein kleines Nickerchen nutzen – im Bus, im Zug, bei der Arbeit oder selbst auf der Untersuchungsliege, während Sie auf Ihren Arzt warten. Aber wir können Sie beruhigen, denn normalerweise lässt diese Müdigkeit gegen Ende des ersten Schwangerschaftsdrittels (nach etwa 13 Wochen) nach und Sie gewinnen Ihre übliche Energie zurück. Aber Vorsicht! Nach etwa 30 bis 34 Wochen schlägt die körperliche Belastung einer Schwangerschaft erneut zu und Sie werden sich möglicherweise mehrere Wochen wieder vollkommen erledigt fühlen.

Mutterbandschmerzen tun richtig weh

Die runden Mutterbänder verlaufen vom oberen Rand der Gebärmutter bis zu den Schamlippen. Wenn die Gebärmutter wächst, dehnen sich diese Bänder und viele Frauen spüren ein Ziehen oder Schmerzen auf einer oder beiden Seiten des Leistenbereichs, insbesondere um die 16. bis 22. Woche. Ihr Schwangerschaftsbetreuer wird Ihnen sagen, dass diese Schmerzen nur von den runden Mutterbändern stammen und kein Grund zur Sorge sind. Und das ist richtig – Sie brauchen sich wirklich keine Sorgen zu machen. Aber Sie haben etwas Mitgefühl verdient (unseres haben Sie jedenfalls), denn diese Schmerzen können relativ gemein sein.

Sie können Mutterbandschmerzen oft lindern, indem Sie Ihre Füße hochlegen und dadurch den Druck von den Mutterbändern nehmen. Die gute Nachricht ist, dass diese Schmerzen nach etwa 24 Wochen verschwinden.

Ihr Bauch wirkt wie ein Magnet

Wenn Ihr Bauch mit fortschreitender Schwangerschaft größer wird, werden Sie wahrscheinlich feststellen, dass plötzlich jeder annimmt, es sei vollkommen in Ordnung, ihn zu berühren – nicht nur Freunde, Verwandte und Arbeitskollegen, nein, auch der Postbote, die Kassiererin im Supermarkt und andere Leute, die Sie nie zuvor gesehen haben. Manchen Frauen gefällt diese zusätzliche Aufmerksamkeit, aber viele empfinden dieses Verhalten als ein Eindringen in ihre Privatsphäre. Sie können entweder grinsen und das Ganze über sich ergehen lassen oder Sie können schon mal anfangen zu üben, wie man mit Nachdruck »Hände weg!« sagt.

Hämorrhoiden können wirklich unangenehm sein

Ihre beste Freundin behauptet vielleicht, sie hätte Ihnen alles über ihre eigene Schwangerschaft erzählt. Aber hat sie auch daran gedacht, ihre Hämorrhoiden zu erwähnen? Glauben Sie uns, Hämorrhoiden sind relativ weit verbreitet und wenn Sie welche bekommen, können Sie sich auf ein paar durchaus merkliche Schmerzen und Unbequemlichkeiten gefasst machen. Hämorrhoiden sind erweiterte Blutgefäße am After, die sich aufgrund des Drucks auf diesen Körperteil oder durch das Pressen während der Geburt stark vergrößert haben. Einige Frauen bekommen Hämorrhoiden bereits in der Schwangerschaft, andere erst nach der Geburt und manche glückliche Frauen haben überhaupt nie Probleme damit.

Wenn Ihre Hämorrhoiden ausgeprägt sind, sollten Sie sich auf Probleme nach einer vaginalen Entbindung gefasst machen (siehe Kapitel 12). Die meisten Hämorrhoiden gehen innerhalb einiger Wochen zurück. Falls Sie das Glück haben, nicht unter Hämorrhoiden zu leiden, machen Sie sich klar, wie viel Glück Sie haben – und halten Sie ein bisschen Mitgefühl für die Mütter bereit, die es erwischt hat.

Manchmal müssen Frauen, während sie pressen

Unsere Patientinnen fragen uns häufig, was passiert, wenn sie während der Geburt Stuhlgang haben, und auch wenn dies kein besonders vornehmes Thema ist, möchten wir es trotzdem ansprechen. Es passiert nicht immer, dass während des Pressens etwas Stuhlgang mitkommt, aber es ist auch nicht ungewöhnlich. Höchstwahrscheinlich werden Sie und Ihr Partner nicht einmal merken, dass es passiert, weil die Hebamme die Ausscheidungen schnell wegwischt und Sie während des Pressens sauber hält. Wenn es doch passiert, denken Sie nicht darüber nach. Niemand – weder Ihr Arzt noch die Hebamme oder Ihr Partner – werden es als abstoßend empfinden.

Das Gewicht bleibt Ihnen auch nach der Geburt noch eine Weile erhalten

Die meisten Frauen können es kaum erwarten sich zu wiegen, nachdem sie 5-6 Kilo Baby, Plazenta und Flüssigkeit geboren haben. Aber halten Sie sich zurück. Warten Sie mindestens eine Woche. Nach der Geburt gehen viele Frauen auf wie ein Knödel, besonders an Händen und Füßen. Diese zusätzliche Wassereinlagerung bringt mehr Pfunde. Wenn Sie sofort auf die

Waage steigen, sind Sie vielleicht sehr enttäuscht, wenn Sie die Zahlen sehen. Die Schwellungen gehen in der Regel nach einer oder zwei Wochen zurück.

Krankenhausbinden stammen noch aus der Ära Ihrer Mutter

In einigen Krankenhäusern bieten Krankenschwestern Ihnen Binden aus den 20er-Jahren an – und dazu ein Netzhöschen, in die das dicke Ding passt. Wenn Sie ein Zeitreisender sind oder diese Art von Binden aus irgendeinem anderen Grund bevorzugen, großartig. Aber wenn Sie etwas Moderneres möchten, nehmen Sie sich Ihre eigene Packung großer Binden mit Seitenflügeln mit (und denken Sie an robuste Unterwäsche – keine Strings) oder fragen Sie Ihren Arzt, was Sie im Krankenhaus erwarten können.

Brustschwellungen sind wirklich furchtbar

Natürlich wissen Sie, dass sich Ihre Brüste mit Milch füllen, wenn Sie Ihr Baby geboren haben. Aber was Sie vielleicht noch nicht wissen ist, wie schmerzhaft und anstrengend dieser so genannte Milcheinschuss sein kann. Ihre Brüste werden möglicherweise hart wie Stein, empfindlich und warm und scheinen die Größe von Wassermelonen anzunehmen. Glücklicherweise sind die Beschwerden nur von kurzer Dauer, die intensive Phase des Milcheinschusses dauert nur ein paar Tage.

Zehn (oder so) Ammenmärchen

In diesem Kapitel

▶ Probleme, die keine sind und über die Sie sich nicht den Kopf zerbrechen sollten

▶ Seltsame Ideen, über die Sie nicht einmal nachdenken müssen

▶ Absurde Überzeugungen, über die Sie nur ungläubig den Kopf schütteln können

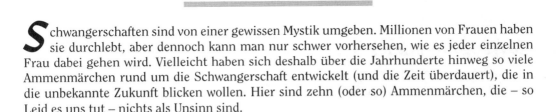

Schwangerschaften sind von einer gewissen Mystik umgeben. Millionen von Frauen haben sie durchlebt, aber dennoch kann man nur schwer vorhersehen, wie es jeder einzelnen Frau dabei gehen wird. Vielleicht haben sich deshalb über die Jahrhunderte hinweg so viele Ammenmärchen rund um die Schwangerschaft entwickelt (und die Zeit überdauert), die in die unbekannte Zukunft blicken wollen. Hier sind zehn (oder so) Ammenmärchen, die – so Leid es uns tut – nichts als Unsinn sind.

Sodbrennen und Haarwuchs

Schwangere, die oft unter Sodbrennen leiden, bekommen Kinder mit vollem Haarschopf. Einfach nicht wahr. Manche Babys haben Haare, andere nicht. Und die meisten verlieren ihre bei der Geburt vorhandenen Haare sowieso in den ersten Wochen.

Die mysteriöse wandernde Nabelschnur

Wenn eine Schwangere die Hände über den Kopf hebt, wird sie das Baby ersticken. Also wirklich nicht! Früher glaubten die Menschen (und manche glauben es leider immer noch), dass bestimmte Bewegungen der Mutter dazu führen könnten, dass sich das Baby in der Nabelschnur verfängt, aber das ist einfach nicht wahr.

Der böse Fluch

Jedem, der einer Schwangeren das Essen verweigert, nach dem ihr gelüstet, wächst ein Gerstenkorn am Auge. Nein. Das soll nicht heißen, dass jemand, der sich zwischen eine Schwangere und das Objekt ihrer Gelüste stellt, keine Risiken eingeht: Er oder sie wird wahrscheinlich bedroht und beschimpft oder erntet eiskalte Blicke, aber Gerstenkörner? Nein, wirklich nicht.

Schnelles Herz, langsames Herz

Schlägt das Herz des Fetus schnell, ist es ein Mädchen. Ist der Herzschlag langsam, bekommen Sie einen Jungen. Medizinische Forscher haben dieses Ammenmärchen tatsächlich unter die Lupe genommen. Sie haben einen geringen Unterschied in der durchschnittlichen Herzfrequenz von Jungen und Mädchen gefunden, die aber nicht deutlich genug ist, um auf diese Weise zuverlässig das Geschlecht des Babys voraussagen zu können.

Hässliches bleibt kleben

Wenn eine Schwangere etwas Hässliches oder Schreckliches sieht, bekommt sie ein hässliches Baby. Wie könnte das wohl wahr sein? Es gibt keine hässlichen Babys!

Kaffee, olé oder so

Wenn ein Baby mit Milchkaffeeflecken (hellbraunen Geburtsflecken) geboren wird, hat die Mutter zu viel Kaffee getrunken oder ihre Schwangerschaftsgelüste nicht erfüllt bekommen. Nein.

Internationale Küche löst Wehen aus

Viele Leute glauben immer noch, dass scharf gewürzte Gerichte die Geburt auslösen. Das ist nicht der Fall, kann aber ein effektives Werbemittel sein: Wir kennen ein italienisches Restaurant, das sein »Hühnchen Fra Diavolo« als sichere Geburtseinleitung anbietet. Das Gericht mag köstlich sein, wird aber Ihre Geburt sicher nicht in Gang bringen.

Und Sex ebenso

Leidenschaftlicher Sex löst die Geburt aus. Was Sie in diese Umstände gebracht hat, bringt Sie auch wieder heraus? Das ist reines Wunschdenken, aber nur zu, probieren Sie es aus (falls Sie sich danach fühlen, wenn Sie hochschwanger sind). Es lohnt sich sicher, allerdings nicht als wehenförderndes Mittel.

Das runde Gesicht

Wenn eine Schwangere im Gesicht zunimmt, ist das Baby ein Mädchen. Ein ähnliches Ammenmärchen besagt, dass eine Schwangere, die vor allem rund um ihren Po zunimmt, einen Jungen bekommt. Keine dieser Aussagen ist wahr, natürlich nicht. Das Geschlecht des Babys hat keinerlei Auswirkung darauf, an welchen Stellen die Mutter Fett speichert.

Ein anderes, scheinbar verwandtes Ammenmärchen besagt, dass eine Schwangere, deren Nase größer und breiter wird, ein Mädchen erwartet. Die so genannte Begründung in diesem Fall ist, dass eine Tochter der Mutter die Schönheit raubt. Was für ein seltsamer Gedanke – und gänzlich unwahr.

Das Vollmond-Ammenmärchen

Dieses besagt, dass bei Vollmond mehr Frauen gebären. Auch wenn viele Geburtshelfer und Hebammen schwören, dass ihre Geburtsabteilung bei Vollmond mehr zu tun hat (die Polizei behauptet das Gleiche in Bezug auf ihre Reviere), liefern die wissenschaftlichen Daten keinerlei Unterstützung für diese Behauptung.

Runder Bauch, spitzer Bauch

Ist der Bauch einer Schwangeren rund, ist es ein Mädchen. Ist der Bauch spitz, ist es ein Junge. Vergessen Sie es. Die Form des Bauches ist bei jeder Frau anders, hat aber sicher nichts mit dem Geschlecht des Babys zu tun.

Ultraschall weiß alles

In einer Ultraschalluntersuchung können Sie immer das Geschlecht des Babys herausfinden. Nein, nicht immer. Oft ist es nach 18 bis 20 Wochen möglich, die Genitalien des Fetus im Ultraschall zu sehen. Aber die mögliche Bestimmung des Geschlechts hängt auch davon ab, ob die Position des Babys einen genauen Blick ermöglicht. Manchmal kann der Arzt dem nicht kooperierenden Baby einfach nicht zwischen die Beine sehen und damit auch nicht das Geschlecht des Kindes feststellen. Manchmal liegen Ärzte falsch, insbesondere wenn die Ultraschalluntersuchung sehr früh in der Schwangerschaft durchgeführt wird. Selbst wenn also das Geschlecht Ihres Kindes während einer Ultraschalluntersuchung entdeckt wurde, sollten Sie sich nicht hundertprozentig darauf verlassen.

Zehn Meilensteine in der fetalen Entwicklung

20

In diesem Kapitel

▷ Wie eine Schwangerschaft beginnt

▷ Wann das Baby Form annimmt

▷ Erkennen, wann das Baby beginnt, Aufmerksamkeit auf sich zu ziehen

Schwangere wollen natürlich wissen, wie Ihr Baby wächst. Jeden Tag der Schwangerschaft fragen sie sich, welche Körperteile schon entwickelt sind oder welche Organe ihre Arbeit bereits aufgenommen haben. Später wollen sie dann wissen, ob das Baby schon so weit ist, dass es außerhalb der Gebärmutter überleben könnte. In diesem Kapitel beschreiben wir zehn wichtige Meilensteine in der fetalen Entwicklung.

Das Baby wird empfangen

Der unerlässliche erste Moment der Schwangerschaft findet statt, wenn die Samenzelle in das Ei eindringt und dieses befruchtet. Zur Empfängnis kommt es durchschnittlich etwa 14 Tage nach dem ersten Tag der letzten Menstruationsblutung der Frau. Eine durchschnittliche Schwangerschaft dauert 40 Wochen, gerechnet vom ersten Tag der letzten Periode (das heißt 38 Wochen nach der Empfängnis).

Der Embryo nistet sich ein

Die Einnistung erfolgt normalerweise etwa sieben Tage nach der Empfängnis. Der Embryo (oder *Zygote*, wie er in den sehr frühen Phasen genannt wird) verbringt die erste Woche mit seiner Reise durch den Eileiter. Er erreicht das Innere der Gebärmutter um Tag 5 und beginnt etwa an Tag 6 oder 7 mit der Einnistung. Die Zygote braucht mehrere Tage, um sich in die Gebärmutterwand einzunisten.

Das Herz beginnt zu schlagen

Das erste Organ, das in einem sich entwickelnden Fetus seine Tätigkeit aufnimmt, ist das Herz. Das embryonale Herz beginnt bereits drei Wochen nach der Empfängnis zu schlagen. Die Bewegungen eines schlagenden Herzens sind oft der erste sichtbare Beweis einer beste-

359

henden Schwangerschaft, den der Arzt im Ultraschall erkennen kann. Häufig ist auf dem Ultraschallmonitor das schlagende Herz sogar vor dem Embryo selbst zu sehen.

Das Neuralrohr schließt sich

Das Neuralrohr ist der Beginn des zentralen Nervensystems – also des Gehirns und des Rückenmarks. Es beginnt als flache Zellplatte, die sich während der Entwicklung zu einem Rohr zusammenrollt. Wenn sich die Enden des Rohrs geschlossen haben, beginnt das primitive Nervensystem den langen Prozess seiner Reifung, der auch nach der Geburt des Babys weiter fortgesetzt wird. Das Neuralrohr ist normalerweise bis zum 28. Tag nach der Empfängnis an beiden Enden geschlossen.

Das Gesicht entwickelt sich

Zwar reifen die fetalen Gesichtszüge während der gesamten Schwangerschaft, aber die wichtigsten Entwicklungen finden fünf bis acht Wochen nach der Empfängnis statt.

Die embryonale Phase geht zu Ende

Die Grundlagen aller Organe und Strukturen eines normalen Babys werden in der so genannten *Embryonalphase* geformt und sind nach den ersten acht Wochen nach der Empfängnis angelegt. Nach der 12. Woche beginnt definitionsgemäß (in der in Deutschland üblicherweise benutzten Definition) die *Fetalphase*. In der Zeit reifen diese primitiven Organe, bis ein glückliches, gesundes, schreiendes Baby geboren wird.

Die Sexualorgane entwickeln sich

Zwar wird das Geschlecht Ihres Babys schon bei der Empfängnis festgelegt, aber anfangs gibt es keine sichtbaren Unterschiede zwischen männlichen und weiblichen Embryos. Erst nach etwa 12 Wochen Schwangerschaft werden entweder Penis und Hoden oder Klitoris und Scheide sichtbar.

Erste Kindsbewegungen

Normalerweise nimmt die Mutter etwa um die 18. bis 20. Schwangerschaftswoche erste Kindsbewegungen wahr. Zwar sind die Bewegungen des Fetus auf dem Ultraschallmonitor bereits viel früher sichtbar, aber die ersten Kindsbewegungen sind die ersten Zeichen des wachsenden Lebens, die eine werdende Mutter selbst spüren kann.

Die Lungen reifen

Die Grundlagen des fetalen Respirationssystems sind nach 26 bis 28 Wochen Schwangerschaft vorhanden und funktionsfähig. Einige Babys, die zu diesem Zeitpunkt geboren werden, können bereits allein atmen, aber viele benötigen die Hilfe künstlicher Beatmungsgeräte. Der Zeitpunkt der vollständigen Lungenreife ist bei allen Babys unterschiedlich, aber die meisten haben bis zur 36. oder 37. Schwangerschaftswoche voll ausgereifte Lungen.

Ein Kind wird geboren

Dies erfordert keine (weiteren) Erklärungen.

Zehn wichtige Dinge, die Sie bei einer Ultraschalluntersuchung sehen können

In diesem Kapitel

▶ Sehen, was der Ultraschallexperte sieht

▶ Mit Ultraschall die Gesundheit Ihres Babys kontrollieren

▶ Ist es ein Junge oder ein Mädchen?

Wenn Ihnen werdende Eltern je ein Ultraschallbild gezeigt haben, wissen Sie, dass man nicht so ganz einfach sagen kann, was man da eigentlich sieht, geschweige denn, irgendwelche Familienähnlichkeiten erkennt. Aber Ultraschallbilder können erstaunlich klar und sehr nützlich sein – wenn Sie wissen, worauf Sie achten müssen. In diesem Kapitel zeigen wir Ihnen, wonach Ihr Arzt oder Ultraschallexperte bei einer Ultraschalluntersuchung sucht, um sicherzugehen, dass Ihr Baby wächst und sich gut entwickelt.

Die Darstellung derart umfangreicher Ultraschallbilder in einem Buch wie diesem ist bisher beispiellos. Aber wir sind davon überzeugt, dass diese Bilder Ihnen helfen werden, wenn Sie sich wie viele unserer Patientinnen fragen, was Sie da eigentlich sehen können.

Messen der Scheitel-Steiß-Länge

Die Scheitel-Steiß-Länge wird oft mit ihrer Abkürzung SSL (oder CRL für die englische Bezeichnung Crown-Rump Length) angegeben. Mithilfe dieser Messung (siehe Abbildung 21.1) vom Kopf (Scheitel) bis zum Po (Steiß) des Embryos kann Ihr Arzt im ersten Schwangerschaftsdrittel relativ genau das Schwangerschaftsalter schätzen.

Das Gesicht

Viele Leute sehen in der Ultraschallaufnahme des Fetus in Abbildung 21.2 aus dem zweiten Schwangerschaftsdrittel etwas Gespenstisches. Sie meinen, dass das Baby eine verblüffende Ähnlichkeit mit ET hat. Aber denken Sie daran, dass das, was Sie hier sehen, kein wirkliches Foto des Babygesichts ist. Der Ultraschallstrahl geht durch den Fetus hindurch und gibt ein Bild der inneren Organe und Strukturen und nicht der Oberfläche zurück.

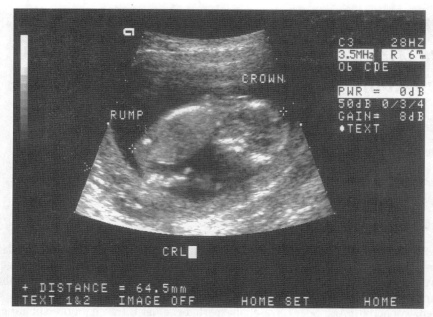

Abbildung 21.1: Mit der Scheitel-Steiß-Länge kann der Arzt im ersten Schwangerschaftsdrittel erkennen, wie weit Ihre Schwangerschaft fortgeschritten ist.

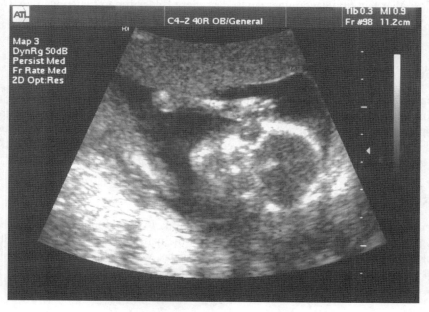

Abbildung 21.2: Bitte lächeln!

Die Wirbelsäule

Die Wirbelsäule können selbst Ultraschall-Neulinge leicht erkennen, wie in Abbildung 21.3 zu sehen ist. Im zweiten Schwangerschaftsdrittel ist es wichtig, dass Ihr Arzt die komplette Wirbelsäule darstellen kann, um Neuralrohrdefekte auszuschließen (siehe auch Kapitel 8).

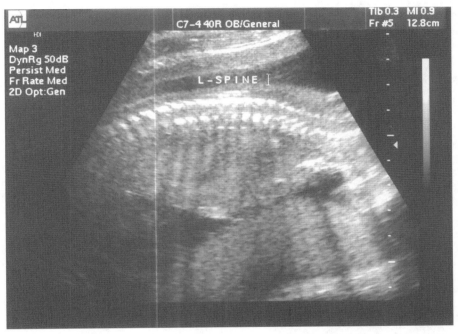

Abbildung 21.3: Sie können die Wirbelsäule des Fetus in einem Ultraschallbild im zweiten Schwangerschaftsdrittel leicht erkennen.

Das Herz

Das Bild in Abbildung 21.4 ist die klassische Vier-Kammer-Ansicht des fetalen Herzens, nach der Ihr Arzt bei einer Ultraschalluntersuchung im zweiten Schwangerschaftsdrittel sucht. Sie erkennen ganz klar zwei Vorkammern und zwei Herzkammern. Eine normale Vier-Kammer-Ansicht schließt die meisten größeren Herzfehler aus. Während der Ultraschalluntersuchung sehen Sie, wie das Herz schlägt und sich die Herzkammern bewegen.

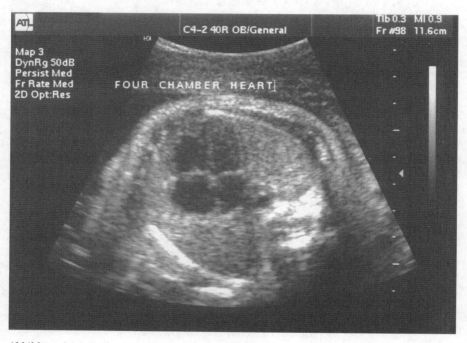

Abbildung 21.4: In diesem Bild können Sie die vier Kammern des Herzens sehen. Während der Ultraschalluntersuchung sehen Sie außerdem, wie das Herz schlägt.

Die Hände

Im zweiten Schwangerschaftsdrittel ist es eine echte Herausforderungen, Finger und Zehen des Fetus zu zählen, weil dieser sich ständig bewegt. Aber in Abbildung 21.5 sind alle Finger deutlich zu erkennen, fünf Finger an der unteren und fünf Finger an der oberen Hand (oben ist die Spitze des Daumens gerade noch sichtbar).

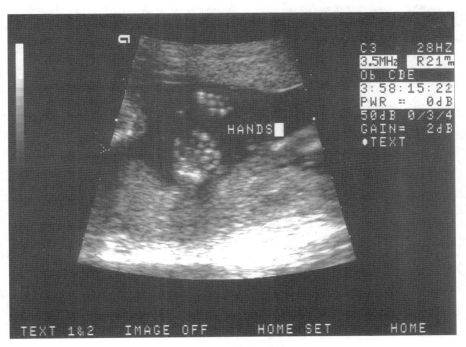

Abbildung 21.5: Alle fünf Finger ...

Der Fuß

Auch wenn Sie die Schuhgröße noch nicht bestimmen können, sehen Sie an dem Fuß in Abbildung 21.6 ganz klar fünf winzige Zehen, festgehalten in einem Ultraschallbild im zweiten Schwangerschaftsdrittel.

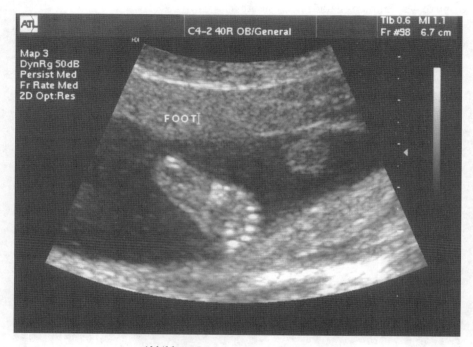

Abbildung 21.6: ... und alle fünf Zehen

Das Profil des Fetus

In Abbildung 21.7 sehen Sie einen Fetus im zweiten Schwangerschaftsdrittel, der sich von seinen anstrengenden Spielphasen erholt.

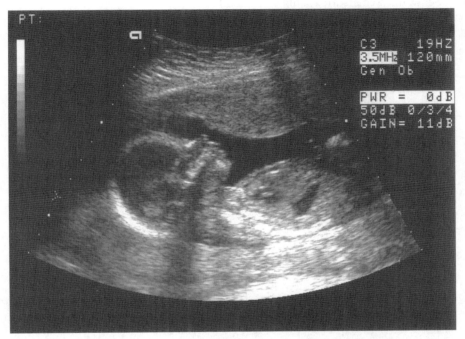

Abbildung 21.7: In diesem Ultraschallbild sehen Sie ganz klar das Profil eines Fetus, der sich ausruht.

Der Magen

Alles Flüssige wird im Ultraschallbild dunkel dargestellt. Weil das Baby Fruchtwasser schluckt, zeigt sich der Magen als schwarze »Blase«. (Der Fetus in Abbildung 21.8 wurde ebenfalls im zweiten Schwangerschaftsdrittel aufgenommen.)

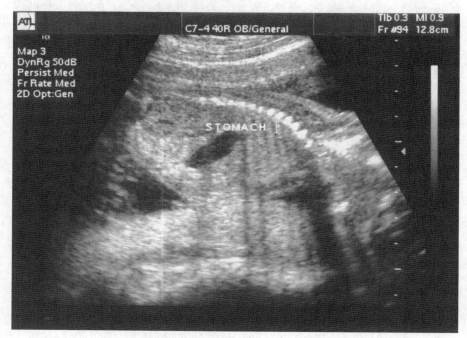

Abbildung 21.8: Der Magen des Fetus zeigt sich im Ultraschallbild als dunkle Blase.

Es ist ein Junge!

Wie Sie in Abbildung 21.9 sehen, ist es durchaus möglich, einen klaren Blick auf den sich entwickelnden Penis zu werfen. (Ist der Vater stolz!)

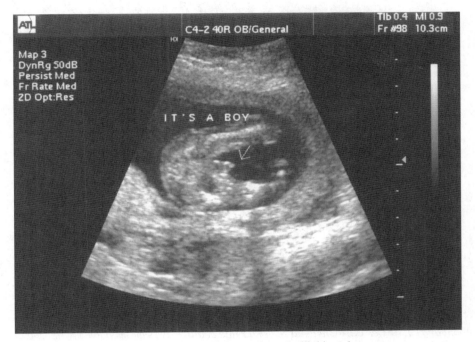

Abbildung 21.9: Ein einziger Blick auf dieses Ultraschallbild reicht aus, um zu sagen, dass das Baby ein Junge ist.

Es ist ein Mädchen!

Abbildung 21.10 zeigt ein leicht zu erkennendes Bild der Schamlippen.

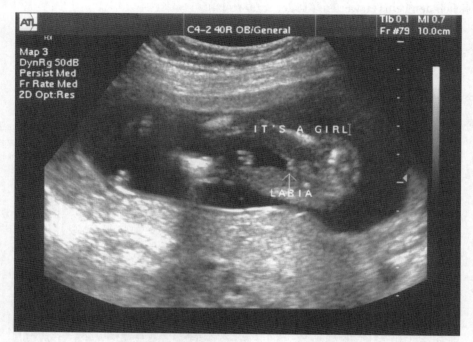

Abbildung 21.10: Das Ultraschallbild zeigt klar und deutlich, dass dieses Baby ein Mädchen ist.

Der schwangere Mann: Wenn Männer Vater werden

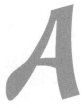

Ohne Zweifel ist die Rolle der Frau in der Schwangerschaft zentral, aber biologisch gesehen kann sie es nicht allein machen. Auch Ihr Beitrag ist wichtig und das von Anfang an. Die DNA Ihrer Samenzellen macht die Hälfte der Gesamt-DNA des Babys aus. Und Ihr Teil der DNA bestimmt das Geschlecht Ihres Kindes. Wenn Sie ein X-Chromosom beitragen, wird es ein Mädchen, bei einem Y-Chromosom ein Junge. (Die Eizelle der Frau enthält immer ein X-Chromosom.)

Samenzellen sind natürlich nur Ihr erster Beitrag zu dem Projekt. Die Unterstützung, die Sie der werdenden Mutter in der Schwangerschaft geben, ist mindestens ebenso wichtig. Eine Schwangerschaft bringt nicht nur enorme körperliche Veränderungen für die Frau mit sich, sondern bedeutet auch umfassende emotionale Belastungen sowohl für den werdenden Vater als auch für die Schwangere. Die Schwangerschaft ist außerdem eine Zeit des Übergangs für Sie als Paar – auf dem Weg in das Elterndasein. Je eher und umfassender Sie diese Tatsache akzeptieren, umso leichter wird es Ihnen fallen, sich mit der ganzen Situation anzufreunden und Ihre Rolle so gut wie möglich zu erfüllen. Es liegt in Ihrer Hand, das Leben für Sie beide leichter zu machen. Studien haben eindeutig gezeigt, dass Schwangerschaft, Geburt und Wochenbett mit wesentlich weniger Komplikationen verbunden sind, wenn sich der Vater engagiert und die Frau unterstützt.

Ihre Reaktion auf die guten Neuigkeiten

»Liebling, ich glaube, ich bin schwanger.« Sie hören wie Millionen anderer Männer vor Ihnen diese Worte – und reagieren sofort mit Freude und Aufregung. Nun, vielleicht nicht ganz. Wahrscheinlich spüren Sie auch eine gewisse Sorge oder sogar Angst vor der Zukunft. Lassen Sie sich versichern, dass diese Gefühle vollkommen normal sind. Vielleicht fragen Sie sich, ob und wie die Schwangerschaft und das Baby die Beziehung zu Ihrer Partnerin verändern werden. Oder Sie machen sich Gedanken darüber, inwiefern Sie Ihr Leben im Allgemeinen ändern müssen, weil Sie Vater werden. Vielleicht sorgen Sie sich, ob Sie und Ihre Partnerin in der Lage sein werden, eine Familie finanziell zu unterstützen, oder dass Sie kein guter Vater sein könnten. Denken Sie daran, dass sich Ihre Partnerin wahrscheinlich ganz ähnlich fühlt. Sicher hat auch sie einige Sorgen. Reden Sie über Ihre Gefühle.

Schwangerschaft für Dummies

Alles, was werdende Väter schon immer über Sex wissen wollten

Eine der häufigsten Fragen werdender Väter betrifft das Thema Sex in der Schwangerschaft. Ihr Verlangen nach Sex kann – ebenso wie bei Ihrer Partnerin – stärker oder geringer werden. Viele Männer haben Angst, dass sie beim Geschlechtsverkehr das Baby verletzen oder eine Frühgeburt auslösen könnten, wenn der Penis in die Nähe des Muttermundes kommt. In einer komplikationslosen Schwangerschaft gibt es in dieser Hinsicht überhaupt keinen Grund zur Sorge. Eine andere typische Angst ist, dass Sie das Baby zerquetschen könnten, wenn Sie auf Ihrer Partnerin liegen. Auch das ist kein Problem, solange die Schwangerschaft normal verläuft (insbesondere in den ersten Monaten), denn das Baby wird vom Fruchtwasser wie von einem Kissen geschützt. In der späteren Schwangerschaft kann die schiere Größe des schwangeren Bauches die Missionarsposition kompliziert oder zu unbequem für Ihre Partnerin machen. Wenn Ihre Partnerin mitmacht, nehmen Sie sich Zeit, um alternative Positionen zu finden, die für sie bequem sind. Denken Sie daran, dass die Libido während der Schwangerschaft stark schwanken kann und manchmal auch völlig nachlässt (siehe Kapitel 3). Für manche Frauen ist eine Schwangerschaft ein regelrechter Lusttöter. Versuchen Sie Verständnis zu zeigen, wenn Ihre Partnerin kein Interesse an Sex hat.

Es gibt Situationen, in denen ein Verzicht auf Geschlechtsverkehr in der Schwangerschaft sinnvoll ist. Wenn bei der werdenden Mutter beispielsweise ein Frühgeburtsrisiko besteht und sich der Muttermund bereits geöffnet hat, sollten Sie auf Geschlechtsverkehr verzichten. Gleiches gilt für den Fall einer Plazenta praevia mit Blutungen (siehe Kapitel 15) oder einer Zervixinsuffizienz (siehe Kapitel 6). Falls Ihre Partnerin unter einem dieser Probleme leidet und Sie nicht sicher sind, ob Geschlechtsverkehr in dieser Situation zu empfehlen ist, reden Sie mit dem Arzt darüber. Und denken Sie daran, dass Geschlechtsverkehr nicht die einzige Art und Weise ist, Ihre sexuellen Gefühle füreinander auszudrücken. Oft können Umarmungen, Kuscheln oder gegenseitige Berührungen zufrieden stellende Alternativen sein. Schließlich dauert eine Schwangerschaft (und die mögliche Unterbrechung Ihres Sexuallebens) nicht ewig, auch wenn es sich manchmal so anfühlen mag.

Was Sie im ersten Schwangerschaftsdrittel erwartet

Nachdem Sie beide die erste Überraschung verdaut haben, werden Sie im ersten Schwangerschaftsdrittel schnell mit der Realität konfrontiert. Ihre Partnerin fühlt sich wahrscheinlich außergewöhnlich müde und muss mit bemerkenswerter Häufigkeit auf die Toilette. Die Wahrscheinlichkeit ist groß, dass sie von morgendlicher Übelkeit gequält wird (siehe Kapitel 5). Sie können helfen, indem Sie verstärkt alltägliche Aufgaben im Haushalt übernehmen. (Ja, das heißt putzen, waschen, spülen und sogar kochen.) Geben Sie ihr die Extrazeit, die sie benötigt, um sich auszuruhen. Und machen Sie sich bewusst, wie anstrengend es sein kann, wenn Ihnen ständig schlecht ist. Ärgern Sie sich nicht, wenn sie es plötzlich nicht mehr ertragen kann, in der Nähe von Steaks (Ihrem Lieblingsessen) oder irgendwelchen anderen Gerichten zu sein. Versuchen Sie, Ihre Partnerin so gut es geht zu unterstützen. Wenn sie um Mitternacht nach sauren Gurken mit Ketchup fragt (Joannes bevorzugte Zwischenmahlzeit im ersten Schwangerschaftsdrittel), lächeln Sie einfach und sagen Sie: »Ganz oder in Scheiben?«, »Gewürz- oder Salzgurken?«

Versuchen Sie Ihre Zeit so einzuplanen, dass Sie Ihre Partnerin zu ihrer ersten Vorsorgeuntersuchung begleiten können. Damit signalisieren Sie nicht nur Ihre Unterstützung, sondern können auch eventuelle Fragen zu Ihrer eigenen Familienanamnese beantworten. Und vielleicht haben Sie ja auch selbst einige Fragen, die Sie dem Arzt stellen möchten.

Die werdende Mama wird runder – das zweite Schwangerschaftsdrittel

»Liebling, findest du mich jetzt dick und hässlich?« Vielleicht werden Sie diese Frage im zweiten Schwangerschaftsdrittel zu hören bekommen, wenn sich der Körper der werdenden Mutter wirklich zu verändern beginnt. Hier ein kleiner Tipp: Auf diese Frage stehen nicht mehrere Antworten zur Auswahl, nur eine einzige Antwort ist richtig. Vielleicht sollten Sie jetzt schon anfangen, sie auswendig zu lernen, damit Sie ohne Zögern antworten können: »Natürlich nicht, Liebling. Du bist die schönste Frau, die ich je gesehen habe.«

Genießen Sie das zweite Schwangerschaftsdrittel. Oft ist es für beide werdenden Eltern die schönste Zeit der Schwangerschaft. Die morgendliche Übelkeit verschwindet, die Müdigkeit legt sich und Ihre Partnerin beginnt, die Bewegungen des Babys in ihrem Bauch zu spüren. Legen Sie Ihre Hand oft auf den Bauch Ihrer Partnerin, damit auch Sie das wachsende Leben fühlen können.

In diesem Schwangerschaftsdrittel ist eine genaue Ultraschalluntersuchung fällig, in der die Anatomie des Babys geprüft wird. Versuchen Sie mitzugehen, denn diese Ultraschalluntersuchung (siehe Kapitel 21) ist eine der schönsten Vorsorgeuntersuchungen in der ganzen Schwangerschaft. Sie werden Hände, Füße und Gesicht des Babys sehen und beobachten können, wie sich das Baby bewegt. Zum ersten Mal sehen Sie den lebenden, sich bewegenden und wachsenden kleinen Menschen, der da im Bauch Ihrer Partnerin heranwächst, und plötzlich erhält das Projekt eine ganz neue Realität!

Gegen Ende des zweiten Schwangerschaftsdrittels geht Ihre Partnerin wahrscheinlich zu einem Geburtsvorbereitungskurs. Lassen Sie sich keine Entschuldigungen einfallen! Begleiten Sie Ihre Partnerin! Viele Geburtsvorbereitungskurse sind speziell auf werdende Eltern ausgerichtet. In diesen Kursen lernen Sie, wie Sie Ihre Partnerin während der Geburt unterstützen können. Sie werden außerdem erfahren, was Sie erwartet – und so ein paar Ihrer eigenen Ängste abbauen.

Endspurt – das letzte Schwangerschaftsdrittel

»Ich kann nicht schlafen.« »Ich sehe aus wie ein gestrandeter Wal.« »Ich habe gar keine Fesseln mehr.« Sie haben das dritte Schwangerschaftsdrittel erreicht. Ihre Partnerin fühlt sich jetzt wahrscheinlich aufgrund der vielen körperlichen Veränderungen etwas unwohl – und unförmig. Viele Frauen schlafen in der späten Schwangerschaft schlecht und dadurch fällt es ihnen noch schwerer, mit den vielen kleinen Unbequemlichkeiten umzugehen. Übernehmen Sie wie im ersten Schwangerschaftsdrittel die alltäglichen Hausarbeiten und geben Sie Ihrer Partnerin Zeit, damit sie sich ausruhen kann. Vielleicht schenken Sie ihr einen »Schönheitstag« in einem Schönheitssalon in Ihrer Nähe oder eine Massage oder etwas anderes, das ihr gut tut und dazu beiträgt, dass sie sich besonders fühlt. Sie hat es verdient, Dinge tun zu können, die sie mit sich selbst und den Veränderungen in ihrem Körper ins Reine kommen lassen. Und schließlich werden die Dinge für Sie beide einfacher sein, wenn Sie Ihre Partnerin darin unterstützen, ihren schwangeren Körper zu akzeptieren, sich zu entspannen und die Dinge etwas leichter zu nehmen.

Gegen Ende des letzten Schwangerschaftsdrittels werden Sie mit der Vorbereitung auf die Geburt beschäftigt sein. Wahrscheinlich haben Sie eine Million Fragen: Ist das Baby gesund? Will ich wirklich bei der Geburt dabei sein? Wie wird meine Partnerin die Geburt aushalten? Werde ich die Geburt aushalten? Wird mir während der Geburt übel werden? Psychologisch gesehen kann eine Geburt eine echte Herausforderung für den Vater sein. Natürlich ist auch Ihnen die Richtung wichtig, aber Sie wissen, dass Sie nicht am Steuer sitzen und das kann Angstgefühle bei Ihnen auslösen.

Gleichzeitig steht Ihnen die Vaterschaft kurz bevor. Und die Aussicht auf diese neue Verantwortung ruft möglicherweise weitere Ängste und Fragen hervor: Werde ich in der Lage sein, für meine Familie zu sorgen? Werde ich ein guter Vater sein? Werde ich Windeln wechseln können? Woher soll ich wissen, wie man ein zerbrechliches Neugeborenes hält? Diese Fragen sind vollkommen normal. Und Ihre Partnerin macht sich wahrscheinlich ganz ähnliche Sorgen. Kommunikation ist in dieser Situation sehr wichtig. Die meisten Paare merken, dass Anfälle von Panik durch Gespräche leichter zu ertragen sind.

Der Vater bei der Geburt

Wenn Sie entscheiden, Ihre Partnerin bei der Geburt zu begleiten (und wir können Ihnen nur wärmstens empfehlen, das zu tun!), denken Sie daran, dass nach der Ankunft im Krankenhaus alle Aufmerksamkeit auf die werdende Mutter gerichtet sein wird. Ihre primäre Rolle besteht darin, Ihre Partnerin zu unterstützen. Halten Sie sich an diese Rolle. Es sollte Sie nicht überraschen oder verletzen, wenn Ihre Partnerin Sie gelegentlich anherrscht. Das heißt nicht, dass es ihr lieber wäre, Sie wären nicht da. Wenn alles vorbei ist, wird sie für Ihre Anwesenheit dankbar sein. Wenn Sie sich für oder gegen Schmerzmittel entscheiden muss – beispielsweise ob sie sich eine Periduralanästhesie setzen lassen soll –, helfen Sie ihr, ohne zu urteilen. Sie muss letztendlich die Entscheidung treffen, denn es ist ihr Körper, der die Schmerzen ertragen muss.

Einige Väter ziehen es vor, beim eigentlichen Geburtsvorgang nicht dabei zu sein. Und manchen Frauen ist es lieber, wenn ihr Partner sie nicht in diesem wenig attraktiven Licht sieht. In Kapitel 10 beschreiben wir all die seltsamen und manchmal unheimlichen Dinge, die während einer Geburt geschehen. Wir wollen hier nicht noch einmal im Detail darauf eingehen, sondern belassen es bei einer kleinen Warnung für Sie – es wird mehr aus Ihrer Partnerin herauskommen als ein Baby (als wäre das nicht schon genug). Einige Männer entscheiden, bei der Geburt nicht anwesend zu sein, weil sie Angst haben, sie könnten sich von der Ansicht der Genitalien ihrer Frau abgestoßen fühlen. (Tatsächlich haben manche Männer, die bei einer Geburt dabei waren, eine Zeit lang nach der Geburt sexuelle Schwierigkeiten – aber keine Sorge, ganz offensichtlich halten diese Schwierigkeiten nicht ewig an, sonst wären alle Kinder Einzelkinder.)

Wenn Sie Ihre Partnerin bei der Geburt begleiten, machen Sie sich nützlich, wo Sie nur können. Vor allem, lieber werdender Vater, bleiben Sie geduldig und verständnisvoll. Die werdende Mutter kann aufgrund von Angst oder Schmerzen ungeduldig oder wütend werden – solche Reaktionen sind während einer Geburt vollkommen normal. Sie können ihr helfen, die Atemübungen und Entspannungstechniken nicht zu vergessen, die Sie beide während des Geburtsvorbereitungskurses erlernt haben. Sie können außerdem Folgendes tun:

✔ Ihr versichern, dass alles gut läuft

✔ Verständnis für ihre Wut oder ihren Frust aufbringen

✔ Einfühlungsvermögen zeigen

✔ Ihr Eiswürfel holen

✔ Sie ablenken (mit Spielen, Witzen usw.)

✔ Ihr helfen, ihre Bedürfnisse gegenüber den Mitarbeitern im Krankenhaus oder Geburtshaus zu äußern

In der Endphase der Geburt können Sie vieles tun, um Ihrer Partnerin da durchzuhelfen:

✔ Zählen Sie während der Presswehen mit ihr gemeinsam bis 10.

✔ Falls notwendig, lassen Sie Ihre Partnerin wissen, wann eine Wehe beginnt. (Sie sehen das auf dem Monitor.)

✔ Heben Sie ihre Beine an oder drücken Sie ihren Kopf mit dem Kinn zur Brust nach unten. Diese Position macht das Pressen effektiver.

✔ Tun Sie, was immer sie sagt, um es ihr bequemer zu machen. Bieten Sie an, ihre Stirn mit einem feuchten Tuch abzutupfen, wenn ihr das gut tut.

✔ Bleiben Sie unterstützend und ermutigend.

✔ Halten Sie ihre Hand. Aber Vorsicht, sie wird sehr fest zudrücken!

✔ Massieren Sie Ihre Partnerin, wenn sie darum bittet.

✔ Tun Sie, was immer sie will, auch (oder gerade) wenn sie darum bittet, dass Sie den Mund halten.

Nachdem das Baby geboren ist, vergessen Sie nicht, Ihrer Partnerin zu dieser großartig erledigten Aufgabe zu gratulieren.

Endlich zu Hause - mit der neuen Familie

Falls Schwangerschaft und Geburt Ihnen noch nicht klar gemacht haben, dass sich Ihr Leben unwiderruflich geändert hat, wird das sicher der Fall sein, sobald Sie Ihre neue Familie aus dem Krankenhaus nach Hause holen. Sie und Ihre Partnerin tragen jetzt eine ganz neue Verantwortung. Die Zeiten, in denen Männer wie selbstverständlich davon ausgingen, dass die Mutter alles alleine übernimmt, sind schon lange vorbei. Heute helfen Männer, Windeln zu wechseln (es gibt mittlerweile sogar in Männertoiletten Wickeltische), das Baby zu füttern, einzukaufen und Aufgaben im Haushalt zu übernehmen. Selbst wenn die Mutter stillt, können Sie dem Baby manchmal die Milch aus der Brust geben, indem die Mutter Milch abpumpt und in eine Flasche füllt. Bitten Sie Ihre Partnerin, das regelmäßig zu tun, denn durch das Füttern des Babys können Sie auf sehr einfache und zufrieden stellende Weise eine wichtige Bindung zu Ihrem Kind schaffen.

Ihre Partnerin braucht mindestens sechs Wochen, um ihre alte Form wieder zu erhalten, wahrscheinlich sogar länger. Während der ersten Monate kann sie ziemlich erschöpft sein und Sie sollten nicht vergessen, dass sie sich von einer Geburt erholt. Außerdem ist die Wahrscheinlichkeit hoch, dass Sie beide unter Schlafmangel leiden. In derartigen Situationen passiert es schnell, dass man ab und zu die Geduld verliert oder öfter als sonst wütend wird. Dabei ist es schon hilfreich, wenn Ihnen beiden bewusst ist, dass Sie für eine Weile unter sehr besonderen Umständen miteinander umgehen. Achten Sie darauf, dass Ihre Partnerin Zeit hat sich auszuruhen – und versuchen Sie auch selbst, hier und da ein Nickerchen zu machen.

In der etwas stressigen (wenn auch sehr glücklichen) Situation mit einem Neugeborenen hat Sex möglicherweise keine große Priorität. Geben Sie sich und Ihrer Partnerin die Zeit, die Sie beide benötigen, um Ihre Libido wieder aufeinander abzustimmen. Auch wenn der Arzt Ihrer Partnerin sein Okay für Sex gibt (normalerweise etwa sechs Wochen nach der Geburt) und Sie beide bereit sind, gehen Sie die Dinge zunächst langsam und sanft an. Das Gewebe rund um Scheide und Damm (der Bereich zwischen Scheide und After) kann immer noch ein wenig wund sein. Und die Tatsache, dass es einige Wochen oder sogar Monate her ist, seit Sie Geschlechtsverkehr hatten, kann zu einer gewissen Unsicherheit beitragen. Viele Paare finden es nützlich, für die ersten Male nach der Geburt ein auf Wasser basierendes Gleitmittel zu verwenden.

Und noch ein abschließendes Wort: Seien Sie nicht überrascht, wenn Sie das Gefühl haben, dass Sie auf die Rolle der Elternschaft gar nicht vorbereitet sind, dass es Ihnen an Fähigkeiten und Verständnis fehlt, um diese Aufgabe gut zu erledigen. Im Gegensatz zu Katzen, Hunden oder

A ➤ Der schwangere Mann: Wenn Männer Vater werden

Dschungeltieren werden Menschen nicht mit einem hundertprozentigen Instinkt geboren, der ihnen sagt, wie perfekte Eltern sein müssen. Sowohl Sie als auch Ihre Partnerin benötigen Zeit, um die für das Leben mit einem Baby – und einem Kind oder später einem Teenager – nötigen Fähigkeiten zu erlernen. Sie werden bei diesem Lernprozess viel experimentieren müssen. Denken Sie immer wieder daran und akzeptieren Sie die Situation. Es hilft, möglichst oft mit anderen darüber zu reden, die in der gleichen Situation sind wie Sie. Schnallen Sie sich an. Sie sind auf dem Weg in ein unglaubliches Abenteuer.

Stichwortverzeichnis

Symbole

3-D-Ultraschall 164

A

Abnehmen 254
Abort
    verhaltener 113
Abschlussuntersuchung 110
Achondroplasie 283
Agpar-Test 212
AIDS 330
Aktivphase 189
Akzeleration 182
Alkohol 59, 61
Alkoholsyndrom, fötales 61
Allein Erziehende 298
Allergien
    Babymilch 275
Alpha-Fetoprotein 159
Alpha-Fetoprotein-Wert 157
Alter 281
Ambulante Geburt 196
Aminosäuren 85
Ammenmärchen 355
Amnion 95
Amnionhöhle 135
Amniotomie 186
Amniozentese 62, 158, 165
    bei Zwillingen und Mehrlingen 288
    genetische 165
    Gründe 167
    Risiken 166
Anämie 81, 161
    beim Fetus 316
Anamnese 32
Anenzephalie 33, 160
Anomalien 346
Anti-Cardiolipin-Antikörper 338
Anti-D-Immungluboline 316
Anti-Falten-Cremes 65

Anti-Phospholipid-Antikörper 338
Antiatelektasefaktor 115
Antibabypille 35
Antihistamine 327
Antikörper 37
Apgar-Test 222
Apnoen 151
Aspartam 83
Assistierte Reproduktionstechniken 283
Asthma 334
Asymptomatische Harnwegsinfektion 321
Atembewegungen
    rhythmische 129
Atmung
    Neugeborenes 221
Aufstoßen 228
Augen
    Neugeborenes 220
Augentropfen
    Neugeborenes 222
Ausbleibende Periode 45
Ausfluss 57
Äußere Wendung 145, 318
Austreibungsphase 191, 198
    Dauer 199
    Positionen 199
    verzögerte 203
Autofahrten 66
Autositz 150
Autosomale dominante Störung 283
Autosome 153

B

B-Streptokokken 169
Baby
    Autositz 150
    Ernährung 257
    Flaschenernährung 273
Baby-Blues 249
Badewanne 228
Bakterielle Vaginosis (BV) 333

Schwangerschaft für Dummies

Ballaststoffe 76, 80
Barrieremethoden 39
Basaltemperatur 42
Beckenboden 255
Beckenbodentraining 139
Beckenendlage 128, 145
Befruchtung 359
Behinderungen 346
Beinkrämpfe 57
Berufstätigkeit 69
Bettruhe
   Zwillinge und Mehrlinge 289
Bewegung
   Zwillinge und Mehrlinge 289
Bikinischnitt 207
Bikram Yoga 91
Bilirubin 232, 316
Biophysikalisches Profil 164, 171
Blähungen 118
   nach Kaiserschnitt 245
Blasensprengung 186
Blasensprung 147, 178
   vorzeitiger 312
Blastozyste 95
Blutbild
   komplettes 161
Blutgruppe 107
Bluthochdruck (Hypertonie) 36, 76, 293
   chronisch 335
   durch Schwangerschaft verursacht
     (Präeklampsie) 306
   Zwillinge und Mehrlinge 293
Blutmenge 87
Blutserumtest 157
Blutungen
   im ersten Schwangerschaftsdrittel 112
   im letzten Schwangerschaftsdrittel 144
   im zweiten Schwangerschaftsdrittel 123
   nach der Geburt 212
Blutuntersuchungen
   im zweiten Schwangerschaftsdrittel 158
Blutverdünnungsmittel 36
BMI 74
Body Mass Index (BMI) 74
Borreliose 330
Bradley 143
Bradykardie 182

Braxton-Hicks-Kontraktionen 131, 141
Braxton-Hicks-Wehen 121
Brust
   Neugeborenes 220
   Veränderungen 99
Brustabszess 272
Brustentzündung 270
Brusthütchen 137
Brustwarzen
   abhärten 269
   stimulieren 142
   wunde 266, 269

C

Caput succedaneum 216
Cardiotokograph 55, 110, 142, 180
Cerclage 125
Chlamydia trachomatis 108
Chlamydien 333
Chloasma 122
Chordozentese 168
Chorioamnionitis 185
Chorion 95
Chorionzotten 96, 156
Chorionzottenbiopsie (CVS) 156
   bei Zwillingen und Mehrlingen 288
Chromosomen 153
Chromosomenanalyse 114
Chromosomenanomalien 113, 124
Chromosomenstörungen
   Zwillinge und Mehrlinge 293
Chronischer Bluthochdruck 335
Colitis ulcerosa 340
Crack 63
CRL 363
Crown-Rump Length 363
CTG 110, 180

D

Damm 142, 201
   Schmerzen nach der Geburt 237
Dammmassage 142
Dammnaht 237
Dammpflege 238
Dammriss 202

382

Stichwortverzeichnis

Dammschnitt 142, 201, 202
Dampfbad 66
Darmerkrankungen, chronisch
    entzündliche 340
Dauer 351
Dauerwellen 65
Dehnungsstreifen 138
Dehydrierung 80
Depilatoren 119
Depression 249
Dermoidzyste 111
Dezeleration 182
Diabetes 33, 76, 86, 336
    Schwangerschaftsdiabetes 337
    Zwillinge und Mehrlinge 293
Diagnostik
    pränatale 153
Diastase 252
Dichorisch-diamniotisch 286
Diuretisch 104
Dizygotisch 285
Doppler-Sonografie 171
Doppler-Ultraschalltechnik 182
Doppler-Untersuchungen 168
Doula 144
Down-Syndrom 154, 159
    Screening 155
Dramamin 67
Dreimonatskolik 230
Drillinge
    Geburt 291
Drogen 59, 62, 76
Druck
    Vaginalbereich 135
Ductus arteriosus 225
Durchfall
    bevorstehende Geburt 141
Durchtrittsebenen 135

E

Echinacea 327
Echokardiographie
    fetale 336
Eihüllen 95
Eileiter 95

Eileiterschwangerschaft 39
Eineiige Zwillinge 285
Einfache Zyste 111
Einleitung
    Geburt 184
    indikative 185
Einnistung 95, 359
Einnistungsblutung 45, 112
Eisen 80, 81
    Zwillinge und Mehrlinge 290
Eisenmangel 161
Eisprung 40
    festlegen 41
    Ovulationstests 42
    Zeitpunkt bestimmen 41
Eiweiß 76, 79
Ektope Schwangerschaft 111, 114
Embryo 95
    Entwicklung 97
Embryonalphase 360
Embryonaltoxikologie 60
Endoskopie 277
Entbindung
    operative vaginale 198
    spontane vaginale 197
    vaginale 197
Entbindungsstation 180
Epikrise 110
Epilepsie 340
Epileptische Anfälle 36
Epilieren 119
Episiotomie 201
Erbkrankheiten
    genetische 154
Ernährung 76
    des Kindes 257
    Zwillinge und Mehrlinge 290
Ernährungspyramide 78
Eröffnungsphase 188
    mögliche Probleme 190
Eröffnungswehen 177
Erstlingsausstattung 233
Erythem neonatorum 219
ET (Errechneter (Geburts-) Termin) 50
ETW 146
Extrauterine Schwangerschaft 111, 114

F

FBA (Fetalblutanalyse) 168
Fehlbildungen
  erkennen 153
Fehlen der Schädeldecke 160
Fehlgeburt 61, 112, 343
  Ursachen für wiederholte Fehlgeburten 344
  verhaltener Abort 113
  Vitamin A 35
Fetalblutprobe 168
Fetale Bluttransfusion 316
Fetale Echokardiographie 336
Fetaler Tod 345
Fetales Echokardiogramm 168
Fetales Fibronektin 305
Fetalphase 360
Fetalposition 219
Fetozid 294
Fetozid-Behandlung 125
Fette 79
Fetus 96
  Anämie 316
  Anomalien 111
  geschätztes Gewicht 146
  Herzschlag 55
  intrauterine Wachstumsretardierung 147
  Makrosomie 147
  pränatale Diagnostik 153
  Wachstum 313
Feuermal 219
Fibrome (Skin Tags) 123
Fingernägel 119
Flachwarzen 137
Flaschenernährung 273
  Vorteile 259
Flecken
  blaue bei Neugeborenen 218
Flüssigkeit 80
Folgeschwangerschaften 295
Folsäure 33, 80
  Zwillinge und Mehrlinge 290
Fontanellen 221
Fötales Alkoholsyndrom 61
Fruchtblase 95, 310
  Riss 312
Fruchthöhle 310

Fruchtwasser 95, 128, 310
  Abgang (Blasensprung) 147
  Abweichungen in der Menge 311
Fruchtwassermenge 145
Frühgeborene 304
Frühgeburt 58, 61
  Risiken 304
  Risiko testen 305
  Zwillinge und Mehrlinge 292
Fundus 55
Fundushöhe 55, 117
Fundusstand 55, 76, 313

G

Gastroenteritis 332
Gastroösophageale Refluxkrankheit 277
Gebärmutter 40, 95, 117
  Fundusstand 55
  Übungswehen (Braxton-Hicks) 131
Gebärmutteratonie 212
Gebärmuttermyome 338
Geburt
  alternative Geburtsmethoden 195
  ambulante 196
  Austreibungsphase 191, 198
  der Plazenta 204
  Drillinge 291
  einleiten 184
  Eröffnungsphase 188
  erste Anzeichen 141
  geplante Einleitung 184
  indikative Einleitung 185
  Latenzphase 188
  Nachgeburtsphase 191
  natürliche 195
  operative vaginale Entbindung 205
  Phasen 188
  Schmerzen erleichtern 189
  Steißgeburt 317
  systemische Schmerzmittel 192
  Überwachung des Babys 181
  Überwachung von Herzfrequenz und
    Wehen 182
  vaginale Entbindung 197
  verzögerte 203
  Wehen 175

Zwillinge 291
Geburtsdefekte
  Ibuprofen 35
  Koffein 79
  und Kontrazeptiva 35
  Vitamin A 35, 84
Geburtsgeschwulst 216
Geburtsgewicht 34, 221
  Rauchen 76
Geburtslagen 128
  Zwillinge 291
Geburtsstillstand 191
Geburtstermin 50
  überschritten 148, 319
Geburtsverzögerung 190
Geburtsvorbereitungskurs 143
Geburtszange 205
Geburtszimmer 180
Gelbkörperzyste 111
Gelbsucht
  Neugeborenes 231
Gemüse 80
Genetische Amniozentese 165
Genetische Erkrankungen
  diagnostizieren 153
Geschlecht 360
  Chromosomen 153
Gesichtsbehandlungen 64
Gestationsalter
  berechnen 351
Gewicht 34
  fetales 146
  gesunde Zunahme 73
  Kontrolle 54
  nach der Geburt 253
  Neugeborenes 226
Gewichtszunahme
  Zwillinge und Mehrlinge 290
Glukose-Screening 160
Gravidogramm 109
Grippeimpfung 37
Größe
  Neugeborenes 221
Gürtelrose (Herpes zoster) 324
Gynäkologe 47

H

Haare 219
Haare färben 64
Haarentfernungscremes 119
Haarverlust 249
Haarwuchs 119
Hämangiom 218
Hämorrhoiden 76, 133, 240, 353
  Bluten 133
Harndrang 103
Harninkontinenz 139
Harnröhre 240
Harnwegsinfektion 240, 321
Haut, Neugeborenes 218
Hautveränderungen
  Chloasma (Mutterflecken) 122
  Fibrom (Skin Tag) 123
  Linea nigra 121
  Palmarerythem 123
  Spider-Naevus 122
HCG 46
Hefepilzinfektion 57
Hepatitis 329
Hepatitis B 108
Herpes 329
Herpes zoster (Gürtelrose) 324
Herzfrequenz
  Geburt 182
  Neugeborenes 225
Herzschlag, Fetus 55
Herzton-Wehenschreiber 110, 180
Hexenmilch 220
HIV-Infektionen 330
Hocke 199
Hodensack, Neugeborenes 220
Hohlwarzen 137
Hormonumstellung 103
Humanes Chorion-Gonadotropin (hCG) 46, 100
Huntington 283
Hydramnion 311
Hyperemesis gravidarum 103
Hypertonie 34, 293
Hypnose 195
Hypoglykämie 87

I

Immunität 37
Immunologische Krankheiten 338
Impfungen 37
    in der Schwangerschaft 39
Implantation 95
Implantationsblutung 112
In-vitro-Fertilisation 43
Infektionen 321
    Impfungen 37
    vaginale 333
Interspinalebene 135, 179
Intrauterine Insemination 43
Intrauterine Wachstumsrestriktion 313
    Zwillinge und Mehrlinge 293
Intrauterine Wachstumsretardierung 147
Intraventrikuläre Blutungen 304
Intrazytoplasmatische Spermieninjektion 43
Ischämie 339
Ischiasschmerz 58, 137
IUGR (intrauterine Wachstumsstörung) 169, 313

J

Johanniskraut 37
Jugendliche
    und Schwangerschaft 284

K

Kaiserschnitt 145, 206
    Anästhesie 208
    Blähungen 245
    Erholung 211
    Folgeschwangerschaften 296
    Gründe 209
    Rooming-In 244
    Wochenbett 242
Kaiserschnittnarbe 247
Kaiserschnittrate 210
Kalzium 79, 80, 81, 255
Karpaltunnelsyndrom 131
Karyotyp 154
Käseschmiere 215, 216
Katheterisieren 240
Kaudalblock 194

Kava-Kompressionssyndrom 87
Kegel-Übungen 139, 255
Keloid 247
Kindsbewegungen 360
    im letzten Schwangerschaftsdrittel 128
    im zweiten Schwangerschaftsdrittel 115
    Muster erkennen 129
    nachlassende 146
Kindspech 223, 319
Koffein 42, 79
Kohlenhydrate 80
Kokain 63
Kolik 230
Kolostrum 137, 258, 261
Komplikationen
    fetale Wachstumsprobleme 313
    Fruchtwasser/Fruchtsack 311
    Plazentaablösung 309
    Präeklampsie 307
    Rhesusunverträglichkeit 316
    Steißlage 317
    Terminüberschreitung 319
    vorzeitige Wehen 304
Kongenitales Rubellasyndrom 328
Kongenitales Varicella-Syndrom 324
Konisation 124
Konjunktivitis 334
Kontrazeptiva 35
Kopfschmerzen 104
Kopfschwartenelektrode 183
Kopfverformung 216
Körperschwerpunkt 87
Krampfadern 70, 140
Krämpfe 106
Krankheiten 76
Kropf 341
Kürettage 113
Kurzatmigkeit 138

L

Laktation 258, 261
Lamaze 143
Lanugohaare 116, 219
Laparoschisis 167
Latenzphase 188
Lebensfähig 116

Stichwortverzeichnis

Lebensstil 64
LH-Gipfel 41
Linea nigra 121
Listeria monocytogenes 84
Listerien 82
LMP (letzte Menstruationsperiode) 50
Lobulus 271
Lochien 236
    nach Kaiserschnitt 243
Lücke in der Schädeldecke 160
Lues venera 108
Lungenembolie 336
Lungenentwicklung 115
Lungenreife 165, 361
Lupus 76, 340
Lupus-antikoagulans 338
Luteinisierungshormon (LH) 41
Lyme-Borreliose 330

M

Magen-Darm-Grippe 331
Makrosomie 147, 315
Maniküre 65
Männer 373
Marihuana 63
Massagen 65
Mastitis 270
    Symptome 271
Mediane Episiotomie 202
Mediannerv 132
Medikamente 35, 59
    und Stillen 268
Mediolaterale Episiotomie 202
Mehrlingsreduktion 294
Mehrlingsschwangerschaften 76, 111, 124, 284
    Down-Syndrom-Screening 288
    Zervixinsuffizienz 124
Mekonium 178, 223, 319
Methergin 236
Methylergometrinmaleinat 236
Mikroblutuntersuchung 183
Milcheinschuss 248, 262, 354
Milchproduktion
    beenden 273
    Mechanismen 261
Milchstau 270

Mongolenfleck 218
Monochorisch-diamniotisch 286
Monochorisch-monoamniotisch 286
Monozygotisch 285
Morbus Basedow 341
Morbus Crohn 340
Mortalität
    perinatale 319
MSAFP 159
Müdigkeit 99, 352
    im letzten Schwangerschaftsdrittel 133
Mutterbänder 352
Mutterbandschmerz 120
Mutterflecken 122
Muttermilch
    Vorteile 258
Muttermund 96, 141, 305
    geöffneter 178
    messen 164
    unreifer 186
Muttermundschwäche 124
Mutterpass 107
Mutterschutzgesetz 71
Myome 111, 338

N

Nabelschnur 203
    trennen 213
Nabelschnurblut 141
Nabelschnurrest 220
Nachgeburt 204
Nachgeburtsphase 191
Nachwehen 236
Nackenfalte 111
Nackenfaltenmessung 157
Nackentransparenz 157
Nahrungsergänzungsmittel 80
Namensbändchen 222
Narkotika 63
Nasenbluten 121
Nasenschleimhaut 121
Naturheilmittel 37
Natürliche Geburt 195
Nervensystem 160
Neugeborenenakne 218
Neugeborenengelbsucht 231

Neugeborenenintensivstation 223
Neugeborenes
   Agpar-Test 212
   Atmung 221
   Augen 220
   Augentropfen 222
   blaue Flecken 218
   der erste Schrei 212
   Erstlingsausstattung 233
   Finger- und Fußnägel 219
   Geburtsgeschwulst 216
   Geschlechtsorgane/Brust 220
   Gewicht 226
   Größe 221
   Haare 219
   Haut 218
   Hautverfärbungen/-flecken 219
   Herzfrequenz 225
   Hörvermögen 220
   Käseschmiere (Vernix caseosa) 216
   Kolik 230
   Kopfverformung 216
   Nabelschnurrest 220
   Schluckauf 231
   Schnuller 232
   Schreien 229
   Storchenbiss/Feuermal 219
   Stuhlgang 223
   Stürze 233
   U1 224
   Vitamin K 223
   Wärmeverlust 222
   waschen 227
Neuralrohr 360
Neuralrohrdefekte 32, 33, 160
Nichtimmunologischer Hydrops 168
Nichtsteroidale Antiphlogistika 35
Nierenentzündung 322
Nierensteine 322
Non-Stress-Test 170
Normkurven 110
Notkaiserschnitt 209

O

Oberflächliche Thrombophlebitis 140
Obst 80

Ödeme 109, 139, 293
Offener Rücken 160
Oligohydramnie 145, 311
Operative vaginale Entbindung 198, 205
Östrogen 103
Ovulationsstimulation 43
Ovulationstests 42
Oxytocin 170, 236
   Wehen verstärken 186
Oxytozinbelastungstest (OBT) 170

P

Palmarerythem 123
Parodontose 68
Parvovirus-Infektion 331
PCA-Pumpe 245
PDA
   Vorteile 193
Pediküre 65
Peelings 64
Periduralanästhesie (PDA) 49, 191, 193
Perinataler Tod 319
Perinatologen 47
Periode
   ausbleibende 45
Perzentile 146, 313
Pfannenstiel-Schnitt 207
Pille 39
Pilzinfektionen 334
Plazenta 59, 95, 96
   Geburt 204
   Unterversorgung 76
Plazenta praevia 69, 308
Plazentaablösung 309
Plötzlicher Kindstod 61
PMS (Prämenstruelles Syndrom) 56
Polyhydramnie 311
Präeklampsie 105, 139, 147, 306
   Symptome 307
   Zwillinge und Mehrlinge 293
Prämenstruelles Syndrom (PMS) 56
Pränatale Diagnostik 153
   im zweiten Schwangerschaftsdrittel 158
Pränatale Fetusüberwachung 169
Pressen 198
Probleme auf Grund des Alters 281

Stichwortverzeichnis

Probleme in der Schwangerschaft
    Extrauterine Schwangerschaft 114
    verhaltener Abort 113
Progesteron 85, 103
PROM 312
Prostaglandine 176, 186
Pruritische urtikarielle Papeln und Plaques
    (PUPP) 136
Pudendusblock 194
PUPP 136
Pyelonephritis 322

Q

Quadrupel-Test 159
Querlage 128, 206

R

Rauchen 60
    fetales Wachstum 76
Reisen 66
Rektusmuskeln 252
Reproduktionstechniken 43
    assistierte 283
Retroplazentale Blutansammlung 112
Rezessive genetische Störungen 283
Rhesogam 157
Rhesus-negativ 166
Rhesusfaktor (Rh) 107, 315
Rhesusunverträglichkeit 107, 157, 166, 316
Rhythmische Atembewegungen 129
Ringelröteln 331
Risikoschwangerschaft 48
Roaccutan 36
Rooming-In 50
    nach Kaiserschnitt 244
Röteln 37, 328
Röteln-HAH-Test 108
Rubellavirus 328
Rückenschmerzen 58
Rückenwehen 189

S

Sattelblock 194
Saugglocke 205

Sauna 66
Schädel-Becken-Disproportion 203, 209
Schädel-Becken-Missverhältnis 190
Schädellage 127
Schälkuren 64
Schallkopf 162
Schamlippen
    Neugeborenes 220
Scheideninfektionen 57
Scheitel-Steiß-Länge 363
Schilddrüsenfunktion 341
Schilddrüsenüberfunktion 341
Schilddrüsenunterfunktion 342
Schlaflosigkeit 134
Schleimpfropf 141, 176
Schluckauf 129
    Neugeborenes 231
Schlupfwarzen 260
Schmerzbehandlung
    alternative Formen 195
Schmerzmittel 189, 191
    systemische 192
Schnarchen 121
Schnuller 232
Schreien
    Neugeborenes 230
Schulterdystokie 204, 315
Schwangerschaft
    planen 31
    übertragene 148
    voll ausgetragen 148
Schwangerschaftsabbruch
    genetische Defekte 155
Schwangerschaftsanämie 290
Schwangerschaftscholestase 136
Schwangerschaftsdauer 351
Schwangerschaftsdiabetes 160, 337
Schwangerschaftsdrittel 26
    erstes 95
    letztes 127
    zweites 115
Schwangerschaftsgestose 147
Schwangerschaftsgingivitis 68
Schwangerschaftsstreifen 138
Schwangerschaftstest 46
Schwangerschaftsübelkeit 103
Schwangerschaftsvitamine 81

Schwellungen 139, 239
Schweregefühl 135
Schwitzen 248
Screening 155
Sehkraft
    Neugeborenes 220
Senken 134
Serologische Untersuchungen 107
Serum-Screening 155
Sex 68
    nach der Geburt 256
    und Psyche in der Schwangerschaft 69
Siamesische Zwillinge 286
Signifikante Anämie 161
Skin Tags 123
Sodbrennen 119
Sonogramm 115
Sonographie 162
Spätgebärende 282
Spider-Naevus 122
Spina bifida 32, 33, 160
Spinae ischiadicae 135
Spinalanästhesie 194, 208
Spirale 39
Spontane vaginale Entbindung 197
Sport 86
    nach der Geburt 253
SSL 363
Steinschnittlage 199
Steißgeburt 145, 317
Steißlage 128, 145, 317
    äußere Wendung 318
Steroide 306
Stillen 257
    Brustabszess 272
    Brustentzündung (Mastitis) 270
    Brusthütchen 137
    Dauer der Mahlzeit 265
    Ernährung der Mutter 266
    Medikamente 268
    Milcheinschuss 248
    Milchstau 270
    Nachwehen 236
    Schlupfwarzen 260
    Verhütung 267
    Vorbereitung 260
    Vorbereitungen in der Schwangerschaft 137

Vorteile 258
wunde Brustwarzen 266, 269
Zwillinge 273
Stimmungsschwankungen 56
Storchenbiss 219
Stress 58
Stressinkontinenz 139
Stuhlaufweicher 105
Stuhlgang
    nach der Geburt 241
    Neugeborenes 223
Stürze 131
    Neugeborenes 233
Subchoriale Blutansammlung 112
Syntocinon 236
Syphilis 108
Systemischer Lupus erythematodes (SLE) 34, 339

T

Tachykardie 182
Teratogen 60
Tests
    im letzten Schwangerschaftsdrittel 169
Tetracyclin 36
Thrombose 336
Thrombozytenfunktion 35
Thyreoidstimulierende Immunglobuline, TSI 341
Titerwert 108
Tod
    Neugeborenes 345
    perinataler 319
Tokolytika 305
Tokolytisch 62
Totgeburt 345
Toxämie 147, 306
Toxoplasmose 84, 332
Transabdominale CVS 156
Transducer 162
Transvaginaler Ultraschall 305
Transversalschnitt 296
Transzervikale CVS 156
Trinken 80
Triple-Test 155
Trisomie 13 159

Stichwortverzeichnis

Trisomie 18 159
Trisomie 21 154
Tryptophan 134

U

U1 224
Übelkeit 80, 100
   Abhilfen 98
   Zwillinge und Mehrlinge 290
Übergangsphase 189
Übergewicht 34
Übertragene Schwangerschaft 148
Überwachung
   extern 182
Ultraschall 164
   3-D und 4-D 164
   transvaginal 305
Ultraschallbilder 363
Ultraschalluntersuchung 162
   vaginal 110
   Zwillinge und Mehrlinge 290
Umstandskleidung 118
Unfälle 131
Unfruchtbarkeit 41
Untergewicht 34
Unterversorgung
   der Plazenta 76
Urin 54
Urinieren
   nach der Geburt 240
Uterus 95

V

Vaginalbereich 135
Vaginaler Ausfluss 57
Väter 373
Vaterschaftsalter
   fortgeschrittenes 282, 283
Vegetarier 85
Venenthrombose 140
   tiefe 336
Verdünnungsanämie 81
Verfärbungen der Haut
   Neugeborenes 219
Verformung des Kopfes 216

Vergesslichkeit 117
Verhaltener Abort 113
Verhütung 267
   Barrieremethoden 39
   nach der Geburt 256
Verhütungsmittel
   absetzen 39
Verluste 345
Verstopfung 76, 85, 105
Verstreichen 179
Vierfüßlerstand 199
Vitamin A 84
   und Geburtsdefekte 35
Vitamin C 83
Vitamin K 223
Vitamine
   nach der Geburt 254
Vorkonzeptionelle Untersuchung 31
Vorsorgeuntersuchung
   Baby 224
   im letzten Schwangerschaftsdrittel 142
   Routineuntersuchungen 54
   Zwillinge und Mehrlinge 290
Vorwehen 176
Vorzeitige Plazentalösung 61
Vorzeitige Wehen 61, 148, 304
Vorzeitiger Blasensprung 147

W

Wachstum
   Fetus 313
   intrauterine Wachstumsretardierung 147
   Makrosomie 147
Wärmeverlust 222
Waschen
   Neugeborenes 227
Wehen 175
   einleiten 186
   falsche von echten unterscheiden 176
   verstärken 186
   vorzeitige 148, 304
   vorzeitige hemmen 305
Wehenbelastungstest 170
Whirlpool 66
Windpocken 37, 323
   Risiken für die Schwangerschaft 324

Wochenbett 235
  Dammpflege 238
  Dammschmerzen 237
  Haarverlust 249
  Kaiserschnitt 242
  Schwellungen 239
  Schwitzen 248
  Stuhlgang 241
Wochenbettdepression 250
Wochenfluss 236
  nach Kaiserschnitt 243
Wulstnarbe 247

Y

Yoga 91

Z

Zahnfleischbluten 68, 121
Zange 205
Zehennägel 119
Zeichnungsblutungen 141
Zentrales Nervensystem 160

Zervikales Trauma 124
Zervixinsuffizienz 124
Zervizitis 124
Zittern nach der Geburt 211
Zosterhyperimmunglobulin
  (ZIG, Varicellon) 323
Zweieiige Zwillinge 285
Zwillinge 130
  eineiige und zweieiige 285
  in der Gebärmutter unterscheiden 289
  Schwangerschaft 284
  stillen 273
  Wehen und Geburt 291
  Zygosität 286
Zwillingsschwangerschaften
  Down-Syndrom-Screening 288
Zwillingstransfusionssyndrom 294
Zygositätstests 287
Zygote 95, 359
Zyklus 39
Zysten
  Eierstock 111
Zystitis 321
Zytomegalievirus (CMV) 327

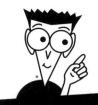

COMPUTERGRUNDLAGEN / BETRIEBSSYSTEME

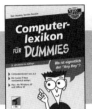
3-8266-3033-5

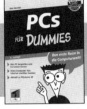
3-8266-3106-4

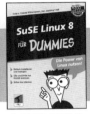
3-8266-3040-8

Außerdem erhältlich:

CDs und DVDs brennen
für Dummies
ISBN 3-8266-3049-1

DOS für Dummies
ISBN 3-8266-2812-8

PCs reparieren und
aufrüsten für Dummies
ISBN 3-8266-2946-9

PC Troubleshooting
für Dummies
ISBN 3-8266-3081-5

Unix für Dummies
ISBN 3-8266-2932-9

Windows 95 für Dummies
ISBN 3-8266-2630-3

Windows 98 für Dummies
ISBN 3-8266-2796-2

Windows 2000
Professional für Dummies
ISBN 3-8266-2875-6

Windows XP für Dummies
ISBN 3-8266-2995-7

OFFICE

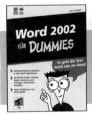

3-8266-2961-2

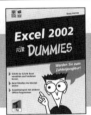
3-8266-2963-9

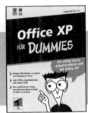
3-8266-2962-0

Außerdem erhältlich:

Access 97 für Dummies
ISBN 3-8266-2746-6

Access 2000 für Dummies
ISBN 3-8266-2819-5

Access 2002 für Dummies
ISBN 3-8266-2960-4

Access 2003 für Dummies
ISBN 3-8266-3095-5

Excel 2000 für Dummies
ISBN 3-8266-2818-7

Excel 2003 für Dummies
ISBN 3-8266-3096-3

Microsoft Project 2000
für Dummies
ISBN 3-8266-2889-6

Office 97 für Dummies
ISBN 3-8266-2754-7

Office 2000 für Dummies
ISBN 3-8266-2820-9

Office 2003 für Dummies
ISBN 3-8266-3107-2

Powerpoint 2000
für Dummies
ISBN 3-8266-2871-3

PowerPoint 2003
für Dummies
ISBN 3-8266-3098-X

Word 97 für Dummies
ISBN 3-8266-2744-X

Word 2000 für Dummies
ISBN 3-8266-2817-9

Word 2003 für Dummies
ISBN 3-8266-3094-7

MAC

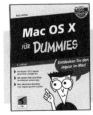

3-8266-3080-7

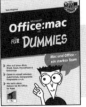
3-8266-3052-1

Außerdem erhältlich:

iBook für Dummies
ISBN 3-8266-2969-8

iMac für Dummies
ISBN 3-8266-2929-9

Mac für Dummies
ISBN 3-8266-2909-4

Mac & Co für Dummies
ISBN 3-8266-2861-6

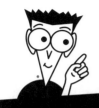

INTERNET, NETZWERKE UND SERVER

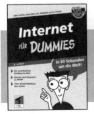
3-8266-3105-6

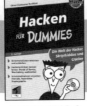
3-8266-3092-0

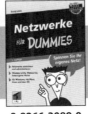
3-8266-3089-0

Außerdem erhältlich:

Apache für Dummies
ISBN 3-8266-2983-3

DNS für Dummies
ISBN 3-8266-3093-9

Firewalls für Dummies
ISBN 3-8266-2997-3

Netzwerksicherheit
für Dummies
ISBN 3-8266-2985-X

Samba für Dummies
ISBN 3-8266-2926-4

TCP/IP für Dummies
ISBN 3-8266-3088-2

Windows 2000 Server
für Dummies
ISBN 3-8266-2880-2

Windows Server 2003
für Dummies
ISBN 3-8266-3072-6

WEBSEITENPROGRAMMIERUNG

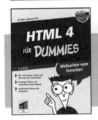
3-8266-3090-4

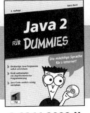
3-8266-2999-X

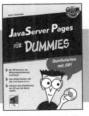
3-8266-3009-2

Außerdem erhältlich:

Active Server Pages für
Dummies
ISBN 3-8266-2859-4

ASP.NET für Dummies
ISBN 3-8266-3025-4

Flash MX für Dummies
ISBN 3-8266-3029-7

GoLive 6 für Dummies
ISBN 3-8266-3031-9

Java und XML
für Dummies
ISBN 3-8266-3044-0

JavaScript für Dummies
ISBN 3-8266-2917-5

Webseiten für Dummies
ISBN 3-8266-3043-2

XML für Dummies
ISBN 3-8266-2942-6

GRAFIK / BILDBEARBEITUNG

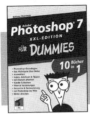

3-8266-3077-7

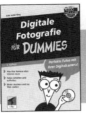
3-8266-3051-3

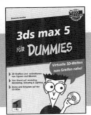
3-8266-3078-5

Außerdem erhältlich:

AutoCAD 2004
für Dummies
ISBN 3-8266-3101-3

Digitale Fotoretusche
und Fotobearbeitung
für Dummies
3-8266-3050-5

Digital Video für Dummies
ISBN 3-8266-2895-0

FrameMaker 6
für Dummies
ISBN 3-8266-2970-1

Illustrator 10 für Dummies
ISBN 3-8266-3020-3

Photoshop Elements
für Dummies
ISBN 3-8266-3039-4

Photoshop 6 für Dummies
ISBN 3-8266-3074-2

Photoshop 7 für Dummies
ISBN 3-8266-3046-7

Premiere 6.5 für Dummies
ISBN 3-8266-3061-0

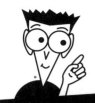

PROGRAMMIERUNG

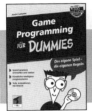
3-8266-3073-4

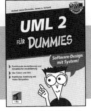
3-8266-3091-2

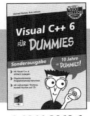
3-8266-3069-6

Außerdem erhältlich:

C für Dummies
ISBN 3-8266-2943-4

C++ für Dummies
ISBN 3-8266-3117-X

C# für Dummies
ISBN 3-8266-3037-8

Objektorientierte
Programmierung
für Dummies
ISBN 3-8266-2984-1

PHP 4 für Dummies
ISBN 3-8266-2982-5

VBA für Dummies
ISBN 3-8266-3019-X

Visual Basic 6 für Dummies
ISBN 3-8266-3067-X

Visual Basic .NET
für Dummies
ISBN 3-8266-3024-6

Visual C++ .NET
für Dummies
ISBN 3-8266-3023-8

DATENBANKEN / BÜROSOFTWARE

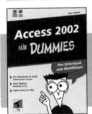
3-8266-2960-4

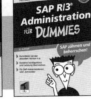
3-8266-2973-6

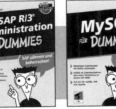
3-8266-3022-X

Außerdem erhältlich:

Access 2000 für Dummies
ISBN 3-8266-2819-5

Access 2003 für Dummies
ISBN 3-8266-3095-5

Crystal Reports 9
für Dummies
ISBN 3-8266-3045-9

Lotus Notes 6
für Dummies
ISBN 3-8266-3063-7

Oracle 9i für Dummies
ISBN 3-8266-3026-2

SQL für Dummies
ISBN 3-8266-2931-0

Webdatenbanken
für Dummies
ISBN 3-8266-3010-6

BUSINESS

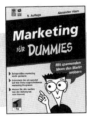
3-8266-2887-X

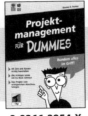
3-8266-2954-X

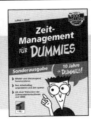
3-8266-3068-8

Außerdem erhältlich:

Businessplan für Dummies
ISBN 38266-2911-6

Coaching für Dummies
ISBN 3-8266-2940-X

Consulting für Dummies
ISBN 3-8266-2883-7

Erfolgreich führen
für Dummies
ISBN 3-8266-3066-1

Erfolgreich Präsentieren
für Dummies
ISBN 3-8266-2935-3

Erfolgreich Verhandeln
für Dummies
ISBN 3-8266-2933-7

Erfolgreich Verkaufen
für Dummies
ISBN 3-8266-2934-5

Existenzgründung
für Dummies
ISBN 3-8266-2923-X

Management
für Dummies
ISBN 3-8266-2898-5

Mitarbeiter motivieren
für Dummies
ISBN 3-8266-3038-6

PR für Dummies
ISBN 3-8266-2966-3

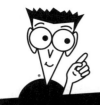

SPORT

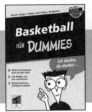
3-8266-3086-6

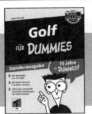
3-8266-3053-X

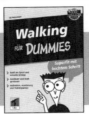
3-8266-3057-2

Außerdem erhältlich:

Fitness für Dummies
ISBN 3-8266-2857-8

Golfregeln und
Golfetikette für Dummies
ISBN 3-8266-3085-8

Laufen für Dummies
ISBN 3-8266-3054-8

Radsport für Dummies
ISBN 3-8266-2884-5

Tauchen und Schnorcheln
für Dummies
ISBN 3-8266-2881-0

Tennis für Dummies
ISBN 3-8266-3058-0

Yoga für Dummies
ISBN 3-8266-2902-7

Fit über 40 für Dummies
ISBN 3-8266-3115-3

MUSIK

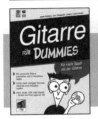
3-8266-2856-X

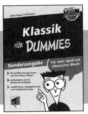
3-8266-3075-0

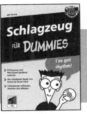
3-8266-3108-0

Außerdem erhältlich:

Blues für Dummies
ISBN 3-8266-2837-3

E-Bass für Dummies
ISBN 3-8266-3112-9

E-Gitarre für Dummies
ISBN 3-8266-3109-9

Jazz für Dummies
ISBN 3-8266-2836-5

Oper für Dummies
ISBN 3-8266-3076-9

Piano für Dummies
ISBN 3-8266-2855-1

KÖRPER UND GEIST

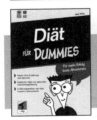
3-8266-2877-2

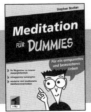
3-8266-2903-5

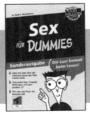
3-8266-3116-1

Außerdem erhältlich:

Ahnenforschung online
für Dummies
ISBN 3-8266-3099-8

Astrologie für Dummies
ISBN 3-8266-2896-9

Astronomie für Dummies
ISBN 3-8266-2890-X

Ernährung für Dummies
ISBN 3-8266-2876-4

Philosophie für Dummies
ISBN 3-8266-3071-8

Rotwein für Dummies
ISBN 3-8266-3113-7

Schach für Dummies
ISBN 3-8266-2925-6

Stressmanagement
für Dummies
ISBN 3-8266-2882-9

Wein für Dummies
ISBN 3-8266-2918-3

Weißwein für Dummies
ISBN 3-8266-3114-5

Zaubern für Dummies
ISBN 3-8266-3070-X